Karl-Heinz Bässler, Eberhard Grühn,
Dieter Loew und Klaus Pietrzik

Vitamin-Lexikon

Vitamin-Lexikon

für Ärzte, Apotheker
und Ernährungswissenschaftler

von

Karl-Heinz Bässler, Eberhard Grühn,
Dieter Loew und Klaus Pietrzik

mit einem Beitrag
von Ulrich Fogel

56 Abbildungen und 57 Tabellen

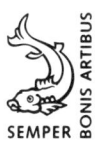

Gustav Fischer Verlag
Stuttgart · Jena · New York · 1992

Anschriften der Autoren:

Prof. Dr. med. Karl-Heinz Bässler
Kirchstraße 81, D-6500 Mainz-Gonsenheim

Dr. oec. troph. Eberhard Grühn
Weiterstädter Weg 25, D-6108 Weiterstadt 2

Prof. Dr. Dr. med. Dieter Loew
Katernbergstraße 255, D-5600 Wuppertal 1

Prof. Dr. med. vet. Klaus Pietrzik
Universität Bonn, Institut für Ernährungswissenschaft, Abteilung Pathophysiologie der Ernährung des Menschen, Endenicher Allee 11–13, D-5300 Bonn 1

Ulrich Fogel, Rechtsanwalt, Bermondstr. 18, D-6078 Neu-Isenburg

Wichtiger Hinweis
Die Autoren haben große Sorgfalt darauf verwandt, daß die in diesem Band gemachten Angaben zu Indikationen, Dosierungen und unerwünschten Nebenwirkungen dem derzeitigen Wissensstand entsprechen. Da die pharmakotherapeutischen Erkenntnisse in der Medizin laufendem Wandel durch Forschung und klinische Erfahrungen unterliegen, ist der Benutzer dieses Werkes dennoch verpflichtet, anhand von Packungsbeilagen und Fachinformationen beim Verschreiben der Präparate zu überprüfen, ob die dort gemachten Angaben von denen in diesem Buch abweichen, und seine Verordnung in eigener Verantwortung zu bestimmen.

Die Deutsche Bibliothek – CIP-Einheitsaufnahme

Vitamin-Lexikon für Ärzte, Apotheker und Ernährungswissenschaftler / von Karl-Heinz Bässler ... Mit einem Beitr. von Ulrich Fogel. – 1. Aufl. – Stuttgart ; Jena ; New York : G. Fischer, 1992
   ISBN 3-437-00660-6
NE: Bässler, Karl H.

© Gustav Fischer Verlag · Stuttgart · Jena · 1992
Wollgrasweg 49 · D-7000 Stuttgart 70 (Hohenheim)
Das Werk einschließlich aller seiner Teile ist urheberrechtlich geschützt. Jede Verwertung außerhalb der engen Grenzen des Urheberrechtsgesetzes ist ohne Zustimmung des Verlags unzulässig und strafbar. Das gilt insbesondere für Vervielfältigungen, Übersetzungen, Mikroverfilmungen und die Einspeicherung und Verarbeitung in elektronischen Systemen.
Satz: Typobauer Filmsatz GmbH, Ostfildern 3 (Scharnhausen)
Gesetzt auf System Interset, belichtet auf Monotype Lasercomp
Schrift: Sabon, 9/10 Punkt
Druck und Einband: Clausen & Bosse, Leck
Printed in Germany

Inhalt

Vorwort

Trotz ihres hohen Bekanntheitsgrades als lebensnotwendige Wirkstoffe zur Sicherung vitaler Prozesse, Aufklärung der chemischen Struktur und biochemischen Bedeutung für den Organismus seit den 20er Jahren unseres Jahrhunderts sind zu den Vitaminen immer noch viele Fragen offen. Hierzu zählen u. a. Kenntnisse zur Biokinetik der nutritiv aufgenommenen Vitamine, zu Wirkung und Kinetik von Vitaminen in pharmakologischen Dosen, zu rationalen Vitaminkombinationen und ihrer therapeutischen Anwendung, wobei den Radikalfängern Vitamin A, E, C und β-Carotin eine interessante Zukunft gehören könnte.

In mehreren Kapiteln haben die Autoren ihre jahrelangen Forschungsergebnisse zusammengefaßt, durch internationale Erkenntnisse ergänzt, die neuesten Empfehlungen der Deutschen Gesellschaft für Ernährung (DGE) aufgenommen und kritisch zur Prophylaxe und Therapie der Vitamine unter Berücksichtigung der Aufbereitungsergebnisse des Bundesgesundheitsamtes Stellung genommen. In einem ausführlichen Glossar findet der Leser Erklärungen zu allen wesentlichen Vitamin-Begriffen.

Dem Gustav Fischer Verlag sind wir für das Interesse und freundliche Entgegenkommen bei der Gestaltung des Vitamin-Lexikons zu besonderem Dank verpflichtet.

Mai 1992   Die Herausgeber

1 Allgemeines über Vitamine

1.1 Definition und Nomenklatur der Vitamine

Vitamine sind organische Verbindungen, die vom Organismus für lebenswichtige Funktionen benötigt werden, aber im Stoffwechsel nicht oder nicht in ausreichendem Umfang hergestellt werden können. Sie müssen deshalb regelmäßig mit der Nahrung zugeführt werden, entweder als fertige Vitamine oder als Provitamine, die dann in die entsprechenden Vitamine umgewandelt werden können. Vitamine sind demnach essentielle Nahrungsbestandteile. Aber im Gegensatz zu essentiellen Aminosäuren oder essentiellen Fettsäuren spielen sie weder als Baumaterial, noch als Energielieferanten eine Rolle, sondern sind im wesentlichen an katalytischen (Coenzyme) oder steuernden (hormonähnliche Stoffe) Funktionen beteiligt. Deshalb werden von den Vitaminen nur sehr kleine Mengen benötigt.

Wie bei anderen essentiellen Nährstoffen liegt der Grund für die Unentbehrlichkeit der Vitamine darin, daß durch Defektmutationen im Laufe der Evolution die Biosynthesekette für diese Stoffe unterbrochen worden ist, so daß eine exogene Zufuhr erforderlich wurde. So ist es auch verständlich, daß hinsichtlich des Vitamincharakters der einen oder anderen Verbindung Speziesunterschiede bestehen können, und daß die Synthese von Vitaminen in primitiven Lebewesen stattfindet.

1.2 Einteilung und Nomenklatur

Da die Vitamine durch ihre Wirkung definiert sind und nicht durch ihre chemische Struktur – die Vitamine gehören völlig unterschiedlichen Stoffklassen an – teilt man sie nur grob in zwei große Klassen ein, nämlich in wasserlösliche und fettlösliche Vitamine. Diese Einteilung hat ihre Berechtigung, weil Vorgänge wie Resorption, Transport,

Verteilung, Speicherung und Ausscheidung in Abhängigkeit von der Löslichkeit sehr unterschiedlich verlaufen können. Am besten ist man über den Wirkmechanismus der B-Vitamine informiert, da sie Bausteine von Coenzymen sind, die an ganz bestimmten enzymatischen Reaktionen beteiligt sind (siehe Abb. 5-1). Im Lauf der Entdeckung wurden die Vitamine zunächst mit Buchstaben und Ziffern bezeichnet, und einige dieser Bezeichnungen sind auch heute noch gebräuchlich. Mit der Aufklärung der chemischen Struktur erhielten sie dann strukturbezogene Bezeichnungen. Eintei-

Tab. 1-1: Einteilung und Nomenklatur der Vitamine

	Nomenklatur nach IUPAC	Wirksame Verbindungen
1. Wasserlösliche Vitamine		
a. B-Vitamine:		
Vitamin B_1	Thiamin	
Vitamin B_2	Riboflavin	
Niacin	Niacin	Nicotinsäure
		Nicotinamid
Vitamin B_6	Pyridoxin	Pyridoxol
		Pyridoxal
		Pyridoxamin
Pantothensäure	Pantothensäure	
Biotin	Biotin	
Folsäure	Folsäure	
Vitamin B_{12}	Cobalamine	Cyanocobalamin
		Hydroxocobalamin
		u. a.
b. Vitamin C	Ascorbinsäure	
2. Fettlösliche Vitamine		
Vitamin A	Retinol	Retinol (alle Wirkungen)
		Retinal
		Retinsäure
		(differenzierte Wirkungen)
Vitamin D	Calciferole	Ergocalciferol (D_2)
		Cholecalciferol (D_3)
Vitamin E	Tocopherole	α-, β-, γ-, δ-Tocopherol und
		Tocotrienole
Vitamin K		Phyllochinon (K_1)
		Menachinon (K_2)

lung und Nomenklatur gehen aus Tab. 1-1 hervor. Eine Zusammenstellung veralteter und nicht mehr gebräuchlicher Namen zeigt die
Tab. 1-2.

Tab. 1-2: Nicht mehr gebräuchliche Vitamin-Bezeichnungen

veraltete Nomenklatur	zugrundeliegender Wirkstoff
Antixerophtalmisches Vitamin	Vitamin A
Epithelschutzvitamin	Vitamin A
Antirachitisches Vitamin	Vitamin D
Antisterilitätsvitamin	Vitamin E
Antihämorrhagisches Vitamin	Vitamin K
Antiskorbutisches Vitamin	Vitamin C
Antiberiberi Vitamin; Aneurin	Vitamin B_1
Lactoflavin	Vitamin B_2
Antidermatitisfaktor	Vitamin B_6
Antiperniziosafaktor; Extrinsic Factor	Vitamin B_{12}
Vitamin B_{12a} (aus Leber isoliert) und Vitamin B_{12b} (aus Streptomyces aureofaciens isoliert)	Hydroxo-, Aquocobalamin
Vitamin H; antiseborrhoisches Vitamin	Biotin
Vitamin B_c; Lactobacillus casei-Faktor	Folsäure
Vitamin B_3; Küken-Antidermatitis-Faktor	Pantothensäure
Vitamin B_4	Adenin
Vitamin B_5; Vitamin PP (pellagra preventive)	Niacin
Vitamin B_7	vermutlich biotinhaltiges Gemisch aus Reiskleie
Vitamin B_8	Adenosinmonophosphat (AMP)
Vitamin $B_{10/11}$	vermutlich Wirkstoffgemisch aus Vitamin B_{12} und Folsäure
Vitamin B_{13}	Orotsäure
Vitamin B_{14}	stickstoffhaltiges Substanzgemisch aus humanem Horn
Vitamin B_{15}	Pangamsäure
Vitamin B_{17}	Laetril
Vitamin B_r	Carnitin
Vitamin F	essentielle Fettsäuren
Vitamin U	Methylmethioninsulfoniumchlorid
Vitamin P (Permeabilitätsvitamin)	Bioflavonoide

1.3 Vorkommen von Vitaminen

Die Fähigkeit zur Biosynthese der Vitamine ist nur bei niederen Lebewesen erhalten geblieben, bei Pflanzen und Mikroorganismen. Unsere Vitaminlieferanten sind daher pflanzliche Nahrungsmittel oder tierische Nahrungsmittel (Fleisch, Innereien, Fett). In letzteren liegen die Vitamine gespeichert oder eingebaut in Coenzymen vor. Das Tier hat die Vitamine seinerseits durch pflanzliche Nahrung aufgenommen oder durch Resorption von im Darmtrakt mikrobiell synthetisierten Verbindungen. Wiederkäuer sind dank der Vitaminsynthese durch ihre Pansenbakterien von der exogenen Zufuhr an B-Vitaminen unabhängig, Pflanzenfresser mit großem Coecum beziehen einen beträchtlichen Teil ihrer Vitamine aus der bakteriellen Synthese. Beim Menschen ist der Anteil der bakteriell hergestellten Vitamine, der noch resorbiert werden kann, unbekannt, aber sicher nicht groß. Lediglich bei Vitamin K, das noch im Colon resorbiert werden kann, scheint auf diesem Weg ein wesentlicher Teil des Bedarfs gedeckt zu werden. Jedenfalls können Vitamin-K-Mangelzustände durch Zerstörung der Darmflora unter längerer Behandlung mit Antibiotika auftreten.

Es gibt kein Lebensmittel, das alle für den erwachsenen Menschen erforderlichen Vitamine in ausreichender Menge und im richtigen Verhältnis enthält. Deshalb ist eine optimale Vitaminversorgung nur bei gemischter und abwechslungsreicher Kost möglich.

1.4 Stabilität der Vitamine

Vitamine können durch Einwirkung von Licht, Hitze und Luftsauerstoff in unterschiedlichem Ausmaß zerstört werden. Tab. 1-3 gibt einen Überblick über die Beständigkeit der verschiedenen Vitamine gegen derartige äußere Einflüsse.

Wegen der geringen Stabilität mancher Vitamine muß bei Aufbewahrung und Zubereitung von Speisen mit Verlusten gerechnet werden. Kurzes Erhitzen schadet weniger als langes Warmhalten. Beim Lagern von Kartoffeln, Gemüse und Obst werden Vitamine durch enzymatische Vorgänge abgebaut. Dieser Abbau kann bei Lebensmitteln, die eine derartige Behandlung vertragen, durch Tiefgefrieren stark verlangsamt werden. Die Temperatur muß dazu mindestens $-18°$ C

Tab. 1-3: Beständigkeit verschiedener Vitamine gegen äußere Einflüsse

	pH7	<pH7	>pH7	Sauer-stoff	Licht	Tempe-ratur	max. Verluste (in %)
Vitamin A	●	↓	●	↓	↓	↓	40
Vitamin B₁	↓	●	↓	↓	●	↓	80
Vitamin B₂	●	●	↓	●	↓	↓	75
Vitamin B₆	●	●	●	●	↓	↓	40
Vitamin B₁₂	●	●	●	↓	↓	●	10
Vitamin C	↓	●	↓	↓	↓	↓	100
Vitamin D	●		↓	↓	↓	↓	40
Vitamin E	●	●	●	↓	↓	↓	55
Vitamin K	●	↓	↓	●	↓	●	5
Biotin	●	●	●	●	●	↓	60
Folsäure	↓	↓	●	↓	↓	↓	100
Pantothen-säure	●	↓	↓	●	●	↓	50

● stabil   ↓ unstabil

betragen. Bei der Herstellung von Konserven können die abbauenden Enzyme durch kurze Hitzeeinwirkung (Blanchieren) inaktiviert werden. Bei industriell hergestellten Konserven kann zudem auf geeignetes Rohprodukt, auf den günstigsten Erntezeitpunkt und auf sofortige Verarbeitung geachtet werden. Deshalb sind Konserven vitaminreicher als «frisches» Gemüse oder Obst, das vor dem Verbrauch längere Zeit auf dem Markt, im Lebensmittelgeschäft oder im Haushalt herumliegt (Thermal Processing 1984).

Beim Kochen von Speisen werden wasserlösliche Vitamine ins Kochwasser extrahiert und gehen verloren, wenn das Kochwasser nicht mitverwendet wird.

Wegen der Abhängigkeit des Vitamingehaltes der Lebensmittel von der Art der Aufbewahrung und Zubereitung ist die Ermittlung der Vitaminzufuhr mit Hilfe von Daten aus Lebensmitteltabellen mit Unsicherheiten behaftet.

1.5 Ursachen für Vitaminmangel

Ursachen für Vitaminmangel beim Menschen können zu geringe Zufuhr infolge einseitiger Ernährung, Unterernährung oder Zerstörung von Vitaminen durch falsche Nahrungszubereitung sein. Lebensmittel enthalten Vitamine nur in begrenzten Mengen. Ist die Nahrungsaufnahme infolge sehr geringen Energiebedarfs oder im Rahmen von Reduktionsdiäten sehr gering, so kann unter Umständen die Vitaminzufuhr unzureichend sein. Eine besondere Bedeutung kommt deshalb bei der Beurteilung von Lebensmitteln dem Begriff der «Nährstoffdichte» zu, d.h. der Menge an Vitamin pro Einheit der Energie (kcal oder MJ).

Mangelzustände können aber auch durch Beeinträchtigung der intestinalen Resorption verursacht werden, z.b. bei chronischen Durchfällen, bei Atrophie der Darmschleimhaut, bei Malabsorptionszuständen verschiedener Genese und nach Dünndarmresektionen. Schließlich können erhöhter Bedarf (Krankheiten mit Fieber und gesteigertem Stoffwechsel, Streß und katabole Zustände, Wechselwirkungen mit Arzneimitteln, Alkohol, Rauchen) und erhöhte Verluste (Haemodialyse, Filtrationsverfahren) zu Mangelzuständen führen.

1.6 Zur Problematik des Vitaminbedarfs

Eine exakte Definition für «Bedarf» kann nicht gegeben werden. Wohl ist man sich weitgehend darüber einig, daß die bloße Abwesenheit von Mangelerscheinungen nicht ausreicht, um von einer vollständigen Bedarfsdeckung zu sprechen; andererseits ist das Ziel «optimale Gesundheit» zu vage, weil es kein eindeutiges Kriterium dafür gibt.

Die Empfehlungen für die Zufuhr von Vitaminen des U.S. National Research Council (1989) oder der Deutschen Gesellschaft für Ernährung (1991) (Tab. 1-4) beziehen sich je nach Vitamin auf unterschiedliche, der Messung oder Schätzung zugängliche Parameter, die das Vorliegen oder die Abwesenheit eines Mangels anzeigen und arbeiten wegen der beträchtlichen intra- und interindividuellen Streuung mit Sicherheitsspannen (RDA 1989, DGE 1991). Wenn beispielsweise in den «Recommended Dietary Allowances» (RDA) der Bedarf 2 Standardabweichungen über dem Mittelwert angesetzt wird, bedeutet das, daß bei 97,5% der Bevölkerung die Wahrscheinlichkeit einer ausreichenden Bedarfsdeckung besteht.

Alle Empfehlungen für die Vitaminzufuhr gelten für gesunde Menschen mit durchschnittlicher Lebens- und Arbeitsweise bei durchschnittlicher mitteleuropäischer Klimabelastung. Die Empfehlungen der Deutschen Gesellschaft für Ernährung sind in den Kapiteln bei den einzelnen Vitaminen näher erläutert und werden zusammengefaßt in Tab. 1-4 aufgeführt.

Die Empfehlungen verschiedener Länder bzgl. der wünschenswerten Höhe der Vitaminzufuhr unterscheiden sich zum Teil beachtlich. Dies läßt sich nicht auf biologische Unterschiede der einzelnen Populationen zurückführen, sondern charakterisiert die Unsicherheiten, die den Ableitungen für Nährstoffempfehlungen zugrunde liegen. Aus verschiedenen Gründen erscheint es jedoch sinnvoll, die Nährstoffempfehlungen auf überregionaler Ebene zu vereinheitlichen. Unter Beibehaltung divergierender nationaler Empfehlungen würden sich z.B. erhebliche Kennzeichnungsprobleme nach Einführung des gemeinsamen EG-Binnenmarktes ergeben. Es fehlt deshalb nicht an Bestrebungen zumindest für den europäischen Raum einen Konsens über die wünschenswerte Höhe der täglichen Nährstoffzufuhr zu erzielen.

Aktivitäten in dieser Richtung wurden bereits unternommen, und Empfehlungen für die tägliche Vitaminaufnahme der europäischen Bevölkerung wurden durch ein internationales Team von Wissenschaftlern vorbereitet. Eine endgültige Abstimmung und Anerkennung auf EG-Ebene steht zur Zeit noch aus.

Die Nährstoffempfehlungen der verschiedenen Gremien gelten nicht für Kranke, da je nach Art der Krankheit der Bedarf an den einzelnen Vitaminen in unterschiedlichem Ausmaß erhöht sein kann. Gründe für den gesteigerten Bedarf können Fieber, gesteigerter Stoffwechsel, Katabolie, Resorptionsstörungen, Reparaturleistungen und zahlreiche Wechselwirkungen mit Arzneimitteln sein. Wenn zusätzlich die Möglichkeit der Nahrungszufuhr beschränkt ist, liegt in solchen Fällen eine Indikation für die Anwendung von Multivitaminpräparaten vor. Bei länger dauernder totaler parenteraler Ernährung sind manifeste Vitaminmangelzustände mit entsprechenden metabolischen Folgen nachgewiesen worden, weshalb eine routinemäßige Substitution mit geeigneten Multivitaminpräparaten erforderlich ist (Bässler 1990).

Tab. 1-4: Empfehlungen der DGE (1991) für die Vitaminzufuhr (Tagesdosen)

	Vit. A mg RÄ[1]		Vit. D µg	Vit. E mg TÄ[2]	Vit. K µg		Thiamin (Vit. B_1) mg	
	m	w			m	w	m	w
Säuglinge								
0 bis unter 4 Monate	0,5		10	3	5		0,3	
4 bis unter 12 Monate	0,6		10	4	10		0,4	
Kinder								
1 bis unter 4 Jahre	0,6		5	6	15		0,7	
4 bis unter 7 Jahre	0,7		5	8	20		1,0	
7 bis unter 10 Jahre	0,8		5	9	30		1,1	
10 bis unter 13 Jahre	0,9		5	10	40		1,2	
13 bis unter 15 Jahre	1,1	1,0	5	12	50		1,4	1,2
Jugendliche und Erwachsene								
15 bis unter 19 Jahre	1,1	0,9	5	12	70	60	1,6	1,3
19 bis unter 25 Jahre	1,0	0,8	5	12	70	60	1,4	1,2
25 bis unter 51 Jahre	1,0	0,8	5	12	80	65	1,3	1,1
51 bis unter 65 Jahre	1,0	0,8	5	12	80	65	1,3	1,1
65 Jahre und älter	1,0	0,8	5	12	80	65	1,3	1,1
Schwangere	1,0		10	14	65		1,5	
Stillende	1,8		10	17	65		1,7	

[1] 1 mg Retinol-Äquivalent = 6 mg all-trans-β-Carotin = 12 mg andere Provitamin-A-Carotinoide = 1,15 mg all-trans-Retinylacetat = 1,83 mg all-trans-Retinylpalmitat

[2] 1 mg RRR-α-Tocopherol-Äquivalent = 1,1 mg RRR-α-Tocopherylacetat = 2 mg RRR-β-Tocopherol = 4 mg RRR-γ-Tocopherol = 100 mg RRR-δ-Tocopherol = 3,3 mg RRR-α-Tocotrienol = 1,49 mg all-rac-α-Tocopherylacetat

Riboflavin (Vit. B_2) mg		Niacin mg NÄ[3]		Vit. B_6 mg		Folsäure µg		Panto- thensäure mg Schätz- werte	Vit. B_{12} µg	Vit. C mg
m	w	m	w	m	w	4)	5)			
0,3		5		0,3		–	40	2	0,5	40
0,5		6		0,6		80	40	3	0,8	50
0,8		9		0,9		120	60	4	1,0	55
1,1		12		1,2		160	80	4	1,5	60
1,2		13		1,4		200	100	5	1,8	65
1,4	1,3	15	14	1,6	1,5	240	120	5	2,0	70
1,5	1,4	17	15	1,8	1,6	300	150	5	3,0	75
1,8	1,7	20	16	2,1	1,8	300	150		3,0	75
1,7	1,5	18	15	1,8	1,6	300	150		3,0	75
1,7	1,5	18	15	1,8	1,6	300	150	5	3,0	75
1,7	1,5	18	15	1,8	1,6	300	150		3,0	75
1,7	1,5	18	15	1,8	1,6	300	150		3,0	75
1,8		17		2,6		600	300		3,5[6]	100
2,3		20		2,2		450	225		4,0	125

[3] 1 mg Niacin-Äquivalent = 60 mg Tryptophan
[4] Berechnet auf «Gesamtfolat» (Summe folatwirksamer Verbindungen in üblicher Nahrung)
[5] Folat-Äquivalente bzw. freie Folsäure (Pteroyl-monoglutamat)
[6] Insbesondere zur Erhaltung der Nährstoffdichte

1.7 «Natürliche» und «synthetische» Vitamine

Die Diskussion über Wirkungsunterschiede zwischen «natürlichen» und «synthetischen» Vitaminen ist rein emotional und wissenschaftlich unsinnig, wenn es sich in beiden Fällen um die gleiche chemische Verbindung handelt. So hat z.B. Ascorbinsäure die gleichen Wirkungen, gleichgültig ob sie in der Pflanze oder im chemischen Labor synthetisiert worden ist. Diese Diskussion wurde dadurch ausgelöst, daß die Wirkungen von Ascorbinsäurelösungen mit den Wirkungen von Citrussäften verglichen wurden. Diese Versuchsanordnung ist ungeeignet, weil dabei nicht synthetische und natürliche Ascorbinsäure verglichen werden, sondern Ascorbinsäure und ein Gemisch von Ascorbinsäure mit anderen pharmakologisch aktiven Fruchtsaftinhaltsstoffen wie z.B. Flavonoiden. Sind jedoch die Substanzen chemisch nicht identisch, so können quantitative Wirkungsunterschiede bestehen. Diese Situation ist z.B. möglich, wenn bei der Tocopherolsynthese ein anderes Isomerengemisch entsteht als es in Lebensmitteln gefunden wird. In diesem Fall hilft man sich damit, daß man nach α-Tocopheroläquivalenten standardisiert (siehe bei Vitamin E).

1.8 Beurteilung der Versorgungssituation

Die Angaben über die Häufigkeit einer unzureichenden Vitaminversorgung weichen erheblich voneinander ab. Dies gilt sowohl für unterschiedliche Bevölkerungsgruppen als auch für vergleichbare Kollektive mit ähnlichen Kostgewohnheiten. Mögliche Einflußgrößen sind hier vor allem die Orientierung an unterschiedlichen Mangelstadien, divergierenden Grenzwertfestlegungen und analytisch-methodischen Unterschieden.

Grundsätzlich durchläuft ein sich entwickelnder Vitaminmangel beim Menschen eine chronologische Folge von Veränderungen, die für alle Vitamine charakteristisch ist.

Aufgrund eines reduzierten Vitaminangebots wird zunächst auf die Körperdepots zurückgegriffen. Um der zunehmend verminderten Vitaminverfügbarkeit entgegenzuwirken, wird kompensatorisch die Vitaminausscheidung im Urin reduziert, und die Vitaminkonzentration im Blut fällt ab. Im nächsten Stadium ist dann die Bildung stoffwechselaktiver Metabolite reduziert und deren Konzentration in Blut und Urin erniedrigt. Längerfristig führt dies zu einer Aktivitätsabnahme vitaminabhängiger Enzyme und/oder Hormone. Die Abnahme der Enzymaktivität induziert dann erste Anzeichen metabolischer, funktioneller bzw. morphologischer Veränderungen. Charakteristisch für dieses Stadium ist das Auftreten unspezifischer Krankheitszeichen, die sich aber aufgrund der mangelnden Spezifität häufig der Diagnose entziehen. Im weiteren Verlauf der Vitaminmangelernährung manifestieren sich dann spezifische, reversible, pathologische Veränderungen. Für viele Vitamine sind sie als eigenständige, klinisch relevante Krankheitsbilder bekannt. Wird zu diesem Zeitpunkt keine Substitutionstherapie eingeleitet, so treten irreversible, auch nach einer Vitaminapplikation nicht mehr vollständig rückbildbare Veränderungen auf (Pietrzik 1985).

Die in den sechs Stadien auftretenden Veränderungen sind schematisch in Abb. 1-1 wiedergegeben. Wie man dem Schema entnehmen kann, entspricht die gegliederte Stadieneinteilung weitgehend einer theoretischen Modellvorstellung. Bei den einzelnen Stufen handelt es sich nicht um statische, in der zeitlichen Entwicklung des Vitaminmangels fest determinierte Veränderungen, sondern die Übergänge zwischen den Stadien sind fließend. Das heißt, Veränderungen, die in einem bestimmten Stadium begonnen haben, laufen auch dann noch ab, wenn bereits das nächste Mangelstadium erreicht ist. So werden z.B. die Vitamindepots auch schon bei eingeschränkter enzymatischer Aktivität noch weiter entleert.

Die praktische Bedeutung der Stadieneinteilung wird zusätzlich durch den Umstand eingeschränkt, daß bei einzelnen Vitaminen die verschiedenen Zellsysteme unterschiedlich, in Abhängigkeit von ihrer Lebensdauer von den pathologischen Veränderungen betroffen werden. Das bedeutet z.B., daß bei einem Vitamindefizit Leukozyten möglicherweise schon von morphologischen und funktionellen Veränderungen betroffen sind, während die Erythrozyten noch eine weitgehend normale Vitaminkonzentration aufweisen.

Während über die chronologische Entwicklung eines Vitaminmangels weitgehend Einigkeit besteht, ist die Terminologie der einzelnen Mangelstadien immer noch verwirrend. Die Nomenklaturunsicherheit betrifft vor allem den Versorgungsbereich zwischen optimaler Vitaminversorgung und manifestem Vitaminmangel mit ausgeprägtem Krankheitsbild. Entweder werden die verschiedenen Stadien jeweils mit Begriffen wie «latent», «subklinisch», «defizitär», «suboptimal» bzw. «marginal» belegt, oder zwischen den einzelnen Stadien wird

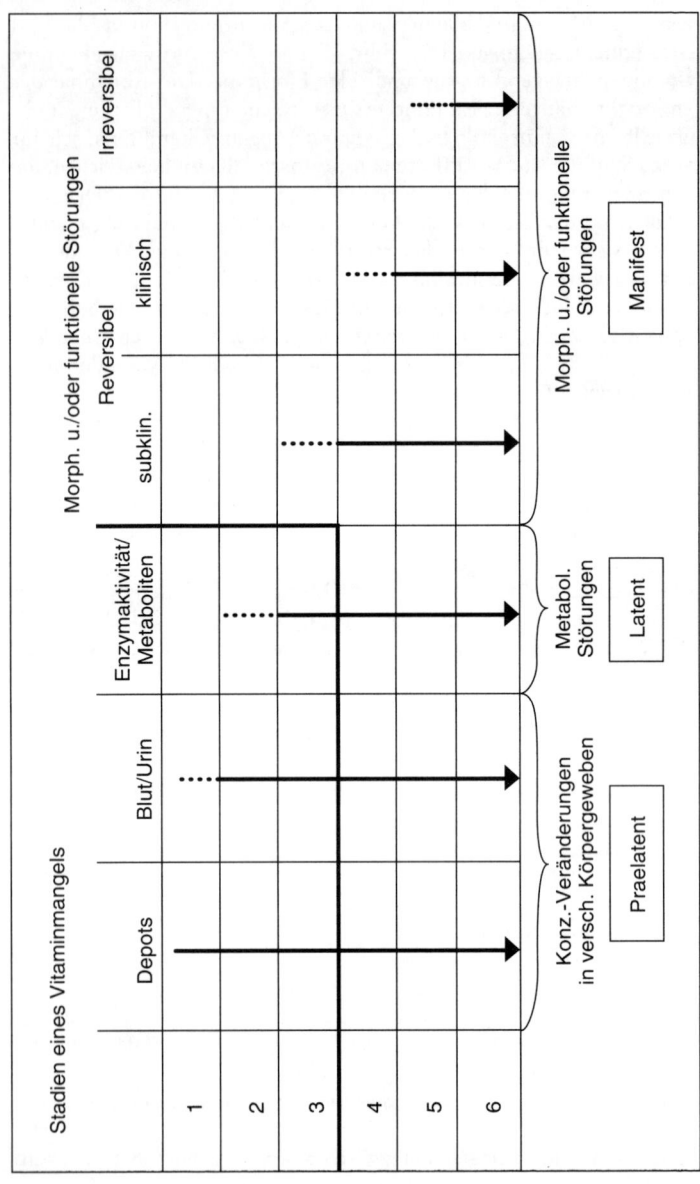

nicht differenziert und alle Begriffe werden synonym für den gesamten Mangelbereich verwendet.

Um der verwirrenden Begriffsvielfalt entgegenzuwirken, sollte eine verbindliche, für alle Vitamine geltende Nomenklaturregelung für definierte Mangelbereiche angestrebt werden (Brubacher 1983). Sie ermöglicht dem Nicht-Spezialisten eine schnelle Orientierung über die Entwicklung und die Beurteilungsgrundlagen eines speziellen Vitaminmangels. Eine übergeordnete Beurteilungsnomenklatur erlaubt zudem einen besseren Vergleich der Versorgungssituation verschiedener Vitamine in einer bestimmten Bevölkerungsgruppe.

Zur Vereinheitlichung der Terminologie eines Vitaminmangels erscheint eine Abkehr von der z.Z. gebräuchlichen verbalen Umschreibung durchaus diskutabel, da die bestehenden Begriffe bisher unterschiedlich interpretiert werden und eine internationale Vereinheitlichung der Begriffsinhalte nicht wahrscheinlich ist.

Wenn man die von Brubacher vorgeschlagene Unterteilung des Vitaminmangels in sechs verschiedene Stadien weiterentwickelt, dann kann man diese Zusammenhänge in ein zweidimensionales Schema bringen, das unter Zuhilfenahme von Zahlen bzw. Buchstaben eine genau definierte Zuordnung erlaubt (Abb. 1-2).

Die Stadien 1 bis 3 beschränken sich auf Konzentrationsveränderungen von Vitaminen bzw. deren Metaboliten sowie Enzymen in verschiedenen Geweben, wohingegen die Stadien A bis C morphologische oder funktionelle Störungen umschreiben. Der Vorteil dieses Systems wird darin gesehen, daß man bei der Definition des Vitaminmangels sowohl Konzentrationsveränderungen als auch Funktionsstörungen in die Diagnose mit einbeziehen kann, wodurch eine differenzierte Aussage über den Schweregrad des bestehenden Vitaminmangels möglich wird (Pietrzik 1986).

Die Beurteilung der Vitaminversorgung mit den Indices «2/A» würde demnach beinhalten, daß veränderte Blutspiegelkonzentrationen vorliegen bei gleichzeitigem Auftreten erster morphologischer Störungen. Da ein beginnender Vitaminmangel nicht in jedem Fall durch Konzentrationsveränderungen nachgewiesen werden kann – falls die betroffenen Gewebe für die Diagnose nicht zugänglich sind (z.B. Vitamin-A-Speicher in der Leber) – werden, je nach Vitamin, evtl. auch erst morphologische und funktionelle Störungen einen Hinweis auf den bestehenden Mangel geben. So wird ein Vitamin-A-Mangel häufig

Abb. 1-1: Stadien eines Vitaminmangels

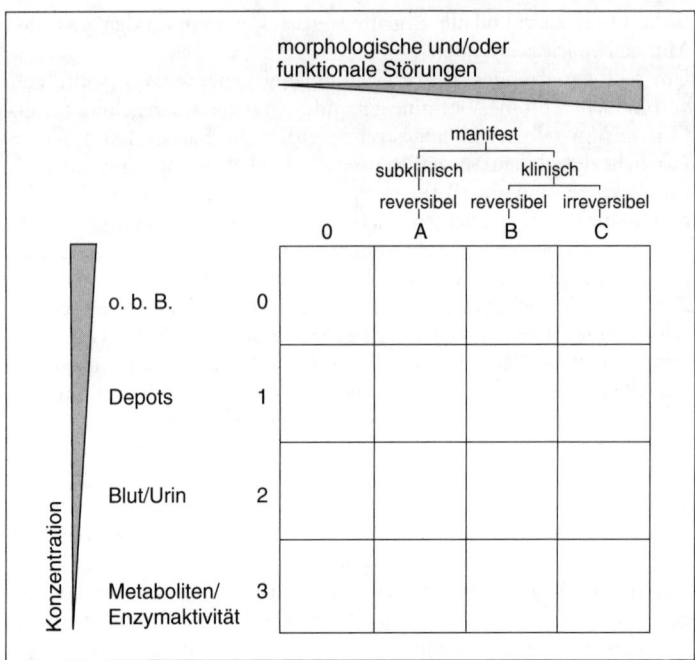

Abb. 1-2: Beurteilungsschema für Vitaminmangelzustände – Definition eines Vitaminmangels

erst bei Störungen der Hell-Dunkel-Adaptation bzw. bei Epithelveränderungen diagnostiziert, da aufgrund besonderer homöostatischer Mechanismen die Blutspiegelkonzentrationen aufrechterhalten werden und die Depots der Routinediagnose nicht zugänglich sind. Die entsprechende Diagnose mit den Indices «0/A» würde beinhalten, daß ein fortgeschrittener Mangel vorliegt (A), aufgrund methodischer Unzulänglichkeiten frühzeitige Veränderungen ohne besonderen Befund bleiben (0).

Das skizzierte System wurde inzwischen einer breiteren Öffentlichkeit vorgestellt (Pietrzik 1986, Pietrzik 1989a, Pietrzik 1989b, Pietrzik und Hages 1987) und befindet sich in der Diskussion.

Bevor jedoch eine derartig differenzierte Diagnostik generell bei allen Vitaminen vorgenommen werden kann, sind weiterführende Untersuchungen erforderlich, die einen besseren Einblick in die graduellen Abstufungen der einzelnen Mangelstadien erlauben.

1.9 Vitaminversorgung der Bevölkerung und besondere Risikogruppen

Trotz der bestehenden Unterschiede in der Auffassung über Häufigkeit und Schweregrad von Vitaminversorgungszuständen in der Bevölkerung und der Unsicherheiten in der Definition müssen bestimmte Bevölkerungsgruppen als besonders vulnerabel im Hinblick auf eine ausreichende Vitaminversorgung angesehen werden.

Unter den potentiellen Risikogruppen sind Schwangere und Stillende in hohem Maße gefährdet, die empfohlene Vitaminzufuhr nicht zu erreichen. Insbesondere in der zweiten Hälfte der Schwangerschaft werden erhebliche Vitaminmengen von der Mutter auf den Feten übertragen. Die meisten Vitamine werden aktiv vom Plazentagewebe transportiert, wobei die fetale Nährstoffversorgung ohne Rücksicht auf die mütterlichen Vitaminreserven erfolgt. Da der erhöhte Vitaminbedarf während der Schwangerschaft nicht linear zum erhöhten Energiebedarf ansteigt, sondern teilweise eine vielfache Bedarfssteigerung erfährt, liegt hier das Risiko einer unzureichenden Bedarfsdekkung. Der Mehrbedarf an Nahrungsenergie ist mit dem Zuwachs von 13 % in den beiden letzten Schwangerschaftstrimestern wesentlich geringer als der Mehrbedarf an Vitaminen. Die von der DGE (1991) empfohlene prozentuale Mehrzufuhr an Vitaminen ist in Tab. 1-5 aufgelistet.

Falls nicht eine gezielte Ernährungsumstellung erfolgt, die jedoch genauere Kenntnisse der Nahrungszusammensetzung voraussetzt, ist die Bedarfsdeckung mit Folsäure (Steigerung um 100 %) und Pyridoxin (Steigerung um 63 %) besonders gefährdet. Bei Mehrlingsschwangerschaften bzw. bei kurz aufeinander folgenden Schwangerschaften ist eine völlige Erschöpfung der Reserven an bestimmten Vitaminen unausweichlich, falls nicht durch eine geeignete Substitution für einen Ausgleich gesorgt wird. Auch während des Stillens ist ein beachtlicher Mehrbedarf an Vitaminen erforderlich, der ebenfalls nicht mit dem gesteigerten Energiebedarf parallel geht. Bei einer Steigerung des Nahrungsenergiebedarfs um 33 % erfährt der Vitaminbedarf z.T. eine Steigerung um 125 % (Vitamin A). Weitere Angaben vgl. Tab. 1-5.

Falls die stillende Mutter nicht bedarfsgerecht mit Vitaminen versorgt wird, ist der Säugling stärker gefährdet als die Mutter. Dies ist besonders verhängnisvoll bei Frühgeborenen, da deren intraauterin erworbene Vitaminreserven weit geringer sind als bei reif geborenen Kindern (Kübler 1986). Bei voll gestillten Kindern ist während der Stillphase die Vitaminversorgung gewährleistet, sofern die Mutter über ausreichende Reserven verfügt und die Vitamine in bedarfsadäquater Menge zuführt. Lediglich beim Vitamin K ergeben sich Risiken einer ausreichenden Bedarfsdeckung beim Neugeborenen (näheres s. Kap. 3.13 Vitamin K).

Zu den Risikogruppen müssen ebenfalls Kinder und Jugendliche gezählt werden, insbesondere dann, wenn sie sich in Phasen intensiven Wachstums, z. B. Pubertät, befinden. So konnte gezeigt werden, daß die Häufigkeit eines Folatmangels bei Kindern im Alter von 10–15 Jahren mit ca. 30 % wesentlich höher liegt als bei jüngeren Kindern. Hier waren nur 13,7 % der 5- bis 10jährigen bzw. 10,0 % der 1- bis 5jährigen von einem Folatmangel betroffen (Hages et al. 1986).

Bei Jugendlichen ergibt sich eine zusätzliche Gefährdung, falls bestimmte körperliche Idealvorstellungen über sich ständig wiederholende Schlankheitskuren erzielt werden, wobei eine unzureichende Deckung des Vitaminbedarfs häufig unausweichlich ist. Da ein großer

Tab. 1-5: Empfohlene Mehrzufuhr von Vitaminen in der Schwangerschaft und Stillzeit (DGE 1991)

	In der Schwangerschaft empfohlene Mehrzufuhr/ Steigerung*)		In der Stillzeit empfohlene Mehrzufuhr/ Steigerung*)	
Vitamin A	0,3 mg Ret. Äqu.**)	38 %	1 mg Ret. Äqu.	125 %
Vitamin D	5 μg	100 %	5 μg	100 %
Vitamin E	2 mg-Toc. Äqu.**)	17 %	5 mg-Toc. Äqu.	42 %
Thiamin	0,4 mg**)	36 %	0,6 mg	54 %
Riboflavin	0,3 mg-Aquival.**)	20 %	0,8 mg	53 %
Niacin	2 mg-Äquival.**)	13 %	5 mg-Äquival.	33 %
Vitamin B$_6$	1 mg**)	63 %	0,6 mg	38 %
Folsäure	150μ-fFs-Äqu.	100 %	75 μg-fFs-Äqu.	50 %
Vitamin B$_{12}$	0,5 μg	17 %	1 μg	20 %
Vitamin C	25 mg**)	33 %	50 mg	67 %

*) gegenüber Frauen mit überwiegend sitzender Beschäftigung
**) ab 4. Schwangerschaftsmonat

Anteil Jugendlicher bereits regelmäßig in nicht unerheblichem Umfang Zigaretten raucht, ist auch dadurch eine Gefährdung der Bedarfsdeckung möglich, zumal starkes Rauchen den Vitaminbedarf steigert (der Vitamin-C-Bedarf z.B. erfährt bei Rauchern eine Steigerung um 30%, nähere Einzelheiten vgl. Kap. 3.9 Vitamin C). Auch eine ständig einseitige und unausgewogene Ernährung, z.B. regelmäßige Aufnahme der Mahlzeit an Imbiß-Stationen (Deckung des Energiebedarfs durch einen hohen Anteil an Fettkalorien) birgt die Gefahr einer unzureichenden Vitaminversorgung, ebenso wie regelmäßiger Verzehr von Lebensmitteln, die bei der Verarbeitung beachtliche Vitaminverluste erfahren haben. Längeres Warmhalten von Speisen führt z.B. bei einzelnen Vitaminen zu Verlusten von bis zu 100% (Folsäure). Auch die Lagerung hat bei licht- und sauerstoffempfindlichen Vitaminen Verluste bis zu 100% zur Folge. So verliert z.B. die Kartoffel bei der Kellerlagerung bis Mai etwa 65% ihres ursprünglichen Vitamin-C-Gehalts (Friedrich 1987).

Vorgenannte Aspekte (Schlankheitskuren, Rauchen, unausgewogene Ernährung) sind nicht nur Risikofaktoren für Jugendliche, sondern treffen ebenso für Erwachsene zu. Bei längerfristigem Konsum alkoholischer Getränke kommt es außerdem zu einer Nährstoffverdrängung, da der Alkohol zwar zur Deckung des Energiebedarfs beiträgt, aber in der Regel keine weiteren essentiellen Nährstoffe und Vitamine (lediglich Spuren in Bier) zur Bedarfsdeckung liefert (leere Kalorien). Als weitere Risikogruppe müssen ältere Menschen angesehen werden. Aufgrund physiologischer Gegebenheiten (verminderter Grundumsatz) und veränderter körperlicher Aktivitäten kommt es zu einem verminderten Energiebedarf um 27% bei Männern bzw. 23% bei Frauen (vgl. mit dem jeweiligen Energiebedarf eines/einer 35jährigen), wohingegen die Empfehlungen für die Vitaminzufuhr unverändert bleiben. Falls Übergewicht vermieden wird und keine gezielte Kostumstellung mit höherer Nährstoffdichte erfolgt, sind Lücken in der Bedarfsdeckung nicht auszuschließen. Erhebungen haben gezeigt, daß ältere Menschen, insbesondere Männer, wenn sie sich allein versorgen müssen, besonders gefährdet sind, kombinierte Vitaminmangelzustände zu entwickeln. In ihrer täglichen Versorgung dominieren konservierte Lebensmittel. Frisches Gemüse wird ebenso wie Obst wegen der häufig vorhandenen Zahnprobleme und Kaubeschwerden nur unzureichend verzehrt.

In den vergangenen Jahren wurden umfangreiche Untersuchungen zur Beurteilung der Vitaminversorgung unter Anwendung biochemischer Methoden vorgenommen und die Häufigkeit einer Unterversorgung in den verschiedenen Altersgruppen näher überprüft. Die Ergebnisse sind im Ernährungsbericht der DGE (Ernährungsbericht 1984, 1988) ausführlich kommentiert und werden hier tabellarisch zusammengefaßt (Tab. 1-6).

Tab. 1-6: Häufigkeit einer unsicheren Bedarfsdeckung mit Vitaminen in der Bundesrepublik Deutschland (% der Untersuchten). Zusammenfassung der Befunde regionaler Untersuchungen (gewogene Mittelwerte).

Alter: Nährstoff		1–5 J.	6–12 J.	13–16 J.	18–24 J.	20–50 J.	65–90 J.
Vitamin A	m	–	–	–	4,1	12,0*	11,7*
	w	–	–	–	5,8*	3,3*	6,8*
Vitamin E	m	–	–	–	0	–	0,6
	w	–	–	–	9,1*	0,2	2,5
Thiamin	m				7,3*	4,3*	5,1*
	w	2,9	1,1	–	5,3*	7,8*	6,5*
Riboflavin	m	–	–	–	3,0	1,1	8,8*
	w	–	–	–	22,2*	2,0	6,6*
Vitamin B$_6$	m	–	–	–	1,8	10,7*	3,5
	w	–	–	–	10,7*	13,0*	6,2*
Folsäure	m				14,9*	17,0*	13,5*
	w	10,0*	13,7*	29,1*	27,5*	12,0*	15,5*
Vitamin B$_{12}$	m	–	–	–	2,3	3,4	1,0
	w	–	–	–	1,5	3,8	1,5
Vitamin C	m	–	–	–	3,5	–	13,3*
	w	–	–	–	0	2,4	6,7*

* = Wert ist signifikant höher als der Erwartungswert (2,5%)

Neuere Ergebnisse, die nach Auswertung der nationalen Verzehrsstudie vorliegen, bestätigen die teilweise unzureichende Vitaminversorgung der Bevölkerung (NVS 1991).
Wie die Ergebnisse der NVS zeigen, ist die Versorgung mit fettlöslichen Vitaminen wesentlich besser als die Versorgung mit wasserlöslichen Vitaminen. Grund dafür ist allerdings die unerwünscht hohe Zufuhr an Gesamtfett, die bei der Durchschnittsbevölkerung bei 40 Kalorien-% liegt und damit die tolerierbare Zufuhrhöhe (bis 30 Kalorien-%) erheblich übersteigt.
Während die Versorgung mit den fettlöslichen Vitaminen im Durchschnitt als gesichert gelten kann, läßt sich dies von den wasserlöslichen Vitaminen nicht behaupten. Dazu stellt die Nationale Verzehrs-

studie fest, daß insbesondere bei Riboflavin (Vitamin B₂), Pydridoxin (Vitamin B₆) und Folsäure erhebliche Defizite vorliegen (NVS 1991). Bei anderen Vitaminen, Thiamin (B₁) und Vitamin B₁₂, erreichen die durchschnittlichen Zufuhrwerte zwar die Empfehlungen; dies beinhaltet jedoch gleichzeitig, daß ein beachtlicher Teil der Untersuchten die Empfehlungen unterschreitet und ein anderer Teil besser versorgt ist als es den Empfehlungen entspricht, wodurch eine im Mittel gesicherte Bedarfsdeckung gewährleistet ist.

Berücksichtigt man allein den Anteil der Personen, deren Zufuhrwerte unterhalb der DGE-Empfehlungen liegen, so ergibt sich auf den ersten Blick ein relativ ungünstiges Bild (Abb. 1-3). Die Daten besagen jedoch lediglich, daß ein mehr oder weniger großer Prozentsatz der untersuchten Personen die DGE-Empfehlungen unterschreitet, wobei eine bis zu 50%ige Unterschreitung bei der Gesamtgruppe im Mittel immer noch eine bedarfsgerechte Versorgung gewährleistet, da ebenfalls bis zu 50% der Personen die Empfehlungen überschreiten.

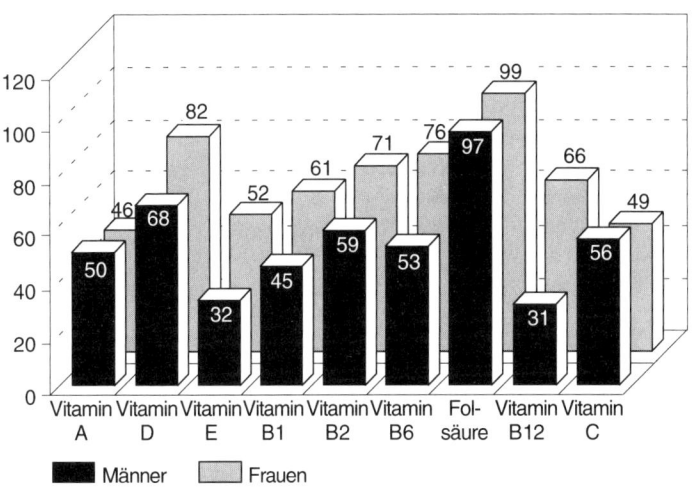

Basis: n = 5.897
Quelle: GfK-Ernährungsforschung, Nationale Verzehrsstudie 1985–1989
(modifiziert nach: NVS 1991)

Abb. 1-3: Beurteilung der Nährstoffzufuhr auf Individualebene. Anteil der 19–35jährigen Personen, deren Zufuhrwerte unterhalb der Empfehlungen der DGE liegen (in %).

Daß dennoch bei verschiedenen Vitaminen beachtliche Versorgungsdefizite auftreten, bestätigt die Ergebnisse vorangegangener biochemischer Untersuchungen (Ernährungsbericht 1984, 1988).
Die Übersicht in Abb. 2-1 muß aufgrund aktueller Kenntnisse dahingehend korrigiert werden, daß die neuen DGE-Empfehlungen die wünschenswerte Höhe der Vitamin-Zufuhr teilweise niedriger angesetzt hat als dies bisher (auch bei Auswertung der NVS-Daten in Abb. 2-1) der Fall war. Neueren Erkenntnissen zufolge wurde beim Vitamin B_{12} die Empfehlung von 5 µg auf 3 µg reduziert, wodurch sich der Prozentsatz, der von einer Unterdeckung betroffen ist, deutlich verringert.
Bei der Folsäure wird nach neuesten Erkenntnissen davon ausgegangen, daß eine ausreichende Zufuhr mit 300 µg Gesamtfolat statt bisher 400 µg/Tag gewährleistet ist (DGE 1991); dennoch bleibt ein erheblicher Teil der untersuchten Personen unzureichend mit Folat versorgt (näheres s. Einzelvitamine).
Bei der im Rahmen der NVS durchgeführten Datenerhebung muß weiterhin berücksichtigt werden, daß der bei der Beurteilung der Vitaminzufuhr benutzte Bundeslebensmittelschlüssel (BLS 1990) industrielle Vitaminzusätze nur unzureichend einbezieht, so daß die tatsächliche Vitaminversorgung besser sein dürfte als es der vorgenommenen Auswertung entspricht, zumal die Vitaminierung von Lebensmitteln bei Saft, Nektar und Limonade aufgrund des verzehrten Volumens steigende Bedeutung erfährt.
Die skizzierten Ergebnisse, die eine endgültige Aussage zum tatsächlichen Ausmaß eines möglicherweise bestehenden Vitamindefizits in der Bevölkerung noch nicht zulassen, machen auch weiterhin Untersuchungen in dieser Richtung erforderlich.

Literatur

Bässler, K.H.: Die Bedeutung der Vitamine in der parenteralen Ernährung. Infusionstherapie 17 (1990), 19–23.
Brubacher, G.: The notion of borderline vitamin deficiency. Vitamin symposium, Greek, Soc. Nutr. Food, Athens (1983).
Bundeslebensmittelschlüssel für Verzehrserhebungen (BLS), Version II 1990. Bundesgesundheitsamt.
DGE, Deutsche Gesellschaft für Ernährung (DGE): Empfehlungen zur Nährstoffzufuhr. Umschau-Verlag, Frankfurt 1985.

DGE, Deutsche Gesellschaft für Ernährung (DGE): Empfehlungen zur Nähr-stoffzufuhr. Umschau-Verlag, Frankfurt 1991.

Ernährungsbericht 1984: im Auftrag des Bundesministers für Jugend, Familie, Frauen und Gesundheit und des Bundesministers für Ernährung, Landwirt-schaft und Forsten, Umschau-Verlag, Frankfurt 1984.

Ernährungsbericht 1988: im Auftrag des Bundesministers für Jugend, Familie, Frauen und Gesundheit und des Bundesministers für Ernährung, Landwirt-schaft und Forsten, Umschau-Verlag, Frankfurt 1988.

Friedrich, W.: Handbuch der Vitamine, Urban und Schwarzenberg, München 1987.

Hages, M., Pietrzik, K., Rotthauwe, H.W., Weber, H.P., von Schnakenburg, K.: Zur Folatversorgungssituation bei Kindern. Sozialpädiatrie in Praxis und Klinik 71 (1986), 23–29.

Kübler, W.: Ernährungsprobleme. Die Kapsel, R.P. Scherer GmbH, 6930 Eber-bach/Baden 1986.

NVS (Die Nationale Verzehrsstudie), Ergebnisse der Basisauswertung. Wirt-schaftsverlag NW, Bremerhaven, 1991.

Pietrzik, K.: Concept of borderline vitamin deficiencies. Int. J. Vit. Nutr. Res. 27 (1985), 61–73.

Pietrzik, K.: Vitamin Deficiency – Aetiology and Terminology, in: B Vitamins in Medicine, Vieweg & Sohn Verlagsgesellschaft mbH, Braunschweig (1986), 31–43.

Pietrzik, K.: Kriterii otsenki Pishchevog Statusa, Vopr. – Pitan 1, 69–75 (1989a).

Pietrzik, K.: Water Soluble Vitamins: Assay Methodology and Data Interpre-tation. The 14th International Congress of Nutrition, August 20–25, Seoul, Korea, Book of Abstracts, 53 (1989b).

Pietrzik, K., Hages, M.: Folsäuremangel: Definition, Nachweis und Beurtei-lung der Versorgungslage. In: Folsäure-Mangel, Hrsg. von K. Pietrzik, W. Zuckschwerdt-Verlag, München (1987), 25–40.

RDA, Recommended Dietary Allowances. 10th Edition, National Academy Press, Washington D.C. 1989.

Thermal Processing and Quality of Foods. Elsevier Applied Science Publishers, London, New York 1984.

2 Methoden zur Beurteilung der Vitamin- versorgung

2.1 Überblick

Bei der Beurteilung der Vitaminversorgung der Bevölkerung werden häufig kontroverse Standpunkte vertreten. Einige Autoren sind der Auffassung, daß unter unseren heutigen Lebensbedingungen ein Vitaminmangel bis auf Einzelfälle praktisch nicht mehr vorkommt, andere Autoren weisen jedoch bei größeren Bevölkerungsgruppen auf mehr oder weniger starke Bedarfslücken hin und fordern eine stärkere Beachtung der Vitaminversorgungssituation. Diese unterschiedliche Bewertung beruht im wesentlichen auf der abweichenden Aussagekraft der angewandten Methoden. Einerseits werden statistische Angaben zur Erfassung des Versorgungszustandes herangezogen, andererseits dienen biochemische bzw. klinische Messungen als Bewertungsgrundlage (Tabelle 2-1). Bei allen statistischen Erhebungen muß auf Nährstoffgehaltsangaben aus Tabellen zurückgegriffen werden. Dies ist als wesentliche Fehlerquelle anzusehen, da das Datenmaterial häufig uneinheitlich und zum Teil fehlerhaft ist. Um auf die bestehenden Diskrepanzen hinzuweisen, werden bei den jeweiligen Gehaltsangaben (s. Einzelvitamine) sowohl die Daten des Bundeslebensmittelschlüssels (BLS), die zuletzt 1990 vom Bundesgesundheitsamt herausgegeben wurden, als auch die Daten des Standardwerks von Souci, Fachmann und Kraut (1989) gegenübergestellt. Die Gegenüberstellung des Datenmaterials wurde vorgenommen, um dem kritischen Leser zu zeigen, daß häufig überscharfes Zahlenrechnen a priori absurd ist, wenn zuverlässige Gehaltsangaben als Basis überhaupt nicht verfügbar sind. Auch wenn die Gehaltsangaben verschiedener Lebensmitteltabellen häufig übereinstimmen, schließt dies nicht aus, daß alte Zahlen wegen fehlender neuerer Analysendaten übernommen werden und damit Aktualität und Richtigkeit vortäuschen, die an sich nicht vorhanden sind.

Bei der anhand von Lebensmitteltabellen vorgenommenen rechnerischen Überprüfung der Vitaminversorgung muß weiterhin berücksichtigt werden, in welcher Bindungsform die Vitamine in den Lebens-

Tab. 2-1: Methoden zur Erfassung der Vitaminversorgung

Statistische Erhebung
- Agrarstatistik (= zum Verbrauch verfügbare Lebensmittel)
- Einkommens-Verbrauchsstichprobe (= verbrauchte Lebensmittel)
- Verzehrserhebung (= verzehrte Lebensmittel)

Biochemische bzw. klinisch-chemische Messungen
- Konzentrationsmessungen von Vitaminen in verschiedenen Körpergeweben (Blut, Harn usw.)
- Messungen von metabolischen Störungen (Enzymaktivitäten, Metaboliten usw.)
- Funktionsstörungen (evtl. in Verbindung mit metabolischen Veränderungen)

---

mitteln vorliegen, wodurch die Resorption wiederum wesentlich beeinflußt werden kann. Zusätzliche Unsicherheiten kommen durch Verluste bei Zubereitung und Aufbewahrung von Lebensmitteln hinzu.

Wenn schon kein Zweifel besteht, daß den biochemischen bzw. klinischen Parametern die größere Bedeutung im Hinblick auf ihre Aussagekraft zukommt, so ergeben sie allein nicht immer die gewünschte Information, sondern müssen im Verbund mit anderen Parametern betrachtet werden. Voraussetzung für eine exakte Diagnose ist die Erfassung der Ernährungsweise, der eingenommenen Medikamente, subjektiver Beschwerden, charakteristischer Symptome, klin. Untersuchung und biochemischer Befunde zum Vitaminstatus. Die Erfassung des Vitaminstatus war bis vor Jahren nur wenigen Spezialinstituten vorbehalten. Heute können jedoch die meisten und kritischsten Vitamine mit einfachen und validierten Methoden routinemäßig bestimmt werden, so daß die Therapie gezielt und nicht mehr ex juvantibus erfolgen muß. Ähnlich wie bei anderen Erkrankungen sind biochemische Befunde wichtige Hilfsgrößen zur Diagnosesicherung und Verlaufskontrolle, die nicht über-, aber auch nicht unterbewertet werden dürfen. Im Gegensatz zu den sonstigen routinemäßig erfaßten Laborwerten gibt es keine Normwerte, sondern Grenzbereiche für einen marginalen und einen sicheren Vitaminmangel, wobei zwischen gesunden Personen, verschiedenen Altersgruppen und der entsprechenden Erkrankung unterschieden werden muß. Für eine richtige Interpretation der Befunde sind deshalb exakte Blutabnahme, differenzierte Probengewinnung, Konservierung und Aufarbeitung wichtige Voraussetzung.

2.2 Probengewinnung

Nach den Erfahrungen verschiedener Arbeitsgruppen wird folgendes Vorgehen zur korrekten Gewinnung von Blutproben empfohlen:
- Abnahme von ca. 10 ml Blut in einem heparinisierten Vacutainer aus einer leicht gestauten Vene unter Vermeidung einer artifiziellen Hämolyse.
- Zentrifugation des Vacutainers bei 2000 r.p.m. für 5 Minuten.
- Differenzierte Probengewinnung und Konservierung, und zwar:
  • je 1 bis 2 ml Plasma in Eppendorf-Röhrchen für die Bestimmung von Vitamin B_{12}, Folsäure, Vitamin A, E und β-Carotin. Lagerung bei $-20°$ C.
  • 4 ml Vollblut bzw. 4 ml Erythrozyten-Suspension in dunkle Röhrchen mit ACD-Puffer für die Bestimmung von Vitamin B_1, B_6 und PALP. Nicht einfrieren, möglichst rasch aufarbeiten.
  • Für die Bestimmung von Vitamin C 0,5 ml Plasma und 4,5 ml 5%ige HPO_3-Lösung sofort durchmischen, unmittelbar danach einfrieren und bei $-20°$ C lagern.

2.3 Vitamin-Bestimmung

Eine Reihe von Verfahren und Methoden stehen zur Verfügung, um den Vitaminstatus zu erfassen:
- Mit den direkten Methoden werden Konzentrationen von Vitaminen bzw. Metaboliten in biologischem Material wie Vollblut, Plasma/Serum, Erythrozyten-Suspensionen, Urin, Liquor oder Geweben erfaßt.
- Die indirekten in vitro oder in vivo Tests berücksichtigen funktionelle Aspekte wie Enzymaktivitäten oder physiologische Funktionen der Vitamine.

Um Anhaltspunkte über den jeweiligen Vitaminstatus zu erhalten, ist es wichtig zu wissen, in welchen biologischen Materialien die Bestimmungen vorgenommen werden müssen. Einige Vitamine wie B_6, Biotin, Nicotinamid, Pantothensäure und Vitamin C sind im Plasma bzw. in den Erythrozyten weitgehend gleich verteilt, Thiamin, Riboflavin und Folsäure dagegen vorrangig in den Erythrozyten. Vitamin B_{12} und die fettlöslichen Vitamine kommen zwar hauptsächlich in bestimmten Organen und Geweben vor, stehen jedoch mit dem Plasma/Serum in einem bestimmten Gleichgewicht. Prinzipiell reflektieren Vitaminbestimmungen im Urin recht gut den Vitaminhaushalt unter der Voraussetzung, daß nahrungsbedingte Einflüsse und Urinsammelfehler ausgeschlossen sind. Für die Praxis können für die einzelnen Vitamine folgende Untersuchungen empfohlen werden:

– Da die Vitamin B_1-Ausscheidung sehr stark mit der aufgenommenen Nahrung in Zusammenhang steht, ist die Einzelbestimmung von Thiamin im Urin kein zuverlässiger Indikator. Aussagekräftiger sind Enzymaktivitäten wie die Pyruvatdehydrogenase und Transketolase. In der Diagnostik haben Bestimmung der erythrozytären Transketolase bzw. deren in vitro Aktivierung durch TPP (pathologischer Aktivierungskoeffizient $> 1,25$) in Verbindung mit der Konzentration von Thiamin bzw. TPP im Vollblut oder den Erythrozyten Bedeutung erlangt. Wegen niedriger Thiamin-Plasmaspiegel ($< 10 \, \mu mol/l$) sind Untersuchungen im Plasma und Serum nicht immer aussagekräftig. Als Nachweismethoden kommen mikrobiologische Tests (Ochromonas danica) oder chromatographische Methoden mittels HPLC (Schrijver et al. 1982) oder Fluorometrie (Sauberlich 1984) in Frage.

– Wegen des nahrungsbedingten Einflusses sind Aussagen zum Riboflavinhaushalt aus Bestimmungen im Urin zu ungenau. Zur Erfassung des Vitaminstatus empfiehlt sich die Bestimmung von FAD, FMN und Riboflavin im Vollblut, Plasma/Serum oder den Erythrozyten. Mit der Messung der Aktivität der erythrozytären Glutathionreduktase (EGR) bzw. nach in vitro Stimulation mit FAD (pathologischer Aktivierungskoeffizient $> 1,30$) werden zelluläre Funktionsstörungen erfaßt. Die Riboflavinmessung erfolgt chromatographisch mittels HPLC (Speek et al. 1982).

– Die Aussagekraft der Pyridoxinsäure-Ausscheidung (Hauptmetabolit von Vitamin B_6) ist durch den Einfluß der Nahrung begrenzt. Alternativ wird der orale Tryptophan- bzw. Methionin-Belastungstest empfohlen. Repräsentativ sind die chromatographische Bestimmung der Konzentration von Vitamin B_6 und Pyridoxal-5-Phosphat (PALP) mittels HPLC (Schrijver et al. 1981) im Vollblut oder Plasma sowie die erythrozytäre Aspartat-Aminotransferase (EAST) oder Alanin-Aminotransferase (EALT) bzw. deren in vitro Aktivierung mit PALP (pathologischer Aktivierungskoeffizient für EAST $> 2,2$). Zur Pyridoxinbestimmung im Blut sind ebenfalls Radioimmunoassays im Handel.

– Biologisch aktives Vitamin B_{12} wird heute im allgemeinen im

Plasma/Serum oder den Erythrozyten mittels kommerzieller Radioimmunoassays unter Verwendung von gereinigtem Intrinsic-Faktor bestimmt (Liu und Sullivan 1971, Loew et al. 1988). Aufgrund methodischer Weiterentwicklung kann seit neuestem auf den Einsatz radioaktiver Isotope bei der Vitamin B_{12}-Analytik verzichtet werden, falls die ebenfalls kommerziell erhältlichen Chemolumineszenz-Assays eingesetzt werden (Stangl 1990), die eine den Radioimmunoassays vergleichbare Genauigkeit aufweisen. Bei Serumwerten < 100 pg/ml ist gleichzeitig die Methylmalonsäure-Ausscheidung im Urin erhöht. Zur Abgrenzung des Vitamin B_{12}- vom Folsäuremangel bieten sich der Deoxyuridin-Test (Das und Herbert 1978), die getrennte Bestimmung der biologisch aktiven Coenzyme Adenosylcobalamin und Methylcobalamin, die Messung der Formiminoglutaminsäure-Ausscheidung im Urin nach Histidinbelastung (FIGLU) und der Schilling-Test an. Liegt beim letzteren Test die renale Ausscheidung von ^{57}Co-markiertem Vitamin B_{12} < 6%, dann besteht der Hinweis auf einen Vitamin B_{12}-Mangel.

– Wenn auch die höchste Konzentration an Folsäure in den Erythrozyten vorliegt, reicht für die Routineuntersuchung die Bestimmung der Folsäurekonzentration im Serum aus, wobei 5-CH_3-H_4PteGlu das Hauptfolat darstellt. Methodisch stehen ein mikrobiologischer Test (Lactobacillus casei), kommerzielle Radioimmunoassays (Waxmann und Schreiber 1972, Loew et al. 1987) und die Hochdruckflüssigkeitschromatographie zur Verfügung. Seit neuestem werden auch hier kommerziell erhältliche Chemolumineszenz-Assays eingesetzt (Stangl 1990), die bei vergleichbarer Zuverlässigkeit zu den Radioimmuniassays, nicht mehr das Arbeiten mit radioaktiven Isotopen erfordern. Zur Beurteilung des Folsäurestatus eignet sich weiterhin die FIGLU-Ausscheidung nach Histidinbelastung. Da der Histidinabbau von der Folsäure abhängig ist, resultiert nach einer Histidinbelastung bei einem Folsäuremangel eine erhöhte renale Ausscheidung an FIGLU. Zur Differenzierung eines Folsäuremangels von einem Vitamin B_{12}-Mangel, insbesondere der Megaloblasten-Anämie, bietet sich der Deoxyuridin-Suppressions-Test an (Das und Herbert 1978). Der Test zeigt in vitro an Knochenmarkszellen die Fähigkeit von exogenem Deoxyuridin, den Einbau von zugesetztem ^{3}H-Thymidin in DNA zu hemmen. Bei einem zellulären Folsäuremangel ist die Umwandlung von dUMP zu dTMP eingeschränkt und damit die Suppression von markiertem Thymidin in die DNA vermindert. Ein weiterer differentialdiagnostischer Hinweis ist die Tatsache, daß bei einem Vitamin B_{12}-Mangel der

Folsäurespiegel in den Erythrozyten erniedrigt und im Serum erhöht ist.

– Die Ermittlung des Niacinstatus erfolgt anhand der Ausscheidung der Metabolite 1-Methylnicotinamid und 1-Methyl-6-pyridon-3-carbonsäureamid bzw. dem hieraus gebildeten Quotienten (normal 1-4, pathologisch < 0,5). Weiterhin stehen zur Bestimmung von Plasmakonzentrationen eine mikrobiologische (Lactobacillus plantarum) und eine HPLC-Methode zur Verfügung (Hankes 1991).

– Die Beurteilung der Pantothensäure-Versorgung kann anhand der Vitaminexkretion im Urin vorgenommen werden (Pietrzik et al. 1975). Bei einer Pantothensäure-Ausscheidung von weniger als 1 mg/Tag im Urin besteht der Verdacht auf eine unzureichende Zufuhr. Die Bestimmung erfolgt mikrobiologisch bzw. unter Einsatz von GC und HPLC. Radioimmunologische Methoden wurden ebenfalls beschrieben, jedoch sind Testsätze kommerziell derzeit nicht erhältlich, auch die anderen genannten Verfahren sind für den routinemäßigen Einsatz noch nicht ausreichend erprobt.

– Der Biotinstatus kann im Vollblut und im Plasma/Serum ermittelt werden, die Konzentrationen im Plasma und in den Erythrozyten sind vergleichbar. Die gebräuchlichste Bestimmungsmethode ist ein mikrobiologischer Assay, wozu Lactobacillus plantarum benutzt wird. Weiterhin stehen HPLC, Spektrophotometrie sowie Dünnschichtchromatographie zur Verfügung. Als funktioneller Test kommt die Bestimmung der Carboxylase-Aktivität in Leukozyten und Lymphozyten in Frage.

– Vitamin C kann im Vollblut, Plasma, Erythrozyten und Leukozyten mittels HPLC bestimmt werden (Speek et al. 1984). Die Konzentration in den Leukozyten spiegelt den Gesamtkörpergehalt am besten wider und unterliegt weniger Ernährungseinflüssen. Granulozyten enthalten nur etwa halb soviel Ascorbinsäure wie Lymphozyten. Verschiebungen innerhalb der Leukozytenpopulation können daher einen Ascorbinsäuremangel vortäuschen (Valance et al. 1978). Eine weitere Möglichkeit sind Urinuntersuchungen nach Belastung mit hohen Dosen Ascorbinsäure. Wegen der Instabilität sind bei der Blutabnahme, Probenaufbereitung und Lagerung die entsprechenden Gesichtspunkte zu beachten.

– Vitamin A wird vorrangig in der Leber als Retinylpalmitinsäureester gespeichert und im Plasma an ein spezifisches Retinol-Bindungs-Protein (RBP) gebunden, wo es mittels einer HPLC-Methode bestimmt werden kann. Einmalige Plasmaspiegeluntersuchungen ergeben keine Aussage, sondern erst Längsschnittuntersuchungen, da die Plasmakonzentration normalerweise nicht vom Leberspiegel abhängt, über lange Zeit konstant ist und erst nach Depletion der Leber an Vitamin A rasch absinkt. Zur Erfassung des Vitamin A-Status wird der «Relative Dose Response» (RDR)-Test empfohlen. Nach Ermittlung des Ausgangswertes erfolgt eine Vitamin A-Belastung mit 50000 I.E. und Bestimmung des Plasmaretinols. Ist der Anstieg gegenüber dem Ausgangswert nach 5 Std. größer als 14%, so besteht ein Hinweis auf einen marginalen Vitamin A-Mangel (Biesalski et al. 1983). Aussagekräftiger als Retinol ist die Plasmabestimmung des Retinylesters, ein spezifischer und sensitiver Test zur Erfassung des Vitamin A-Status.

– Die Beurteilung des Vitamin D-Status erfolgt anhand der Bestimmung der Plasma/Serumkonzentrationen von Vitamin D bzw. der verschiedenen hydroxylierten Metaboliten wie 25-Hydroxycholecalciferol bzw. 1,25-Dihydroxycholecalciferol unter Anwendung kommerzieller Radioimmunoassays bzw. hochdruckflüssigchromatographisch. Weitere Anhaltspunkte ergeben sich aus Untersuchungen der Serum-Calcium- und Phosphatkonzentrationen sowie der alkalischen Phosphatase.

– Der Vitamin E-Status ergibt sich aus der Analyse von Tocopherol im Plasma/Serum unter Berücksichtigung der Gesamtlipide oder in den Erythrozyten, wo das Vitamin vorrangig in der Zellmembran vorkommt, mittels HPLC oder Dünnschichtchromatographie. Als funktioneller Test bietet sich der Erythrozyten-Hämolyse-Test an, wobei der Prozentsatz hämolysierter Erythrozyten in vitro nach Inkubation mit Wasserstoffperoxid bestimmt wird.

– Zur Erfassung von Vitamin K stehen immunologische, chromatographische Methoden (Guillaumont et al. 1988) und die Bestimmung der Vitamin K-abhängigen Gerinnungsfaktoren (II, VII, IX, X) zur Verfügung. Der Radioimmunoassay bedient sich monoklonaler Antikörper und ist spezifisch für normales und abnormales Prothrombin und sensitiver als die Prothrombinzeit. Bei einer verlängerten Prothrombinzeit sind differentialdiagnostisch schwerer Leberschaden, Leberzirrhose und Einnahme von Antikoagulantien auszuschließen.

Welches Meßprinzip zur Beurteilung der Vitaminversorgung herangezogen wird, hängt von der jeweiligen Fragestellung ab. Falls bei einem Patienten aufgrund mehr oder weniger spezifischer Symptome eine Individualdiagnose erforderlich ist, wird man sich aufwendigerer Analysenverfahren bedienen, als wenn lediglich eine orientierende Untersuchung größerer Bevölkerungsgruppen durchgeführt wird. Will man einen aktuellen Einblick in die Vitaminversorgung vornehmen, wird man in den meisten Fällen bereits anhand der Serumkonzentrationen eine Aussage treffen können. Soll jedoch die Erfassung eines länger zurückliegenden Versorgungszeitraumes erfolgen, wird man sich eher an austauschträgeren Parametern orientieren. So werden einzelne Vitamine z.B. in den Erythrozyten gespeichert und geben einen verläßlicheren Einblick in den zurückliegenden Versorgungszeitraum, da sie weitestgehend unabhängig von kurzfristigen Nahrungs-, aber auch Streßeinflüssen sind. Ebenso gehören die erythrozytären Enzymaktivitäten (z.B. EAST) zu den träger reagierenden Meßgrößen, die einen verläßlicheren Rückblick in die Vitaminversorgung erlauben. Eine Zusammenstellung der verschiedenen Beurteilungsparameter findet sich in Tab. 2-2. Die dabei angegebenen Grenzwerte einer ausreichenden bzw. defizitären Versorgung sind teilweise der Literatur entnommen bzw. beruhen auf eigenen Erfahrungen.

Im Gegensatz zu anderen biochemischen Parametern, die nach den Richtlinien der Deutschen Gesellschaft für klinische Chemie erfaßt und beurteilt wurden, fehlen derzeit für Vitamine (bis auf Folsäure und Vitamin B_{12}) noch die externen Voraussetzungen (z.B. Ringversuche, Standards etc.), die eine allgemein anerkannte Vorgehensweise bei der Analytik und Grenzwertfindung ermöglichen. Dementsprechend haben die in Tab. 2-2 angegebenen Bereiche lediglich Orientierungscharakter, zumal teilweise auch davon abweichende Normbereiche publiziert werden, was auf die Unterschiede bei den eingesetzten Analysemethoden zurückzuführen ist.

Zur Beseitigung bestehender Unsicherheiten wird zur Zeit unter Federführung der Gesellschaft für angewandte Vitaminforschung (GVF, 1991) auf nationaler Ebene versucht, durch entsprechende Ringversuche zu einheitlicheren Bewertungsmaßstäben zu gelangen. Auf europäischer Ebene laufen darüber hinaus ähnliche Studien, die im sogenannten FLAIR-Programm durch die EG in Brüssel gefördert werden (FLAIR 1991).

Neben der rein analytischen Erfassung von Vitaminen werden gut fundierte Ergebnisse zur Ermittlung von Grenzwerten erzielt, wenn man niedrige Vitaminkonzentrationen im Blut mit gleichzeitig zu beobachtenden funktionellen oder morphologischen Veränderungen verbinden kann. Z.B. korrelieren niedrige Folsäurekonzentrationen im Serum und Erythrozyten mit Blutbildveränderungen (übersegmentierte Granulozyten) bzw. mit biochemischen Veränderungen (FIGLU Test, näheres s. unter Folsäure). Da eine solchermaßen biologisch fundierte Grenzwertfindung aufgrund methodischer Schwierigkeiten

Tab. 2-2: Grenzwerte zur Beurteilung eines Vitaminmangels (modifiziert nach J. Schrijver 1991)

bestimmter Parameter	Gewebe	Einheit	Grenzbereich	Mangel
Retinol	Serum	µmol/l	0,35–0,70	< 0,35
	Leber	µg/g	5–20	< 5
Carotinoide (total)	Serum	µmol/l	0,50–0,70	< 0,50
25-OH-Vit. D	Serum	nmol/l	10–20	< 10
α-Tocopherol	Serum	µmol/l	12–15	< 12
Vitamin K_1	Serum	nmol/l	(?)	< 0,1?
Thiamin (B_1)	Blut	nmol/l	70–90	< 70
ETK	Erythrozyten	U/mmol Hb	5–7	< 5
Alpha-ETK		U/l	1,20–1,25	< 1,25
FAD (B_2)	Blut	nmol/l	150–200	< 150
	Urin	µg/24h	40–120	< 40
		µg/g Kreat.	27–80	< 27
EGR	Erythrozyten	U/mmol Hb	50–70	< 50
Alpha-EGR		U/U	1,20–1,30	> 1,30
Vit. B_6 (PALP)	Blut	nmol/l	20–30	< 20
	Plasma	nmol/l	10–15	< 10
	Urin	µg/24h	500–800	< 500
		µg/g Kreat.	200–300	< 200
Alpha-EGOT (EAST)	Erythrozyten	U/l	1,5–2,0	> 2
Alpha-EGOT		U/U	1,80–2,20	> 2,20
Vitamin C	Blut	µmol/l	12–17	< 12
	Plasma	µmol/l	10–15	< 10
	Leukozyten	mg/l	80–150	< 80
	Urin	mg/24h	< 8	< 8
Vitamin B_{12}	Serum	pmol/l	75–100	< 75
Folat (5-Me-THF)	Serum	nmol/l	8,0–10,0	< 8,0
	Erythrozyten	nmol/l	500–600	< 500
Biotin	Blut	nmol/l	?	< 0,5?
	Urin	µg/24h	?	< 20?
Niacin	Blut	µmol/l	?	< 30?
	Urin	mg/24h	?	< 5?

bestimmter Parameter	Gewebe	Einheit	Grenzbereich	Mangel
Pantothensäure	Blut	μmol/l	?	< 4?
	Urin	mg/24h	?	< 1?

ETK	= erythrozytäre Transketolase
EGR	= erythrozytäre Glutathionreduktase
PALP	= Pyridoxal-5-Phosphat
EGOT	= erythrozytäre Glutamat-Oxalacetat-Transaminase
EAST	= erythrozytäre Aspartat-Aminotransferase

bis heute nur in Einzelfällen (z. B. Folsäure) möglich ist, orientiert man sich in der Regel bei der Grenzwertfindung an der sogenannten 2,5 Perzentile des Normalkollektivs. Dabei geht man davon aus, daß die Vitaminversorgung einer gesunden (und auch optimal ernährten) Bevölkerungsgruppe einer Gaußschen Verteilungskurve folgt. Der Scheitelpunkt der Gaußkurve entspricht der mittleren Vitaminversorgung des untersuchten Normalkollektivs. Man geht davon aus, daß Werte, die im Bereich der doppelten Standardabweichung liegen (95%), als normal angesehen werden müssen (Abb. 2-1). Vitaminblutspiegel, die diesen Bereich (Grenzwert) unterschreiten (2,5%), werden als pathologisch betrachtet, da es auch in einem sogenannten Normalkollektiv immer Individuen gibt, die aufgrund physiologischer Variabilitäten unterversorgt sind. Bei der Beurteilung der Vitaminversorgungssituation größerer Bevölkerungsgruppen genügt ein solcherweise ermittelter Grenzwert. Übersteigt die Häufigkeit von Meßwerten im unteren Bereich den Erwartungswert von 2,5%, so ist der Schluß naheliegend, daß das untersuchte Kollektiv oder ein Teil davon schlechter versorgt ist als das Normal- bzw. Kontrollkollektiv. Auf der Grundlage dieser Ableitung erfolgt z. Z. die Bewertung der Vitaminversorgungssituation von Bevölkerungsgruppen (vgl. Ernährungsbericht 1988).

Bei der klinisch-chemischen Diagnostik der Vitaminversorgung von Einzelpersonen ist ein Meßwert unter der 2,5 Perzentile ebenfalls als pathologisch zu betrachten, jedoch sind weitere Untersuchungen erforderlich, um die Diagnose zu sichern. Ebenso kann bei Einzelpersonen zwar der Vitaminblutspiegel im Normbereich liegen, und dennoch Mangelsymptome beobachtet werden. Solche (paradoxe) Feststellungen sind möglich, wenn die Umwandlung zu aktiven Metaboliten eingeschränkt ist bzw. aufgrund unzureichender Vit-

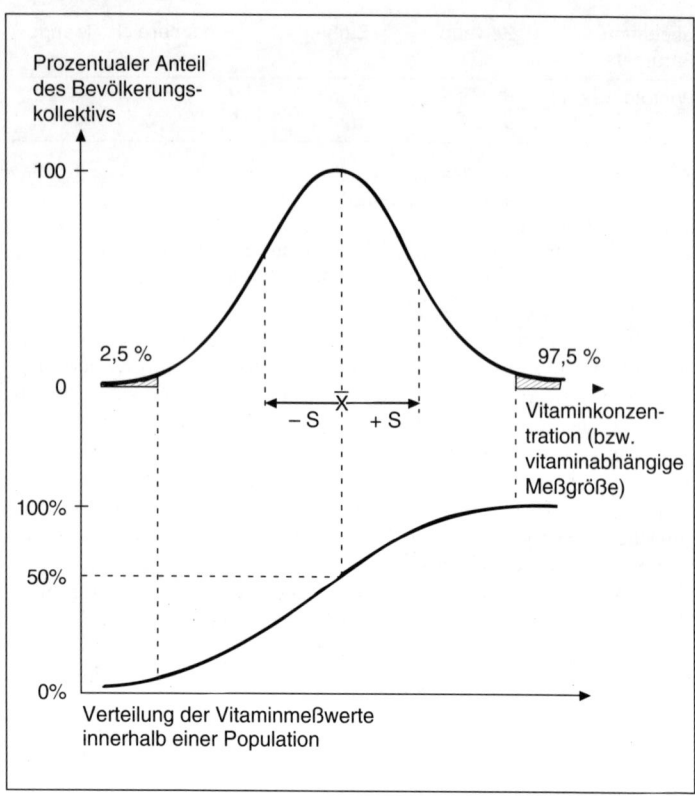

Abb. 2-1: Vitaminversorgungssituation der Bevölkerung

aminbindung an geeignete Carrier Transportvorgänge in andere Körperkompartimente (z.B. Blut-Hirn-Schranke) limitiert sind. Derartige Fragestellungen sind z.Z. Gegenstand aktueller Forschungsprojekte und lassen zukünftig eine verbesserte Basis für die Diagnostik von Vitaminmangelzuständen erwarten.

Literatur

Biesalski, H.K., Ehrenthal, W., Groß, M., Hafner, G., Hardt, O.: Rapid determination of Retinol (Vitamin A) in Serum by HPLC. Internat. J. Vit. Nutr. Res. 53, 130–137, 1983.

Bundeslebensmittelschlüssel für Verzehrserhebungen (BLS) Version II 1990, Bundesgesundheitsamt.

Das, K.C., Herbert, V.: The lymphocyte as a marker of past nutritional status: persistance of abnormal deoxyuridine (dU9 suppression test) and chromosomies in patients with past deficiency of folic acid and vitamin B_{12}. Br. J. Haematol. 38, 219–233, 1978.

Deutsche Gesellschaft für Ernährung: Ernährungsbericht 1988. Umschau-Verlag, Frankfurt 1988.

FLAIR – Food Linked Agro-Industrial Research «The Measurement of Micronutrient Absorption and Status» FLAIR concerted Action No. 10. Results presented on Gandia-Meeting (Spain) 24.–26. Oct. 1991.

Guillaumont, M., LeClerq, M., Gosselet, H., Makala, K., Vignal, B.: HPLC determination of serum vitamin K_1 by fluorometric detection after postcolum electrochemical reduction. J. Micronutr. Anal. 4, 285–294, 1988.

GVF Gesellschaft für angewandte Vitaminforschung e.V. Bonn «Ringversuch zur Standardisierung der Vitaminanalytik» 1991.

Hankes, L.V.: Nicotinic acid and nicotinamide in: Handbook of vitamins; ed. Machlin, L.J., Marcel Dekker, New York 1991.

Liu, Y.K., Sullivan, L.W.: An improved radioisotope dilution assay for serum vitamin B12 using hemoglobin-coated charcoal. Blood 39, 426–432, 1972.

Loew, D., Eberhardt, A., Heseker, H., Kübler, W.: Zur Plasmakinetik und Elimination von Folsäure. Klin. Wochenschr. 65, 520–524, 1987.

Loew, D., Menke, G., Hanke, E., Rietbrock, N.: Zur Pharmakokinetik von Hydroxocobalamin und Folsäure. VitaMinSpur 3, 4, 168–172, 1988.

Pietrzik, K.: Concept of Borderline Vitamin Deficiencies. Int. J. Vit. Nutr. Res., Suppl. No 27, 61–73, 1985.

Pietrzik, K.: Biochemical Criteria for the assessment of nutritional status. In: Nutritional sciences for human health. 5th European Nutrition Conferences. Warszawa Poland. Ed. S. Berger, A. Gronowska-Senger, S. Ziemlanski; Smith Gordon 1988.

Pietrzik, K., Hesse, Ch., Schulze zur Wiesch, E., Hötzel, D.: Die Pantothensäureausscheidung im Urin als Bezugsgröße für den Versorgungszustand. Int. Z. Vit. Ern. Forsch. 45. 251–261 (1975).

Sauberlich, H.E.: Newer laboratory methods for assessing nutriture of selected B-complex vitamins. Ann. Rev. Nutr. 4, 377–407, 1984.

Schrijver, J., Speek, A.J., Schreurs, W.H.P.: Semi-automated fluorometric determination of pyridoxal-5-phosphate (PLP) in whole blood by high-performance liquid chromatography (HPLC). Internat. J. Vit. Nutr. Res. 51, 216–222, 1981.

Schrijver, J., Speek, A.J., Klosse, J.A., Van Rijn, H.J.M., Schreurs, W.H.P.: A reliable semiautomated method for the determination of total thiamine in whole blood by high-performance liquid chromatography. Ann. Clin. Biochem. 19, 52–56, 1982.

Schrijver, J.: Biochemical markers for micronutrient status and their interpretation. In: Modern lifestyles, lower energy intake and micronutrient status. Springer Verlag, 55–58, 1991.

Souci, S.W., Fachmann, W., Kraut, H.: Die Zusammensetzung der Lebensmittel. Nährwerttabellen, Stuttgart, 1989/90.

Speek, A.J., Schrijver, J., Schreurs, W.H.P.: Fluorometric determination of total vitamin C in whole blood by high-performance liquid chromatography with pre-column derivatization. J. Chromatogr. 305, 53–60, 1984.

Speek, A.J., Van Schaik, F., Schrijver, J., Schreurs, W.H.P.: Determination of the B_2 vitamer flavin-adenine dinucleotide in whole blood by high-performance liquid chromatography with fluorometric detection. J. Chromatogr. 228, 311–316, 1982.

Stangl, A.: Vitamin B_{12} – Folsäure – Ferritin. Labor Medizin (GIT Verlag Darmstadt) 13 (1990) 274–275.

Valance, B.D., Hume, R., Weyers, E.: Reassessment of changes in leucocyte and serum ascorbic acid after acute myocardial infarction. Br. Heart J. 40, 64–68, 1978.

Waxman, S., Schreiber, C., Herbert, V.: Radioisotopic assay for measurement of serum folate status. Blood 38, 219–228, 1971.

3 Einzelbeschreibungen der Vitamine

3.1 Thiamin (Vitamin B₁)

3.1.1 Chemie

Aus der Gruppe des Vitamin B-Komplexes wurde Thiamin als erste Substanz 1926 von Jansen und Donath aus Reisschalen isoliert, 1936 in seiner Struktur durch Williams aufgeklärt und synthetisiert. Thiamin besteht aus einem Pyrimidin-Ring, der über eine Methylengruppe mit einem Thiazol-Ring verbunden ist (Abb. 3-1). Thiamin selbst wird in der Therapie nicht eingesetzt, sondern in Form verschiedener wasserlöslicher Salze bzw. der lipophilen Allithiamine (Abb. 3-2). Zu den hauptsächlich angewandten wasserlöslichen Verbindungen gehören Thiaminhydrochlorid (CAS-Nr. 67-03-8) und Thiaminnitrat (CAS-Nr. 532-43-4) sowie zu den lipoidlöslichen Verbindungen Acetiamin (CAS-Nr. 299-89-8), Benfotiamin (CAS-Nr. 22457-89-2), Bentiamin (CAS-Nr. 299-88-7) und Fursultiamin (CAS-Nr. 804-30-8). Bei diesen Allithiaminderivaten, die Anfang der 50er Jahre von Japanern

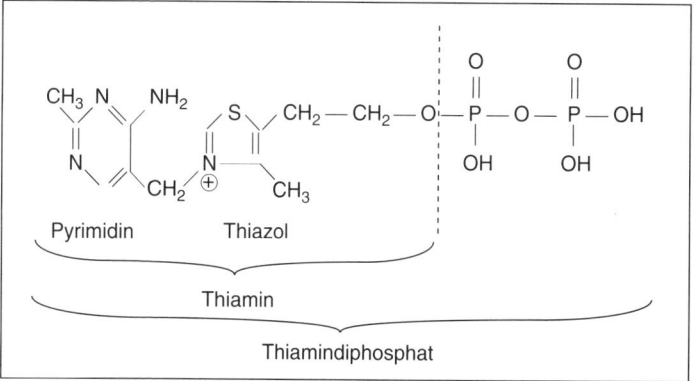

Abb. 3-1: Strukturformel von Vitamin B₁

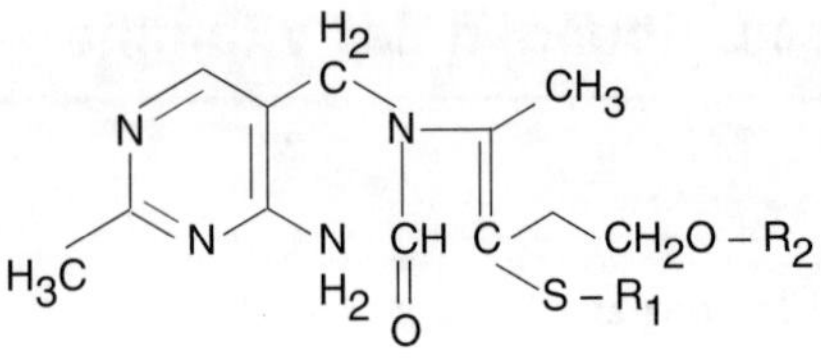

Grundstruktur der Allithiamine

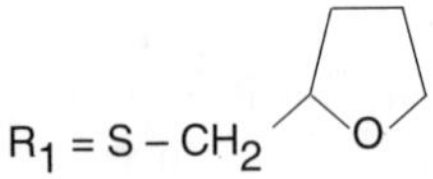

$R_1 = S - CH_2$ (Tetrahydrofuran-2-yl)

$R_2 = H$

Fursultiamin
(Thiamintetrahydrofurfuryldisulfid)

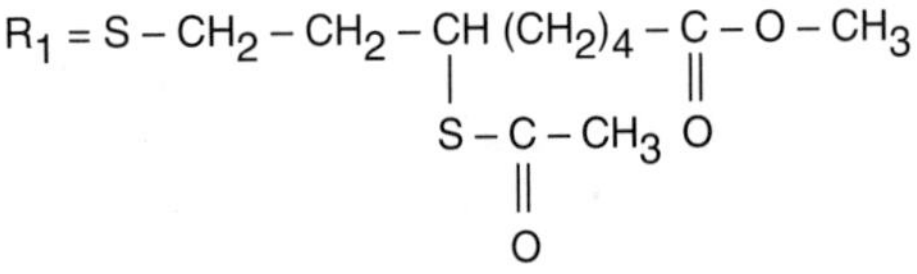

$R_1 = S - CH_2 - CH_2 - CH(CH_2)_4 - C - O - CH_3$
mit $S - C - CH_3$, O und $\|O\|$

$R_2 = H$

Octotiamin (Thiamin-[3-ethyl-mercapto-7-methoxycarbonylheptyl]-disulfid)

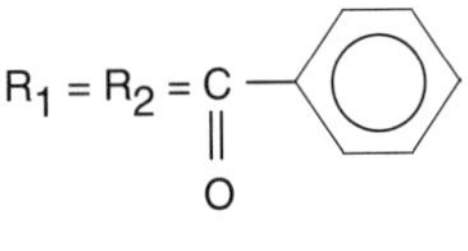

$R_1 = R_2 = C - C_6H_5$, $\|O\|$

Bentiamin (Dibenzoylthiamin)

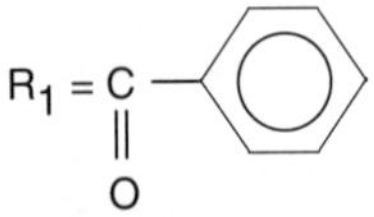

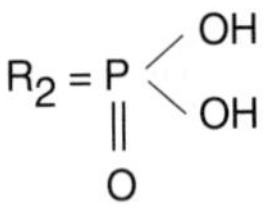

$R_1 = C - C_6H_5$ ($\|O\|$), $R_2 = P$ mit OH, OH, $\|O\|$

Benfotiamin
(S-Benzozylthiamin-o-monophosphat)

(Fujiwara 1976) entdeckt wurden, ist der Thiazol-Ring vielfach geöffnet und der Schwefel bei den einzelnen Derivaten mit einer lipophilen Gruppe substituiert. Sie werden deshalb oral besser resorbiert, scheinen gewisse Resorptionsmechanismen zu umgehen, erzielen höhere Thiamin-Spiegel in den Erythrozyten, der cerebrospinalen Flüssigkeit (CSF) im Gehirn und werden länger im Gewebe retiniert als die wasserlöslichen Thiamin-Derivate (Baker et al. 1974, Baker und Frank 1976).

Thiaminhydrochlorid (relative Molekülmasse 337,3 Dalton) kristallisiert in farblosen Nadeln gewöhnlich als Hemihydrat mit einem schwach hefeartigen Geruch und bitterem Geschmack. Es ist in Wasser und Glycerin leicht, in Alkohol und Aceton gering und in Ether, Hexan, Chloroform und Benzol unlöslich. Trockenes Vitamin B_1 ist bei 100° C stabil. Wäßrige Thiamin-Lösungen sind bei pH < 5,5 am stabilsten, nicht aber in neutralem oder alkalischem Milieu (Pharmazeutische Stoffliste 1989). Thiamin ist vor Licht, Wärme und Oxidationsmitteln zu schützen. Thiamin besitzt eine hohe Struktur- bzw. Konstitutionsspezifität. Bereits geringe Veränderungen am Molekül führen zu Wirkungsminderung, Unwirksamkeit und in bestimmten Fällen zu Substanzen mit Antivitamincharakter. Diese Antithiamine inhibieren z.B. die Thiaminkinase, die Thiaminase oder die Bindung der Cocarboxylase an ihr Apoenzym bzw. kompetitiv die Decarboxylierung von α-Oxosäuren.

Thiaminnitrat (relative Molekülmasse 327,4 Dalton) ist stabiler, jedoch weniger löslich in Wasser als das Hydrochlorid und kommt nur oral zur Anwendung.

Benfotiamin (Mg 466,47) ist schwer löslich in Wasser, Ethanol, Chloroform; löslich in Natriumhydroxid-, Natriumcarbonat- und Salzsäure-Lösungen (Pharmazeutische Stoffliste 1990).

Acetiamin (Mg 366,45) ist löslich in Wasser, Methanol und Ether.

Fursultiamin (Mg 398,56) ist wenig löslich in Wasser, löslich in Aceton, Ethanol und organischen Lösungsmitteln.

3.1.2 Vorkommen

Thiamin kommt sowohl in tierischen als auch pflanzlichen Lebensmitteln in unterschiedlichen Bindungsformen und nur in geringen

Abb. 3-2: Strukturformel einiger Allithiamine

Mengen vor. In tierischen Geweben liegt Thiamin hauptsächlich (80–85%) in der biologisch aktiven Form als Thiamindiphosphat (TDP) vor, daneben sind Mono(TMP)- und Triphosphatverbindungen (TTP) mit 15–20% enthalten. Da phosphorylierte Verbindungen nicht resorbierbar sind, muß der Phosphatrest an der Darmwand enzymatisch abgespalten werden, bevor Thiamin aktiv resorbiert wird. In Pflanzen liegt dagegen Thiamin in freier (nicht-phosphorylierter) Form vor und ist als solches direkt für den Menschen verfügbar.

Tab. 3-1: Thiaminvorkommen in verschiedenen Lebensmitteln nach Bundeslebensmittelschlüssel (BLS) 1990 und Souci, Fachmann, Kraut (SFK) 1989.

		BLS	SFK
		mg/100 g	
Getreide/Mehle:	Weizen (Vollmehl)	0,5	0,47
	Weizen (Feinmehl)	0,1	0,06
	Roggen (Vollmehl)	0,4	0,3
	Roggen (Feinmehl	0,2	0,18
	Reis (Vollkorn)	0,4	0,41
	Reis (glaciert)	0,1	0,06
	Haferflocken	0,6	0,59
	Mais (Vollmehl)	0,4	0,44
Gemüse:	Blumenkohl	0,1	0,11
	Bohnen, grün	0,0	0,073
	Broccoli	0,1	0,095
	Möhre	0,1	0,067
	Kartoffeln	0,1	0,11
	Kohl, grün	0,1	0,1
	Erbsen, grün	0,3	0,3
	Tomaten	0,1	0,057
Fleisch:	Schwein Muskelfleisch	0,9	0,9
	Schwein Schinken	0,8	0,54
	Schwein Leber	0,3	0,31
	Rind Schlegel	0,2	0,11
	Rind Leber	0,3	0,3
	Kalbschlegel	0,1	0,15
Fisch:	Forelle	0,1	0,084
	Lachs	0,2	0,17

Das Thiaminvorkommen in verschiedenen Lebensmitteln ist in Tab. 3-1 angegeben (Souci et al. 1989; BLS 1990). Für die praktische Ernährung spielt der Gehalt in Getreideprodukten eine entscheidende Rolle. Thiamin liegt in den verschiedenen Schichten des Getreidekorns in unterschiedlicher Konzentration vor. Besonders thiaminreich sind Keim und Aleuronschicht, die jedoch bei der Herstellung hoch ausgemahlener Mehle (z.B. Type 405) verlorengehen, so daß Weißmehle nicht wesentlich zur Thiamin-Bedarfsdeckung beitragen. Gleiches gilt für die Herstellung von poliertem Reis, der gegenüber dem natürlichen Vollkorn nur noch einen Bruchteil der Ausgangskonzentration an Thiamin enthält. Da in bestimmten Gegenden der Erde Reis in der Ernährung des Menschen eine zentrale Stellung einnimmt, wird hier u.a. auch mit Thiamin angereichert, um Mangelerscheinungen zu verhindern. Ebenso wird bei bevorzugter Verwendung von Weißmehl in der Ernährung in vielen Ländern durch Vitaminisierungsmaßnahmen versucht, die industriell verursachten Verluste auszugleichen.

Neben Vollkornprodukten ist das Thiaminvorkommen in Kartoffeln und Hülsenfrüchten sowie in Schweinefleisch für die tägliche Bedarfsdeckung von Bedeutung. Nicht nur Schweineleber zeichnet sich durch einen hohen Gehalt aus (jedoch Verzehrsbeschränkungen wegen potentieller Schadstoffakkumulation [Rückstände, Umwelttoxine]), sondern auch Schweinefleisch selbst mit einem vergleichbar hohen Vitamin B_1-Gehalt (Bug, Schlegel, Filet etc.) gehört zu den thiaminreichen Lebensmitteln.

3.1.3 Stoffwechsel und Pharmakokinetik von Thiamin

Thiamin liegt in der Nahrung meistens in seiner biologisch aktiven Form als Thiamindiphosphat (TDP) vor. Zur Resorption muß der Phosphatrest durch die an der Darmwand vorhandene Pyrophosphatase abgespalten werden. Aufgrund von Untersuchungen mit markiertem Thiamin ist die Resorption im Jejunum am höchsten, gefolgt von Duodenum, Ileum und am geringsten im Magen und Colon. Für oral zugeführtes Vitamin B_1 wird ein dosisabhängiger dualer Transportmechanismus angenommen, und zwar eine aktive energie- und Na^+-abhängige Resorption bei Mengen < 2 µmol mit Sättigungskinetik und eine passive Diffusion bei höheren Dosen. Hierbei ist der prozentuale Anteil an resorbiertem Thiamin um so größer, je niedriger die applizierte Dosis ist. Nach physiologischen Thiamindosen erfolgt die

Resorption quantitativ. Nach Messungen der kumulativen Ausscheidung von oral verabreichtem radioaktivem Thiamin durch Thomson und Leevy (1972) beträgt die Resorption bei einer Dosis von 1 mg ca. 50%, bei 5 mg 33% und bei 20 mg 25%. Weber und Kewitz (1985 und 1991) fanden nach oraler Verabreichung von 50, 100 und 200 mg Thiamin ebenfalls einen nicht linearen Plasmakonzentrationsverlauf zwischen der niedrigen und mittleren Dosis, nicht jedoch zwischen 100 und 200 mg. Hohe parenterale Dosen von mehr als 100 mg Thiaminhydrochlorid werden nahezu vollständig renal eliminiert: dieser renale Überlaufeffekt ist Ausdruck der Selbstdepression nicht-renaler Clearance-Prozesse sowie der Sättigung der tubulären Rückresorption (Weber 1991). Hieraus wird auf einen kontrollierten Vorgang der intestinalen Thiaminresorption zur Aufrechterhaltung konstanter Plasmaspiegel geschlossen. Demgegenüber werden die lipophilen Allithiamine durch passive Diffusion rascher und in einem weitaus größeren Ausmaß resorbiert, erreichen im Blut und Gewebe höhere Thiaminspiegel und werden länger retiniert als die wasserlöslichen Thiamin-Derivate (Baker und Frank 1976). Die Resorption der Allithiamine erfolgt offenbar dosisproportional, während die wasserlöslichen Verbindungen primär den Gesetzen einer Sättigungskinetik unterliegen. Nach Hötzel (1988) führen perorale Dosen wasserlöslicher Verbindungen erst im Grammbereich zu signifikant erhöhten Blutspiegeln.

Während der Resorption durch die Darmmucosa wird Thiamin phosphoryliert, gelangt über die Pfortader in die Leber und über einen enterohepatischen Kreislauf in tiefere Darmabschnitte, wo es kaum rückresorbiert wird. Allithiamine werden während der Mucosapassage intrazellulär durch SH-Gruppen-haltige Verbindungen wie Cystein und Glutathion ziemlich rasch reduktiv in physiologisches Vitamin B₁ umgewandelt. So konnte Fujiwara anhand der Thiochrom-positiven Reaktion nachweisen, daß Allithiamine nach erfolgter Resorption in der Vena mesenterica superior als Thiamin vorliegen. Im Vollblut ist Thiamin inhomogen verteilt, und zwar zu 15% in den Leukozyten, 75% in den Erythrozyten und 10% im Plasma, wo es insbesondere an Albumin gebunden ist. Nach hohen Dosen ist die Bindungskapazität überschritten, so daß überschüssiges Vitamin B₁ renal eliminiert wird. Der Thiaminspiegel in der Muttermilch ist initial niedrig und steigt in den ersten Wochen der Laktation rasch an. Im Blutplasma der Muttermilch und der cerebrospinalen Flüssigkeit findet sich hauptsächlich freies Thiamin und Thiaminmonophosphat (TMP), während die Blutkörperchen und das Gewebe vorwiegend

Thiamindiphosphat enthalten. Der Gesamtkörperbestand liegt beim Gesunden bei ca. 30 mg, davon befinden sich ca. 40% in der Muskulatur. Hohe Thiaminkonzentrationen werden neben Skelett- und Herzmuskel auch in Leber, Niere und Gehirn gefunden. Die biologische Halbwertszeit von Thiamin beträgt beim Menschen 9,5–18,5 Tage (Bässler 1989). Wegen der begrenzten Speicherkapazität und der hohen Umsatzrate muß Thiamin zur Bedarfsdeckung täglich in ausreichenden Mengen aufgenommen werden. Ca. 50% werden als unverändertes bzw. mit Sulfat verestertes Thiamin ausgeschieden. Bei dem Rest handelt es sich neben bisher noch nicht identifizierten Metaboliten hauptsächlich um Thiaminsäure, Methylthiazolessigsäure und Pyramin (Bässler 1989). Je höher die Thiaminzufuhr, desto geringer die Metabolisierung und desto stärker die Ausscheidung an unverändertem Thiamin.

Zur Prophylaxe und Therapie von Vitamin-B_1-Mangelzuständen bzw. Erkrankungen stehen orale und parenterale Darreichungsformen zur Verfügung. Bei den oralen Präparaten werden die lipoidlöslichen besser resorbiert, führen im Gesamtblut, den Erythrozyten und der Cerebrospinalflüssigkeit zu höheren Thiaminspiegeln und werden im Körper länger retiniert als die wasserlöslichen Vitamin-B_1-Derivate (Blum und Thomas 1970, Baker und Frank 1976, Pietrzik und Loew 1991). Nach oraler Verabreichung üblicher therapeutischer Dosen von Thiamindisulfid (224 mg) bzw. Thiaminnitrat (319 mg) werden zwischen 7–8% resorbiert (Keller-Stanislawski et al. 1991), während die Bioverfügbarkeit des lipoidlöslichen Benfotiamin 8- bis 10fach höher liegt und ca. 120fach mehr in das Thiamin-Coenzym (TPP) in Erythrozyten umgewandelt wird (Heinrich 1988). Das aus den lipoidlöslichen Verbindungen gebildete Thiamin ist physiologisch voll wirksam, indem es die erythrozytäre Thiamin-abhängige Transketolaseaktivität sowie deren in vitro-Aktivierbarkeit durch TPP (α_{ETK}) normalisiert (Bitsch 1990). Aus pharmakokinetischer Sicht sind deshalb bei Alkoholikern und bei Patienten mit Wernicke-Korsakow-Syndrom oral lipoidlösliche Präparate den wasserlöslichen vorzuziehen oder es ist die parenterale Gabe von Thiaminhydrochlorid indiziert.

Die Elimination von Thiaminhydrochlorid erfolgt in drei Phasen, wobei die α-Halbwertszeit 0,15 Std., die β-Halbwertszeit 1 Std. und die terminale Phase im Mittel etwa 2 Tage beträgt (Weber und Kewitz 1985). Nach Absetzen einer Thiaminbelastung über 5 Tage mit 3 × täglich 50 mg p.o. bei gesunden Probanden lag die Thiaminausscheidung nach 10–12 Tagen noch über dem Basalwert (Heseker 1988). Hieraus wird auf eine Retention in tiefen Kompartimenten geschlossen, aus denen Thiamin ins Blut zurückverteilt und dann renal eliminiert wird.

In Abb. 3-3 sind die Konzentrationsverläufe von 50 mg Thiaminhydrochlorid und 100 mg Benfotiamin nach Einmalgabe und im Steady state dargestellt. Nach 0,4 am ersten bzw. 0,8 Stunden am achten Tag werden c$_{max}$-Werte von 484 ng/ml bzw. 445 ng/ml erreicht. Die terminale Eliminationshalbwertszeit der β-Phase liegt bei 3−4 Stunden. Vitamin B₁ kumuliert nicht (Loew 1989).

Nach oraler Verabreichung von 50 mg Benfotiamin werden nach 0,83 Stunden maximale Plasmaspiegel von 82 ng/ml erreicht (Pietrzik und Loew 1991), anschließend erfolgt ein langsamer Abfall, wobei innerhalb von 24 Stunden wieder der Ausgangswert erreicht wird. Die Eliminationshalbwertszeit liegt bei ca. 4 Stunden. Für das ebenfalls lipophile Fursultiamin liegt die Eliminationshalbwertszeit bei 8,7 Stunden.

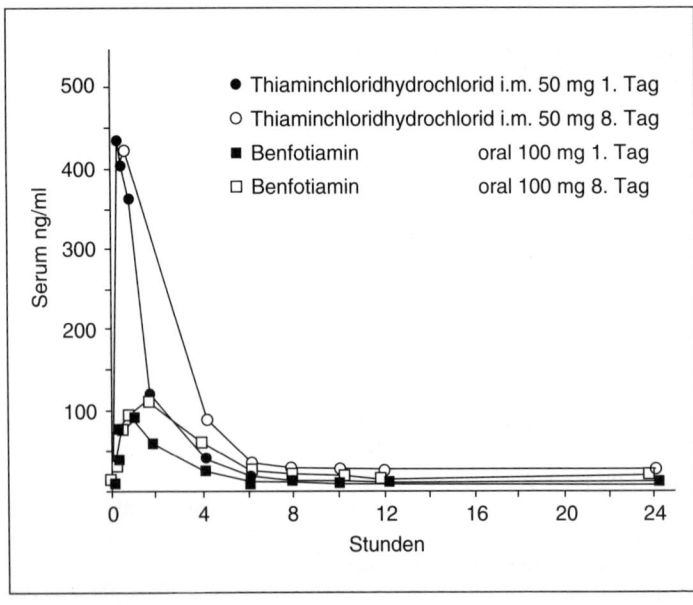

Abb. 3-3: Serumkonzentrations-Zeitverläufe von Thiamin und Benfotiamin

3.1.4 Biochemische Funktionen

Die Wirkform von Thiamin ist Thiamindiphosphat (frühere Bezeichnung auch Thiaminpyrophosphat). Thiamindiphosphat (TDP) ist Coenzym der 2-Oxosäuren-Dehydrogenase-Komplexe. Dies sind Multienzymkomplexe, an denen 2-Oxosäuren in Acyl-Coenzym-A-Verbindungen umgewandelt werden, die ein C-Atom weniger enthalten, als die ursprüngliche Oxosäure. So katalysiert der Pyruvatdehydrogenase-Komplex die Dehydrierung und Decarboxylierung von Pyruvat zu Acetyl-Coenzym A, der 2-Oxoglutaratdehydrogenase-Komplex die Bildung von Succinyl-Coenzym A aus 2-Oxoglutarat, und der Verzweigtketten-2-Oxosäuren-Dehydrogenase-Komplex dehydriert und decarboxyliert die beim Abbau der verzweigten Aminosäuren Valin, Leucin und Isoleucin in der einleitenden Transaminierung entstehenden Oxosäuren 2-Oxoisovaleriansäure, 2-Oxoisocapronsäure und 2-Oxo-3-methylvaleriansäure zu den entsprechenden verzweigten Acyl-Coenzym-Derivaten.

Das C-Atom 2 von TDP wird unter Bildung eines Carbanions deprotoniert und reagiert mit der polarisierten Oxogruppe des Substrats. Diese «aktive Oxosäure» (Brenztraubensäure) wird decarboxyliert zum «aktiven Aldehyd» (Acetaldehyd). Der «aktive Acetaldehyd» ist 1959 von Holzer und Beaucamp isoliert und als 2-α-Hydroxyethyl-TDP identifiziert worden. Der «aktive Acetaldehyd» wird als Acylrest auf Liponsäure und weiter auf Coenzym A übertragen (Abb. 3-4).

Der 2-Oxosäuredehydrogenase-Komplex besteht aus drei Enzymen:
1. aus der Dehydrogenase-Decarboxylase mit TDP als prosthetischer Gruppe;
2. aus der Liponamid-Acyltransferase, welche Liponsäure (Abb. 3-5) in Säureamidbindung an einem Lysinrest trägt (daher Liponamid);
3. aus der Dihydroliponamid-Dehydrogenase, einem Flavinenzym, welches durch Dehydrogenierung der Dihydroliponsäure die oxidierte Form regeneriert und den Wasserstoff auf NAD^+ überträgt.

Beim Pyruvatdehydrogenase-Komplex, der ein interkonvertierbares Enzym ist, kommen zu diesen drei Enzymen noch eine Kinase und eine Phosphatase.

Die Zusammenhänge bei der Umwandlung von Pyruvat zu Acetyl-Coenzym A zeigt Abb. 3-6.

Ganz analog verläuft die Dehydrierung und Decarboxylierung von 2-Oxoglutarat zu Succinyl-Coenzym A sowie die Reaktion mit den verzweigten 2-Oxosäuren, die beim Abbau der Aminosäuren Valin, Leucin und Isoleucin entstehen.

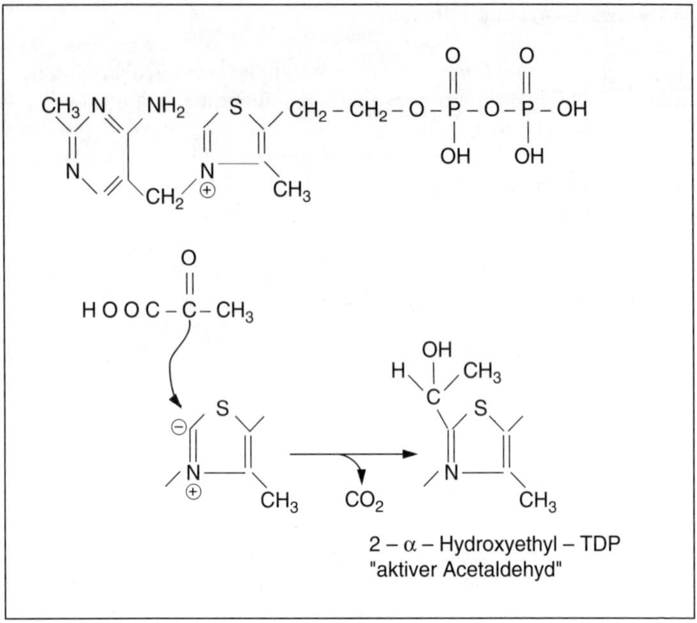

Abb. 3-4: Bildung des «aktiven Acetaldehyd» am Carbanion von Thiamindiphosphat

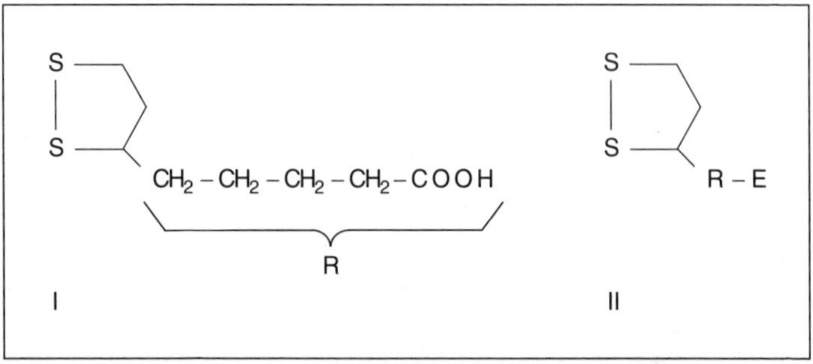

Abb. 3-5: Liponsäure (I) und Liponamid (II); bei (II) zwischen R und E (Enzym) Bindung der Liponsäure als Säureamid an einen Enzym-Lysinrest

TDP ist weiterhin Coenzym der Transketolase im Pentosephosphatzyklus. Bei dieser Reaktion wird die Bindung zwischen den C-Atomen 2 und 3 von D-Xylulose-5-phosphat aufgespalten und der α-Ketolrest als «aktiver Glycolaldehyd» an das Coenzym TDP gebunden: 2-(1,2-

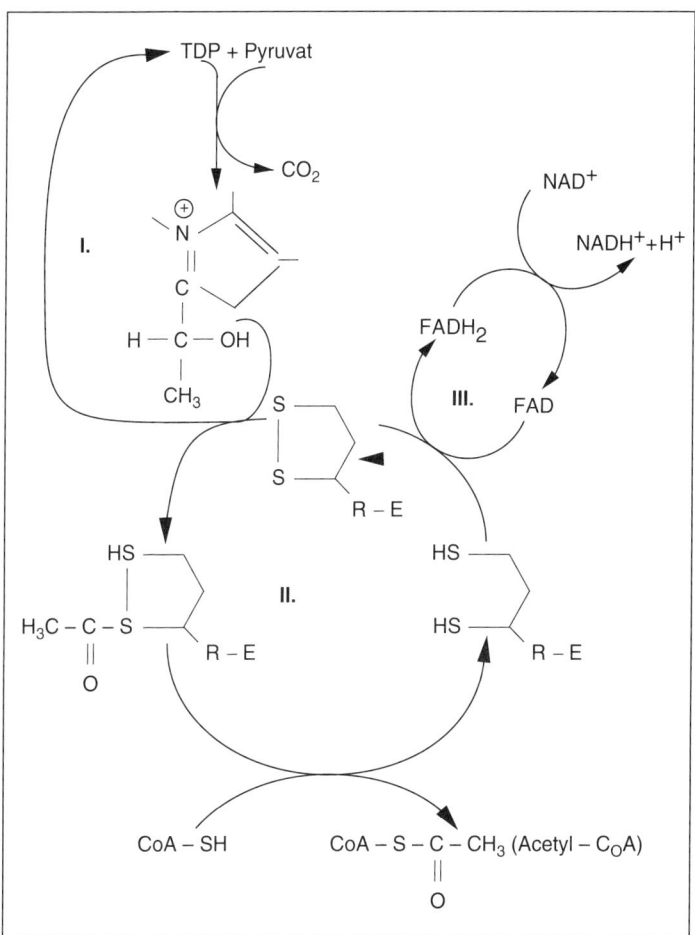

Abb. 3-6: Umwandlung von Pyruvat zu Acetyl-CoA. I = Thiaminhaltige Decarboxylase; II = Liponamid-Acyltransferase; III = Dihydroliponamid-Dehydrogenase

Dihydroxyethyl)-TDP. Dieser Rest wird nun auf Aldosen wie D-Ribose-5-phosphat oder D-Erythrose-4-phosphat übertragen unter Bildung von Sedoheptulose-7-phosphat oder Fructose-6-phosphat, wobei als Rest des Glycolaldehyd-Donators Xylulosephosphat das Glycerinaldehyd-3-phosphat bleibt (Abb. 3-7). Die Reaktion ist voll reversibel. Bei der Umkehr liefern Sedoheptulosephosphat bzw. Fructosephosphat den Glycolaldehydrest zur Übertragung auf Glycerinaldehydphosphat.

Über seine Coenzymfunktion hinaus hat Thiamin, vermutlich in Form von Thiamintriphosphat (TTP) spezifische Funktionen im Nervensystem, wenngleich seine Rolle noch nicht genau bekannt ist (Haas 1988). Eine solche Funktion hat v. Muralt postuliert, der beobachtet hat, daß die Stimulation von Nerven zu einer Freisetzung von Thiamin führt (v. Muralt 1947). Diese Freisetzung scheint die Folge einer Hydrolyse von TTP und TDP zu sein (v. Muralt 1962). TTP ist mit dem Protein des Na$^+$-Kanals verbunden (Itokawa und Cooper 1970, Schoffeniels 1983). Es könnte sein, daß die durch Auslösung von Nervenimpulsen aktivierte Dephosphorylierung von Thiaminphosphaten eine Veränderung der Membrandurchlässigkeit für Na$^+$ zur Folge hat (Itokawa und Cooper 1970).

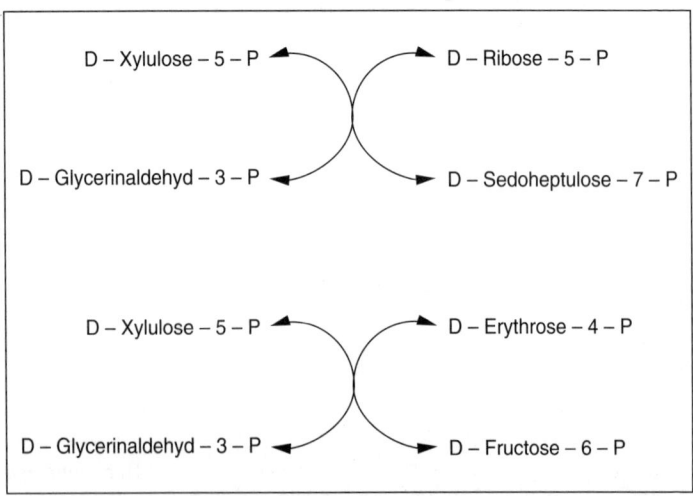

Abb. 3-7: Pentosephosphatzyklus

Einen besonderen Hinweis auf TPP als die neurophysiologisch aktive Form von Thiamin liefert das Leigh-Syndrom, eine genetisch bedingte nekrotisierende Enzephalopathie. Bei dieser Krankheit findet man einen Mangel an TTP im Gehirn und einen Hemmstoff der Synthese von TTP aus TDP in vielen Geweben und Körperflüssigkeiten (Ito-kawa und Cooper 1970).

3.1.5 Bedarf

Wie die meisten wasserlöslichen Vitamine kann auch Thiamin nicht in größeren Mengen gespeichert werden, weshalb der Mensch auf die regelmäßige Zufuhr angewiesen ist. Der Thiamin-Bedarf des Menschen ist nicht konstant, sondern steht aufgrund seiner zentralen Stellung im Energiestoffwechsel in einer bestimmten Relation zum Energieumsatz. Dementsprechend ist unter den Bedingungen längerfristiger körperlicher Belastung und einseitiger kohlenhydratreicher Ernährung der Thiaminbedarf erhöht.

Aufgrund kontrollierter Bilanzuntersuchungen am Menschen kam man zu dem Ergebnis, daß der tägliche Bedarf bei 0,33 mg Thiamin/1000 kcal (4,2 MJ) liegt. Um auch eine Gewebesättigung aufrecht-zuerhalten, müssen regelmäßig 0,5 mg zugeführt werden (DGE 1991). Diese Zufuhrmenge garantiert gleichzeitig, daß die Transketolase-Aktivität in den Erythrozyten aufrechterhalten wird. Die zuvor genannten Befunde dienen als Basis für die von der DGE empfohlenen täglichen Thiamin-Zufuhr (Tab. 3-2).

Unter der Annahme eines mittleren Energieumsatzes von ca. 2000 kcal (8,4 MJ) für die Frau bzw. 2200 kcal (9,2 MJ) beim Mann errechnet sich die wünschenswerte tägliche Thiaminzufuhr mit 1,2 bzw. 1,4 mg für den Erwachsenen. Personen mit deutlich erhöhtem Umsatz wie Sportler, Schwerstarbeiter wird empfohlen, pro 1000 kcal (4,2 MJ) 0,4 mg Thiamin zusätzlich aufzunehmen, um die teilweise Thiamin-abhängige Metabolisierung der zusätzlich aufgenommenen Nahrung sicherzustellen.

In der Schwangerschaft wird der erhöhte Bedarf von Mutter und Foetus durch eine Anhebung der täglichen Zufuhr um 0,3 mg Thiamin gedeckt. Der erhöhte Bedarf der stillenden Mutter ergibt sich nur zu einem geringen Teil aus der Thiaminabgabe mit der Milch, die ca. 0,21 mg/1000 kcal ausmacht. Ein optimales Wachstum des Säuglings soll jedoch am ehesten gewährleistet sein, wenn die stillende Mutter eine Zulage von 0,5 mg/Tag erhält.

Tab. 3-2: Thiamin, empfohlene tägliche Zufuhr (DGE 1991)

Alter	Thiamin (Vit. B_1) mg/Tag	
	m	w
Säuglinge		
0 bis unter 4 Monate	0,3	
4 bis unter 12 Monate	0,4	
Kinder		
1 bis unter 4 Jahre	0,7	
4 bis unter 7 Jahre	1,0	
7 bis unter 10 Jahre	1,1	
10 bis unter 13 Jahre	1,2	
13 bis unter 15 Jahre	1,4	1,2
Jugendliche und Erwachsene		
15 bis unter 19 Jahre	1,6	1,3
19 bis unter 25 Jahre	1,4	1,2
25 bis unter 51 Jahre	1,3	1,1
51 bis unter 65 Jahre	1,3	1,1
65 Jahre und älter	1,3	1,1
Schwangere	1,5	
Stillende	1,7	

Erkrankungen, die in der Regel mit einem erhöhten Energieumsatz (Fieber) verbunden sind, erfordern ebenso eine erhöhte Thiaminzufuhr wie chronischer Alkoholabusus. Durch Alkohol werden Resorption und Stoffwechsel von Thiamin beeinträchtigt, so daß zur Vermeidung von Mangelsymptomen eine deutlich erhöhte Thiaminzufuhr erforderlich wird.

Ferner muß berücksichtigt werden, daß Thiamin wasserlöslich sowie hitze- und oxidationsempfindlich ist, so daß bei landesüblicher Ernährung und unter Voraussetzung schonender Zubereitung immerhin von Zubereitungsverlusten von ca. 30 % auszugehen ist, was bei der Berechnung der Thiaminaufnahme (bei der Benutzung von Nährwerttabellen) zu berücksichtigen ist.

3.1.6 Bedarfsdeckung

Aufgrund der gegenwärtig vorherrschenden Ernährungsgewohnheiten muß Thiamin zu den kritischen Nährstoffen gerechnet werden. Auch wenn in den letzten Jahren der Trend zu einer Abkehr von Vollkornerzeugnissen gestoppt werden konnte und inzwischen sogar wieder ein leichter Anstieg zu beobachten ist, bleibt die tägliche Thiaminaufnahme häufig unzureichend. Sie erreicht rein rechnerisch nur in wenigen Altersgruppen die empfohlene Zufuhr. Die Berechnungen zeigen eine gute Übereinstimmung mit Ergebnissen biochemischer Untersuchungen (Transketolase-Aktivität in den Erythrozyten) zur Thiaminversorgung. Danach sind alle Altersgruppen bis zu einem gewissen Prozentsatz unterversorgt.

Je nach Grenzwertziehung muß bei 10 bis 30 % der Untersuchten von einer defizitären Bedarfsdeckung ausgegangen werden (Ernährungsbericht 1988).

Trotz der gegenwärtig noch häufig praktizierten weitgehenden Ausmahlung der Mehle zählen Brot und Backwaren zu den wichtigsten Quellen (14 %) für die Thiaminversorgung. Daneben sind Kartoffeln mit 9 % an der Bedarfsdeckung beteiligt (Ernährungsberichte 1984, 1988). Wenn es nicht gelingt, den Verzehr dunkler Brotsorten zu steigern, wird nach wie vor dem Schweinefleisch der entscheidende Beitrag in der Versorgung (25 % der Thiaminzufuhr) zukommen. Eine Steigerung des Verzehrs tierischer Lebensmittel sollte jedoch vermieden werden, da insbesondere die tägliche Fettzufuhr die wünschenswerten Mengen weit übersteigt und damit unerwünschte Wirkungen (Cholesterin → Arteriosklerose) nicht ausgeschlossen sind.

Neueste Ergebnisse der Nationalen Verzehrsstudie lassen bereits einen Trend zur Verbesserung der Thiaminversorgung erkennen (NVS 1991). Danach hat die Lebensmittelgruppe der Brot- und Backwaren ihre Vorrangstellung in Bezug auf die Thiaminversorgung weiter ausgebaut. Inzwischen entstammen bereits 20 % der täglichen Thiaminzufuhr dieser Quelle. Bei Bevorzugung von Vollkornprodukten und unausgemahlener Mehle ist der Beitrag dieser Lebensmittelgruppe zur Thiaminversorgung noch deutlich größer.

3.1.7 Klinische Symptomatik

Entsprechend den biochemischen Funktionen im Stoffwechsel äußert sich der Vitamin B_1-Mangel in zwei Symptomenbereichen.

– Kardiovaskuläre Störungen, u.a. in Form von Dyspnoe, Beklemmungsgefühlen, präkordialem Schmerz, Tachykardie, Ödemen, EKG-Veränderungen (Niedervoltage, T-Inversion, QT-Verlängerung), akutes Herz-Kreislaufversagen.

– Neurologische Störungen in Form von Neuropathien mit Sensibilitätsstörungen, Fußbrennen, Muskelschwäche, Muskelschmerzen, Muskelkrämpfe, Muskellähmungen, zentralbedingte Koordinationsstörungen, psychische Veränderungen wie Müdigkeit, Konzentrationsmangel, verminderte Merkfähigkeit, Reizbarkeit, Depression, Angstzustände.

Die klassiche Vitamin-B₁-Avitaminose ist die Beriberi. Sie ist in den wirtschaftlich gut entwickelten Ländern selten und kann in der «feuchten (wet)», «trockenen (dry)» und «infantilen» Form auftreten. Wie die Bezeichnung schon ausdrückt, stehen bei der «feuchten» Beriberi Wasseransammlungen in Form von Ödemen im Gesicht, am Körper, den Beinen, Ascites, Hydrothorax und Hydropericard im Vordergrund. Durch die zunehmende Herzinsuffizienz kommt es zum Lungenödem, Verschlechterung der peripheren Durchblutung und zum Kreislaufversagen. Subjektiv werden Beklemmungsgefühl, Herzschmerzen, Dyspnoe, verminderte körperliche Leistungsfähigkeit, Muskelschwäche und Mattigkeit angegeben. Das Krankheitsbild kann akut und chronisch auftreten. Die akute Form ist lebensbedrohlich und führt ohne Therapie durch plötzliches Herz-Kreislaufversagen zum Tod.

Bei der «trockenen» Beriberi handelt es sich um die polyneuritische Form des Thiaminmangels. Sie äußert sich als Wernicke-Enzephalopathie (Augenmuskellähmungen mit Doppelsehen und Augenzittern, Kleinhirn-Ataxie) bzw. Korsakow-Psychose (antero- und retrograde Amnesie, Verlust des Kurzzeitgedächtnisses mit kompensatorischer Konfabulation). Da beide Störungen häufig kombiniert sind, spricht man auch vom Wernicke-Korsakow-Syndrom. Es ist gekennzeichnet durch neurologische Ausfälle und psychische Veränderungen. Zu den charakteristischen Symptomen zählen Nystagmus, Diplopie, Opthalmoplegie, Muskelschwäche, Psychose, Konfabulation, Halluzination und schwere Gedächtnisstörung. Bei der Polyneuritis handelt es sich um eine meist von den unteren Extremitäten aufsteigende, symmetrische bilaterale periphere Nervenentzündung. Charakteristisch sind verminderter Vibrationssinn, zunächst Hyperästhesie und später Taubheitsgefühl bzw. Empfindungslosigkeit, anfangs Verstärkung und später Ausfall von Achilles- und Patellarsehnenreflexe sowie eine von den Füßen zum Oberschenkel aufsteigende Muskel- und Hautatrophie. Durch die Muskelschwäche wird der Gang ataktisch und mit fortschreitender Atrophie die Gehstrecke eingeschränkt und der Patient bettlägerig.

Die «infantile» Beriberi wird bei Brustkindern von Müttern mit einem schweren Thiaminmangel beobachtet. Diese Kinder vertragen Kohlenhydrate schlecht. Charakteristische Symptome sind Übelkeit, Erbrechen, kolikartige Bauchschmerzen, Durchfälle, Anorexie, Abmagerung und Wasserretention. Präfinal treten Tachykardie, Tachypnoe, Rechtsherzerweiterung mit Lungenstauung bzw. Lebervergrößerung und als Zeichen eines erhöhten intrakraniellen Drucks Krämpfe, Somnolenz und Koma auf. Die Prognose ist infaust, unbehandelt tritt der Tod rasch ein.

Anhaltspunkte für einen Vitamin-B$_1$-Mangel sind erniedrigte Thiamin-Konzentrationen weniger im Serum als in den Erythrozyten und im Vollblut, verminderte Thiamin-Ausscheidung im Urin sowie erniedrigte Transketolase-Aktivität (Brin 1962, Brubacher et al. 1972).

3.1.8 Anwendungsgebiete

Thiamin ist neben der Folsäure das Vitamin, dessen Bedarfsdeckung in allen Altersgruppen relativ häufig unzureichend ist (Ernährungsbericht 1988, NVS 1991). Als Hauptursache für diesen in hochentwickelten Industrienationen feststellbaren Mangel müssen primär der Alkoholkonsum sowie eine einseitige und unausgewogene Ernährung angeschuldigt werden. Alle anderen Faktoren treten in den Hintergrund. In Tab. 3-3 sind die wichtigsten Indikationen für Vitamin B$_1$ zusammengefaßt.

3.1.8.1 Fehl- und Mangelernährung

Die klassische Vitamin-B$_1$-Mangelkrankheit (Beriberi) tritt in der Bundesrepublik und in vergleichbaren Industrieländern nur noch in Einzelfällen auf. Um so auffallender ist aber die Tatsache, daß in zahlreichen Erhebungsstudien relativ häufig Meßwerte für den Thiamin-Status erhoben werden, die für eine suboptimale, z.T. defizitäre Versorgung sprechen (Hötzel 1988). Sie sind vornehmlich bedingt durch:

– einseitige Nahrungsauswahl, längere ernährungsphysiologisch unausgewogene modische Reduktions- bzw. Nulldiät;
– Ernährung des alten Menschen, die bzgl. Nahrungsauswahl, -zubereitung und Mahlzeitenfolge oft unzureichend ist;

Tab. 3-3: Anwendungsgebiete für Thiamin

1. Mangel- und Fehlernährung
   – unzureichende parenterale Ernährung
   – Reduktionsdiät

2. Malabsorption

3. Chronischer Alkoholismus
   – alkoholische Polyneuropathie
   – Wernicke-Korsakow-Syndrom

4. Erhöhter Bedarf
   – Schwangerschaft und Laktation
   – chronische Hämodialyse

5. Diabetische Azidose

6. Akute Leberfunktionsstörungen
   – Leberkoma
   – fulminante Hepatitis

7. Genetische Defekte des Thiamin-Stoffwechsels

– chronischer Alkoholabusus (Bachevalier et al. 1981, Bonjour 1980);
– parenterale Ernährung über längere Zeit, bei der gar nicht oder zu spät auf eine ausreichende Thiamin-Substitution geachtet wurde. Innerhalb kurzer Zeit kann eine schwere Laktazidose auftreten, die durch parenterale Vitamin-B$_1$-Gabe dramatisch gebessert wird (Schwartau et al. 1981, Neeser et al. 1990, Klein et al. 1990). Diese Fehlernährungszustände können, abhängig vom Grad der Thiamin-Depletierung, von leichten unspezifischen Befindlichkeitsstörungen bis hin zu Enzephalopathien, Polyneuropathien und schweren Herzrhythmusstörungen führen.

3.1.8.2 Erhöhter Bedarf

In Schwangerschaft und Stillzeit ist der Thiamin-Bedarf erhöht, so daß eine Mehrzufuhr von 25 % in der Schwangerschaft und ca. 40 % bei voll stillenden Frauen empfohlen wird (DGE 1991). Besonders im letzten Schwangerschaftsdrittel wird häufiger eine unsichere Bedarfsdeckung nachgewiesen.
Bei chronischen Haemodialyse-Patienten kann eine suboptimale Ver-

sorgung mit Vitamin B_1 angetroffen werden. Ursache ist u.a. der verstärkte Übergang des wasserlöslichen Thiamins in das Dialysat.

3.1.8.3 Alkoholismus

Hoher Alkoholkonsum korreliert auffallend negativ mit dem Thiamin-Status. Die Hauptursache liegt in der ernährungsphysiologisch unzureichend zusammengesetzten, sehr kohlenhydratbetonten Durchschnittskost des chronischen Alkoholikers. Neben der nicht bedarfsgerechten alimentären Thiaminzufuhr ist die intestinale Resorption durch chronische Alkoholingestion gestört. Darüber hinaus beeinträchtigt Ethanol die ohnehin geringe Speicherkapazität in der Leber und zusätzlich stört die toxische Wirkung des Alkohols bzw. seines Metaboliten Acetaldehyd die Vitamin B-$_1$-Utilisation.

Bei ca. 20 % der chronischen Alkoholiker kommt es zu einer axonalen Degeneration und Demyelinisierung der peripheren Nerven (Heimann und Neumann 1981). Für den Markscheidenzerfall wird vornehmlich der Thiamin-Mangel verantwortlich gemacht. Die alkoholische Polyneuropathie kündigt sich häufig mit abgeschwächten Achillessehnenreflexen, sensiblen und motorischen Reizerscheinungen an. Die Patienten leiden an Störungen des Vibrationsempfindens, Kribbeln, Taubheitsgefühl, Gehunsicherheit und Druckschmerzhaftigkeit der langen Nervenstämme (Neundörfer und Niemöller 1981). Bei der alkoholischen Polyneuropathie liegt fast regelmäßig ein Vitamin-B_1-Mangel vor. Nach parenteraler Thiamin-Substitution bildet sich das Polyneuropathie-Syndrom relativ schnell zurück (Schiffter et al. 1979). Der alkoholbedingte Thiamin-Mangel wird auch für das Wernicke-Korsakow-Syndrom verantwortlich gemacht. Unter hochdosierter Thiamin-Therapie kommt es bei der überwiegenden Zahl der Patienten zu einer baldigen Rückbildung der Augenmuskel- und Blicklähmung sowie der polyneuropathischen Symptome, während das organische Psychosyndrom und die zerebellare Ataxie länger andauern können und z. T. irreparabel erscheinen.

3.1.8.4 Malabsorption

Malabsorption spielt als Ursache für Thiamin-Mangelzustände zahlenmäßig eine untergeordnete Rolle. Es sind jedoch Todesfälle durch schwerste nicht alkoholbedingte Wernickesche Enzephalopathien bekannt, die auf entzündlichen Veränderungen im oberen Gastrointestinaltrakt basieren. Langanhaltendes Erbrechen, mangelnde Thiamin-Resorption sowie eine hochkalorische, kohlenhydratreiche parenterale Ernährung ohne entsprechende Thiamin-Substitution führten zur tödlichen Wernickeschen Enzephalopathie (von Bülow und Stahlschmidt 1980). Weitere Fälle einer nichtalkoholischen Wernicke-Enzephalopathie, die sich auf dem Boden einer chronischen Magenausgangsstenose mit Malabsorption und -digestion bei einer Pylorusstenose entwickelten, sind beschrieben und erfolgreich durch parenterale Thiamingaben behandelt worden (Bohnert 1981). Zusätzliche Vitamin-B₁-Gaben sind unbedingt bei unzureichender Resorption wie z. B. entzündlichen Darmerkrankungen (z. B. Morbus Crohn, Sprue) angezeigt.

3.1.8.5 Angeborene Störungen des Thiamin-Stoffwechsels

Einige angeborene seltene Defekte im Intermediärstoffwechsel sprechen z. T. sehr erfolgreich auf hohe Thiamin-Gaben an.

Wenige Kasuistiken beschreiben ein Syndrom, das mit Thiaminresponsiver Anämie, Diabetes mellitus und Taubheit einhergeht (Mandel et al. 1984). Bei einem dreijährigen Mädchen mit einer Anämie, Thrombozytopenie, insulinpflichtigem Diabetes mellitus sowie einer sensoneuralen Schallempfindlichkeitsschwerhörigkeit bei gleichzeitig normalem Thiamin-Status (normale Transketolase-Aktivität) kam es unter einer kontinuierlichen Therapie mit 25 mg Vitamin B₁ zu einer raschen Rückbildung der Anämie und Thrombozytopenie. Die Schwerhörigkeit sowie der Diabetes mellitus sprachen jedoch nicht an (Rosskamp et al. 1985).

Das Leigh-Syndrom ist eine seltene, autosomal-rezessiv vererbte Enzephalopathie im Säuglingsalter. Die betroffenen Patienten zeigen neurologische Symptome, die durch nekrotisierende Prozesse im Hirnstamm, Kleinhirn und Rückenmark verursacht werden. Der Tod tritt relativ rasch ein. Vermutlich basiert der Defekt auf einer Störung der Thiamintriphosphat-Synthese. Durch hohe Thiamin-Dosen konnten einige Patienten erfolgreich behandelt werden.

Weitere positive Therapieergebnisse mit Vitamin B₁ liegen bei Patienten mit angeborenen Störungen des Stoffwechsels der verzweigtkettigen Aminosäuren Leucin, Isoleucin und Valin (Ahornsirup-Krankheit) vor.

3.1.8.6 Leberfunktionsstörungen

Etwa ⅓ der Patienten mit fulminanter Lebererkrankung, die sich im Leberkoma befanden, wiesen biochemische Mangelzeichen in Form erniedrigter Erythrozyten-Transketolase-Aktivitäten und erhöhtem

TDP-Effekt auf. Die intravenöse Verabreichung hoher Thiamindosen führte zu einer Normalisierung dieser Parameter. Die Leberschäden basierten nicht auf einem Alkoholabusus, sondern wurden ursächlich durch eine akute Virushepatitis, Halothan bzw. Paracetamol-Vergiftung verursacht. Trotz massiv geschädigter Leberzellen konnten somit im Stoffwechsel ausreichende Enzymmengen durch die Thiamin-Therapie synthetisiert werden (Labadarios et al. 1977).

3.1.8.7 Zur Unterstützung bei Schmerzzuständen

Verschiedene tierexperimentelle Untersuchungen (Wild, Bartoszyk 1988) und klinische Studien weisen darauf hin, daß hochdosiertes Thiamin eine antinozizeptive Wirkung besitzt. Thiamin kann dabei die Synthese schmerzhemmender Neurotransmitter wie GABA und Serotonin beeinflussen. Inwieweit dem Vitamin B_1 ein primär-analgetischer Effekt zukommt oder die Schmerzlinderung durch Stimulierung des Repair-Mechanismus erfolgt, kann z.Z. endgültig nicht entschieden werden. Hohe therapeutische Thiamin-Dosen erwiesen sich bei Patienten mit Kopfschmerzen, Wirbelsäulen-Syndromen, Gelenkschmerzen und Neuralgien als wirksam (Quirin 1986). Trotz bekannt niedriger Resorptionsquote gelingt es bei Verabreichung hoher oraler Dosen (im Grammbereich), therapeutisch wirksame Thiamin-Blutspiegel zu erzielen (Hötzel 1988).

3.1.9 Behandlung des Thiamin-Mangels

3.1.9.1 Prophylaxe

Zur prophylaktischen Substitution sind bei entsprechenden Risikogruppen orale Tagesdosen im Bereich der 1- bis 5fachen Tageszufuhrempfehlung gemäß DGE angezeigt, d.h. ca. 2–10 mg pro Tag. Diese Thiamin-Mengen reichen aus, um einen erhöhten Thiamin-Bedarf sicher zu decken, wie z.B. in Schwangerschaft und Stillzeit. Höhere Tagesdosen erscheinen zur rein vorbeugenden Verabreichung unökonomisch, da die resorptive Kapazität des menschlichen Dünndarms limitiert ist. Unabdingbar ist die Thiamin-Zufuhr im Rahmen der kompletten parenteralen Ernährung. Als Standarddosis ist eine Tageszufuhr bis zu 10 mg Vitamin B_1 zu empfehlen.

3.1.9.2 Therapie

Zur Therapie kann Vitamin B₁ je nach Behandlungserfordernissen oral, intramuskulär, intravenös bzw. zentralvenös zugeführt werden. Im Rahmen der Initialtherapie manifester Mangelzustände sollte Thiamin zur raschen Aufsättigung parenteral verabreicht werden. Zur Therapie des Wernicke-Korsakow-Syndroms, schwerer Stoffwechselentgleisungen wie Laktazidosen, Leigh-Syndrom sowie der klassischen Beriberi haben sich Tagesdosen zwischen 50–200 mg i.v. bewährt. Höhere Dosen wurden mit Erfolg im Rahmen der intensivmedizinischen Therapie der Wernicke-Enzephalopathie mit dem Ziel der raschen Kompensierung der Azidose verabreicht. Nach 1- bis 2wöchiger parenteraler Initialtherapie wird die Behandlung auf orale Tagesdosen zwischen 10 bis 200 mg umgestellt (Monographie Vitamin B₁ 1987). Aus pharmakokinetischen Gesichtspunkten sollte diese Tagesdosis auf mehrere Einzeldosen verteilt werden.

Zur Therapie der alkoholischen Polyneuropathie werden in der ersten Woche täglich 100 mg B₁, anschließend für etwa 4 Wochen zweimal pro Woche je 100 mg und dann, je nach Rückbildungstendenz, bis zur Heilung 1 × 100 mg pro Woche empfohlen. Bei der fulminanten Shoshin-Beriberi, eine schwere kardiovaskuläre Erkrankung mit Hypotension, metabolischer Azidose, Oligurie und Zyanose wurden noch höhere parenterale Tagesdosen bis zu 500 mg i.v. mit Erfolg eingesetzt. Allithiamine wie Acetiamin, Benfotiamin und Fursultiamin müssen niedriger dosiert werden, hier reichen für die Prophylaxe 1–20 mg und für die Therapie 50–150 mg aus (Monographie Allithiamine 1991).

Literatur

Bachevalier, J., Joyal, C., Botez, M.I.: Blood Thiamine and blood folate levels. A comparative study in control, alcoholic and folate-deficient subject. Int. Zschr. Vit.- u. Ernähr. Forsch. 51 (1981), 205–210.

Baker, H., Thomson, A.D., Frank, O., Leevy, C.M.: Absorption and passage of fat- and water-soluble thiamin derivatives into erythrocytes and cerebrospinal fluid of man. Am. J. Clin. Nutr. 27 (1974), 676–680.

Baker, H., Frank, O.: Absorption, Utilization and Clinical Effectiveness of Allithiamines compared to water-soluble Thiamines. J. Nutr. Sci. Vitaminol. 22 (1976), 63–68.

Bässler, K.H.: Vitamine, 3. Auflage, Steinkopff-Verlag, Darmstadt 1989.

Bitsch, R., Wolf, M., Möller, J., Heuzeroth, L., Grünklee, D.: Bioäquivalenz von Thiamin. Therapiewoche 40 (1990), 1148−1154.

Blum, K.-U., Thomas, I.: Experimentelle Untersuchungen über ein fettlösliches Thiaminderivat (Deacethiamin). Pharmacologia Clinica 2 (1970), 177−181.

Bohnert, B.: Wernicke-Enzephalopathie bei chronischer gastropankreatischer Erkrankung mit Pylorusstenose. Dtsch. med. Wschr. 107 (1981), 1722−1725.

Bonjour, J.P.: Vitamins and Alcoholism. Int. J. Vit. Nutr. Res. 50 (1980), 321−338.

Brin, M.: Erythrocyte transketolase in early thiamine deficiency. Ann. N.Y. Acad. Sci. 98 (1962), 528−541.

Brubacher, G., Haenel, A., Ritzel, G.: Transketolaseaktivität, Thiaminausscheidung und Blutthiamingehalt beim Menschen zur Beurteilung der Vitamin-B_1-Versorgung. Int. Z. Vitam.- u. Ernähr. Forsch. 42 (1972), 190−195.

Bülow, von, M., Stahlschmidt, M.: Nicht alkoholbedingte Wernickesche Enzephalopathie als Todesursache bei drei chirurgischen Patienten. Infusionstherapie 7 (1980), 276−278.

Bundeslebensmittelschlüssel für Verzehrserhebungen (BLS). Version II 1990. Bundesgesundheitsamt.

Deutsche Gesellschaft für Ernährung: Empfehlungen für die Nährstoffzufuhr. Umschau-Verlag, Frankfurt/Main 1991.

Deutsche Gesellschaft für Ernährung: Ernährungsbericht 1988, Frankfurt/Main 1988.

Fujiwara, M.: Allithiamine and its properties. J. Nutr. Sci. Vitaminol. 22 (1976), 57−62.

Haas, R.H.: Thiamin and the brain. Ann. Rev. Nutr. 8 (1988), 483−515.

Heimann, H., Naumann, D.: Alkohol und Nervensystem. Therapiewoche 31 (1981), 4706−4710.

Heinrich, A.C.: persönliche Mitteilung.

Heseker, H.: Stoffwechsel und Funktion der Vitamine B_1, B_6 und B_{12}. In: Klinische Bedeutung von Vitamin B_1, B_6 und B_{12} in der Schmerztherapie, Steinkopff-Verlag, Darmstadt 1988, 3−20.

Hötzel, D.: Editorial über Thiamin. Akt. Ernähr. 13 (1988), 37−42.

Holzer, H., Beaucamp, K.: Nachweis und Charakterisierung von Zwischenprodukten der Decarboxylierung und Oxydation von Pyruvat: «Aktiviertes Pyruvat» und «Aktivierter Acetaldehyd». Angew. Chem. 71 (1959), 776.

Itokawa, Y., Cooper, J.R.: Ion movements and thiamin. II. The release of the vitamin from membrane fragments. Biochim. Biophys. Acta 196 (1970), 274−284.

Keller-Stanislawski, B., Harder, S., Rietbrock, N.: Pharmakokinetik der Vitamine B_1, B_6 und B_{12} nach einmaliger und wiederholter intramuskulärer und oraler Applikation in: Pharmakologie und klinische Anwendung hochdosierter B-Vitamine, Steinkopff-Verlag Darmstadt 1991.

Klein, G., Behne, M., Probst, S., Dudziak, R., Förster, H., Asskali, F.: Lebensbedrohliche Laktatazidosen bei totaler parenteraler Ernährung. Dtsch. Med. Wschr. 115 (1990), 254–256.

Labadarios, D., Roussouw, J.E., McConnell, J.B., Davis, M., Williams, R.: Thiamin deficiency in fulminant hepatic failure and effects of supplementation. Intern. J. Vit. Nutr. Res. 47 (1977), 17–22.

Mandel, H., Berant, M., Hazani, A., Naveh, Y.: Thiamine-dependent beriberi in the «thiamine-responsive anemia syndrome». N. Engl. J. Med. 311 (1984), 836–838.

Monographie Vitamin B₁. Bundesanzeiger Nr. 131 (1987).

Muralt, von, A.: Thiamine and peripheral neurophysiology. Vitam. Horm. 5 (1947), 93–118.

Muralt, von, A.: The role of thiamine in neurophysiology. Ann. N.Y. Acad. Sci. 98 (1962), 499–507.

Neeser, G., Eckart, J., Lichtwark-Aschoff, M., Wengert, D., Adolph, M.: Mangelsituation Vitamin B₁. In: Beiträge zur Infusionstherapie 25: Künstliche Ernährung. Wolfram, G., Eckart, J., Adolph, M. (Eds.), S. 142–160. Karger, Basel, München 1990.

Neundörfer, B., Niemöller, K.: Neurologische Störungen bei Alkoholkranken. Therapiewoche 31 (1981), 4317–4326.

NVS (Die Nationale Verzehrsstudie), Ergebnisse der Basisauswertung. Wirtschaftsverlag NW, Bremerhaven, 1991.

Pharmazeutische Stoffliste. 7. Auflage (1987). Arzneibüro der Bundesvereinigung Deutsche Apotheker-Verbände (ABDA), Werbe-Vertriebsgesellschaft Deutscher Apotheker mbH, Frankfurt/Main.

Pietrzik, K., Loew, D.: Untersuchungen zur Ermittlung der Bioverfügbarkeit von Folsäure, Vitamin B₁₂ und Benfotiamin aus unterschiedlichen Zubereitungen. Gutachten (1991).

Quirin, H.: Pain and Vitamin B₁ therapy. Bblthca. Nutr. Dieta 38 (1986), 110–111.

Rosskamp, R., Zigrahn, W., Burmeister, W.: Thiaminabhängige Anämie und Thrombozytopenie, insulinpflichtiger Diabetes mellitus und sensorineurale Schwerhörigkeit – Fallbeschreibung und Übersicht. Klin. Pädiatr. 197 (1985), 315–317.

Schiffter, R., Reuter, W., Borner, K.: Ist Vitamin B₁ ein Heilmittel gegen Neuropathien? Dtsch. Ärzteblatt 76 (1979), 3044–3046.

Schoffeniels, E.: Thiamine phosphorylated derivates and bioelectrogenesis. Arch. Int. Physiol. Biochim. 91 (1983), 233–243.

Schwartau, M., Doehn, M., Bause, H.: Lactatazidose bei Thiaminmangel. Klin. Wschr. 59 (1981), 1267–1270.

Souci, S.W., Fachmann, W., Kraut, H.: Die Zusammensetzung der Lebensmittel. Nährwert-Tabellen 1986/87. Wissenschaftl. Verlagsgesellschaft mbH, Stuttgart 1989.

Thomson, A.D., Leevy, C.M.: Observations on the mechanism of thiamine hydrochloride absorption in man. Clin. Scie. 43 (1972), 153–163.

Weber, W., Kewitz, H.: Determination of thiamine in human plasma and its pharmacokinetics. Eur. J. Clin. Pharmacol. 28 (1985), 213–219.

Weber, W.: Nichtlineare Kinetik von Thiamin, in: Pharmakologie und klinische Anwendung hochdosierter B-Vitamine, Steinkopff-Verlag Darmstadt, 1991.

Wild, A., Bartoszyk, G.D.: Tierexperimentelle Untersuchungen zur Wirksamkeit der B-Vitamine. In: Klinische Bedeutung von Vitamin B$_1$, B$_6$, B$_{12}$ in der Schmerztherapie, Steinkopff Verlag Darmstadt (1988).

3.2 Riboflavin (Vitamin B$_2$)

3.2.1 Chemie

Riboflavin (CAS-Nr. 83-88-5) ist die von der IUPAC-IUP vorgeschlagene Kurzbezeichnung für die biologisch-aktive Verbindung 7,8-Dimethyl-10-(1-D-ribityl)-2,4(3H,10H)-benzopteridindion (Abb. 3-8). Als historisch sind u.a. die Bezeichnungen Ovoflavin, Lactoflavin und Uroflavin anzusehen. Die wichtigsten Derivate von Riboflavin und Coenzyme von Oxidasen und Dehydrogenasen sind Flavin-mononucleotid (FMN) und Flavin-adenin-dinucleotid (FAD). Die Isolierung von Riboflavin gelang 1933, die Aufklärung der Struktur 1933–34 durch Kuhn und Wagner-Jauregg und die Synthese 1934 durch Kuhn, Weygand und Karrer. Warburg und Christian gewannen 1932 aus Hefen das «gelbe Enzym» und identifizierten es als FMN. 1938 wurde

Riboflavin

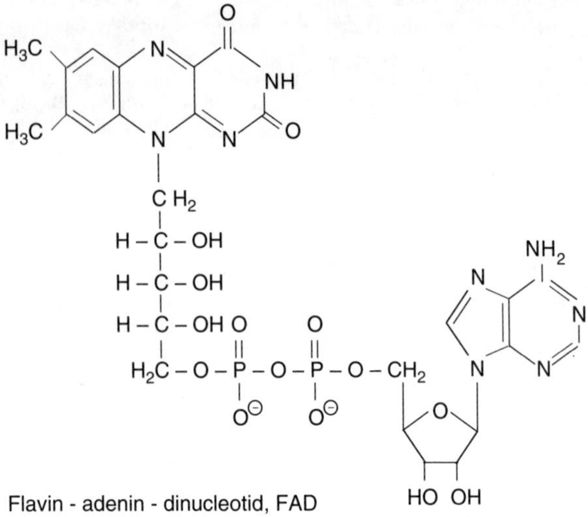

Flavin - adenin - dinucleotid, FAD

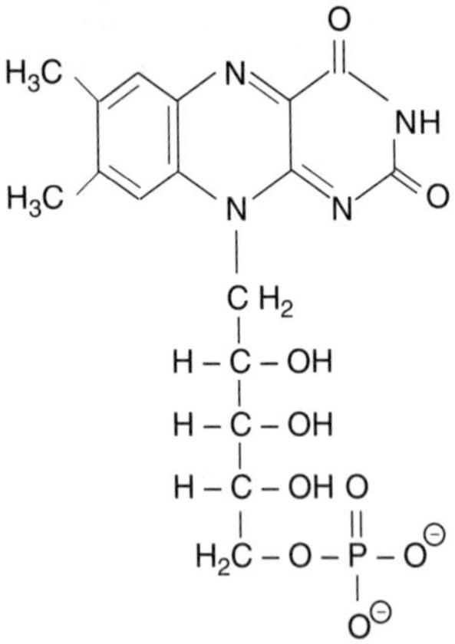

Flavin - mononucleotid, FMN (Riboflavin - 5' - phosphorsäure)

Abb. 3-8: Riboflavin, FAD und FMN

von Wagner FAD als Coenzym der D-Aminosäure-Oxidase entdeckt (Cooperman und Lopez 1984, Friedrich 1987).
Riboflavin (relative Molekülmasse 376,36 Dalton), ein gelborangenes Pulver, ist mäßig löslich in Wasser und absolutem Ethanol, schwer löslich in Cyclohexanol, Benzylalkohol, Phenol, unlöslich in Ether, Chloroform, Aceton, Benzol, besser löslich in Salzwasser und 10%iger Harnstofflösung bzw. leicht löslich in verdünnten Alkalien. Wäßrige Lösungen aus Riboflavin fluoreszieren grünlich-gelb optimal bei pH 6−7 mit einem Maximum bei 565 nm. FMN bildet feine gelbe Kristalle, ist gut wasserlöslich, aber hochempfindlich gegen UV-Licht. Riboflavin und FMN sind sehr hitzestabil, licht- und sauerstoffempfindlich. Sie sind deshalb luftdicht verschlossen und lichtgeschützt aufzubewahren (Pharmazeutische Stoffliste 1988).

3.2.2 Vorkommen

Riboflavin ist in der Tier- und Pflanzenwelt weit verbreitet, in einigen Nahrungsmitteln ist es besonders reichlich enthalten. Die beste natürliche Quelle für Riboflavin ist Hefe. Da jedoch Hefe in der Ernährung des Menschen mengenmäßig nur eine untergeordnete Rolle zukommt, ist der hohe Gehalt eher von theoretischem Interesse. Für die praktische Ernährung ist der hohe Riboflavingehalt in Milch und Milchprodukten von entscheidender Bedeutung. Aber auch Fleisch (besonders hoher Gehalt in Leber) und Fisch gehören zu den riboflavinreichen Nahrungsmitteln. Wie auch bei anderen Vitaminen wird der Riboflavingehalt des Getreides entscheidend vom Ausmahlungsgrad beeinflußt. Da sich Vitamin B_2 hauptsächlich im Keimling und in der Kleie befindet, die bei der Vermahlung abgetrennt werden, enthält Weißmehl nur noch etwa $1/3$ des Riboflavins im Vergleich zum unbehandelten Weizenkorn. Die Riboflavingehalte verschiedener Nahrungsmittel sind in Tab. 3-4 aufgeführt (Souci et al. 1989, BLS 1990). Bei der küchentechnischen Bearbeitung halten sich die Riboflavinverluste in Grenzen. Da das Vitamin hitzeresistent ist, treten praktisch keine Kochverluste auf. Zwar gehen beachtliche Mengen des wasserlöslichen Vitamins in das Kochwasser über, wenn dieses aber bei der weiteren Zubereitung mitverwendet wird, sind die Verluste zu vernachlässigen. Entsprechendes gilt auch für wasserfreies Garen (Friedrich 1987). Jedoch muß berücksichtigt werden, daß Riboflavin sehr lichtempfindlich ist und in Abhängigkeit von der Lagerung in größerem Umfang zerstört werden kann. Wird Milch z.B. in Klarglasfla-

Tab. 3-4: Riboflavingehalte in verschiedenen Lebensmitteln nach Bundeslebensmittelschlüssel (BLS) 1990 und Souci, Fachmann, Kraut (SFK) 1989.

		BLS	SFK
		mg/100 g	
Fleisch:	Rindfleisch	0,2	0,26
	Rinderleber	3,0	2,88
	Schweinefleisch	0,2	0,23
	Huhn	0,2	0,16
Fisch:	Kabeljau	0,1	0,046
	Hering	0,1	0,220
Milch/Milchprodukte:	Vollmilch	0,2	0,180
	Butter	0,0	0,022
Käse:	Emmentaler	0,3	0,34
	Gorgonzola	0,4	0,43
	Frischkäse	0,3	0,23
Gemüse:	Erbsen	0,2	0,16
	Bohnen	0,2	0,16
	Kartoffeln	0,0	0,047
	Möhren	0,0	0,053
	Grünkohl	0,3	0,25
Obst:	Apfel	0,0	0,032
	Apfelsine	0,0	0,042
	Banane	0,1	0,057
Cerealien/Getreideprodukte:	Weizen (Vollkorn)	0,1	0,14
	Weizenmehl (Type 405)	0,0	0,03
	Weizenvollkornbrot	0,1	0,15
	Weißbrot	0,1	0,06
	Mais (Vollkorn)	0,2	0,20
	Reis (unpoliert)	0,1	0,091

schen gelagert und gleichzeitig dem Sonnenlicht ausgesetzt, dann können die Vitaminverluste (durch Zersetzung) bis zu 50% betragen. Auch wiederholtes Einfrieren und Auftauen, z.B. von Fleisch, ist mit nennenswerten Riboflavinverlusten verbunden, da hierbei das Vitamin mit dem ausgeschiedenen Wasser verlorengeht. Die DGE geht deshalb von durchschnittlichen Zubereitungsverlusten von ungefähr 20% aus, sofern eine schonende Zubereitung gewährleistet ist (DGE 1991).

3.2.3 Stoffwechsel und Pharmakokinetik von Riboflavin

Riboflavin kommt in der Nahrung als freies Riboflavin, proteingebundenes FAD und FMN vor. Die Resorption erfolgt vornehmlich im proximalen Dünndarm nach Dephosphorilierung in der Bürstensaummembran in Form von freiem Riboflavin, das in den Mucosazellen durch die Riboflavinkinase wieder zu FMN phosphoryliert wird. Sie erfolgt bei niedriger Dosierung dosisabhängig (und vermutlich Na-abhängig) und aktiv nach der Sättigungskinetik, nach höheren Konzentrationen durch passive Diffusion. Nahrungsaufnahme und Gallensäuren steigern die Riboflavin-Aufnahme. Im Blut liegt der größte Teil von Riboflavin als FAD, FMN und nur 0,5–2% als freies Riboflavin vor. Freies Riboflavin, FMN und FAD sind hauptsächlich an Albumin und spezifisch an Riboflavin-bindende Proteine (RFBPs) gebunden. Überschüssiges Riboflavin kann nicht gespeichert werden, wenn nicht ausreichend Apoprotein vorliegt. Bei Mangel an Apoprotein ist der Riboflavinbestand reduziert. Die Umwandlung von Riboflavin und FMN zu FAD erfolgt in fast allen Geweben, vorrangig in der Leber. Die höchsten Konzentrationen an Riboflavin finden sich in der Leber, den Nieren und im Herz, 70–90% als FAD und < 5% als freies Riboflavin. Die Reservekapazität für Riboflavin beträgt 2–6 Wochen. Die Eliminationshalbwertzeit hängt vom Vitamin-B_2-Status sowie der zugeführten Dosis ab und beträgt für die Beta-Phase 1,2 Stunden (Monographie 1988).

Vitamin B_2 wird vorrangig über die Niere als unverändertes Riboflavin, 7-α-Hydroxyriboflavin, 8-α-Hydroxyriboflavin (und weitere Metabolite) durch aktive tubuläre Sekretion eliminiert. Nach hohen Dosen kann infolge eines bakteriellen Abbaus Hydroxyethylflavin im Urin auftreten. Ein Indikator für einen Riboflavin-Mangel ist eine Ausscheidung < 40 mg Riboflavin/g Kreatinin. Weniger als 1% werden über die Galle eliminiert (Cooperman und Lopez 1984, Friedrich 1987).

3.2.4 Biochemische Funktionen

Riboflavin ist in Form von Riboflavin-5-phosphat (FMN) oder Flavin-adenin-dinucleotid (FAD) Coenzym bzw. prosthetische Gruppe einer großen Zahl von Oxidoreduktasen, die wegen der gelben Farbe des oxidierten Coenzyms als Flavoproteine oder Flavinenzyme bezeichnet werden (Tab. 3-5).

Einige Flavoproteine haben Anschluß an die Atmungskette und übertragen Substratwasserstoff auf Ubichinon (Liponamid-Dehydrogenase als einziges Flavinenzym auf NAD), andere reagieren direkt mit Sauerstoff unter Bildung von Wasserstoffperoxid. Einige Flavinen-

Tab. 3-5: Beispiele für Flavinenzyme im Säugetierorganismus.

Enzym	Coenzym	Funktion
Acyl-CoA-Dehydrogenase	FAD	erster Dehydrierungsschritt bei der β-Oxidation der Fettsäuren. Wasserstoffübertragung auf ETF
Elektronenübertragendes Flavoprotein (ETF)	FAD	Übertragung des Wasserstoffs von Acyl-CoA-Dehydrogenase auf Ubichinon
Xanthinoxidase	FAD	Oxidation von Hypoxanthin zu Xanthin und Xanthin zu Harnsäure beim Purinabbau
Succinatdehydrogenase	FAD	Dehydrierung von Succinat zu Fumarat im Citronensäurezyklus
Dihydroliponamid-Dehydrogenase	FAD	Wasserstoffübertragung von Dihydroliponamid auf NAD im 2-Oxosäureoxidase-System, s. Kapitel 3.1 Thiamin
NADH-Cytochrom c-Reduktase	FMN	Übertragung des Wasserstoffs von NADH auf Ubichinon in der Atmungskette
Monoaminoxidase	FAD	Oxidation von Monoaminen bzw. Diaminen
Diaminoxidase	FAD	zum entspr. Aldehyd
Aldehydoxidase	FAD	Oxidation von Aldehyden zu Carbonsäuren
Glutathionreduktase	FAD	Reduction von oxidiertem zu reduziertem Glutathion
Pyridoxaminphosphat-Oxidase	FMN	Oxidation von Pyridoxaminphosphat zu Pyridoxalphosphat (s. Kapitel 3.4 Vitamin B₆)

zyme enthalten auch Metalle wie Fe, Mo oder Cu. Beispiele für Flavinenzyme und ihre Funktionen sind in Tab. 3-5 aufgeführt.
Die Bildung der Coenzyme aus dem Vitamin erfolgt in folgenden Schritten:
1. Riboflavin + ATP →FMN + ADP
   (Riboflavinkinase in Leber, Darmschleimhaut und anderen Geweben)
2. FMN + ATP → FAD + Pyrophosphat
   (FMN-Adenyltransferase)
Substratwasserstoff wird bei Übertragung durch die Flavincoenzyme an die N-Atome 1 und 5 des Isoalloxazinringes gebunden.

3.2.5 Bedarf

Die Angaben zum Riboflavinbedarf basieren auf experimentellen Untersuchungen, die sowohl mit Erwachsenen, als auch mit Kindern durchgeführt wurden. Dabei wurde zunächst der Mindestbedarf ermittelt, der gerade ausreicht, um klinische Mangelsymptome zu verhindern und der noch eine normale Riboflavinausscheidung mit dem Urin gewährleistet. Zwar verhindern bereits tägliche Gaben von 0,8–0,9 mg beim Erwachsenen das Auftreten charakteristischer Mangelerscheinungen, jedoch ergibt sich bei diesen Mengen anhand der Urinausscheidung eine unzureichende Riboflavinversorgung. Erst ab einem Schwellenwert der Zufuhr, der beim Erwachsenen zwischen 1,1 mg und 1,8 mg/Tag liegt, steigt die Ausscheidung im Urin stark an (DGE 1991).
Da Riboflavin u. a. für den Protein- und Energiestoffwechsel von Bedeutung ist, werden die Empfehlungen auch auf den Protein- und Energiegehalt der aufgenommenen Nahrung bezogen. Danach wird die Grenze für eine ausreichende Versorgung bei 0,6 mg/1000 kcal angesetzt. Falls eine Reduktionskost eingehalten wird, und damit die Energiezufuhr häufig nur 1000 kcal (4,2 MJ) oder niedriger liegt, wird zur Aufrechterhaltung des Grundumsatzes und zur optimalen Gewährleistung basaler Stoffwechselerfordernisse empfohlen, eine tägliche Riboflavinaufnahme von 1,2 mg nicht zu unterschreiten (DGE 1991).
Die DGE empfiehlt, dem gesunden Erwachsenen täglich 1,5 mg (Frauen) bzw. 1,7 mg (Männer) Riboflavin zuzuführen. Jugendliche im Alter zwischen 15 und 18 Jahren haben einen noch höheren Bedarf. Unter physiologischen Sonderbedingungen werden Zulagen

empfohlen, die in der Schwangerschaft einen Mehrbedarf von 0,3 mg/ Tag ausmachen und während des Stillens bei 0,8 mg angesetzt werden. Die wünschenswerte Höhe der Zufuhr ist für die verschiedenen Altersgruppen entsprechend den Empfehlungen der DGE in Tab. 3-6 aufgeführt.

Wie auch bei anderen Vitaminen ist während schwerer Krankheiten und nach Operationen der Riboflavinbedarf erhöht. Chronischer Alkoholmißbrauch führt ebenfalls zu einem höheren Bedarf, wie auch die Einnahme bestimmter Medikamente, z.B. Probenecid und Borsäure (Cooperman und Lopez 1984), deren Anwendung aufgrund ihrer Toxizität heute nicht mehr gerechtfertigt ist. Mehrere Literaturbefunde weisen ebenfalls auf eine Beeinflussung des Riboflavinbedarfs nach chronischer Einnahme oraler Kontrazeptiva. Ob Streß den Riboflavinbedarf erhöht, ist Gegenstand mehrerer Untersuchungen und

Tab. 3-6: Wünschenswerte Höhe der Riboflavinzufuhr

Alter	Riboflavin (Vit. B₂) mg/Tag	
	m	w
Säuglinge		
0 bis unter 4 Monate	0,3	
4 bis unter 12 Monate	0,5	
Kinder		
1 bis unter 4 Jahre	0,8	
4 bis unter 7 Jahre	1,1	
7 bis unter 10 Jahre	1,2	
10 bis unter 13 Jahre	1,4	1,3
13 bis unter 15 Jahre	1,5	1,4
Jugendliche und Erwachsene		
15 bis unter 19 Jahre	1,8	1,7
19 bis unter 25 Jahre	1,7	1,5
25 bis unter 51 Jahre	1,7	1,5
51 bis unter 65 Jahre	1,7	1,5
über 65 Jahre	1,7	1,5
Schwangere	1,8	
Stillende	2,3	

kann aufgrund widersprüchlicher Ergebnisse zur Zeit noch nicht sicher beurteilt werden (Belko et al. 1983, Tremblay et al. 1984).

3.2.6 Bedarfsdeckung

Bei der Riboflavinbedarfsdeckung stehen Milch und Milchprodukte an erster Stelle. Mit 4 Tassen pro Tag ist bereits die Bedarfsdeckung gesichert. Untersuchungsergebnisse zeigen dementsprechend auch, daß eine gute Riboflavinversorgungssituation sehr eng mit dem Milchkonsum korreliert. In der Bundesrepublik Deutschland entstammen etwa 30% der gesamten Riboflavinzufuhr aus dem Verzehr von Milch, Milchprodukten und Käse. Fleisch und Wurstwaren tragen aufgrund des relativ hohen Konsums mit etwa 20% ebenfalls deutlich zur Bedarfsdeckung bei. Auch durch Fisch, Eier, Gemüse, Früchte und Cerealien wird Riboflavin in nennenswerten Mengen zugeführt (Ernährungsbericht 1984, NVS 1991), so daß sich rein rechnerisch in den meisten Altersgruppen eine ausgewogene Riboflavinbilanz ergibt (Ernährungsbericht 1984 und 1988). Nach Angaben des Ernährungsberichtes (1988) sind lediglich bei Senioren und jüngeren Frauen (18–24) häufiger Versorgungslücken nachzuweisen. Dieser Befund wird ebenfalls durch die Ergebnisse der nationalen Verzehrsstudie belegt (NVS 1991); danach sind die 15–18jährigen Mädchen am schlechtesten versorgt. Sie erreichen nur etwa 75% der empfohlenen Zufuhr für Riboflavin. Auch bei jungen Frauen im Alter von 19–35 Jahren wird von 71% die wünschenswerte Höhe der Riboflavinzufuhr nicht erreicht. Bei gleichaltrigen Männern liegen 69% unterhalb der DGE-Empfehlung (NVS 1991). Obwohl also auch bei Riboflavin Altersgruppen zu erkennen sind, bei denen die mittleren Aufnahmemengen nicht die Empfehlungen erreichen, können Bedarfslücken mit biochemischen Methoden nur sehr selten nachgewiesen werden. Differenziert man bei derartigen Untersuchungen nach verschiedenen Bevölkerungsgruppen, so stellt man fest, daß der Anstieg des Milchkonsums bei Jugendlichen in den letzten Jahren zu einer Verbesserung der Riboflavinversorgung geführt hat. Aufgrund unterschiedlicher Verzehrgewohnheiten sind z.B. Mitbürger türkischer Herkunft häufiger von einem Riboflavinmangel betroffen (Ernährungsbericht 1988). Dies trifft generell auch für alle Personengruppen zu, deren Konsum u.a. an Milch und Milchprodukten niedrig ist.

3.2.7 Klinische Symptomatik

Im Gegensatz zu Vitamin B_1, B_6 und Folsäure ist ein reiner Vitamin B_2-Mangel äußerst selten und nur bei einer absolut riboflavinarmen Ernährung sowie unter experimentellen Bedingungen zu beobachten. Klinische Symptome treten erst nach Wochen auf. Zu den charakteristischen Krankheitsmerkmalen zählen entzündliche Veränderungen der Schleimhäute (Glossitis, Cheilosis, Stomatitis), die seborrhoische Dermatitis im Bereich der Nasolabialfalte und Ohren sowie Vaskularisierung der Cornea mit Fremdkörpergefühl, Katarakt und Glaskörpertrübung. Die Dermatitis kann auf den Stamm und die Extremitäten übergreifen mit Pruritus im Genitalbereich. Der Riboflavinmangel ist durch eindrucksvolle Epithelveränderungen mit Atrophie, Hyperkeratose und Hyperplasie der Haut gekennzeichnet. Nach einer wochenlangen Vitamin-B_2-Mangelernährung wurde eine normochrome normozytäre Anämie beobachtet mit verminderter Zahl von Retikulozyten, Leukozyten und Thrombozyten. Die Beobachtungen sprechen dafür, daß Riboflavin auch für die Erythropoese und Hämatopoese von gewisser Bedeutung ist.

Zur Erfassung eines Vitamin B_2-Mangels stehen Blutuntersuchungen, Riboflavin-Ausscheidung im Urin und Bestimmung der Glutathion-Reduktase-Aktivität der Erythrozyten (αEGR-Aktivität) zur Verfügung. Wegen ihrer hohen Verläßlichkeit hat sich die αEGR-Methode bewährt, wobei ein erhöhter Aktivitätskoeffizient nach Stimulierung durch FAD für einen Riboflavin-Mangel spricht. Ein weiterer Indikator für einen Riboflavin-Mangel ist eine Urinausscheidung < 40 μg/g Kreatinin.

3.2.8 Anwendungsgebiete für Vitamin B₂

Gesicherte Anwendungsgebiete für Riboflavin sind Prophylaxe und Therapie von klinischen Riboflavin-Mangelzuständen verschiedener Ursachen, sofern diese ernährungsmäßig nicht behoben werden können. Trotz einer optimalen Grundversorgung kann auch heute häufig biochemisch ein Riboflavin-Mangel nachgewiesen werden, obwohl noch keine klinischen Symptome vorliegen. Die Ursachen sind vielfältig (Tab. 3-7).

Tab. 3-7: Anwendungsgebiete für Riboflavin

1. Mangel- und Fehlernährung
2. Gesteigerter Bedarf – Schwangerschaft und Laktation – chronische Hämodialyse
3. Malabsorption
4. Folge einer Phototherapie der Neugeborenen-Hyperbilirubinämie
5. Chronische Einnahme von bestimmten Arzneimitteln – orale Kontrazeptiva – trizyklische Antidepressiva

3.2.8.1 Fehl- und Mangelernährung

Auch in hochindustrialisierten Ländern weisen spezielle Bevölkerungsgruppen unzureichende Versorgungszustände an dem Vitamin Riboflavin auf. Insbesondere bei Senioren und bei jungen Frauen läßt sich häufig eine unsichere Bedarfsdeckung nachweisen (DGE 1988). Dafür ist in aller Regel eine falsche Nahrungsauswahl verantwortlich zu machen, ein quantitativer Nahrungsmangel ist eher eine Rarität. Betroffen sind vor allem junge Personen, die keine oder kaum Milch- und Milchprodukte konsumieren. Chronische Alkoholiker zeigen aufgrund ihrer unausgewogenen, vitaminarmen Nahrungszusammenstellung gehäuft Vitamin-B$_2$-Hypovitaminosen. Zusätzlich reduziert Ethanol beträchtlich die Verwertbarkeit von FAD und Riboflavin in den Nahrungsmitteln.

Selbstverständlich hat jede total parenterale Ernährung auch Riboflavin zu berücksichtigen. Bereits innerhalb 2–3 Wochen einer ausschließlich parenteralen Ernährung ohne Vitamin-B$_2$-Substitution können subklinische Mangelsymptome auftreten.

3.2.8.2 Erhöhter Riboflavin-Bedarf

Schwangerschaft und Stillzeit verlangen eine gesteigerte Zufuhr an Riboflavin. Besonders stillende Vegans (strenge Vegetarierinnen) weisen zum Teil deutlich niedrige Riboflavin-Gehalte in der Muttermilch auf. Auch der Leistungssportler benötigt entsprechend seiner erhöhten Stoffwechselrate und Energieumsatz mehr Flavinenzyme und damit die Coenzyme FAD und FMN. Auch während einer Haemodialysebehandlung können neben den anderen wasserlöslichen Vitaminen auch Verluste bei Riboflavin auftreten (Kelleher et al. 1983). Für eine Substitution reichen 2–10 mg Riboflavin pro Dialysebehandlung aus. Etliche Befunde zeigen eine Beteiligung des Riboflavins an der Hämatopoese. Bei Patienten mit aplastischer Anämie scheint u.a. ein Transportdefekt für Riboflavin vorzuliegen. Durch hohe orale Riboflavin-Gaben (10–300 mg pro Tag) können die erniedrigten Erythrozyten-Flavinspiegel normalisiert werden (Mentzer et al. 1975). Bei Patienten mit rezessiver congenitaler Methämoglobinämie konnten tägliche orale Riboflavin-Dosen von 20–40 mg die Methämoglobin-Konzentration bei etwa 5% halten (Kaplan und Chirouze 1978).

3.2.8.3 Phototherapie der Neugeborenen-Hyperbilirubinämie

Eine Blaulichtbestrahlung wird häufig bei Neugeborenen mit einer Hyperbilirubinämie angewandt. Dieser Ikterus neonatorum beruht auf einer vorübergehend gestörten Konjugierung des Bilirubins an die Glucuronsäure. Durch die Phototherapie wird Bilirubin zu löslichen, schnell ausscheidbaren Substanzen abgebaut. Hierbei wird aber auch Riboflavin durch die Lichttherapie zerstört. Besonders bei vollgestillten Neugeborenen (Kuhmilch enthält die 4fache Konzentration an Riboflavin) kann sich unter der Phototherapie ein Riboflavin-Mangel entwickeln (Hovi et al. 1979). Eine Substitution von ca. 0,3–0,6 mg täglich während der Blaulichtbestrahlung verhindert eine Mangelsituation.

3.2.8.4 Malabsorption

Weitere Anwendungsgebiete für Vitamin B₂ sind chronische Entzündungen der Dünndarmschleimhaut (z.B. Morbus Crohn, Enteritiden, Sprue), aber auch Steatorrhoe, da Resorptionsstörungen zu einem chronischen Mangelzustand führen.

3.2.8.5 Chronische Einnahme bestimmter Arzneimittel

Trizyklische Antidepressiva vermögen die Flavokinase zu inhibieren mit den Folgen von klinischen Vitamin B₂-Mangelzuständen. Im Vordergrund stehen kutane und mukokutane Symptome wie Mundwinkelrhagaden (Stomatitis angularis), Zungenatrophie, seborrhoisches Ekzem, Blepharitis (Frings 1986). Nicht eindeutig geklärt ist die Situation bei Frauen, die hormonale Kontrazeptiva langfristig anwenden.

Relevante Unterschiede im Vitamin-B$_2$-Status nach Einnahme von oralen Kontrazeptiva konnten unter Verwendung verschiedener Testmethoden nur bei ökonomisch schwachen Bevölkerungsschichten, nicht jedoch bei gut ernährten Bevölkerungsgruppen nachgewiesen werden. Dennoch wird empfohlen, bei langfristiger Einnahme von hormonalen Kontrazeptiva eine ausreichende Vitamin-B$_2$-Versorgung durch prophylaktische Riboflavin-Substitution sicherzustellen (Newmann 1978).

3.2.9 Behandlung des Vitamin-B$_2$-Mangels

3.2.9.1 Prophylaxe

Bei Zuständen einer unsicheren Bedarfsdeckung sind zur rein vorbeugenden Anwendung orale Tagesdosen im Bereich von 1 bis 5 mg ausreichend.

Im Rahmen der Phototherapie der Neugeborenen-Hyperbilirubinämie sind prophylaktische Tagesdosen von etwa 0,2 mg/kg Körpergewicht angezeigt. Diese können oral sowie parenteral verabreicht werden.

Die Festlegung der physiologisch sinnvollsten Tagesdosis bei ausschließlich parenteraler Ernährungsweise stößt auf Schwierigkeiten, da die pharmakokinetischen Variablen nicht exakt bekannt sind. Da keine Resorptionsverluste zu berücksichtigen sind, jedoch bei der intra- bzw. zentralvenösen Zufuhr vermutlich relativ größere Verluste über den Harn erfolgen, dürften die bekannten oralen Zufuhrempfehlungen der Deutschen Gesellschaft für Ernährung 1991 den tatsächlichen Erfordernissen recht nahe kommen. Als Standarddosis ist die 1- bis 3fache DGE-Tageszufuhr zu empfehlen, also etwa 1,5−5 mg (je nach Lebensalter).

3.2.9.2 Therapie

Die Behandlung von Riboflavin-Mangelzuständen erfordert zur raschen Aufsättigung der reduzierten Körperspeicher Tagesdosen im Bereich von 5−25 mg (Monographie Vitamin B$_2$). Noch höhere Tagesdosen (300 mg/Tag) wurden bei Patienten mit aplastischer Anämie angewandt.

Literatur

Belko, A.Z. et al.: Effects of exercise on riboflavin requirements of young women. Am. J. Clin. Nutr. 37 (1983), 509–517.

Bundeslebensmittelschlüssel für Verzehrserhebungen (BLS). Version II 1990. Bundesgesundheitsamt.

Cooperman, J.M., Lopez, R.: Riboflavin. In: Handbook of Vitamins, Ed. L.J. Machlin, Marcel Dekker, Inc., New York–Basel, 1984, 299.

Deutsche Gesellschaft für Ernährung: Ernährungsbericht 1984, Frankfurt/Main 1984.

Deutsche Gesellschaft für Ernährung e.V.: Ernährungsbericht 1988. Frankfurt/Main 1988.

Deutsche Gesellschaft für Ernährung: Empfehlungen für die Nährstoffzufuhr. Umschau-Verlag, Frankfurt/Main 1991.

Friedrich, W.: Handbuch der Vitamine, Urban und Schwarzenberg-Verlag, München–Wien–Baltimore 1987.

Frings, G.: Ariboflavinose. Z. Hautkr. 61 (1986), 1816.

Hovi, L., Hekali, R., Siimes, M.A.: Evidence of riboflavin depletion in breast-fed newborns and its further acceleration during treatment of hyperbilirubinemia by phototherapy. Acta Paediatr. Scand. 68 (1979), 567–570.

Kaplan, J.C., Chirouze, M.: Therapy of recessive congenital methaemoglobinaemia by oral riboflavine. Lancet II (1978), 1043.

Kelleher, J., Mascie-Taylor, B.H., Davison, A.M., Bruce, G., Losowsky, M.S.: Vitamin status in patients on maintenance hemodialysis. Int. J. Vit. Nutr. Res. 53 (1983), 330–337.

Mentzer, W.C., Wang, W.C., Diamond, L.K.: An abnormality of riboflavin metabolism in congenital hypoplastic anemia. Blood 46 (1975), 1005.

Monographie Vitamin B₂. Bundesanzeiger 08. 03. 1988.

Newman, L.J., Lopez, R., Cole, H.S., Boria, M.C., Cooperman, J.M.: Riboflavin deficiency in women taking oral contraceptive agents. Am. J. Clin. Nutr. 31 (1978), 247–249.

Pharmazeutische Stoffliste. 7. Auflage, Arzneibüro der Bundesvereinigung Deutscher Apothekerverbände (ABDA), Werbe- u. Vertriebsgesellschaft Deutscher Apotheker mbH, Frankfurt/Main 1987.

Souci, S.W., Fachmann, W., Kraut, H.: Die Zusammensetzung der Lebensmittel. Nährwerttabellen 1986/87. Wissenschaftl. Verlagsgesellschaft mbH, Stuttgart 1986.

Tremblay, A., Boilard, F., Breton, M.F., Besette, H., Roberge, A.G.: Nutrition Res. 4 (1984), 201.

3.3 Pyridoxin (Vitamin B₆)

3.3.1 Chemie

Vitamin B_6 ist nach einem Vorschlag der IUPAC-IUP-Kommission von 1973 der offiziellen Name für alle 3-Hydroxy-2-methylpyridin-Derivate mit biologischer Aktivität des Pyridoxins. Pyridoxin ist ein Alkohol, Pyridoxal ein Aldehyd und Pyridoxamin enthält eine Aminogruppe (Abb. 3-9). Die jeweiligen 5'-Phosphorsäureester sind die biologisch aktiven Coenzyme. Alle 6 als Vitamin B_6 wirksamen Verbindungen können im Stoffwechsel ineinander umgewandelt werden. Die Existenz von Vitamin B_6 wurde 1934 von György – auf den auch der Name Pyridoxin zurückgeht – aufgrund experimentell erzeugter Akrodynie und Pellagra bei Ratten vermutet. 1938 gelang mehreren Arbeitsgruppen die Isolierung von Vitamin B_6 in kristalliner Form aus Reisschalen bzw. Hefen und 1939 Folkers die Synthese. Pyridoxal-5-phosphat (früher «Codecarboxylase» genannt) ist die wichtigste aktive Coenzymform des Vitamin B_6 und essentiell für viele enzymatische Reaktionen im Aminosäurestoffwechsel (Friedrich 1987).

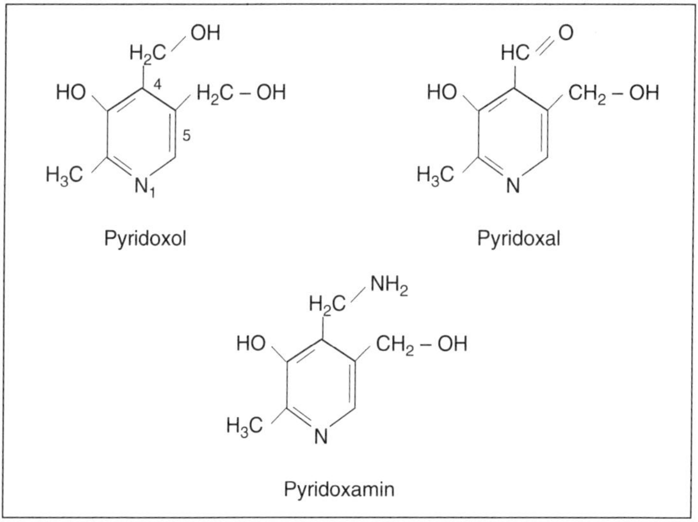

Abb. 3-9: Strukturformel der 3 wichtigsten Vitamin B₆-Derivate

Therapeutisch werden hauptsächlich Pyridoxin (CAS-Nr. 65-23-6, relative Molekülmasse 169,18 Dalton) und Pyridoxinhydrochlorid (CAS-Nr. 58-56-0, relative Molekülmasse 205,64 Dalton) eingesetzt. Es handelt sich um ein weißes bzw. fast weißes geruchloses kristallines Pulver mit einem salzig sauren und leicht bitteren Geschmack; leicht löslich in Wasser, schwach bis gut löslich in Ethanol und Aceton, praktisch unlöslich in Ether und Chloroform. Vitamin B$_6$ ist in wäßrigen sauren Lösungen recht stabil, nicht jedoch in neutralen und alkalischen Lösungen und empfindlich gegen Tageslicht bzw. UV-Licht. Pyridoxin ist relativ hitzelabil, während Pyridoxamin und vor allem Pyridoxal hitzelabil sind. Die Aufbewahrung sollte luft- und lichtgeschützt erfolgen (Pharmazeutische Stoffliste 1989).

3.3.2 Vorkommen

Vitamin B$_6$ ist in der Natur weit verbreitet. Es kann von Mikroorganismen und offensichtlich auch von höheren Pflanzen synthetisiert werden, wobei es entweder als Pyridoxin, Pyridoxal oder Pyridoxamin bzw. deren Phosphorsäureester vorliegt. In pflanzlichen Nahrungsmitteln kommt hauptsächlich Pyridoxin vor, während im Tier in erster Linie Pyridoxin und Pyridoxamin in ihrer Coenzymform am Aminosäurestoffwechsel beteiligt sind.

Fleisch zeichnet sich durch einen besonders hohen Pyridoxingehalt aus, wobei Innereien, z.B. Leber, einen ersten Rang einnehmen. Aber auch viele pflanzliche Nahrungsmittel wie z.B. Kartoffeln, Getreide, Hülsenfrüchte und auch Gemüse haben einen hohen Pyridoxingehalt. Bestimmte Fischarten (z.B. Makrelen und Sardinen) sind ebenfalls pyridoxinreich, wie auch Milch und Milchprodukte. Fette und Öle sowie Zucker enthalten kein Pyridoxin. Angaben über die Gehalte in verschiedenen Nahrungsmitteln finden sich in Tab. 3-8 (BLS 1990; Souci et al. 1989). In küchenfertig zubereiteten Nahrungsmitteln erfahren die Pyridoxingehalte unterschiedliche Einbußen. Bei Nahrungsmitteln pflanzlicher Herkunft halten sich die Zubereitungsverluste in Grenzen, da Pyridoxin weniger hitzeempfindlich ist als Pyridoxal und Pyridoxamin, die hauptsächlich in Lebensmitteln tierischer Herkunft vorkommen. Beim Braten und Kochen tierischer Produkte entstehen Verluste, die 30–40% ausmachen können. Auch bei der Sterilisierung von Milch sind die Pyridoxinverluste beachtlich. Trokkenmilch hat nur noch 30 bis 70% des ursprünglichen Vitamin-B$_6$-Gehaltes.

Tab. 3-8: Pyridoxin (Vitamin B_6)-Gehalt in verschiedenen Lebensmitteln nach Bundeslebensmittelschlüssel (BLS) 1990 und Souci, Fachmann, Kraut (SFK) 1989.

		BLS	SFK
		mg/100 g	
Fleisch:	Rindfleisch	0,4	0,4
	Rinderleber	0,8	0,71
	Schweinefleisch	0,5	0,4
	Huhn	0,6	0,5
Fisch:	Makrele	0,6	0,7
	Sardine	0,8	0,22
Milch/Milch-produkte:	Vollmilch	0,0	0,046
	Butter	*	0,005
Käse:	Emmentaler	0,1	0,09
	Gorgonzola	0,1	*
	Frischkäse	0,0	*
Gemüse:	Erbsen	0,1	0,16
	Bohnen	0,1	0,14
	Kartoffeln	0,2	0,21
	Möhren	0,1	0,065
	Grünkohl	0,3	0,25
Obst:	Apfel	0,1	0,045
	Apfelsine	0,1	0,05
	Banane	0,4	0,37
Cerealien/Getreide:	Weizen (Vollkorn)	0,4	0,44
	Weizenmehl (Type 405)	0,2	0,18
	Weizenvollkornbrot	0,2	0,36
	Weißbrot	0,1	0,14
	Mais (Vollkorn)	0,4	1,7
	Reis (unpoliert)	0,6	*

* keine Angaben zum Gehalt bzw. Lebensmittel nicht aufgeführt

Berücksichtigt man sämtliche Lebensmittel, die bei unseren landesüblichen Ernährungsgewohnheiten verzehrt werden und setzt eine schonende Zubereitung voraus, so ist mit mittleren Zubereitungsverlusten von 20 % zu rechnen (DGE 1991).

3.3.3 Stoffwechsel und Pharmakokinetik von Pyridoxin

Pyridoxin, Pyridoxal und Pyridoxamin werden beim Menschen annähernd gleich stark und rasch, die entsprechenden phosphorylierten Verbindungen jedoch langsamer und erst nach Hydrolyse durch die membrangebundene alkalische Phosphatase überwiegend im oberen Jejunum, geringer aber auch im Ileum resorbiert, nicht jedoch das durch Mikroorganismen im Kolon gebildete Vitamin B_6. Hierbei handelt es sich bei niedrigen Dosen um einen aktiven Prozeß, der unter physiologischen Verhältnissen vom jeweiligen Bedarf gesteuert wird und nach hohen Dosen um eine passive Diffusion. Nach experimentellen Untersuchungen an der Ratte ist die Pyridoxinresorption proportional zur Konzentration ohne Anzeichen einer Sättigung. In der Darmmucosa erfolgt die Phosphorylierung von Pyridoxin zum biologisch wirksamen Pyridoxal-5-phosphat (PALP) durch die Pyridoxalkinase. Vitamin B_6 ist zu etwa 60 % als PALP, zu 15 % als Pyridoxin und zu 14 % als Pyridoxal im Blutplasma anzutreffen und größtenteils an Albumin gebunden (Bässler 1989). PALP ist möglicherweise die zirkulierende Depotform, kann die Zellmembran nicht passieren und ist damit den Zellen direkt nicht zugängig. Zur Passage von Zellmembranen muß phosphoryliertes Vitamin B_6 durch die alkalische Phosphatase in freies Vitamin B_6 hydrolysiert werden. Der Transport in die Zellen erfolgt durch einfache Diffusion mit nachfolgender Rephosphorylierung in die wirksame Coenzymform. Hierbei scheint die intrazelluläre PALP-Konzentration durch die Konzentration der Pyridoxalphosphat-bindenden Enzyme in der Zelle kontrolliert zu werden (Heseker 1987). In den Erythrozyten ist Pyridoxal-5-phosphat hauptsächlich an Hämoglobin gebunden. Die Konzentration ist in den Erythrozyten etwa 4- bis 5mal höher als im Plasma. Der Gesamtkörperbestand des Menschen an Vitamin B_6 ist gering, auf verschiedene Gewebe und Organe hauptsächlich als Pyridoxal-5-phosphat verteilt und beträgt etwa 100 mg, wovon durchschnittlich ca. 2 mg/Tag ausgeschieden werden. Nach Oxidation wird Pyridoxal größtenteils über die Niere in Form der inaktiven 4-Pyridoxinsäure eliminiert. Daneben können noch geringe Mengen an Pyridoxin, Pyridoxal und Pyridoxamin im Urin nachgewiesen werden. Bei einem Vitamin-B_6-Mangel ist die Ausscheidung an Pyridoxinsäure im Urin vermindert.

Oral verabreichtes Vitamin B_6 (Dosisbereich 150–400 mg) wird rasch mit einer linearen Funktion ohne Sättigung resorbiert. Maximale Spiegel werden im Plasma und im Vollblut nach 2–3 Stunden erreicht (Abb. 3-10). Nach Mehrfachgabe hoher Dosen werden im Vollblut

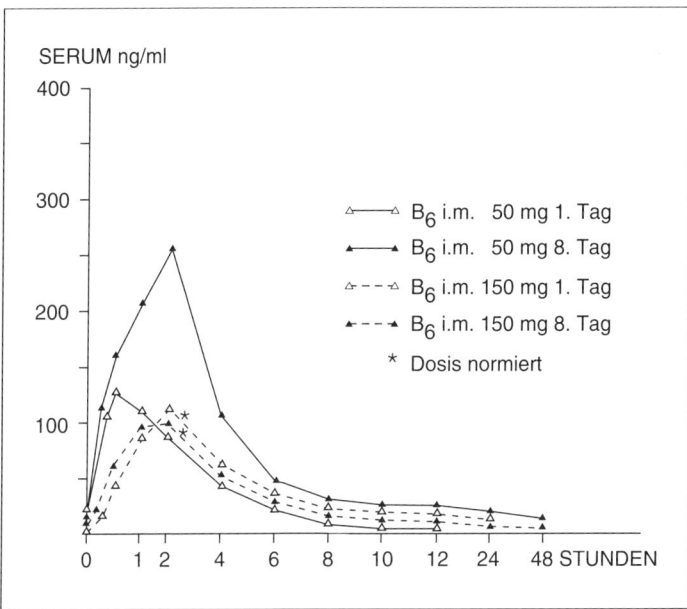

Abb. 3-10: Pharmakokinetik von Vitamin B₆

die Basiswerte deutlich angehoben, die Ausscheidungsrate sinkt. Aufgrund der terminalen Halbwertszeit der β-Phase von 3–6 Stunden im steady state ist bei einmal täglicher Gabe keine Kumulation zu erwarten. Die orale Bioverfügbarkeit von Vitamin B₆ beträgt ca. 70 %. Vergleicht man die Eliminationshalbwertszeit mit der Speicherkapazität für Vitamin B₆ von 14–42 Tagen, so fällt auf, daß die 2- bis 3fache Halbwertszeit sehr gut die Retentionskapazität widerspiegelt (Heseker 1987).

3.3.4 Biochemische Funktionen

Die Coenzymform von Vitamin B₆ ist Pyridoxal-5′-phosphat, welches aus allen drei Vitameren, Pyridoxin, Pyridoxal und Pyridoxamin entstehen kann (Abb. 3-11).
Die Oxidation von Pyridoxal durch Aldehydoxidase oder Aldehyddehydrogenase führt zur inaktiven 4-Pyridoxinsäure. An die Apoenzyme

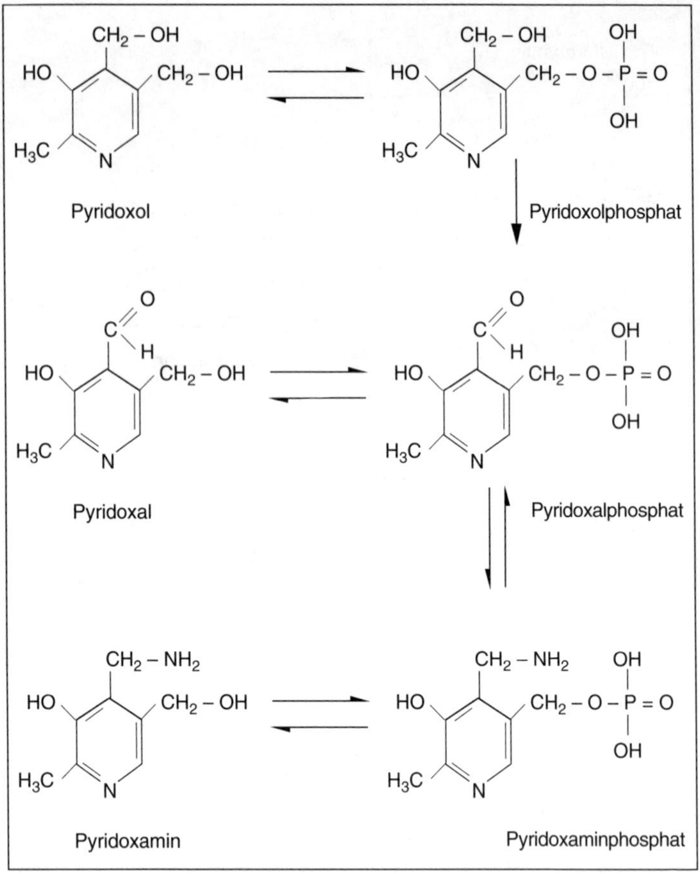

Abb. 3-11: Entstehung von Pyridoxalphosphat aus den Vitameren Pyridoxin, Pyridoxal und Pyridoxamin

wird Pyridoxalphosphat über eine Schiff-Basen-Bildung mit der ε-Aminogruppe eines Lysinrestes gebunden. Pyridoxalphosphat ist Coenzym zahlreicher Enzyme, die überwiegend im Aminosäurenstoffwechsel eine Rolle spielen:

– Aminotransferasen (Transaminasen) katalysieren die reversible Übertragung der Aminogruppe von Aminosäuren auf 3-Oxosäuren

(z.B. von Glutamat auf Pyruvat oder Oxalacetat durch Alaninami-
notransferase bzw. Aspartataminotransferase) nach folgendem
Schema:

Aminosäure 1 ⇄ Pyridoxalphosphat ⇄ Aminosäure 2
3-Oxosäure 1 ⇄ Pyridoxaminphosphat ⇄ 3-Oxosäure 2

Anstelle von Aminosäuren können auch primäre Amine unter Bildung entsprechender Aldehyde an Transaminierungsreaktionen
teilnehmen.

– L-Aminosäure-Decarboxylasen liefern biogene Amine wie Histamin aus Histidin, Tyramin aus Tyrosin, Tryptamin aus Tryptophan oder Neurotransmitter wie Dopamin aus L-Dopa, Serotonin
aus 5-Hydroxytryptophan oder γ-Aminobuttersäure aus Glutamat.
– Aminosäuren-spaltende Enzyme wie z.B. Serinhydroxymethyl-
transferase (reversible Umwandlung von Serin in Glycin), Threo-
nin-Aldolase (Spaltung von Threonin in Glycin und Acetaldehyd),
Kynureninase (Bildung von Kynurensäure aus Kynurenin beim
Tryptophanstoffwechsel).
– Threonin-Serin-Dehydratase (Bildung von 2-Oxobuttersäure aus
Threonin bzw. von Pyuruvat aus Serin), Cysteindesulfhydrase (H_2S-
Abspaltung aus Cystein bei der Umwandlung in Pyruvat.
– Cystathionin-β-Synthase und Cystathionin-γ-Lyase. Diese beiden
Enzyme wirken zusammen bei der Umwandlung von Methionin zu
Cystein (Abb. 3-12).
Angeborene Defekte der Synthase führen zur Homocystinurie, der
Lyase zur Cystathioninurie.

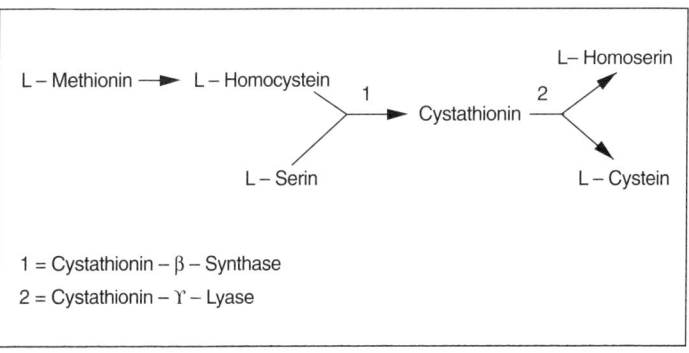

Abb. 3-12: Umwandlung von Methionin zu Cystein

- δ-Aminolävulinsäure-Synthase (Kondensation von Glycin mit Succinylcoenzym A zu δ-Aminolävulinsäure als Initialreaktion bei der Hämsynthese.
- Lysyloxidase (Quervernetzung von Kollagen und Elastin)
- Serin-Palmityl-Transferase (Reaktion bei der Sphingomyelinsynthese).

Bei Pyridoxalphosphat-abhängigen Reaktionen von Aminosäuren bildet sich eine Schiffsche Base zwischen der Aldehydgruppe von Pyridoxalphosphat und der Aminogruppe der Aminosäure aus. Die dadurch bedingte Elektronenverschiebung vom α-C-Atom der Aminosäure zum elektrophilen Ringstickstoff von Pyridoxalphosphat aktiviert die Aminosäure für weitere Reaktionen wie z.B. Elimination des Restes R (Serinhydroxymethyltransferase), von CO_2 (Aminosäuren-Decarboxylasen) oder von α-Wasserstoff (Aminotransferasen).

Glykogenphosphorylase von Skelettmuskeln enthält 1 Molekül Pyridoxalphosphat je Untereinheit. Wegen des beträchtlichen Anteils der Skelettmuskulatur an der Körpermasse ist der größte Teil des Pyridoxalphosphatbestandes im Organismus an Phosphorylase gebunden. Dabei steht noch nicht eindeutig fest, ob Pyridoxalphosphat hier nur als Strukturelement, als allosterischer Effektor oder als katalytisches Element wirksam ist.

Mit einer Reihe von Proteinen tritt Pyridoxalphosphat als Modulator in Wechselwirkung, wie z.B. mit Steroidhormon-Rezeptoren (Nutrition Reviews 1980) oder mit Hämoglobin (Ink et al. 1982), dessen Affinität zu Sauerstoff es ähnlich wie 2,3-Diphosphoglycerat erhöht. Weiterhin modifizieren Pyridoxal und Pyridoxalphosphat das Sichelzell-Hämoglobin und verhindern seine Polymerisierung, die zur Sichelbildung führt.

3.3.5 Bedarf

Der Vitamin-B$_6$-Bedarf des Menschen ist keine konstante Größe, sondern weist Schwankungen auf, die von verschiedenen Faktoren wie z.B. Ernährungsart und Gesundheitszustand beeinflußt werden. Der Bedarf an Vitamin B$_6$ hängt im wesentlichen vom Proteinumsatz ab und steigt mit der Höhe der Proteinzufuhr; dies ergibt sich aufgrund der Beteiligung des Pyridoxins am Stoffwechsel der Aminosäuren.

Die Grundlagen für die Bedarfsableitung basieren auf Untersuchungen, die mit Personen durchgeführt wurden, die bereits Mangelerscheinungen aufwiesen. Pyridoxingaben, die klinische Symptome

beseitigen konnten bzw. die zur Normalisierung biochemischer Veränderungen (erhöhte Xanthurensäureausscheidung nach Tryptophanbelastung, Höhe der Pyridoxinsäureausscheidung mit dem Urin bzw.
veränderte EGOT-Aktivitäten etc.) führten, wurden als bedarfsadä-
quat eingestuft. Dabei zeigte sich, daß bei gleichzeitiger Zufuhr tierischen Proteins höhere Pyridoxingaben (2 mg Vitamin B_6) erforderlich
waren, als wenn entsprechende Proteinmengen durch pflanzliche
Nahrungsmittel aufgenommen wurden. In diesen Fällen genügte eine
Zufuhr von 1,5 mg Vitamin B_6. Daraus ergibt sich, daß der Vitamin-
B_6-Bedarf nicht nur von der Quantität, sondern auch von der Qualität
des Nahrungsproteins abhängt (Kretsch et al. 1982).
Nach Linkswiler 1967 liegt bei einer täglichen Proteinzufuhr zwischen
100 und 150 g der Vitamin-B_6-Bedarf zwischen 1,5 und 2,0 mg. Die
Deutsche Gesellschaft für Ernährung empfiehlt eine Pyridoxin-Auf-
nahme in Höhe von 0,02 mg pro Gramm Nahrungsprotein. Danach
sollte die tägliche Vitamin-B_6-Zufuhr des Säuglings von zunächst
0,3 mg/Tag auf 0,6 mg/Tag im ersten Lebensjahr steigen. Bei älteren
Kindern, Jugendlichen und Erwachsenen werden differenzierte Angaben zwischen den Geschlechtern gemacht. Männern werden täglich
1,8 mg und Frauen 1,6 mg empfohlen. In der Schwangerschaft soll die
Vitamin-B_6-Zufuhr ab dem 4. Monat um zusätzlich 1,0 mg/Tag und
während der Stillzeit um 0,6 mg/Tag angehoben werden. Einen relativ hohen Bedarf weisen Jugendliche im Alter zwischen 15 und
18 Jahren auf, denen 2,1 mg (Männer) bzw. 1,8 mg (Frauen) als Tageszufuhr empfohlen werden (DGE 1991). Nähere Angaben finden
sich in Tab. 3-9. Unbestritten ist jedoch die Tatsache, daß verschiedene Medikamente den Pyridoxinbedarf erhöhen (z.B. Isoniazid
(INH) etc.). Basierend auf biochemischen Zusammenhängen, daß Vitamin B_6 als Coenzym für die Biosynthese «biogener Amine» des Zen-
tralnervensystems (ZNS) essentiell ist und bei Frauen mit regelmäßiger Einnahme von oralen Kontrazeptiva bzw. Symptomen eines prämenstruellen Syndrom (PMS) eine Störung des Aminosäurestoffwechsels durch Mangel bzw. gesteigerten Bedarf an Vitamin B_6
besteht, wurden zur Prophylaxe und Therapie somatischer emotionel-
ler Symptome hohe Gaben von Pyridoxin (ca. 40 mg/Tag) empfohlen
(Bermond 1982). Nach wie vor wird aber der Einsatz von Vitamin B_6
beim PMS-Syndrom kontrovers diskutiert.
Schließlich muß noch berücksichtigt werden, daß die vermehrte Aufnahme von Nahrungsfett eine Erhöhung des Vitamin-B_6-Bedarfs zur
Folge hat (Friedrich 1987).

Tab. 3-9: Wünschenswerte Höhe der Pyridoxinzufuhr

Alter	Vit. B_6 mg/Tag m	w
Säuglinge		
0 bis unter 4 Monate	0,3	
4 bis unter 12 Monate	0,6	
Kinder		
1 bis unter 4 Jahre	0,9	
4 bis unter 7 Jahre	1,2	
7 bis unter 10 Jahre	1,4	
10 bis unter 13 Jahre	1,6	1,5
13 bis unter 15 Jahre	1,8	1,6
Jugendliche und Erwachsene		
15 bis unter 19 Jahre	2,1	1,8
19 bis unter 25 Jahre	1,8	1,6
25 bis unter 51 Jahre	1,8	1,6
51 bis unter 65 Jahre	1,8	1,6
über 65 Jahre	1,8	1,6
Schwangere	2,6	
Stillende	2,2	

3.3.6 Bedarfsdeckung

Untersuchungen zur Bewertung der Pyridoxinversorgung wurden sowohl mit biochemischer Methodik als auch durch Auswertung von Verzehrsprotokollen durchgeführt. Berücksichtigt man allein die anhand von Verzehrsprotokollen vorgenommene rechnerische Ermittlung der Pyridoxinversorgung, so ergibt sich ein kontroverses Bild. Nach Angaben der Ernährungsberichte 1984 und 1988 entspricht die mittlere Vitamin B_6-Zufuhr der Bevölkerung den allgemeinen Empfehlungen. Die Ergebnisse der nationalen Verzehrsstudie, die auf der Auswertung 7-tägiger Verzehrsprotokolle von einigen Tausend Personen beruhen, weisen jedoch darauf hin, daß die Pyridoxinaufnahme häufig unzureichend ist. Die größten Abweichungen von der Nährstoffempfehlung für Vitamin B_6 findet sich in der Gruppe der 15–18jährigen. Auch bei Erwachsenen im Alter von 19–35 Jahren liegen 76% der Frauen und 53% der Männer mit ihrer täglichen Pyridoxinaufnahme unterhalb der Empfehlungen der DGE (NVS 1991). Diese auf den ersten Blick schlechte Versorgungssituation muß jedoch unter der Einschränkung betrachtet werden, daß bei den in der NVS vorgenommenen Berechnungen industrielle Vitaminzusätze (z.B. zu Erfrischungsgetränken) nur unzureichend berücksichtigt wurden, so daß die tatsächliche Vitaminversorgung möglicherweise besser einzustufen ist, als es den angegebenen Werten entspricht.

Daß die Pyridoxinversorgung jedoch nicht optimal ist, ergibt sich auch durch biochemische Untersuchungen, wodurch ebenfalls verhältnismäßig häufig eine unzureichende Vitamin B_6-Versorgung nachzuweisen ist. In einigen Altersgruppen findet man eine weitgehend gesicherte Bedarfsdeckung, in anderen Gruppen liegen die Meßwerte gehäuft im kritischen Bereich. Beim Pyridoxin ist dabei besonders die Altersgruppe zwischen 20 und 50 Jahren betroffen, danach weisen 13% der Frauen und 10% der Männer eine unzureichende Versorgung auf. Auch jüngere Frauen von 18–24 Jahren weisen mit 10% weit häufiger eine unzureichende Bedarfsdeckung auf als Männer vergleichbaren Alters (Ernährungsbericht 1984, 1988).

Untersucht man die einzelnen Lebensmittelgruppen in bezug auf ihren Beitrag zur Bedarfsdeckung, so ergibt sich, daß Fleisch und Innereien besonders potente Vitamin-B_6-Lieferanten sind. Relativ gute Pyridoxinlieferanten sind Erzeugnisse aus Vollkornmehl und Weizenkeimen, aber auch einige Gemüsearten wie Kohl und grüne Bohnen sowie Kartoffeln fallen bei der Bedarfsdeckung ins Gewicht (Ernährungsbericht 1984).

Auch die Ergebnisse der Nationalen Verzehrsstudie zeigen, daß Fleisch- und Wurstwaren zu mehr als 20% der täglichen Pyridoxinzufuhr beitragen [Brot und Backwaren liefern 17% und die Vitamin B_6-Aufnahme durch Kartoffeln macht 12% der Gesamtzufuhr aus (NVS 1991)]. Da zu den wichtigsten Quellen für die Vitamin B_6-Versorgung die Lebensmittel zählen, die auch den Hauptteil an Energie liefern, muß insbesondere bei Energiebeschränkung (Abmagerungskuren) auf eine ausreichende Pyridoxinzufuhr besonders geachtet werden.

3.3.7 Klinische Symptomatik

Im Gegensatz zu Vitamin B_1 und Folsäure ist ein isolierter Vitamin-B_6-Mangel beim Menschen selten. Häufig besteht eine Unterversorgung mit weiteren Vitaminen des B-Komplexes. Betroffen sind vor

allem Jugendliche, Schwangere und Senioren. Der Vitamin-B$_6$-Mangel
äußert sich beim Menschen hauptsächlich in Form einer pellagraähn-
lichen seborrhoischen Dermatitis im Nasen- und Augenbereich, Entzündungen im Mund (Glossitis) und an den Lippen (Cheilosis). Zu
den weiteren klinischen Symptomen eines Vitamin-B$_6$-Mangels gehören Schlaflosigkeit, nervöse Störungen, erhöhte Reizbarkeit, periphere
Neuritiden, Sensibilitätsstörungen und bei Säuglingen zerebral ausgelöste Krämpfe. Pyridoxal-5-Phosphat ist als Coenzym der δ-Aminolä-
vulinsäure-Synthetase ein Schlüsselenzym der Hämsynthese. Bei
einem Mangel kann deshalb bei einem genetischen Defekt dieses Enzyms eine hypochrome mikrozytäre eisenrefraktäre Anämie auftreten.
Eine weitere Folge des Vitamin-B$_6$-Mangels ist eine erhöhte renale
Ausscheidung von Oxalsäure mit der Neigung zur Nephrolithiasis
(Harrison et al. 1981). Ursache ist eine nicht ausreichende Wirksamkeit (genetischer Defekt) der peroxisomalen Alanin-Glyoxylat-Ami-
notransferase (Danpure et al. 1987), wodurch der Hauptabbauweg für
Glyoxylsäure blockiert ist und sich Glycolsäure, Glyoxylsäure und
Oxalsäure anhäufen. Durch Induktion der Glyoxylat-Transaminase
mit hohen Dosen Vitamin B$_6$ wird ein alternativer Abbauweg von
Glyoxylsäure zu Glycin aktiviert (Bässler 1989).
Zu weiteren angeborenen Stoffwechseldefekten zählen die Homocystinurie und die Cystathioninurie. Bei der Homocystinurie wird durch
Sättigung des Apoenzyms mit hohen Dosen des Coenzyms die Stabilität des Enzyms erhöht, so daß eine größere Menge an aktivem Enzym
vorliegt bzw. die Apoenzym-Synthese induziert wird. Bei der Cystathioninurie besitzt das Apoenzym eine stark verringerte Affinität zum
Coenzym, so daß die Wirkung durch hohe Pyridoxindosen gesteigert
werden muß (Bässler 1988).
Zur Erfassung des Vitamin-B$_6$-Status bzw. eines Vitaminmangels bieten sich mehrere Untersuchungen an. Am einfachsten sind Bestimmungen von Vitamin B$_6$ im Plasma bzw. in den Erythrozyten sowie
der Nachweis einer verminderten 4-Pyridoxinsäureausscheidung im
Urin. Für Serienuntersuchungen eignet sich die Bestimmung der erythrozytären Glutamat-Oxalacetat-Transaminase-Aktivität (EGOT)
mit und ohne Stimulation durch Zusatz von PALP. Bei einem Vit-
amin-B$_6$-Mangel ist die Aktivität verringert und der Aktivierungskoeffizient nach Inkubation mit PALP erhöht. Als sehr aufwendig gilt die
Messung der Xanthurensäure-Ausscheidung nach Tryptophanbelastung. Der Test beruht auf der Tatsache, daß die am Abbau von
Tryptophan beteiligten PALP-abhängigen Enzyme unterschiedlich
rasch auf Vitamin-B$_6$-Mangel ansprechen. Da die Kynureninase früher

und stärker abnimmt als die Kynurenin-Ketoglutarat-Aminotransferase, wird der Stoffwechselfluß in Richtung Xanthurensäure umgelenkt. Hohe Ausscheidungswerte von Xanthurensäure weisen auf einen Vitamin-B$_6$-Mangel hin.

3.3.8 Anwendungsgebiete für Vitamin B$_6$

Die Anwendungsgebiete von Vitamin B$_6$ reichen von der prophylaktischen Einnahme bei Mangelzuständen verschiedener Ursachen, sofern diese ernährungsmäßig nicht behoben werden können, bis hin zur parenteralen Therapie. In Tab. 3-10 sind die wichtigsten Indikationen für Vitamin B$_6$ zusammengefaßt.

3.3.8.1 Fehl- und Mangelernährung

Bei jungen Frauen (18–24 Jahre), 20- bis 50jährigen beiderlei Geschlechts sowie Seniorinnen (über 65 Jahre) lassen sich nach dem Ernährungsbericht 1988 Zustände einer unsicheren Bedarfsdeckung

Tab. 3-10: Anwendungsgebiete für Pyridoxin

1.	Fehl- oder Mangelernährung – chronischer Alkoholismus – mangelbedingte Krämpfe bei Neugeborenen und Säuglingen
2.	Erhöhter Bedarf – Schwangerschaft und Laktation – Dauerhämodialyse
3.	Genetische Defekte – Homocystinurie – Cystathioninurie – Hyperoxalurie (Typ I)
4.	Langfristige Einnahme bestimmter Arzneimittel – hormonale Kontrazeptiva – Isoniazid, D-Penicillamin, Zykloserin

Zu den bisher umstrittenen Indikationen zählen das Carpaltunnel-Syndrom und das prämenstruelle Syndrom (PMS)

bei 6–13% der Untersuchten beobachten. Eine noch größere Mangel-
inzidenz wird bei Betagten (64–96 Jahre) in Holland und Finnland
beobachtet. Je nach Meßparameter waren 7–33% des untersuchten
Kollektivs Vitamin-B₆-defizient (Tolonen et al. 1988). Nur zum Teil
läßt sich dies auf bedarfssteigernde Einflüsse wie die Einnahme hor-
monaler Kontrazeptiva und Rauchen zurückführen. Eine falsche Nahrungsauswahl und übermäßiger Alkoholkonsum sind hauptsächliche
Ursachen. Der beim Ethanolabbau anfallende Acetaldehyd inhibiert
die Bindung des Pyridoxal-5-phosphats an Proteine.
Das ungebundene Pyridoxal-5-phosphat wird deshalb schneller de-
phosphoryliert, oxidiert und steht dem Stoffwechsel nicht mehr zur
Verfügung (Mehansho und Henderson 1980).

3.3.8.2 Erhöhter Bedarf

Eine geänderte Bedarfssituation ist besonders bei Hämodialysepatienten und während der Schwangerschaft und Stillzeit gegeben. Im letzten Schwangerschaftsdrittel wird häufiger eine unsichere Bedarfsdekkung mit Vitamin B₆ beobachtet. Die Pyridoxin-Versorgung kann
zudem dann kritisch werden, wenn über längere Zeit (4–6 Monate)
gestillt wird (Ernährungsbericht 1984).
Eine chronische Urämie wie auch Dauerhämodialyse gehen gehäuft
mit einer unsicheren Pyridoxin-Bedarfsdeckung einher. Dafür ist eine
unzureichende alimentäre Vitamin-B₆-Zufuhr verantwortlich zu machen, da die betroffenen Patienten in Abständen sog. anorektische
Phasen durchlaufen und die «Niereninsuffizienz-Diäten» z.T. pyrido-
xinarm formuliert sind (Gäng et al. 1975). Eine erhöhte Plasmaclea-
rance von Pyridoxal-5-phosphat sowie ein moderater Vitamin-B₆-Ver-
lust in das Dialysat können zudem zu einer Verschlechterung der
Vitamin-B₆-Versorgung beitragen. Um auf alle Fälle einen ausreichenden Versorgungszustand zu gewährleisten, sollten Niereninsuffiziente
täglich Zulagen in Höhe von zumindest 10–20 mg erfahren (Kopple
und Wolfson 1988). Noch höhere Pyridoxin-Tagesdosen (50 mg)
konnten an Hämodialyse-Patienten verschiedene Immunfunktionspa-
rameter verbessern (Casciato et al. 1984).

3.3.8.3 Arzneimittel-Wechselwirkungen

Der langfristige Gebrauch östrogenhaltiger oraler Kontrazeptiva kann
zu Vitamin-B₆-Mangelsymptomen führen (Bermond 1982). In Abhängigkeit von Art und Einnahmedauer des hormonalen Kontrazepti-
vums lassen sich Stoffwechselstörungen beobachten, wie z.B. eine

gesteigerte Xanthurensäureausscheidung, ein erhöhter Aktivierungskoeffizient der erythrozytären Aspartat-Aminotransferase (Ahmed et al. 1975) sowie niedrige Serum-Vitamin-B$_6$-Spiegel von Schwangeren, die vorher langfristig hormonale Kontrazeptiva eingenommen hatten (Roepke und Kirksey 1979). Diese präklinischen Vitamin-B$_6$-Mangelsymptome lassen sich durch tägliche Pyridoxin-Substitutionen von 5 mg kompensieren (Bosse und Donald 1979).

Das Tuberkulose-Therapeutikum Isoniazid (INH) kann Pyridoxal über die Bildung eines metabolisch inaktiven Hydrazons inaktivieren. Die Folgen sind neuritische Erscheinungen, Krämpfe sowie pellagraähnliche Dermatitiden. Die gleichzeitige Gabe von Vitamin B$_6$ in einem Tagesdosisbereich von 20–100 mg verhindert einen Vitamin-B$_6$-Mangel.

Auch D-Penicillamin und Cycloserin besitzen eine Antipyridoxin-Aktivität, so daß auf eine ausreichende Vitamin-B$_6$-Substitution zu achten ist. Höhere Vitamin-B$_6$-Dosen können L-Dopa infolge gesteigerter Decarboxylase-Aktivität – und damit beschleunigter Konversion in Dopamin – abschwächen. Deshalb sind therapeutische Pyridoxindosen im Rahmen der Parkinson-Therapie mit L-Dopa kontraindiziert.

3.3.8.4 Hyperoxalurie

Die primäre Hyperoxalurie vom Typ I ist eine genetisch bedingte Enzymopathie, die mit Calciumoxalatstein-bedingten schweren Nierenschäden einhergeht. Das pathogenetische Prinzip beruht auf einem Defekt der peroxisomalen Alanin-Glyoxylat-Aminotransferase, die Glyoxylat in Glycin umwandelt (Danpure et al. 1987, Bässler 1989). Durch den Defekt akkumuliert Glyoxylat, das aus Ethylenglycol, Glycolaldehyd und Glycolsäure oder aus Hydroxyprolin entsteht, und wird vermehrt zu Oxalat oxidiert. An der für die Beseitigung von Glyoxylat entscheidenden Aminotransferase kann entweder die Bindungsstelle für Pyridoxalphosphat so verändert sein, daß sehr hohe Coenzym-Konzentrationen für die Wirkung erforderlich sind, dann ist die Behandlung mit pharmakologischen Dosen von Pyridoxin (150–1000 mg/Tag) erfolgreich, oder sie ist so verändert, daß das Coenzym überhaupt nicht gebunden werden kann (Watts et al. 1987), dann ist die Oxalose Pyridoxin-resistent. Die Beobachtungen bei dieser Erkrankung haben zum Verständnis des Oxalatstoffwechsels beigetragen und stehen im Einklang mit der Tatsache, daß im Pyridoxinmangel vermehrt Glyoxylat und Oxalat anfallen (El-Habet et al. 1987), weil die Alanin-Glyoxylat-Aminotransferase, ein Pyridoxalphosphatabhängiges Enzym, nicht ausreichend wirksam ist.

3.3.8.5 Angeborene Störungen im Aminosäurestoffwechsel

Einige seltene familiäre Störungen im Aminosäurestoffwechsel sprechen teilweise erfolgreich auf hohe Pyridoxingaben an. Bei der Homocystinurie liegt ein genetischer Defekt der Cystathionin-β-Synthase
und bei der Cystathioninurie eine Störung der Cystathionin-γ-Lyase
vor. Beide Enzyme benötigen Pyridoxalphosphat als Coenzym. Therapieerfolge lassen sich teilweise mit sehr hohen Pyridoxin-Tagesdosen im Bereich von 250–1200 mg erzielen (Bässler 1988).

3.3.8.6 Anhaltspunkte für eine adjuvante Therapie

Beim Karpaltunnel-Syndrom (KTS) handelt es sich um eine chronische
Kompression des Nervus medianus, die mit sensiblen und motorischen Ausfällen sowie Schmerzattacken einhergeht. Insbesondere die
Arbeitsgruppe um Ellis und Folkers (1989) führt den überwiegenden
Teil der KTS-Fälle auf ein Pyridoxin-Defizit zurück. Die Symptome
des KTS korrelieren häufig mit der Aktivität der erythrozytären
Aspartat-Aminotransferase. 100–200 mg Vitamin B₆ pro Tag über
12 Wochen linderten die KTS-Symptome bei dem überwiegenden Teil
der betroffenen Patienten (Ellis 1987). Andere Arbeitsgruppen konnten jedoch keinen Pyridoxin-Mangel beim KTS feststellen. Guzman et
al. (1989) beobachteten bei keinem der 12 untersuchten KTS-Patienten
einen klinischen bzw. biochemischen Pyridoxinmangel. Allerdings
führte die 12wöchige Verabreichung von täglich 150 mg Vitamin B₆
zu einer statistisch signifikanten Verbesserung subjektiver wie elektro-
physiologischer Parameter.
Basierend auf biochemischen Ergebnissen, daß Vitamin B₆ als Coenzym in die Biosynthese von Serotonin und Dopamin eingreift und eine
verminderte Funktion PALP-abhängiger Enzyme Stoffwechselstörungen zur Folge hat, bot sich u.a. Vitamin B₆ beim prämenstruellen
Syndrom (PMS) an. Hierbei handelt es sich um einen somatischen und
emotionalen Symptomenkomplex. Die Ätiologie des PMS ist noch
weitgehend unklar, weshalb auch die unterschiedlichsten Therapie-
maßnahmen (physikalische, psychotherapeutische, hormonelle, Diuretika u.a.) zur Anwendung kommen. Meist handelt es sich um eine
Fülle von z.T. interindividuell unterschiedlichen Symptomen. Das
vorliegende klinische Erkenntnismaterial rechtfertigt eine versuchsweise Anwendung von Vitamin B₆ beim PMS, obwohl die derzeitigen
Ergebnisse z.T. widersprüchlich sind. Die wesentlichsten Studien wurden mit Pyridoxin-Tagesdosen von 40–500 mg durchgeführt (Gunn
1985). In einigen Studien läßt sich eine eindeutige Dosis-Wirkungsbe-

ziehung verifizieren. So konnte in einer retrospektiven Studie an über 600 Patienten der Grad der Symptomenverbesserung mit der Pyridoxin-Tagesdosis in Beziehung gebracht werden (Brush et al. 1988). Bei einer Tagesdosis von 40 mg zeigten 24% der PMS-Patienten einen guten Therapieerfolg, nach 100 mg pro Tag 41% und nach 200 mg pro Tag 58% der Patientinnen. Auch in Placebo-kontrollierten Doppelblindstudien läßt sich ein klinisch relevanter Pyridoxin-Effekt auf die typischen PMS-Symptome wie depressive und aggressive Verstimmung, Brustbeschwerden, Ödeme (Lauritzen 1988) bzw. auf den globalen Therapieerfolg (Williams et al. 1985) sichern. Vermutet wird derzeit, daß Pyridoxin den Gestagen-Östrogen-Quotienten über einen beschleunigten hepatischen Abbau der Östrogene erhöht. Dies steht im Einklang mit der Abnahme des hepatischen Konjugation der Östrogene im Pyridoxinmangel. Auch scheint eine gesteigerte Bereitstellung der beiden Neurotransmitter Dopamin und Serotonin durch Pyridoxin naheliegend und könnte zumindest einen Teil der Beeinflussung von Symptomen erklären.

3.3.9 Behandlung des Pyridoxinmangels

3.3.9.1 Prophylaxe

Eine prophylaktische Pyridoxin-Substitution ist bei Risikopatienten wie z.B. Schwangeren, Stillenden, Hämodialyse-Patienten angezeigt. Bei diesen Fällen wie auch Personen mit einem biochemisch nachgewiesenen Vitamin-B_6-Mangel sind Tagesdosen im Bereich von 1,5–25 mg (das ca. 1- bis 10fache DGE-Tageszufuhrempfehlungen) angemessen (Monographie Vitamin B_6 1988).

3.3.9.2 Therapie

Für Patienten, die eine chronische Behandlung mit Vitamin-B_6-Antagonisten erfahren, sind Tagesdosen im Bereich von 20–300 mg täglich zu empfehlen. Unsicher ist nach wie vor die Dosierung bei der Hyperoxalurie. Positive Therapieerfolge wurden mit Pyridoxin-Tagesdosen im Bereich von 100–300 mg über 2–3 Monate erzielt (Yendt und Cohanim 1988).
Zur oralen Therapie von Vitamin-B_6-Mangel-bedingten Krämpfen im Neugeborenen- und Säuglingsalter werden 0,5–4 mg/kg KG empfohlen (Vitamin-B_6-Monographie 1988).
Die versuchsweise Behandlung beim prämenstruellen Syndrom und

Karpaltunnel-Syndrom kann mit Tagesdosen von 100–200 mg durchgeführt werden. Da es sich um eine langfristige Behandlung handelt, sollten Dosen über 0,6 g wegen neurotoxischer Nebenwirkungen nicht überschritten werden (Pietrzik und Hages 1988, 1991). Eine parenterale Pyridoxin-Therapie kann zur raschen Aufsättigung bei manifesten Mangelzuständen wie bei Malabsorptionssyndrom und bei Neuropathien erfolgen. Die Tagesdosis beträgt hier bis zu 300 mg.

Bei den seltenen genetisch bedingten Stoffwechselstörungen wie Cystathioninurie und Homocystinurie sind hohe Pyridoxindosen von 250–1200 mg/Tag erforderlich.

Literatur

Ahmed, f., Bamji, M.S., Iyengar, L.: Effect of oral contraceptive agents on vitamin nutrition status. Am. J. Clin. Nutr. 28 (1975), 606–615.

Bässler, K.H.: Vitamine, 3. Auflage, Steinkopff-Verlag, Darmstadt 1989, 42–44.

Bässler, K.H.: Megavitamin therapy with pyridoxine. Intern. J. Vit. Nutr. Res. 58 (1988), 105–118.

Bässler, K.H.: Nutzen und Gefahren einer Megavitamintherapie mit Vitamin B₆. Dt. Ärztebl. 86, (1989) 46.

Bermond, P.: Therapy of side effects of oral contraceptive agents with vitamin B₆. Acta Vitaminol. Enzymol. 4 (1982), 45–54.

Bosse, T.R., Donald, E.A.: The vitamin B₆ requirement in oral contraceptive users I. Assessment by pyridoxal level and transferase activity in erythrocytes. Am. J. Clin. Nutr. 32 (1979), 1015–1032.

Brush, M.G., Bennett, T., Hansen, K.: Pyridoxine in the treatment of premenstrual syndrome: a retrospective survey in 630 patients. Br. J. Clin. Pract. 42 (1988), 448–452.

Bundeslebensmittelschlüssel für Verzehrserhebungen (BLS). Version II 1990. Bundesgesundheitsamt.

Casciato, D.A., McAdam, L.P., Kopple, J.D., Bluestone, R., Goldberg, L.S., Clements, P.J., Knutson, D.W.: Immunologic abnormalities in hemodialysis patients: improvement after pyridoxine therapy. Nephron 38 (1984), 9–16.

Danpure, C.J., Jennings, P.R., Watts, R.W.E.: Enzymological diagnosis of primary hyperoxaluria type I by measurement of the alanin: glyoxylate aminotransferase activity. Lancet 1987, 1: 289–291.

Deutsche Gesellschaft für Ernährung: Ernährungsbericht 1984. Umschau-Verlag, Frankfurt 1984.

Deutsche Gesellschaft für Ernährung: Empfehlungen für die Nährstoffzufuhr. Umschau-Verlag, Frankfurt 1991.

Deutsche Gesellschaft für Ernährung: Ernährungsbericht 1988. Umschau-Verlag, Frankfurt 1988.

Driskell, J. A.: Vitamin B_6. In: Handbook of Vitamins, Ed. L. J. Machlin, Marcel Dekker Inc., New York Basel 1991.

El-Habet, A.E., El-Sewedy, S.M., El-Sharaky, A., Gaafar, N.K., Abdel-Rafee, A., Homoud, F.: Biochemical studies on bilharzial and nonbilharzial hyperoxaluria: effect of pyridoxine and allopurinol treatment. Bioch. Med. Metab. Biol. 389 (1987), 1–8.

Ellis, J.M.: Treatment of Carpaltunnel-Syndrome with Vitamin B_6. South. Med. J. 80 (1987), 882–884.

Ellis, J.M., Folkers, K.: Vitamin B_6 halts progression of thenar muscle atrophy in carpal tunnel syndrome (CTS). NYAS, Intern. Conf. on pyridoxine, 10.–12. April 1989.

Friedrich, W.: Handbuch der Vitamine, Hrsg.: W. Friedrich, Urban und Schwarzenberg-Verlag, München–Wien–Baltimore 1987.

Gäng, V., Schulz, R.-J., Kult, J., Heidland, A.: Vitamin-B_6-Mangel und Substitution bei chronischer Urämie. Klin. Wschr. 53 (1975), 335–338.

Gunn, A.D.G.: Vitamin B_6 and the premenstrual syndrome. Int. J. Vit. Nutr. Res. 27 (1985), 213–224.

Guzman, F.J.L., Gonzalez-Buitrago, J.M., de Arriba, F., Mateos, F., Moyano, J.C., Lopez-Alburquerque, T.: Carpaltunnel-syndrome and Vitamin B_6. Klin. Wschr. 67 (1989), 38–41.

Harrison, A.R., Kasidas, G.P., Rose, G.A.: Hyperoxaluria and recurrent stone formation apparently cured by short courses of pyridoxine. Br. Med. J. 282 (1981), 2097–2098.

Heseker, H.: Stoffwechsel und Funktion der Vitamin B_1, B_6 und B_{12}. In: Klinische Bedeutung von Vitamin B_1, B_6, B_{12} in der Schmerztherapie, Steinkopff-Verlag, Darmstadt 1988.

Ink, S.L., Mehansho, H., Henderson, L.V.M.: The binding of pyridoxal to hemoglobin. J. biol. Chem. 257 (1982), 4753–4757.

IUPAC-IUB. Commission on biochemical nomenclature. Eur. J. Biochem. 40 (1973), 325.

Kopple, J.D., Wolfson, M.: Vitamin B_6 nutriture in chronic renal disease. In: Clinical and physiological applications of vitamin B_6, Eds.: Leklem and Reynolds, Alan R. Liss. Inc., New York 1988, 263–278.

Kretsch, M.J., Sauberlich, H.E., Johnson, H.L., Skala, J.H.: Feder. Proc. 41 (1982), Abstr. 52.

Lauritzen, Ch.: Die Behandlung des prämenstruellen Syndroms. Z. Allg. Med. 64 (1988), 275–278.

Linkswiler, H.: Biochemical and Physiological Changes in Vitamin B_6 deficiency. Am. J. Clin. Nutr. 20/6 (1967), 547–557.

Mehansho, H., Henderson, L.M.: Transport and accumulation of pyridoxine and pyridoxal by erythrocytes. J. Biol. Chem. 255 (1980), 11901–11907.

Monographie Vitamin B₆. Bundesanzeiger Nr. 84 vom 04. 05. 1988.

Nutrition Reviews 38 (1980), 350–352.

NVS (Die nationale Verzehrsstudie), Ergebnisse der Basisauswertung. Wirtschaftsverlag NW, Bremerhaven 1991.

Pharmazeutische Stoffliste. 7. Auflage, Arzneibüro der Bundesvereinigung Deutscher Apothekerverbände (ABDA), Werbe- und Vertriebsgesellschaft Deutscher Apotheker mbH, Frankfurt/Main 1987.

Pietrzik, K., Hages, M.: Mögliche Nebenwirkungen von Vitamin B₁, B₆ und B₁₂ in einem vorgegebenen Dosierungsbereich. In: Klinische Bedeutung von Vitaminen B₁, B₆, B₁₂ in der Schmerztherapie. Herausgegeben von N. Zöllner et al., Steinkopff Verlag, Darmstadt 1988.

Pietrzik, K., Hages, M.: Nutzen-Risiko-Bewertung einer hochdosierten B-Vitamintherapie. In: Pharmakologie und klinische Anwendung hochdosierter B-Vitamine. Herausgegeben von N. Rietbrock, Steinkopff Verlag, Darmstadt 1991.

Recommended Dietary Allowances 1989. 10th Edition; National Academy Press, Washington.

Roepke, J.L.B., Kirksey, A.: Vitamin B₆ nutriture during pregnancy and lactation II. The effect of long-term use of oral contraceptives. Am. J. Clin. Nutr. 32 (1979), 2257, 2264.

Souci, S.W., Fachmann, W., Kraut, H.: Die Zusammensetzung der Lebensmittel. Nährwert-Tabellen 1986/87. Wissenschaftl. Verlagsgesellschaft mbH, Stuttgart 1989.

Tolonen, M., Schrijver, J., Westermarck, T., Halme, M., Touminen, S.E.J., Frilander, A., Keinonen, M., Sarna, S.: Vitamin B₆ status of finnish elderly. Comparison with dutch younger adults and elderly. The effect of supplementation. Intern. J. Vit. Nutr. Res. 58 (1988), 73–77.

Watts, R.W.E., Calne, R.Y., Rolles, K., Danpure, C.J., Morgan, S.H., Williams, R., Mansell, M.A., Purkiss, P.: Successful treatment of primary hyperoxaluria type I by combined hepatic and renal transplantation. Lancet 1987, 2: 474–475.

Williams, M.J., Harris, R.I., Dean, B.C.: Controlled trial of pyridoxine in the premenstrual syndrome. J. Int. Res. 13 (1985), 174–179.

Yendt, E.R., Cohanim, M.: Hyperoxaluria in idiopathic oxalate nephrolithiasis. In: Clinical and physiological applications of Vitamin B₆, Eds.: Leklem and Reynolds, Alan R. Liss, Inc., New York 1988, 229–244.

3.4 Cobalamin (Vitamin B$_{12}$)

3.4.1 Chemie

Das Grundgerüst von Vitamin B$_{12}$ ist das fast flache Corrin-Ring-System, eine porphyrinähnliche Verbindung, bestehend aus vier reduzierten Pyrrol-Ringen (A, B, C, D bezeichnet), mit einem zentralen Kobaltatom. Die Ringe A und D sind im Gegensatz zum Porphyrin direkt und die Ringe B und C über eine Methinbrücke verbunden. Das zentrale Kobaltatom ist fest an den vier N-Atomen der Pyrrol-Ringe und als fünfter Ligand außerhalb des Corrin-Ringes mit dem Stickstoff des 5,6-Dimethylbenzimidazol gebunden (Abb. 3-13). Die Substitution am sechsten Liganden des Kobaltatoms führt durch CN$^-$ zum Cyanocobalamin, durch OH$^-$ zum Hydroxocobalamin, durch H$_2$O zum Aquocobalamin, durch NO$_2$ zum Nitrocobalamin, durch CH$_3$ zum Methylcobalamin und durch 5-Desoxyadenosyl zum Adenosylcobalamin (Ellenbogen 1984). Die Kobalt-Liganden OH$^-$ und H$_2$O befinden sich im neutralen Milieu im Gleichgewicht. Vitamin B$_{12}$ ist ein Sammelbegriff für eine Reihe unterschiedlich substituierter Corrinoide mit biologischer Wirkung beim Menschen. Sie werden auch Cobalamine genannt. Für die Strukturaufklärung mittels Röntgenanalyse erhielt Dorothy Hodgkin 1964 den Nobelpreis (Hodgin et al. 1956).

Therapeutisch spielen von den aufgeführten Derivaten nur Cyanocobalamin (CAS-Nr.: 68-19-9; Molekülmasse 1355,40) und Hydroxocobalamin (CAS-Nr.: 13422-51-0; Molekülmasse 1346,40) eine Rolle. Es sind Vorstufen (Prodrugs), die im Organismus erst zu den aktiven Coenzymen Methylcobalamin oder 5'-Adenosylcobalamin umgewandelt werden. Wegen der besseren Stabilität in der jeweiligen Arzneiform wird Cyanocobalamin dem Hydroxo- bzw. dem im Gleichgewicht stehenden Aquocobalamin vorgezogen. Corrinoide werden im allgemeinen als primitive Coenzyme angesehen, da anaerob und im Dunkeln lebende Wesen viele Vitamin-B$_{12}$-abhängige Enzymsysteme besitzen, während höhere Pflanzen weitgehend Vitamin-B$_{12}$-unabhängig sind und den Vitamin-B$_{12}$-Coenzymen bei höher entwickelten Tieren und Menschen nur noch bei drei Reaktionen eine vitale Bedeutung zukommt.

Cyano- bzw. Hydroxocobalamin sind in stark polaren Lösungsmitteln, vor allem Wasser, niederen aliphatischen Säuren, Phenolen löslich, praktisch unlöslich in Aceton, Chloroform, Ether; empfindlich

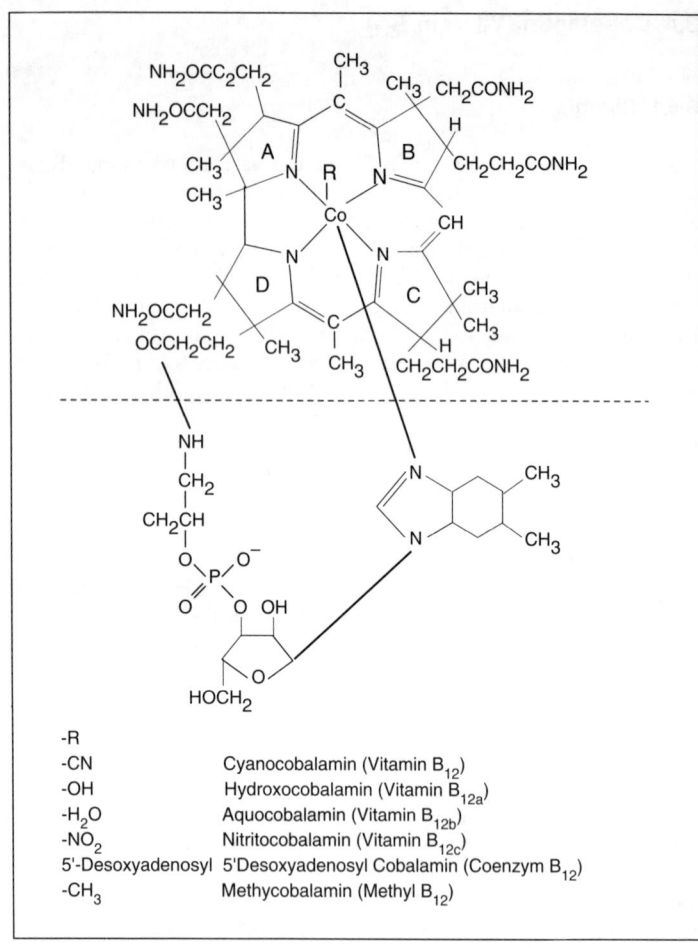

Abb. 3-13: Strukturformel von Cobalamin und Derivaten

gegen Licht und sollten luftdicht verschlossen sowie kühl aufbewahrt werden (Pharmazeutische Stoffliste 1990). Die Cobalamine und ihre natürlichen Derivate haben eine rote, orange-rote bzw. gelbe Farbe.

3.4.2 Vorkommen

Mikroorganismen scheinen die einzigen Lebewesen zu sein, die Vitamin B_{12} synthetisieren können. Somit wird bei verschiedenen Tierarten (Species-spezifisch) über die enterale Synthese (Darmflora) ein mehr oder weniger entscheidender Beitrag zur Bedarfsdeckung geleistet. Bei vielen Tieren (Herbivoren) reicht die enterale Eigensynthese (bzw. gastroenterale Synthese bei Wiederkäuern) völlig aus, Carnivoren decken ihren Bedarf nicht nur über die Synthese durch die Darmflora, sondern gleichzeitig durch die Vitamin-B_{12}-Aufnahme mit Fleisch.

Der Mensch kann enteral (Dickdarm) synthetisiertes Vitamin B_{12} nur unzureichend ausnutzen und ist deshalb auf die zusätzliche Aufnahme

Tab. 3-11: Cobalaminvorkommen in verschiedenen Lebensmitteln nach Bundeslebensmittelschlüssel (BLS) 1990 und Souci, Fachmann, Kraut (SFK) 1989.

		BLS	SFK
		μg/100 g	
Schweinefleisch	Leber	25,0	39,0
	Muskelfleisch	3,0	5,0
	Niere	14,0	15,0
Rindfleisch	Leber	70,0	65,0
	Muskelfleisch	2,0	5,0
	Niere	31,0	33,4
Kalbfleisch	Leber	80,0	60,0
	Muskelfleisch	2,0	2,0
	Niere	25,0	25,0
Fisch	Kabeljau	0,8	0,53
	Hering	10,8	8,5
	Forelle	4,9	*
Käse	Frischkäse	0,9	0,66
	Gorgonzola	1,2	1,2
Vollmilch		0,4	0,42
Eier		2,5	0,84–3,13

von Vitamin B_{12} mit der Nahrung angewiesen. Wesentliche Cobalaminquellen, die zur Bedarfsdeckung beitragen, sind tierische Produkte, vor allem Leber, Niere, Herz, aber auch Eier und Milch. Cobalamin-reiche Lebensmittel sind in Tab. 3-11 aufgeführt (Souci et al. 1989, BLS 1990).

Rein vegetarische Kost ist nahezu frei von Vitamin B_{12}. Einzelne Pflanzenteile können Spuren von Vitamin B_{12} enthalten, wenn sie in Symbiose, z.b. mit Knollenbakterien, leben, die Vitamin B_{12} synthetisieren, und dies von der Pflanze aufgenommen wird. In vergorenen Produkten pflanzlicher Herkunft (z.B. Sauerkraut, Bier) sind ebenfalls Spuren von Vitamin B_{12} enthalten. Das gelegentliche und sehr geringe Vorkommen in Pflanzen leistet jedoch nur einen unzureichenden Beitrag zur Bedarfsdeckung.

3.4.3 Stoffwechsel und Pharmakokinetik von Vitamin B_{12}

Vitamin B_{12} kann nur durch bestimmte Mikroorganismen synthetisiert werden und kommt, von bestimmten Blaualgen abgesehen, nicht im Pflanzenreich, sondern nur in Mikroorganismen und tierischen Erzeugnissen vor. Für den Transport und die Speicherung von Vitamin B_{12} sind spezifische Vitamin-B_{12}-bindende Proteine erforderlich (Abb. 3–14). Extrazellulär sind es der Intrinsic-Faktor (IF), Transcobalamin (TC), Haptocorrine (HC) (ein Glykoprotein, auch als R-Protein bezeichnet, R = elektrophoretisch schneller wandernd), die Membran-gebundenen IF-TC-Rezeptoren und intrazellulär die Methylmalonyl-CoA-Mutase und Methionin-Synthase. Aus der Nahrung durch Ansäuern oder Proteolyse freigesetztes Cobalamin wird sowohl an den Intrinsic-Faktor als auch an R-Proteine gebunden. Nach Spaltung der Haptocorrin-Cobalamin-Verbindung durch Pankreastrypsin erfolgt die Bindung an IF (Friedrich 1987). Die Resorption von Vitamin B_{12} geschieht über einen aktiven und passiven Mechanismus:

– Die aktive Resorption erfolgt nach Bindung von Vitamin B_{12} an den Castleschen Intrinsic-Faktor (Berk et al. 1948), ein Glykoprotein mit einem Molekulargewicht von 60000 Dalton, das von den Parietalzellen der Magenschleimhaut gebildet wird. Dieser Cobalamin-Intrinsic-Faktorkomplex wird zum Ileum transportiert und energieabhängig an spezifische Rezeptoren in den Microvilli-Membranen der Enterozyten des Ileum gebunden. Nach Abdissoziierung von Cobalamin vom IF-Cobalamin-Komplex durch den «Releasing-Faktor», ein Ca^{2+} und ATP erfordernder Prozeß, erfolgt die Aufnahme in die Mucosazelle.

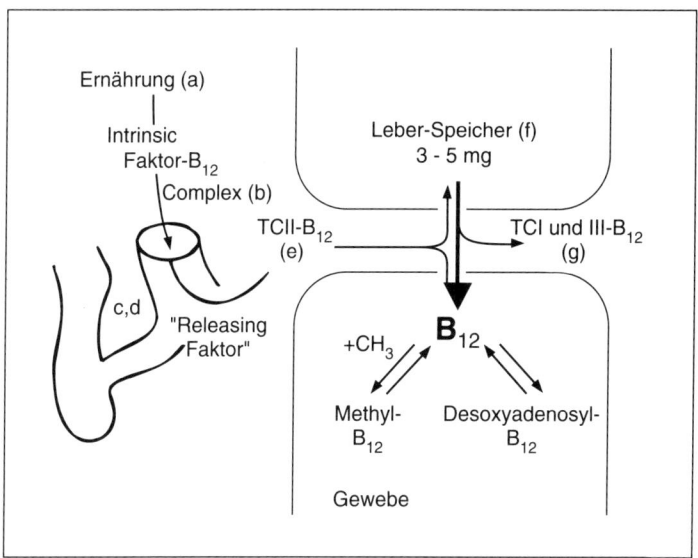

Abb. 3-14: Schematische Darstellung der Resorption von Vitamin B_{12}

– Unabhängig von IF kann Vitamin B_{12} durch einen unspezifischen Mechanismus über den Magen-Darm-Trakt oder Schleimhäute in den Blutstrom gelangen. Hierzu sind jedoch hohe Dosen erforderlich, wobei nur etwa 1% der applizierten Menge resorbiert wird (Heinrich 1967).

Das Ausmaß an resorbiertem Vitamin B_{12} hängt von der Menge an IF, der exkretorischen Pankreas-Funktion und der Rezeptordichte im Ileum ab. Maximale Plasmaspiegel treten etwa 4–8 Stunden nach oraler Applikation auf. Aufgrund eines enterohepatischen Kreislaufs werden die täglich 3–8 μg mit der Galle ausgeschiedenen Mengen an Cobalamin rückresorbiert. Dies ist ein Grund dafür, daß bei Veganern erst nach jahrelanger einseitiger Ernährung mit einem Vitamin-B_{12}-Mangel zu rechnen ist. Andererseits wird nach Gastrektomie bzw. bei Perniziosa-Patienten der Vitamin-B_{12}-Vorrat durch den Ausfall des enterohepatischen Kreislaufs schneller aufgebraucht. Das im unteren Teil des Verdauungstraktes aufgrund einer bakteriellen Besiedlung gebildete Vitamin B_{12} wird kaum resorbiert, sondern mit dem Stuhl ausgeschieden.

Im Blut ist Vitamin B$_{12}$ zum größten Teil an Transcobalamin, ein β-Globulin, gebunden. Dieses Transportprotein erleichtert die Aufnahme von Vitamin B$_{12}$ vor allem in die Leber und in die verschiedenen Zellen. Gewebszellen besitzen Rezeptoren für den Transcobalamin-Cobalaminkomplex, der in Anwesenheit von Ca^{2+} durch Endozytose in die Zellen aufgenommen und aus dem Cobalamin freigesetzt wird. Bei Mischkost-ernährten gesunden Erwachsenen enthalten die Leber ca. 1,7 mg B$_{12}$, die Skelettmuskulatur ca. 2,7 mg B$_{12}$ und die übrigen Organe und Gewebe insgesamt ca. 0,6 mg B$_{12}$. Je nach B$_{12}$-Zufuhr liegt der Gesamtkörperbestand an Vitamin B$_{12}$ zwischen 2−5 mg, die mit einer mittleren biologischen Halbwertszeit von 485 Tagen bzw. einer metabolischen Umsatzrate von 0,143 %/Tag ausgeschieden werden. Für die Aufrechterhaltung eines hohen Gesamt-B$_{12}$-Gehaltes von 5 mg wäre eine tägliche Aufnahme von 7,2 μg B$_{12}$ und für die eines Gesamtkörper-B$_{12}$-Gehaltes von ca. 2 mg eine tägliche Aufnahme von ca. 2,9 μg B$_{12}$ erforderlich (Heinrich und Gabbe 1990). Die hohen Körperbestände und die geringe Turn-over-Rate (2 μg/Tag) sind Ursachen dafür, daß Vitamin-B$_{12}$-abhängige Krankheitssymptome erst Jahre nach einer Gastrektomie bzw. bei strikt vegetarisch lebenden Personen auftreten. In der Leber erfolgt die Umwandlung und Speicherung der aktiven Coenzyme Methylcobalamin und 5-Desoxyadenosylcobalamin.

Beim Menschen kommt es zur Vitamin-B$_{12}$-Hypo- bzw. -Avitaminose, wenn durch pathologische Veränderungen im Gastrointestinaltrakt die Resorption gestört und die Speicher erschöpft sind. Ursachen sind u. a. (Abb. 3-14): (a) langjährige Mangel- und Fehlernährung bei Vegetariern, (b) Gastrektomie, Hypo- bzw. Achlorhydrie, Mangel an Intrinsic-Faktor, (c) Blindloop, intestinale Infektionen, pathologische Darmflora, selektiv angeborene B$_{12}$-Resorptionsstörung, (d) Imerslund-Gräsbeck-Syndrom, gestörte Spaltung des B$_{12}$-Haptocorrin-Komplexes im Duodenum bei Trypsinmangel, (e) kongenitales Fehlen von Transcobalamin, (f) Erschöpfung der Speicher in der Leber, (g) Anwesenheit hoher Plasmaspiegel an Transcobalamin, (h) gestörte Methylcobalamin-Bildung durch Mangel an Folsäure sowie Beeinflussung der Resorption und Verwertung durch verschiedene Pharmaka, Alkohol und Tabakrauch (Hillman 1980).

Nach Untersuchungen von Heinrich aus dem Jahre 1967 wird die nach oraler Aufnahme von 0,1−500 μg [60]-Co-Cyanocobalamin-resorbierte ^{60}Co-Vitaminmenge im Gesamtkörper quantitativ retiniert und entspricht exakt der intestinalen ^{60}Co-Vitamin B$_{12}$-Resorption. Durch Überschreiten der Retentionskapzität wird mit zunehmender Dosis ein immer größerer Anteil des resorbierten Vitamin B_{12} im Harn ausgeschieden. Nach 1000 µg verabreichten Cyanocobalamin werden von den resorbierten 9,6 µg Vitamin B_{12} noch 94% (9,06 µg) retiniert und 6% (0,54 µg) renal eliminiert. Mit steigender oraler Dosis sinkt der vom Gesamtkörper retinierte Anteil an resorbiertem Vitamin B_{12} von 94% auf 47% und der renal eliminierte Anteil steigt entsprechend von 6 auf 53% an. Bei normaler Produktion und Sekretion von Intrinsic-Faktor werden aus oral verabreichtem Vitamin B_{12} trotz steigender Dosen maximal nur 1,5 µg mit Hilfe des IF resorbiert. Umgekehrt steigt der diffusionsbedingte Anteil dosisabhängig bis zu 0,9% der oral verabreichten Menge an. So werden nach oraler Verabreichung von 1000 µg Vitamin B_{12} über den Intrinsic-Faktor nur noch 14% (1,5 µg) und Diffusions-bedingt bereits 86% (9 µg) resorbiert. Nach oraler Verabreichung von 10000 µg Vitamin B_{12} beträgt die Diffusions-bedingte Gesamtresorption 98% und nach 100000 µg 99,8% an der Gesamtresorption. Ursache der begrenzten IF-abhängigen Vitamin-B_{12}-Resorption ist die limitierte Inkorporierungs-Kapazität der Ileum-Mukosa für den Vitamin-B_{12}-Intrinsic-Faktorkomplex.

Aufgrund der geringen Resorption von Cyanocobalamin zwischen 1–3% ist eine orale Anwendung von Vitamin B_{12} im Rahmen der Therapie zu unsicher und kommt höchstens für zuverlässige Patienten in Frage, deren Vitamin-B_{12}-Spiegel kontinuierlich überprüft wird. Als tägliche orale Dosis werden 0,3–1,0 mg Cyanocobalamin empfohlen.

Aufgrund physikalisch-chemischer Eigenschaften unterscheiden sich Cyanocobalamin und Hydroxocobalamin nach parenteraler Verabreichung im Hinblick auf Ausscheidung und Retention. Im Dosisbereich zwischen 50 und 1000 µg wird Hydroxocobalamin nach intramuskulärer Injektion deutlich besser retiniert. Die Retentionsrate steigt von 1,12 nach 50 µg auf 3,65 nach 1000 µg an (Heinrich und Gabbe 1990). Durch die geringere Proteinbindung fällt der Plasmaspiegel nach parenteraler Verabreichung von 1000 µg Cyanocobalamin rasch mit einer Halbwertszeit von ca. 7 Stunden ab. Innerhalb der ersten 6 Stunden werden ca. 67%, in den folgenden 6 Stunden weitere 13% und in den anschließenden 12 Stunden noch ca. 3% renal ausgeschieden (Loew 1991). Aufgrund von pharmakokinetischen Berechnungen deckt 1 mg Cyanocobalamin den Vitamin-B_{12}-Bedarf für etwa 1 Monat, so daß zur Erhaltung monatliche Injektionen zwischen 0,5 und 1 mg erforderlich sind. Da Hydroxocobalamin stärker an Protein gebunden wird, resultieren länger anhaltende Plasmaspiegel, eine geringere renale Ausscheidung und eine höhere Retention und nach Mehrfachgabe (Abb. 3-15a) eine Kumulation (Loew 1991). Die Elimi-

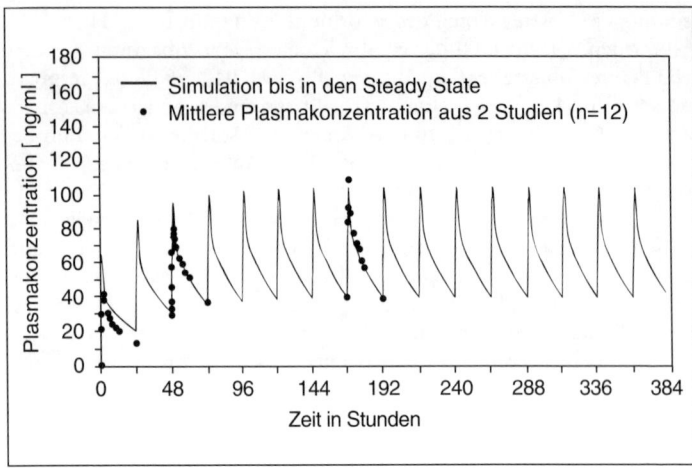

Abb. 3-15a: Plasmakonzentration von Vitamin B$_{12}$ nach tägl. 1 mg Hydroxocobalamin i.m. am 1., 3. und 8. Tag

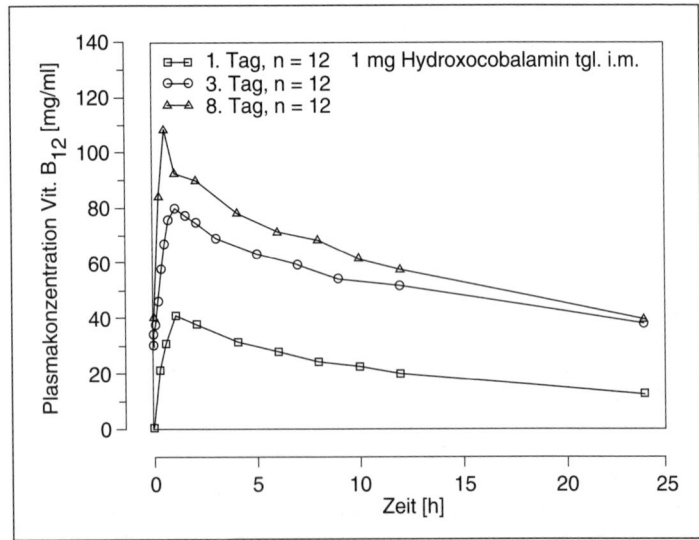

Abb. 3-15b: Plasmakonzentration von Vitamin B$_{12}$ nach tägl. 1 mg Hydroxocobalamin i.m. am 1., 3. und 8. Tag

nationsphase von parenteral verabreichtem Hydroxocobalamin verläuft biphasisch. Die erste Verteilungsphase ist nach 5–7 Stunden abgeschlossen. In der anschließenden terminalen Eliminationsphase fallen die Konzentrationen langsamer ab. Die terminale Eliminationshalbwertszeit liegt zwischen 21 und 29 Stunden. Die Approximation bis in den Steady State ergibt, daß nach 6–7 Injektionen ein Sättigungsplateau erreicht ist (Abb. 3-15b). Nach Abschätzung der Gesamtbilanz ergibt sich somit, daß nach i.m.-Injektion von 1 mg Hydroxocobalamin etwa 0,3 mg in körpereigene Vitamin-B_{12}-Depots überführt werden. Bei einem Tagesbedarf von 2–5 µg Vitamin B_{12} deckt damit 1 mg Hydroxocobalamin den Bedarf von etwa 100 Tagen ab. Nach Aufsättigung des Organismus sind zur Erhaltungstherapie etwa alle 3 Monate Injektionen von 0,5 bis 1 mg Hydroxocobalamin erforderlich (Loew et al. 1988, Heinrich und Gabbe 1990).

3.4.4 Biochemische Funktionen

Es gibt zahlreiche Vitamin-B_{12}-abhängige Stoffwechselreaktionen in Mikroorganismen, aber bei Säugetieren und beim Menschen kennt man nur drei. An diesen Reaktionen sind zwei verschiedene Coenzym-Formen von Vitamin B_{12} beteiligt, die in getrennten Zellkompartimenten gebildet werden und wirksam sind: Methylcobalamin im Cytosol und Adenosylcobalamin in den Mitochondrien. Bei diesen Coenzymen ist der Rest R am Kobaltatom des Cobalamin (Abb. 3-13) entweder durch eine Methylgruppe oder durch einen Adenosylrest (Abb. 3-16) ersetzt.

Cobalamin wird als Komplex mit Transcobalamin nach Bindung an einen Rezeptor in Gegenwart von Ca^{2+}-Ionen durch Endocytose in die Zellen aufgenommen. Dort wird Transcobalamin in den Lysosomen proteolytisch abgebaut und Cobalamin als Cbl^{3+} (3-wertiges Kobalt) ins Cytosol freigesetzt und anschließend zu Cbl^{2+} reduziert, welches dann entweder im Cytosol in Methylcobalamin oder nach Transport in die Mitochondrien in Adenosylcobalamin umgewandelt wird.

Enzymgebundenes Methylcobalamin ist Methylgruppenüberträger bei der Synthese von Methionin aus Homocystein, bei welcher Methyltetrahydrofolsäure der eigentliche Methyldonator ist. An dieser Reaktion ist außerdem S-Adenosylmethionin in katalytischen Mengen beteiligt. Es dient entweder als Aktivator der Methionin-Synthase oder es ist erforderlich zur erstmaligen Methylierung des Cobalamins. Ferner ist ein reduzierendes System beteiligt, welches Cbl^{1+}, das im

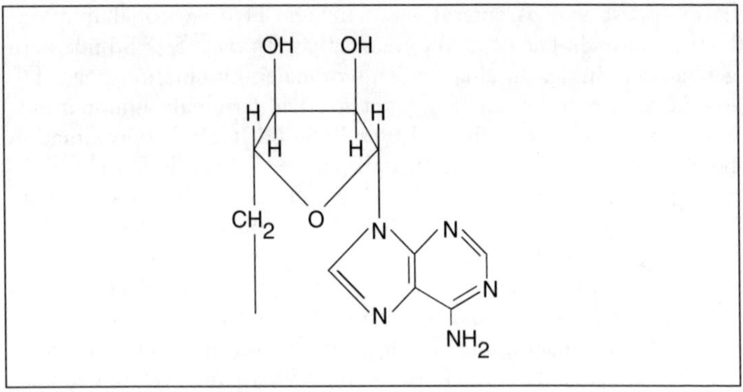

Abb. 3-16: Der 5'-Desoxyadenosylrest des Adenosylcobalamins

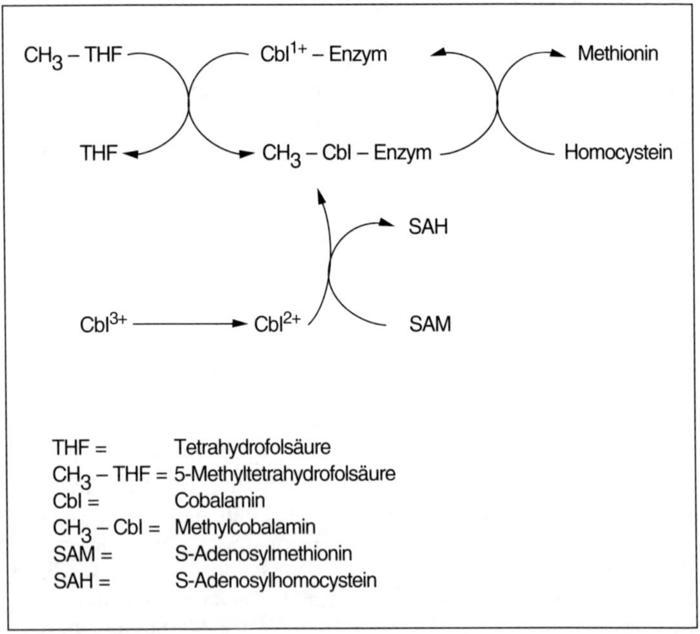

THF =	Tetrahydrofolsäure
CH$_3$ – THF =	5-Methyltetrahydrofolsäure
Cbl =	Cobalamin
CH$_3$ – Cbl =	Methylcobalamin
SAM =	S-Adenosylmethionin
SAH =	S-Adenosylhomocystein

Abb. 3-17: Die Beteiligung von Cobalamin an der Methioninsynthese aus Homocystein

Laufe mehrerer Methylierungszyklen spontan zu Cbl^{2+} oder Cbl^{3+} oxidiert wird, in reduziertem Zustand enthält. Abb. 3-17 zeigt schematisch den Methylierungsprozeß.

Adenosylcobalamin entsteht in den Mitochondrien aus Cobalamin nach Reduktion von Cbl^{2+} zu Cbl^{1+} (mitochondriales reduzierendes System) durch Adenosyltransfer von ATP unter Abspaltung von Triphosphat.

$$Cbl^{1+} + ATP \xrightarrow{\text{Adenosyltransferase}} \text{Adenosylcobalamin} + PPP$$

Adenosylcobalamin ist bei Säugetieren an zwei intramolekularen Umlagerungsreaktionen beteiligt:

1. Die Umlagerung von Methylmalonyl-CoA zu Succinyl-CoA durch Methylmalonyl-CoA-Mutase.
   Substrat dieses Enzyms ist (2R)-Methylmalonyl-CoA, in welches das durch Carboxylierung von Propionyl-CoA entstandene (2S)-Methylmalonyl-CoA erst durch Methylmalonyl-CoA-Racemase umgewandelt werden muß. Bei der Methylmalonyl-CoA-Mutasereaktion wandert der CO-S-CoA-Anteil im Austausch gegen ein Wasserstoffatom an den Methylkohlenstoff.

$$
\begin{array}{ccc}
\text{COOH} & & \text{COOH} \\
| & & | \\
H_3C - C - H & \rightleftharpoons & H_2C - CH_2 \\
| & & | \\
CO - S - CoA & & CO - S - CoA
\end{array}
$$

Durch diese Reaktion bekommt Propionsäure, die beim Abbau ungeradzahliger Fettsäuren oder der Aminosäuren Methionin, Threonin und Isoleucin entsteht sowie Methylmalonyl-CoA, das beim Abbau von Valin entsteht, Anschluß an den Zitronensäurezyklus.

2. Die reversible Umwandlung von Leucin in 3-Aminoisocapronsäure (β-Leucin):

$$
\begin{array}{ccccc}
H_3C & & H & & H \\
& & | & & | \\
& CH - CH_2 - C - COOH & \rightleftharpoons & H_3C & CH - C - CH_2 - COOH \\
H_2C & & | & & H_3C & | \\
& & NH_2 & & & NH_2
\end{array}
$$

Bei dieser Reaktion wandert die Aminogruppe von C-Atom 2 an das C-Atom 3 im Austausch gegen ein Wasserstoffatom. Die L-α-Leucinmutase ist in Rattenlebern sowie in menschlichen Leukozy-

ten und Haarwurzeln gefunden worden (Poston 1980). Ihre Bedeutung ist noch unklar.

Es gibt verschiedene angeborene Defekte an Enzymen des Cobalamin-
stoffwechsels, die zum Mangel an Methylcobalamin und/oder Adenosylcobalamin führen (Matthews und Linnell 1982, Cooper und Rosenblatt 1987). Mangel an Methylcobalamin hat Homocystinurie und
eine megaloblastische Anämie zur Folge, Mangel an Adenosylcobalamin führt zu Methylmalonazidämie und -urie. Bei Mangel an beiden
Coenzymformen treten diese Stoffwechseldefekte kombiniert auf.

Ursache für Methylcobalaminmangel kann ein Defekt des reduzieren-
den Systems sein, welches enzymgebundenes Cobalamin im 1wertigen
Zustand erhalten muß. Defekte des intramitochondrialen reduzieren-
den Systems oder der Adenosyltransferase führen dagegen zu Mangel
an Adenosylcobalamin. Ein Defekt der Reduktion von Cbl^{3+} zu Cbl^{2+}
im Cytosol (Abb. 3-17) führt sowohl zu Mangel an Methylcobalamin
als auch an Adenosylcobalamin. Da derartige Defekte oft nicht vollständig sind, können sie mit hohen Dosen von Cobalamin behandelt
werden.

3.4.5 Bedarf

Der Vitamin-B_{12}-Bedarf des Menschen wurde über verschiedene methodische Ansätze ermittelt. Einerseits wurde in kurativen Tests die
Menge an Vitamin B_{12} eingegrenzt, die erforderlich ist, um eine bereits
bestehende megaloblastische Anämie zu heilen, andererseits wurde
über die Ermittlung der Körperspeicher und der Turnover-Rate der
Bedarf errechnet. Daneben gab auch der Vergleich der Blut- und
Leber-Vitamin-B_{12}-Spiegel von Gesunden und Mangelpersonen Hinweise auf die wünschenswerte Höhe der Zufuhr. Die Ergebnisse der
durchgeführten Untersuchungen lassen den Schluß zu, daß mit täglichen Aufnahmemengen von weniger als 1 μg Vitamin B_{12} unter der
Voraussetzung der völligen Bioverfügbarkeit der Minimumbedarf des
Menschen zu decken ist. Da bei höherer Zufuhr die Ausnutzungsrate
des Vitamin B_{12} sinkt (Intrinsic-Faktor-abhängige Resorption), empfiehlt die Deutsche Gesellschaft für Ernährung (1991) dem Erwachsenen eine regelmäßige tägliche Aufnahme von 3 μg Vitamin B_{12} mit der
Nahrung (Tab. 3-12). Die geringen Zufuhrmengen für Säuglinge und
Kleinkinder ergeben sich z.T. aus der besseren Ausnutzung von Vit-
amin B_{12} aus der Nahrung. So ist z.B. aufgrund häufigerer, kleinerer
Mahlzeiten (anfangs mindestens 5, später 4) die Bindungskapazität

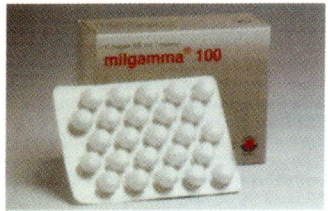
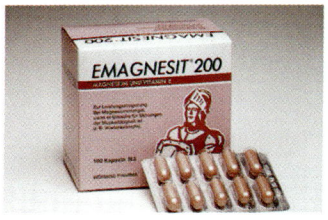
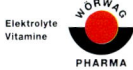

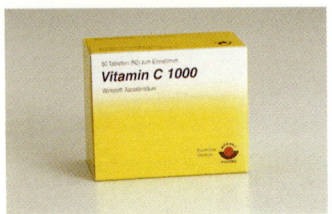

Vitamin C 500/Vitamin C 1000
Wirkstoff: Ascorbinsäure

Zusammensetzung: Vitamin C 500/Vitamin C 1000 Injektionslösungen: 5 ml enthalten: 500 mg/1000 mg Ascorbinsäure. Sonstige Bestandteile: Edetinsäure Dinatriumsalz · 2 H_2O, Natriumdisulfit, Natriumhydrogencarbonat, Wasser für Injektionszwecke.
Vitamin C 500/Vitamin C 1000 Tabletten: 1 Tablette enthält: 500 mg/1000 mg Ascorbinsäure. Sonstige Bestandteile: **Vitamin C 500:** Magnesiumstearat, mikrokristalline Cellulose, Cellulosepulver; **Vitamin C 1000:** (Mono-, Di-, Tri-) Glyceride, Magnesiumstearat, Glycerin, Behenat, Polyvidon. **Anwendungsgebiete:** Therapie von klinischen Vitamin C-Mangelzuständen, die ernährungsmäßig nicht behoben werden können: z.B. Skorbut, Moeller-Barlow-Krankheit, Präskorbut. Eine erniedrigte Ascorbinsäurekonzentration im Blutplasma kann auftreten bei: Fehlund Mangelernährung, parenteraler Ernährung, Infektionskrankheiten, schweren Traumen, Hämodialyse, Tumorkachexie. Methämoglobinämie im Kindesalter. **Gegenanzeigen:** Relative: Oxalat-Steine, Eisen-Speichererkrankungen (Thalassämie, Hämochromatose). **Nebenwirkungen:** keine bekannt. **Handelsformen und Preise: Vitamin C 500:** 5 Ampullen zu 5 ml (N1): DM 6,50; Anstaltspackungen. 20 Tabl. (N1): DM 9,95; 50 Tabl. (N2): DM 19,90; 100 Tabl. (N3): DM 36,80; Anstaltspackungen. **Vitamin C 1000:** 5 Ampullen zu 5 ml (N1): DM 12,80; Anstaltspackungen. 20 Tabl. (N1): DM 12,80; 50 Tabl. (N2): DM 25,75; 100 Tabl. (N3): DM 47,05; Anstaltspackungen.

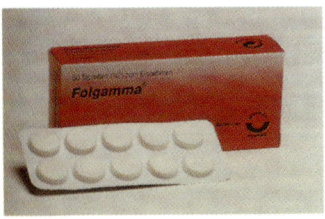

Folgamma®

Zusammensetzung: 1 Tablette enthält: Folsäure 1,5 mg, Cyanocobalamin 25 µg. Sonstige Bestandteile: Calciumhydrogenphosphat, Polyethylenglykol 20.000, Stearinsäure, Talkum, Magnesiumstearat, Lactose. **Anwendungsgebiete:** Folsäure- und Vitamin B12-Mangel, der Ursache sein kann von Wachstums- und Entwicklungsstörungen (auch embryonale, die zu fötalen Mißbildungen führen können), Mund-, Magen/Darm-Schleimhautentzündungen, Anämien, neurologischen und psychiatrischen Störungen (Neuropathien). Bei Appetitmangel, Untergewicht und in der Rekonvaleszenz, soweit sie mit einem Mangel an Folsäure und/oder Vitamin B12 einhergehen. **Gegenanzeigen:** Megaloblasten-Anämie infolge eines isolierten Vitamin B12-Mangels (z.B. infolge Mangels an Intrinsic-Faktor), isolierter Folsäure-Mangel. **Nebenwirkungen:** Folsäure: Bei hohen Dosen selten gastrointestinale Störungen, Schlafstörungen, Erregung, Depression. Vitamin B12: In Einzelfällen wurde über Akne, ekzematöse oder urtikarielle Arzneimittelreaktionen, sowie über anaphylaktische oder anaphylaktoide Reaktionen berichtet. **Handelsformen und Preise:** 50 (N2) Tabletten: DM 24,75; 100 (N3) Tabletten: DM 41,40.

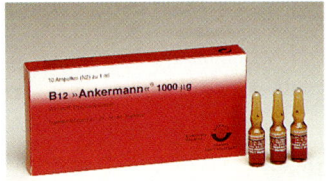

B₁₂ „ANKERMANN®" 1000 µg
Wirkstoff: Cyanocobalmin

Zusammensetzung: 1 ml Injektionslösung enthält: 1000 µg Cyanocobalamin (Vitamin B_{12}). Sonstige Bestandteile: Natriumchlorid, Stoffe zur physiologischen pH-Einstellung, Wasser für Injektionszwecke. **Anwendungsgebiete:** Therapie von klinischen Vitamin-B_{12}-Mangelzuständen verschiedener Ursachen, soweit sie ernährungsmäßig nicht behoben werden können. Vitamin-B_{12}-Mangel kann sich in folgenden Krankheitsbildern äußern:
– hyperchromer makrozytärer Megaloblastenanämie (Perniciosa, Biermer-Anämie, Addison-Anämie)
– funikulärer Spinalerkrankung.
Gegenanzeigen: keine bekannt. **Nebenwirkungen:** In Einzelfällen Akne, ekzematöse und urtikarielle Arzneimittelreaktionen sowie anaphylaktische bzw. anaphylaktoide Reaktionen.
Handelsformen und Preise:
1000 µg pro ml: 6 Amp. (N1) zu 1 ml: DM 11,57
10 Amp. (N2) zu 1 ml: DM 14,41;
Anstaltspackungen.

Tab. 3-12: Cobalamine, empfohlene tägliche Zufuhr (DGE 1991).

Alter	(Vit. B_{12}) µg/Tag
Säuglinge	
0 bis unter 4 Monate	0,5
4 bis unter 12 Monate	0,8
Kinder	
1 bis unter 4 Jahre	1,0
4 bis unter 7 Jahre	1,5
7 bis unter 10 Jahre	1,8
10 bis unter 13 Jahre	2,0
13 bis unter 15 Jahre	3,0
Jugendliche und Erwachsene	
15 bis unter 19 Jahre	3,0
19 bis unter 25 Jahre	3,0
25 bis unter 51 Jahre	3,0
51 bis unter 65 Jahre	3,0
über 65 Jahre	3,0
Schwangere	3,5
Stillende	4,0

des kontinuierlich synthetisierten Intrinsic-Faktors relativ höher als bei einmaliger (auch höherer) Vitamin-B_{12}-Zufuhr, die schnell zur Absättigung des Transportproteins und damit zu einer schlechteren Ausnutzung von Vitamin B_{12} führt. Außerdem ist die Vitamin-B_{12}-Menge, die mit Frauenmilch abgegeben wird, für den Säugling voll verfügbar, jedoch erfordert die Abgabe mit der Muttermilch eine durchschnittliche Mehrzufuhr von 1 µg/Tag für die Mutter. Der erhöhte Bedarf während der Schwangerschaft (fetaler Bedarf und zusätzlicher erhöhter metabolischer Bedarf der Mutter) kann bereits durch die Zulage von 0,5 µg ausgeglichen werden.

3.4.6 Bedarfsdeckung

Vitamin B_{12} wird aufgrund der in Mitteleuropa üblichen Ernährungsgewohnheiten in der Regel in bedarfsüberschreitenden Mengen aufgenommen. In der Bundesrepublik tragen Leber mit 65%, Milch und Milchprodukte mit 11% sowie Fisch mit 10% als wichtigste Vitamin-B$_{12}$-Quellen besonders ergiebig zur Deckung des Bedarfs bei. Auch durch Bier (Hefe), das hauptsächlich von Männern in ernährungsphysiologisch unerwünscht hohen Mengen aufgenommen wird, erfolgt ein 11%iger Beitrag an der gesamten Vitamin-B$_{12}$-Aufnahme.

Nicht nur Berechnungen zur Vitamin-B$_{12}$-Aufnahme zeigen, daß der Bedarf gedeckt wird, sondern auch die in verschiedenen Bevölkerungsgruppen durchgeführten biochemischen und hämatologischen Untersuchungen ergeben – von seltenen Fällen abgesehen – keinen Hinweis auf die Existenz von Mangelzuständen. Alle Untersucher sind sich darin einig, daß Vitamin B$_{12}$ nicht zu den kritischen Nährstoffen zu rechnen ist.

Da Milch und Milchprodukte, vor allem Käse, relativ viel Vitamin B$_{12}$ enthalten, ist auch bei einer (Ovo)lakto-vegetarischen Ernährung nicht mit einer Vitamin-B$_{12}$-Unterversorgung zu rechnen. Selbst bei Veganern (Personen, die weder Fleisch, noch Milch, noch Eier essen) sind Mangelerscheinungen sehr selten und entwickeln sich erst nach mehrjähriger Vitamin-B$_{12}$-freier Ernährung, da die Speicher (Leber) über Jahre die für den Stoffwechsel erforderlichen Mengen bereitstellen können. Darüber hinaus unterliegt Vitamin B$_{12}$ einem sehr starken enterohepatischen Kreislauf. Aufgrund der hohen Reutilisationsraten werden sich leichte Mangelerscheinungen frühestens nach 5- bis 10jähriger Vitamin-B$_{12}$-freier Ernährung einstellen. Niedrige Plasmacobalamin-Spiegel werden häufiger bei Personengruppen mit einseitiger Nahrungsauswahl (z.B. makrobiotische Kost) beobachtet (Dagnelie 1989), jedoch sind diese erniedrigten Blutspiegel nicht mit meßbaren klinischen Störungen verbunden.

Eine derartige langfristige Bedarfsdeckung durch Abbau der Körperspeicher ist bei Vorliegen bestimmter Krankheiten nicht möglich. Falls z.B. die Intrinsic-Faktor-Produktion ausfällt (Gastrektomie) oder bei pathologischen Veränderungen der Dünndarmschleimhaut (Malabsorptions-Syndrom) ist der enterohepatische Kreislauf unterbrochen, und der Anteil, der üblicherweise durch Reutilisation zur Bedarfsdeckung beigesteuert wird, entfällt. Dennoch reichen die Speicher auch in diesen Fällen aus, um die Bedarfsdeckung noch für ca. 3 Jahre zu gewährleisten, bevor es zur Perniziosa, dem ausgeprägten klinischen Bild eines Vitamin-B$_{12}$-Mangels, kommt, wobei neben megaloblastischen Blutbildveränderungen häufig auch neurologische Ausfallserscheinungen beobachtet werden.

3.4.7 Klinische Symptomatik

Ein Vitamin-B_{12}-Mangel äußert sich beim Menschen in folgenden Krankheitsbildern:
– Im Vordergrund stehen Störungen der Erythropoese, aber auch der Granulopoese und Thrombopoese. Am auffälligsten ist die gestörte Erythropoese (70–90%) mit übergroßen Formen (Megalozyten bzw. Vorstufen der Erythrozyten, die Megaloblasten) sowie die hyperchrome makrozytäre Megaloblastenanämie (perniziöse Anämie, Morbus Addison, Morbus Biermer). Sie beruht zu 95% auf einem Vitamin-B_{12}- und/oder Folsäure-Mangel und zu 5% auf anderen Ursachen. Folgen eines Vitamin-B_{12}-Mangels sind Störung der Methionin-Synthese, Mangel an Folsäure-Coenzymen und eine unzureichende Thymidylat- und DNA-Synthese. Die klinischen Symptome der Perniziosa äußern sich in Blässe der Haut und Schleimhäute, Hunterscher Glossitis mit Zungenbrennen bis zur Atrophie der Zungenschleimhaut, Schwäche, Ermüdbarkeit, Antriebsarmut, Schwindel. Die Diagnose ergibt sich aus dem typischen Knochenmarks- (Abb. 3-18) und Differential-Blutbild (Abb. 3-19), erhöhtem mittlerem Zellvolumen, verminderten Retikulozyten sowie Serum-Vitamin-B_{12}-Spiegel < 200 pg/ml. Ein Kardinalsymptom ist die Histamin-refraktäre Anazidität.

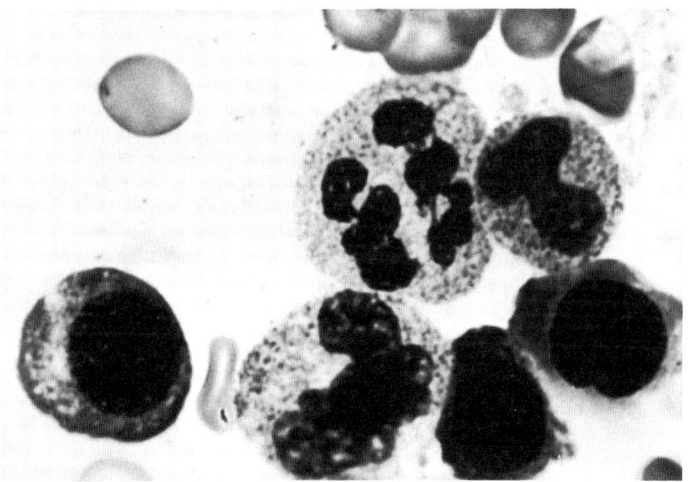

Abb. 3-18: Megaloblastenanämie Knochenmark

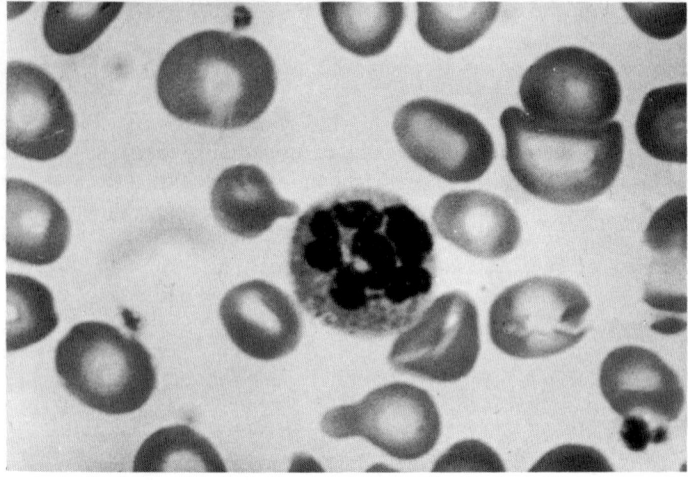

Abb. 3-19: Megaloblastenanämie Blutbild

- Aus epithelialen Veränderungen der Mucosa des Verdauungstraktes mit Verkürzung der Villi, Verringerung der Mitoseanzahl und Megalozyten der Epithelzellen resultiert eine Beeinträchtigung der Resorption.
- Bei der schweren funikulären Myelose bzw. Vitamin-B$_{12}$-Mangelpsychose können Blutbildveränderungen fehlen wie auch umgekehrt bei einer schweren Perniziosa nicht unbedingt neurologische und psychiatrische Symptome vorliegen müssen. Die Symptome der funikulären Myelose, eine Entmarkung im Hinterstrang und der Pyramidenseitenbahn des Rückenmarks sind symmetrische Parästhesien, akro-distale Störungen der Oberflächen-Tiefensensibilität, des Tast-, Schmerz- und Vibrationssinnes, spinale Ataxie, motorische Schwäche, Muskelatrophie mit Gehunsicherheit sowie Reflexsteigerung und Spastik. Die psychiatrischen Symptome äußern sich in akuter Verwirrung mit Apathie, Stupor, Halluzination, Erregung, Störung von Gedächtnis und Urteilsfähigkeit, Paranoia sowie depressiver dysmanischer Psychose.

3.4.8 Anwendungsgebiete für Vitamin B$_{12}$

Vitamin-B$_{12}$-Mangelzustände können auf einer unzureichenden Zufuhr, Malabsorption und Transportdefekten beruhen. Hieraus leiten sich die in Tab. 3-13 aufgeführten Anwendungsgebiete ab.

Tab. 3-13: Anwendungsgebiete für Vitamin B$_{12}$

1.	Hyperchrome makrozytäre Megaloblastenanämie (Perniziosa, Biermer-Anämie, Addison-Anämie)
2.	Funikuläre Spinalerkrankung
3.	Mangel- und Fehlernährung
4.	Resorptionsstörungen – Intrinsic-Factor-Mangel (Antikörper, Atrophie der Parietalzellen, Gastrektomie) – Pankreasinsuffizienz – Blind loop-Syndrom – Erkrankung des Ileums – Fischbandwurmbefall
5.	Angeborene Cobalamin-Transportstörungen

3.4.8.1 Megaloblastenanämie

Ein Mangel an Cobalamin führt zwangsläufig zu einer Störung der Vitamin-B$_{12}$-abhängigen Stoffwechselprozesse, da die aktiven Coenzyme Methyl- und Adenosylcobalamin in nicht ausreichender Menge vorliegen. Die Folgen sind Störungen von Transmethylierungsprozessen, wodurch die eng verknüpften Stoffwechselwege der Folsäure, des Methionins und der Purinnucleotide entscheidend beeinträchtigt werden (Methyltrap-Hypothese).

Als Hauptsymptom treten spezifische morphologische Veränderungen an Blut- und Knochenmarkszellen auf. Aufgrund ihrer hohen Zellumsatzrate reagiert die Hämatopoese schnell und sensibel auf den blockierten Nucleinsäurestoffwechsel. Die gestörte DNS-Replikation beeinträchtigt die Kernreifung, während die Entwicklung des Cytoplasmas nahezu normal verläuft. Ausdruck dieser Reifungsstörung sind megaloblastäre (übergroße) Zellen. In der Peripherie sind morphologisch mehr oder weniger stark veränderte Zellen nachweisbar. Das mittlere Zellvolumen (MCV > 110 fl; Makrozytose) und der mittlere Hämoglobingehalt des Einzelerythrozyten (MCH > 40 pg; Hyperchromasie) sind erhöht. Die megaloblastäre Umwandlung der Erythropoese im Knochenmark kann prinzipiell durch einen Cobalamin- oder Folsäuremangel ausgelöst sein. Eine morphologische Differentialdiagnose ist somit nicht möglich. Auch die Granulo- und Thrombopoese können betroffen sein.

Nur selten kann die Megaloblastenanämie auf eine nicht bedarfsgerechte Ernährung zurückgeführt werden. Häufig liegt eine Atrophie der Parietalzellen der Magenmucosa mit konsekutiver Achlorhydrie vor. Autoantikörper gegen die Parietalzellen und gegen den Intrinsic-Faktor (IF) sowie IF-Mangel aufgrund einer Gastrektomie sind die Hauptursachen für die perniziöse Anämie, die klassische Vitamin-B$_{12}$-Mangelkrankheit. Im manifesten Stadium sinkt der Serum-Cobalamin-Spiegel unter 200 pg/ml. Neben den charakteristischen Veränderungen im peripheren Blutbild und im Knochenmark sowie dem reduzierten Cobalamin-Serumspiegel spricht die «Retikulozytenkrise» für das Vorliegen einer perniziösen Anämie. Unter physiologischen Bedingungen beträgt der Anteil der Retikulozyten an den Gesamterythrozyten etwa 1 %. Im Zug der parenteralen Initialbehandlung der perniziösen Anämie mit Vitamin B$_{12}$ kommt es zu einer raschen Verjüngung der Erythrozyten-Population. Schwer anämische Patienten können dann Retikulozytenwerte über 30 % aufweisen (am 5.–8. Tag nach Therapiebeginn).

3.4.8.2 Funikuläre Spinalerkrankungen

Neben der megaloblastären Anämie zählt die funikuläre Spinalerkrankung zu den Hauptsymptomen des klinisch-manifesten Vitamin-B$_{12}$-Mangels. Die funikuläre Spinalerkrankung (Myelose) ist die häufigste neurologische Folgeerkrankung eines Cobalamin-Mangels. Die neurologischen wie psychiatrischen Störungen können viele Monate bis Jahre den hämatologischen Anomalien vorausgehen. So zeigten in einer Untersuchung an 141 Patienten mit klinischem Cobalaminmangel und neuro-psychiatrischen Auffälligkeiten immerhin 25 Patienten keine Makrozytose (MCV > 100 fl) und 34 Patienten normale Hämatokritwerte (Lindenbaum et al. 1988).

Die neuro-psychopathologischen Symptome können in funikuläre Spinalerkrankungen, Enzephalopathie (Perniziosa-Psychose) und Polyneuropathien differenziert werden.

Die funikuläre Spinalerkrankung zeigt als häufigstes Symptom Parästhesien. Diese Reizerscheinungen umfassen Ausfälle der Oberflächen- und Tiefensensibilität. Als Beschwerdebild wird vornehmlich Prickeln, Ameisenlaufen, Störungen des Vibrations- und Lageempfindens, Gangunsicherheit und spastische Lähmungen beobachtet. Auch das periphere Nervensystem (Polyneuropathie) kann in Mitleidenschaft gezogen sein.

Das histologische Bild der funikulären Spinalerkrankung zeigt einen Schwund der Markscheiden. Die Hinterstränge und die Pyramidenbahnen im Bereich des Hals- und Brustmarks sind besonders betroffen. Das pathogenetische Prinzip beruht zum einen auf einer Störung der Methylcobalamin-abhängigen Methionin-Synthase-Reaktion. Dafür sprechen auch klinische Befunde, nach denen unter N$_2$O (Lachgas)-Anästhesie, Makrozytosen und neurologische Störungen beobachtet werden. N$_2$O oxidiert Co-(I-)Cobalamin und inaktiviert somit den Methylstoffwechsel in der Nervenzelle. Daneben scheint ein Mangel an Adenosylcobalamin zu Störungen im Aufbau der Membranlipide im Nervengewebe zu führen. Im Phosphatidylcholin findet sich eine pathologische Erhöhung ungradzahliger Fettsäuren, vermutlich bedingt durch Störung der Methylmalonyl-CoA-Mutase.

3.4.8.3 Fehl- und Mangelernährung

Langfristige Fehl- und Mangelernährung kann zu klinischen Symptomen eines Cobalaminmangels führen. Zwar ist in hochzivilisierten Industrienationen die alimentäre Mangelernährung sehr selten geworden, dennoch sind Fehlernährungen aufgrund weltanschaulicher und tradierter Verhaltensnormen häufiger als gemeinhin angenommen (DGE, 1988). Vor allem weisen strenge Vegetarier deutlich erniedrigte Serum-Cobalaminspiegel auf. Megaloblastenanämie und funikuläre Myelose sind z.B. bei Adventisten, die strikt tierische Lebensmittel ablehnen, wiederholt nachgewiesen worden (Wörner 1988). Besonders sind voll gestillte Kinder gefährdet, deren Mütter Veganer sind (Specker et al. 1988).

3.4.8.4 Resorptionsstörungen

Cobalamin-Mangelzustände können durch ein Defizit an Intrinsic-Faktor, durch Defekte der resorbierenden Oberfläche sowie durch eine pathologische Darmbesiedlung bedingt sein.

In Mitteleuropa ist die häufigste Ursache der perniziösen Anämie eine Atrophie der Parietalzellen mit stimulationsrefraktärer Achlorhydrie und Intrinsic-Faktor-Mangel. Oft existieren Antikörper gegen IF oder Parietalzellen. Diese Autoantikörper vermögen die Komplexbildung zwischen IF und Cobalamin bzw. die Bindung dieses Komplexes an den Ileum-Rezeptor zu blockieren. Die chronisch-atrophische Gastritis der Korpusschleimhaut prädisponiert darüber hinaus zum Magenkarzinom (Witte et al. 1986). Selbstverständlich führt jede Gastrektomie (totale oder partielle), die mit einem Verlust an Parietalzellen einhergeht, zu einem IF-Mangel. Als weitere Ursachen sind Einzelfälle von angeborenen IF-Mangelzuständen bekannt geworden.

Bei exokriner Pankreas-Insuffizienz können wegen der unzureichenden Konzentration an Proteasen die Cobalamin-bindenden R-Proteine nicht mehr ausreichend proteolysiert werden. Deshalb kann sich nur wenig freies Cobalamin im Intestinum als IF-Cobalamin-Komplex an den Ileum-Rezeptor binden (Herbert 1988).

Ileum-Resektionen führen ebenso zu einer megaloblastischen Anämie wie das Imerslund-Gräsbeck-Syndrom. Hierbei liegt eine autosomal rezessiv übertragene erhebliche Resorptionsstörung mit der selektiven Unfähigkeit vor, daß Vitamin-B$_{12}$-Molekül zu resorbieren. Auffälligerweise ist die Zahl der Ileumrezeptoren nicht verändert, die Magenschleimhaut intakt und die sezernierten IF-Mengen ausreichend. Eine Änderung der Rezeptor-Konformität wird diskutiert. Aber auch eine Störung des Transportes vom Ileumrezeptor zum Transcobalamin II ist möglich.

Weitere Defekte des Intestinums wie Morbus Crohn, Gluten-induzierte Enteropathie, Fisteln und Divertikel können die Cobalaminresorption entscheidend reduzieren.

Die Infektion mit dem Fischbandwurm (Diphyllobothrium latum) kann zu einem klinischen B$_{12}$-Mangel führen, da dieser im Dünndarm einen Großteil der vorliegenden Cobalamin-Menge – vor der Ileumresorption – aufzunehmen vermag.

Beim «Blindloop-Syndrom» (Syndrom der blinden Schlinge) kommt es zu einer bakteriellen Überwucherung der Darmflora. Die pathologische Bakterienmasse kann ihrem Wirt fast das gesamte Nahrungsvitamin B$_{12}$ entziehen.

3.4.8.5 Angeborene Cobalamin-Transportstörungen

Es sind wenige Fälle eines angeborenen Mangels an dem Transportprotein Transcobalamin II bekannt. Diese Erkrankung manifestiert sich in den ersten Lebenswochen und führt – trotz meist physiologischer Serumcobalamin-Spiegel – zu schwerster Megaloblastenanämie. Sehr hohe Hydroxocobalamin-Gaben führen zur Symptomfreiheit.

3.4.9. Behandlung des Vitamin-B$_{12}$-Mangels

3.4.9.1 Prophylaxe

Die orale Cobalamin-Anwendung ist lediglich im Rahmen der Prophylaxe spezifischer Risikogruppen sowie zur Dauertherapie der kompensierten perniziösen Anämie bei zuverlässigen Patienten angezeigt. Zur Substitution bei Fehl- und Mangelernährung, z.b. bei streng vegetarischer Ernährungsweise, sind zur Sicherung der Bedarfsdeckung prophylaktische Tagesdosen im Bereich von 3–10 µg ausreichend (Council Report 1987, Monographie Vitamin B$_{12}$ 1989). Höhere Tagesdosen sind weder notwendig, noch sinnvoll, da lediglich die unsichere alimentäre Zufuhr ausgeglichen werden sollte.

Der voll kompensierte Perniziosa-Patient hat aufgefüllte Vitamin-B$_{12}$-Depots. Die z.T. lebenslängliche Dauersubstitution gelingt auch in Form einer oralen Erhaltungstherapie. So gelangen unabhängig vom IF-vermittelten Transport per Diffusion von einer täglichen oralen Dosis von 300 µg ca. 2,7 µg zur Resorption (Heinrich und Wolfsteller 1966). Diese Menge deckt den erforderlichen Tagesbedarf. Dieses Therapieprinzip sollte auf spezielle Patientengruppen beschränkt bleiben wie z.b. Patienten mit erhöhter Blutungsneigung (Hämophilie, orale Antikoagulation), Patienten mit guter Compliance, Überempfindlichkeit gegenüber i.m. Vitamin-B$_{12}$-Anwendungen. Auch die Erhaltungstherapie bei einem Transcobalamin II-Mangel kann erfolgreich peroral durchgeführt werden (Zeitlin et al. 1985).

Peroral wird Vitamin B$_{12}$ als [57]Co- oder [58]Co-Cyanocobalamin im Rahmen der nuklearmedizinischen Bestimmung der Resorptionskapazität mittels des Urinexkretionstests nach Schilling verwendet.

3.4.9.2 Therapie

Zur Therapie stehen Hydroxo- und Cyanocobalamin zur intramuskulären und intravenösen Gabe zur Verfügung. Die meisten klinischen Erfahrungen liegen über Cyanocobalamin vor, welches galenisch wesentlich stabiler ist als Hydroxocobalamin. Letzteres besitzt jedoch gegenüber Cyanocobalamin wegen der höheren Retentionsrate Vorteile (Hall et al. 1984, Loew et al. 1988).

Zur Initialbehandlung der perniziösen Anämie haben sich parenterale Injektionen von täglich 0,1–1 mg Cobalamin bewährt. Die Auffüllung der reduzierten Körperspeicher erfordert eine tägliche Injektion von 0,1 mg Vitamin B$_{12}$ über 1–2 Wochen. Nach eingetretener Retikulozytenkrise und Normalisierung des Blutbildes reichen monatlich

114 · Cobalamin (Vitamin B$_{12}$)

0,5–1 mg Cyanocobalamin bzw. 3 monatlich 0,5–1 mg Hydroxocobalamin aus. Die bei nachgewiesener Resorptionsstörung vorzuneh-
mende lebenslange Erhaltungstherapie kann nach dem gleichen Do-
sierungsregime erfolgen (Chanarin 1979, Monographie Vitamin B$_{12}$
1989).

Literatur

Berk, L., Castle, W.B., Welch, A.D., Heinle, R.W., Anker, R., Epstein, M.:
Observations on the etiologic relationship of Achylia Gastrica to Pernicious
Anemia. New Engl. J. Med. 239/24 (1948), 911–913.
Bundeslebensmittelschlüssel für Verzehrserhebungen (BLS). Version II (1990).
Bundesgesundheitsamt.
Chanarin, I.: The megaloblastic anemias. Blackwell Scientific Publications,
Oxford 1979.
Cooper, B.A., Rosenblatt, D.S.: Inherited defects of vitamin B$_{12}$ metabolism.
Ann. Rev. Nutr. 7 (1987), 291–320.
Council Report. Vitamin Preparations as dietary supplements and as therapeu-
tic agents. JAMA 257 (1987), 1929–1936.
Dagnelie, P.C., Staveren, van W.A., Vergote, F.J.V.R.A., Dingjan, P.G., Berg,
van d. H., Hautvast, J.G.A.J.: Increased risk of vitamin B$_{12}$ and iron defi-
ciency in infants on macrobiotic diets. Am. J. Clin. Nutr. 50 (1989),
818–824.
Deutsche Gesellschaft für Ernährung: Ernährungsbericht 1988. Frankfurt/
Main 1988.
Deutsche Gesellschaft für Ernährung: «Empfehlungen für die Nährstoffzu-
fuhr», Umschau Verlag, Frankfurt 1991.
Ellenbogen, L.: Vitamin B$_{12}$. In: Handbook of Vitamins, Hrsg.: L.J. Machlin,
Marcel Dekker Inc., New York, Basel 1991.
Friedrich, W.: Vitamin B$_{12}$. In: Handbuch der Vitamine. Urban & Schwarzen-
berg, München–Wien–Baltimore 1987, 538–595.
Hall, C.A., Begley, J.A., Green-Colligan, P.D.: The availability of therapeutic
hydroxocobalamin to cells. Blood 63 (1984), 335–341.
Heinrich, H.C., Wolfsteller, E.: Hochdosierte orale Vitamin-B$_{12}$-Therapie.
Med. Klinik 61 (1966), 756–763.
Heinrich, H.C.: Die experimentellen Grundlagen einer hochdosierten oralen
Vitamin-B$_{12}$-Therapie beim Menschen. Ergebnisse der Inneren Medizin und
Kinderheilkunde 25 (1967), 1–24, Hrsg.: L. Heilmeyer, A.-F. Muller, A.-
Prader, R. Schoen.
Heinrich, H.C., Gabbe, E.E.: Experimental basis of oral and parenteral the-

rapy with cyano- and aquacobalamin. Biomedicine and Physiology of Vitamin B_{12}. The Children's Medical Charité, London 1990.

Herbert, V.: Nutritional Requirements for Vitamin B_{12} and Folic acid. Am. J. Clin. Nutr. 21/7 (1968), 743−752.

Herbert, V.: Vitamin B_{12}: plant sources, requirements, and assays. Am. J. Clin. Nutr. 48 (1988), 852−858.

Hillman, R.S.: Vitamin B_{12}, Folic Acid and the Treatment of Megaloblastic Anemias. In: Goodman and Gilmans: The Pharmacological Basis of Therapeutics, 6th Edition, MacMillan Publishing 1980, 1331−1346.

Hodgkin, D.C., Kamper, J., Mackay, M., Pickworth, J., Trueblood, K.N., White, J.G.: Structure of Vitamin B_{12}. Nature 178 (1956), 64−66.

Lindenbaum, J., Healton, E.B., Savage, D.G., Brust, J.C.M., Garrett, T.J., Podell, E.R., Marcell, P.D., Stabler, D.S.P., Allen, R.H.: Neuropsychiatric disorders caused by cobalamin deficiency in the absence of anemia or macrocytosis. N. Engl. J. Med. 318 (1988), 1720−1728.

Loew, D., Menke, G., Hanke, E., Rietbrock, N.: Zur Pharmakokinetik von Hydroxocobalamin und Folsäure. VitaMinSpur 3, 4 (1988), 168−172.

Loew, D.: Pharmakokinetik der Cobalamine: Cyano-, Hydroxo-, Methylcobalamin. In: Pharmakologie und klinische Anwendung hochdosierter B-Vitamine. N. Rietbrock (Hrsg.), Steinkopff Verlag, Darmstadt 1991.

Matthews, D.M., Linnell, J.C.: Cobalamin deficiency and related disorders in infancy and childhood. Eur. J. Pediatr. 138 (1982), 6−16.

Monographie Vitamin B_{12}. Bundesanzeiger Nr. 59 vom 29. 03. 1989.

Pharmazeutische Stoffliste. Cyanocobalamin S. 399, Hydroxocobalamin S. 205, Hrsg.: Arzneibüro der Bundesvereinigung Deutscher Apothekerverbände (ABDA), Werbe- und Vertriebsgesellschaft DeutscherApotheker mbH, Frankfurt/Main, 7. Auflage 1988.

Poston, J.M.: Cobalamin-dependent formation of leucine and β-leucine by rat and human tissue. J. Biol. Chem. 255 (1980), 10067−10072.

Souci, S.W., Fachmann, W., Kraut, H.: Die Zusammensetzung der Lebensmittel. Nährwert-Tabellen 1986/87. Wissenschaftl. Verlagsgesellschaft mbH, Stuttgart 1989.

Specker, B.L., Miller, D., Norman, E.J., Greene, H., Hayes, K.C.: Increased urinary methylmalonic acid excretion in breast fed infants of vegeterian mothers and identification of an acceptable dietary source of vitamin B_{12}. Am. Clin. Nutr. 47 (1988), 89−92.

Witte, S., Langer, J., Stolte, M.: Über die Häufigkeit und Bedeutung der Perniziosa-Schleimhautkonstellation im Magen. Z. Gastroenterologie 24 (1986), 353−356.

Wörner, J.: Hyperchrome Anämie. Therapiewoche 38 (1988), 355−361.

Zeitlin, H.C., Sheppard, K., Baum, J.D., Bolton, F.G., Hall, C.A.: Homozygous transcobalamin II deficiency maintained on oral hydroxocobalamin. Blood 66 (1985), 1022−1027.

3.5 Biotin

3.5.1 Chemie

Anfang dieses Jahrhunderts stellte Wildiers fest, daß Hefen zu ihrem Wachstum einen bestimmten Faktor, den er «Bios» nannte, benötigen. Bios war jedoch kein einheitlicher Faktor, sondern eine Mischung aus Bios I (später als meso-Inosit identifiziert), aus Bios II A (später Pantothensäure) und aus Bios II B, dem eigentlichen Biotin, das sich als identisch erwies mit verschiedenen anderen Bezeichnungen wie Coenzym R, Vitamin Bw, Vitamin B_7, Vitamin H (H = Haut). Biotin wurde 1936 von Kögl und Tönnis aus Eidotter isoliert und die Struktur zwischen 1940 und 1943 durch die Arbeitsgruppen um Kögl in Europa bzw. Vigneaud in den USA aufgeklärt. Zur gleichen Zeit stellte sich auch heraus, daß die im Tierversuch mit rohen Eiern erzeugten schweren Hautveränderungen auf dem Biotinantagonist Avidin beruhen. Durch die Behandlung mit einem hitzestabilen Faktor aus Hefe oder Leber ließen sich derartige Hautveränderungen vermeiden.

Biotin (CAS-Nr. 58-85-5) ist nach der IUPAC-Klassifikation eine Hexahydro-2-oxo-1H-thieno(3,4-d)-imidazol-4-yl-valeriansäure (Stoffliste 1990) und besitzt 3 asymmetrische C-Atome, weshalb 8 Stereoisomere möglich sind (Abb. 3-20). In der Natur kommt nur das biologisch aktive D(+)-Biotin vor (Bonjour 1984). Biotin (Molekülmasse 244,31 Dalton) kristallisiert in feinen farblosen Nadeln und ist in dieser Form gegen Luft, Tageslicht und Hitze stabil, weniger jedoch gegen UV-Licht. In verdünnten Alkalien sowie heißem Wasser ist Bio-

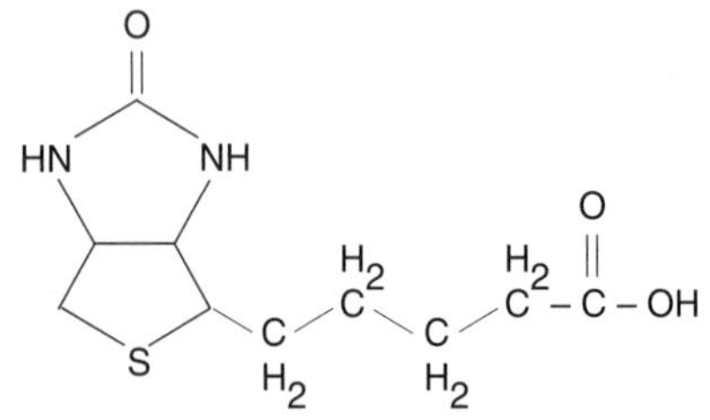

Abb. 3-20: Strukturformel von Biotin

tin gut löslich, unlöslich jedoch in organischen Lösungsmitteln. Durch Erhitzen in starken Säuren und stark alkalischen Lösungen wird die biologische Aktivität von Biotin zerstört. Biotin soll lichtgeschützt aufbewahrt werden.

3.5.2 Vorkommen

Biotin ist in der Natur weit verbreitet, seine Konzentration in den Nahrungsmitteln ist jedoch sehr gering. Teilweise liegt es in freier Form vor. In tierischen Geweben kommt es dagegen hauptsächlich an Proteine gebunden vor. In Abhängigkeit von der Bindungsform unterliegt die biologische Verwertbarkeit beachtlichen Schwankungen.

Tab. 3-14: Biotin-Vorkommen in verschiedenen Lebensmitteln nach Bundeslebensmittelschlüssel (BLS) 1990 und Souci, Fachmann, Kraut (SFK) 1989.

		SFK	BLS
		µg/100 g	
Obst:	Birnen	0,1	0,1
	Grapefruit	0,35	0,7
	Bananen	5,5	5,0
	Kirschen	0,4	0,4
Gemüse:	Blumenkohl	1,5	2,1
	Erbsen	5,3	0,3
	Kartoffeln	0,4	4,0
	Sojabohnen	60,0	
Hühnerei:		25,0	25,0
Milch- und Milch-	Kuhmilch	3,5	3,5
produkte:	Käse	1,3–8,6	5,29
Fleisch:	Rindfleisch	3,0	1,89
	Rinderleber	100,0	100,0
	Schweinefleisch	5,0	3,25
	Schweineleber	27,0	30,0
Cerealien:	Weizen (ganzes Korn)	6,0	6,0
	Weizenmehl (Type 405)	1,5	1,0
	Haferflocken	20,0	20,0

Für die menschliche Ernährung sind Leber, Niere, Milch und Eier sowie verschiedene Gemüsesorten und Cerealien gute Biotinquellen (Souci et al. 1989, BLS 1990). Eine Auswahl an Lebensmitteln und deren Biotingehalte zeigt Tab. 3-14. Wie auch bei anderen B-Vitaminen variiert der Biotingehalt in den verschiedenen Getreidearten ganz erheblich in Abhängigkeit vom Ausmahlungsgrad. Die mittleren Biotingehalte liegen zwischen 1 μg und 30 μg/100 g Produkt, wobei die höchsten Gehalte in Weizenkeimen, Weizenkleie und Haferflocken zu finden sind. Die vorliegenden Gehaltsangaben müssen unter dem Vorbehalt gesehen werden, daß die eingesetzten Analyseverfahren nicht immer über die methodische Schärfe verfügen, um in jeder Hinsicht verläßliche quantitative Angaben zu erhalten.

3.5.3 Stoffwechsel und Pharmakokinetik

In der Nahrung kommt Biotin zum größten Teil an Eiweiß gebunden vor. Die Resorption erfolgt erst nach Freisetzung aus der Eiweißbindung durch das Enzym Biotinidase im proximalen Dünndarm im niedrigen Konzentrationsbereich carriervermittelt, Na^+- und energieabhängig, entsprechend einer Sättigungskinetik und nach höheren Dosen durch passive Diffusion. Neuere Untersuchungen weisen auf einen aktiven Transport mit Hilfe eines Trägerbiotin-Natrium-Komplexes hin. Im Plasma ist Biotin zu 80% an Protein gebunden. Die Blutspiegel des freien oder nur schwach gebundenen Biotins liegen zwischen 200 und 1200 ng/l und sind bei chronischen Alkoholikern häufig reduziert. Die Erythrozyten enthalten etwa 10% der Plasmakonzentration. Biotin wird mit Urin und Fäzes ausgeschieden. Bei normaler Ernährung schwankt die Biotinausscheidung im Urin zwischen 6 und 90 μg/24 h und ist bei einem Biotinmangel bis auf 5 μg/ 24 h vermindert (Bonjour 1984). Ausgeschieden werden vorwiegend freies Biotin und bisher noch nicht identifizierte biologisch inaktive Abbauprodukte. Bedingt durch eine enterale Biosynthese durch Mikroorganismen im Colon kann die mit den Fäzes ausgeschiedene Biotinmenge oft größer sein als die Biotinaufnahme mit der Nahrung. Die Eliminationshalbwertszeit ist von der Dosis abhängig und beträgt bei oraler Einnahme von 100 μg/kg Körpergewicht Biotin ca. 26 Stunden. Bei Patienten mit Biotinidase-Mangel ist sie bei gleicher Dosis auf ca. 10–14 Stunden verkürzt (Munnich et al. 1987). Der genetische Defekt führt zur juvenilen Form des multiplen Carboxylase-Mangels (Friedrich 1987).

3.5.4 Biochemische Funktionen

Biotin ist Coenzym bei einer Reihe von Carboxylase-, Transcarboxy-
lase- und Decarboxylase-Reaktionen, von denen jedoch nur 4 Carbo-
xylase-Reaktionen bei Tieren und beim Menschen eine Rolle spielen.
Bei diesen Carboxylierungsreaktionen ist Biotin kovalent an einem
Bindungsort (ε-Aminogruppe eines Lysinrests) der Carboxylase gebunden und übernimmt in einem ersten Schritt CO_2 aus Bicarbonat
unter Bildung von 1-N-Carboxybiotin (Abb. 3-21), welches dann in
einem zweiten Schritt ein Akzeptor-Substrat carboxyliert (Knappe et
al. 1961).

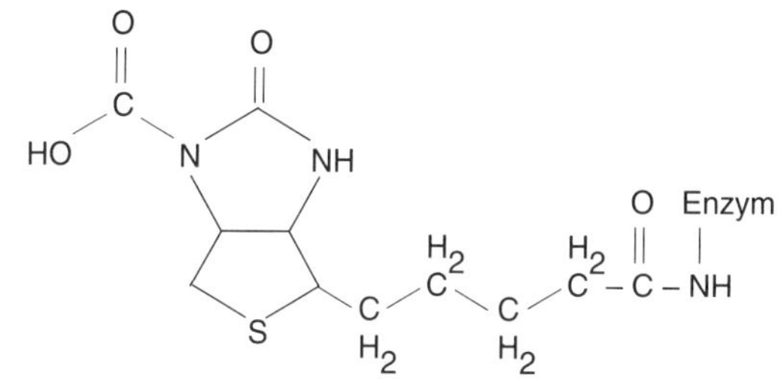

Abb. 3-21: 1'-N-Carboxybiotin, über die ε-Aminogruppe eines Lysinrests
an Enzym gebunden

1. $ATP + HCO_3^- + Biotin\text{-}Enzym \xrightarrow{Mg^{2+}} 1'N\text{-}Carboxybiotin\text{-}$
Enzym $+ ADP + P$
2. 1'N-Carboxybiotin-Enzym + Akzeptor → Biotin-Enzym + carboxylierter Akzeptor

3. Gesamtreaktion:
$ATP + HCO_3^- + Akzeptor →$ carboxylierter Akzeptor $+ ADP + P$

Die 4 biotinabhängigen Carboxylasen bei Tieren und beim Menschen
sind
1. Pyruvatcarboxylase. Dieses Enzym carboxyliert Pyruvat zu Oxalacetat, wird durch Acetyl-CoA allosterisch aktiviert und ist ein
   Schlüsselenzym der Gluconeogenese. Außerdem erfüllt es eine ana-

plerotische Funktion für den Citronensäurezyklus: Werden Zwischenprodukte aus dem Zyklus für andere Stoffwechselreaktionen abgezweigt, so fehlt am Ende Oxalacetat als Acetyl-Akzeptor für den nächsten Umlauf. Durch die Pyruvatcarboxylase-Reaktion kann der Zyklus wieder mit Oxalacetat aufgefüllt werden.

2. Acetyl-CoA-Carboxylase. Dieses Enzym carboxyliert Acetyl-CoA zu Malonyl-CoA und ist ein Schlüsselenzym der Fettsäuresynthese. Es wird durch Citrat allosterisch aktiviert, während Malonyl-CoA und langkettige Acyl-CoA-Derivate negative Effektoren sind (Feedback-Kontrolle).

3. Propionyl-Carboxylase carboxyliert Propionyl-CoA zu (2S)-Methylmalonyl-CoA. Dadurch und durch die nachfolgende Umlagerung zu Succinyl-CoA (s. bei Vitamin B_{12}, S. 103) bekommt Propionyl-CoA aus dem Abbau ungeradzahliger Fettsäuren oder der Aminosäuren Methionin, Threonin und Isoleucin Anschluß an den Citronensäurezyklus.

4. Methylcrotonyl-CoA-Carboxylase katalysiert die Carboxylierung von Methylcrotonyl-CoA zu β-Methylglutaconyl-CoA, ein Schritt beim Abbau der verzweigten Aminosäure Leucin.

3.5.5 Bedarf

Biokinetische Untersuchungen zum Biotin-Turnover liegen ebensowenig vor wie aussagekräftige Mangelexperimente, die eine Bedarfsableitung ermöglichen könnten. Bei Unkenntnis des tatsächlichen Bedarfs handelt es sich dementsprechend bei den Angaben zur wünschenswerten Höhe der Zufuhr lediglich um Schätzwerte. Da mit der Kost im Mittel zwischen 50 und 100 μg Biotin pro Tag zugeführt werden und unter diesen Bedingungen ernährungsabhängige Mangelerscheinungen nicht auftreten, wird von der DGE der für den Erwachsenen als angemessen erscheinende Zufuhrbereich mit 30–100 μg Biotin/Tag angegeben (DGE 1991).

Für Kinder von 7–10 Jahren liegt der Schätzwert bei 30 μg Biotin pro Tag und bei Säuglingen und Kindern bis 6 Jahren steigt die wünschenswerte Zufuhr von anfangs 10 μg bis auf 25 μg Biotin pro Tag. Zuschläge für physiologische Sonderbedingungen wie Schwangerschaft und Stillzeit werden von den verschiedenen nationalen Gremien nicht gemacht. Die mit der Muttermilch abgegebene Biotinmenge (10 μg/l) (Kuhmilch enthält etwa 5mal mehr) wird offensichtlich durch die übliche Ernährung ausgeglichen und ist auch von der Größenordnung nicht bedarfsrelevant.

3.5.6 Bedarfsdeckung

Die Biotinzufuhr mit der Nahrung unterliegt beachtlichen Schwankungen und beträgt bei durchschnittlichen Kostgewohnheiten 50–100 µg/Tag. Ob auch enteral synthetisiertes Biotin zur Bedarfsdeckung beiträgt, wird nach wie vor kontrovers diskutiert. Unabhängig von bestehenden Wissenslücken zum Bedarf an sich und zum Beitrag der Enteralsynthese kann man davon ausgehen, daß beim gesunden Menschen mit gemischter Kost der Bedarf gedeckt und die wünschenswerte Höhe der Zufuhr erreicht wird. Lediglich bei Personen mit extremen Ernährungsgewohnheiten (z.B. bei regelmäßigem Verzehr roher Eier) ist die Bedarfsdeckung gefährdet. Denn in rohen Eiern ist ein biotinspezifisches Antivitamin enthalten. Dabei handelt es sich um das Avidin, das einen Komplex mit Biotin bildet, der durch proteolytische Enzyme nicht angegriffen werden kann und deshalb im Darm nicht resorbiert wird (Bonjour 1984). Pro Mol Avidin werden 4 Mol Biotin fest gebunden und sind in dieser Bindung enzymatisch nicht spaltbar. Erst längeres Erhitzen auf 100° C denaturiert das Avidin und setzt Biotin frei, weshalb eine unzureichende Bedarfsdeckung nur bei den zuvor genannten Ernährungsgewohnheiten auftritt.

Darüber hinaus ist beim multiplen Carboxylasedefekt der Biotinbedarf aufgrund eines genetischen Defekts erhöht. In diesen Fällen ist eine Biotinbedarfsdeckung mit der Nahrung nicht mehr möglich, sondern dies erfordert eine therapeutische Substitution.

3.5.7 Klinische Symptomatik

Die ersten Hinweise auf charakteristische Symptome eines Biotinmangels waren Dermatitis, Haarausfall und Störung der Fortpflanzung nach Verfütterung von rohem Eiweiß an Ratten. Man nannte diese Störung «egg white injury». Diese Störungen waren durch Biotingabe heilbar. Erst später stellte sich heraus, daß hierfür das im Eiklar vorkommende Avidin verantwortlich ist, welches Biotin komplexartig derartig fest bindet, daß es durch die Enzyme des Verdauungstraktes nicht abgespalten und resorbiert werden kann. Basierend auf dieser Vorstellung erhielten freiwillige Versuchspersonen über einen längeren Zeitraum rohes Hühnereiweiß. Sie entwickelten nach 3–4 Wochen eine feinschuppige Desquamation der Haut und nach weiteren Wochen eine makulosquamöse Dermatitis sowie Depressionen, extreme Mattigkeit, Schläfrigkeit, Muskelschmerzen, Überempfindlich-

keit, lokale Parästhesie und Anorexie mit Übelkeit. Alle Symptome verschwanden innerhalb von 5 Tagen nach parenteraler Applikation von 75–300 µg Biotin/Tag (Friedrich 1987).
Bei normaler Ernährung ist ein Biotinmangel äußerst selten und bei Erwachsenen bisher kaum beobachtet worden. Bei bestimmten Risikogruppen wie z.b. Schwangeren, vollgestillten Säuglingen, Hämodialyse-Patienten, nach längerfristiger oraler Einnahme von Antibiotika sowie beim chronischen Alkoholismus ist die Biotin-Bedarfsdekkung kritisch. Hier können die klassischen Symptome eines Biotinmangels wie Dermatitis, Glossitis, Anorexie, Übelkeit und Depression auftreten. Mitunter beruhen Alopezie, Ataxie und Keratokonjunktivitis auf einem angeborenen biotinabhängigen Enzymdefekt. Derartige Störungen können durch entsprechende Substitution mit Biotin beseitigt werden (Thoene et al. 1981).

3.5.8 Anwendungsgebiete

Eine Übersicht über die Anwendungsgebiete von Biotin gibt Tab. 3-15.

Tab. 3-15: Anwendungsgebiete für Biotin

1. Fehl- und Mangelernährung
  – extreme Ernährungsgewohnheiten (rohe Eier)
  – Alkoholabusus
  – langfristig voll gestillte Säuglinge
  – totale parenterale Ernährung (ohne Biotinsubstitution)

2. Genetische Defekte biotinabhängiger Enzyme

3.5.8.1 Fehl- und Mangelernährung

Erst in den letzten Jahren wird dem Biotin ein größeres Interesse geschenkt, nachdem Fälle von iatrogenen Mangelzuständen im Gefolge langfristiger parenteraler Ernährung und bei angeborenen Störungen der Aktivität biotinabhängiger Carboxylasen eingehender beschrieben werden.
Extreme Ernährungsgewohnheiten: Isolierte klinische wie subklinische Biotin-Mangelzustände als Folge eines quantitativen oder auch qualitativen Nahrungsmangels sind äußerst selten. Mangelzustände

sind jedoch aufgrund extrem einseitiger Nahrungswahl nach Verzehr roher Eier bekannt geworden. Die monatelange Einnahme von täglich 2–6 rohen Eiern kann zu klinischen Biotin-Mangelzuständen führen. Die auf diese Weise zugeführten hohen Avidin-Mengen des Eiklars bilden mit dem Biotin einen nicht resorbierbaren Komplex. Die klinische Mangelsymptomatik umfaßt schuppige Dermatitis, Alopezie, Anorexie, Depressionen, Konjunktivitis, Mattigkeit, Erbrechen. Alle diese Symptome sind erstaunlich rasch innerhalb weniger Tage durch therapeutische Biotingaben rückbildbar (Sweetman und Nyhan 1986).

Alkoholabusus: Bei Patienten mit alkoholinduzierter Leberzirrhose wie auch bei Patienten mit einer Fettleber werden deutlich reduzierte Biotingehalte in der Leber und reduzierte Biotinblutspiegel beobachtet (Bonjour 1977).

Schwangerschaft und Stillzeit : Kritische Versorgungszustände können bei langfristig gestillten Säuglingen ohne Beikost nicht ausgeschlossen werden. Die mittlere Biotinkonzentration in der Muttermilch beträgt 4 µg pro Liter, wohingegen die Kuhmilch mindestens 5mal soviel enthält. In den ersten 4 Laktationsmonaten unterliegt die Biotin-Konzentration in der Muttermilch großen individuellen Schwankungen. Deshalb betrug bei ausschließlich gestillten Säuglingen die Biotin-Aufnahme im 4. Laktationsmonat 0–10 µg (im Mittel 4 µg pro Tag). Damit erreichen viele voll gestillte Säuglinge mit Sicherheit nicht die wünschenswerte Biotin-Tageszufuhr (Salmenperä et al. 1985). Bei entsprechend gelagerten Fällen sollte ein ausreichender Vitaminversorgungszustand – sowohl des Säuglings als auch der Stillenden – durch eine zusätzliche Supplementierung sichergestellt werden.

Langfristige parenterale Ernährung: Biotin-Mangelzustände werden in den letzten Jahren häufiger nach langfristiger parenteraler Ernährung beobachtet als nach enteralen Ernährungsregimen. Biotin kann sogar zu den kritischen Vitaminen gezählt werden, dessen Bedarfsdeckung bei parenteraler Ernährung nicht selten unzureichend ist (Mock et al. 1988). Bei einigen parenteral ernährten Patienten kam es zum Haarverlust bis hin zu einer Alopecia totalis, zu Dermatitiden und zu psychischen Symptomen wie Depressionen, Halluzinationen, Niedergeschlagenheit und starker Müdigkeit. Darüber hinaus führt ein Biotin-Mangel bei langfristig parenteral Ernährten zu unphysiologisch hohen Spiegeln an ungeradzahligen Fettsäuren (z.B. C 15:0; 17:0; Mock et al. 1988).

Aktuelle Biotin-Mangelfälle wurden bei Säuglingen mit Kurzdarmsyndrom beobachtet, die nach frühestens 4 Monaten eine schuppende

Dermatitis im Bereich des Gesichtes, des behaarten Kopfes und des Halses entwickelten. Auch in diesen Fällen enthielt die totale parenterale Ernährung kein Biotin. Die Substitution mit Biotin führt rasch zur kompletten Restitution (Rusche und Heine 1989).

Dünndarmresektionen und eine Schädigung der Darmflora durch Antibiotika prädisponieren bei langfristig parenteral ernährten Patienten zu kritischen Bedarfsdeckungswerten. Deshalb sollte jede parenterale Komplettlösung zwingend Biotin enthalten. Zahlreiche vitaminhaltige Infusionslösungen sind jedoch nach wie vor biotinfrei (Lowry und Brennan 1985).

3.5.8.2 Haemodialysepatienten

Zur Bedarfsdeckungssituation bei Patienten, die sich einer kontinuierlichen ambulanten Peritoneal-Dialyse zu unterziehen haben, liegt kein ausreichendes Erkenntnismaterial vor. Uneinheitlich sind die Befunde bei chronisch-intermittierender Hämodialyse. Hierbei wurden zum Teil erhöhte Blutspiegel an Biotin beobachtet (De Bari et al. 1984). Klassische Biotin-Mangelsymptome wie z.B. eine seborrhoische Dermatitis und Konjunktivitis wurden auch nie beschrieben (Dobbelstein 1987). Hingegen kann durch sehr hohe Biotin-Tagesdosen von 10 mg die periphere Neuropathie bei chronischen Hämodialysepatienten bereits nach 3monatiger Verabreichung klinisch relevant beeinflußt werden (Yatzidis et al. 1984).

Für Hämodialysepatienten liegen nur sehr beschränkte Kenntnisse zur Bedarfsdeckungssituation vor. Zahlreiche Dialysezentren empfehlen keine routinemäßige Verabreichung von Biotin (Allman et al. 1989). Auf der anderen Seite würde eine Biotin-Substitution in der Größenordnung von 50 μg pro Dialysebehandlung eine ausreichende Bedarfsdeckung sicherstellen, ohne das Risiko einer evtl. Hypervitaminose in Kauf zu nehmen.

Bei chronischen Dialysepatienten mit peripherer Neuropathie konnten hohe Biotin-Tagesdosen von 10 mg die Neuropathie entscheidend verbessern.

3.5.8.3 Genetische Defekte biotinhaltiger Enzyme

Es sind eine Reihe verschiedener genetischer Defekte biotinabhängiger Enzyme bekannt. Isolierte angeborene Mangelzustände an Propionyl-CoA-Carboxylase, Pyruvat-Carboxylase, 3-Methylcrotonyl-CoA-Carboxylase, Acetyl-CoA-Carboxylase sind bekannt. Von Einzelfällen abgesehen, sind diese genetischen Defekte nicht Biotin-responsiv.

Neben diesen isolierten Enzymdefekten werden multiple Carboxy-lase-Mangelzustände beobachtet, die auf eine rechtzeitige hochdo-sierte Biotin-Therapie ansprechen und symptomlos verlaufen können. Beim angeborenen Mangel an Biotinidase kann gebundenes Biotin, z.B. in Form von Biocytin oder anderer biotinhaltiger Peptide, nicht abgespalten werden, so daß die Rezyklisierung von Biotin mißlingt. Der Körper verarmt an Biotin, an biotinhaltigen Enzymen und de-kompensiert metabolisch. Unbehandelt führt dieser autosomal rezes-siv ererbte Stoffwechseldefekt zum Tode (Wolf et al. 1985). Gelingt die Diagnosestellung des Biotinidasemangels im Zuge des Neugebore-nen-Screening noch im präsymptomatischen Zustand, können jeg-liche irreparable Schäden mittels hochdosierter Biotingaben im Be-reich von 5–10 mg pro Tag vermieden werden. Diese Symptome beim angeborenen Mangel an Biotinidase treten typischerweise einige Mo-nate später auf (sog. juveniler Typ) als beim Defekt der Holocarboxy-lase-Synthetase. Diese eher neonatale Form manifestiert sich bei der empfohlenen Standardtagesdosis von 20 µg. Frühgeborene sollen 6–8 µg pro kg Körpergewicht und Tag erhalten (Greene et al. 1988). Für Erwachsene werden 60 µg Biotin empfohlen (AMA 1979).

3.5.8.4 Prophylaxe und Therapie

Die Behandlung manifester Biotin-Mangelzustände aufgrund extrem einseitiger Nahrungsaufnahme wird mit oralen oder parenteralen Ta-gesdosen von 150–300 µg durchgeführt. Die Symptome verschwinden innerhalb weniger Tage.
Die allermeisten Patienten mit angeborenem multiplen Carboxylase-Mangel reagieren ausgesprochen rasch auf eine Therapie mit 1 mg Biotin pro Tag.

Literatur

Allman, M., Truswell, A.S., Tiller, D.J., Stewart, P.M., Yau, D.F., Hor-vath, J.S., Duggin, G.G.: Vitamin supplementation of patients receiving haemodialysis. Med. J. Aust. 150 (1989), 130–133.
American Medical Association (AMA): Multivitamin preparations for paren-teral use, a statement by the nutrition advisory group. J. parent. enter. nutr. 3 (1979), 258–262.

Bonjour, J.P.: Biotin in mans nutrition and therapy – a review. Intern. J. Vit. Nutr. Res. 47 (1977), 108–118.

Bundeslebensmittelschlüssel für Verzehrserhebungen (BLS). Version II (1990). Bundesgesundheitsamt.

DeBari, V.A., Frank, O., Baker, H., Needle, M.A.: Water soluble vitamins in granulocytes, erythrocytes, and plasma obtained from chronic haemodialyses patients. Am. J. Clin. Nutr. 39 (1984), 410–415.

Deutsche Gesellschaft für Ernährung: Empfehlungen für die Nährstoffzufuhr. Umschau-Verlag, Frankfurt 1991.

Dobbelstein, H.: Vitaminbedarf bei chronischer Niereninsuffizienz. Nieren- und Hochdruckkrankheiten 16 (1987), 250–258.

Friedrich, W.: Biotin. In: Handbuch der Vitamine, hrsg. von W. Friedrich, Urban und Schwarzenberg, München–Wien–Baltimore, 1987.

Greene, H.L., Hambidge, K.M., Schauler, R., Tsang, R.C.: Guidelines for the use of vitamins, trace elements, calcium, magnesium and phosphorus in infants and children receiving total parenteral nutrition: report of the subcommittee on pediatric parenteral nutrient requirements from the Committee on clinical practice issues of the American society for clinical nutrition. Am. J. Clin. Nutr. 48 (1988), 1324–1342.

Johnson, A.R., Hood, R.L., Emery, J.L.: Biotin and the sudden infant death syndrome. Nature 285 (1980), 159–160.

Knappe, J., Ringelmann, E., Lynen, F.: Zur biochemischen Funktion des Biotins. III. Die chemische Konstitution des enzymatisch gebildeten Carboxybiotins. Biochem. Z. 335 (1961), 168–176.

Krause, K.-H., Kochen, W., Berlit, P., Bonjour, J.-P.: Excretion of organic acids associated with biotin deficiency in chronic anticonvulsant therapy. Intern. J. Vit. Nutr. Res. 54 (1984), 217–222.

Souci, S.W., Fachmann, W., Kraut, H.: Die Zusammensetzung der Lebensmittel. Nährwert-Tabelle, Stuttgart 1989.

Sweetman, L., Nyhan, W.C.: Inheritable biotin-treatable disorders and associated phenomena. Ann. Rev. Nutr. 6 (1986), 317–343

Thoene, J., Baker, H., Yoshino, M., Sweetman, L.: Biotin-responsive carboxylase deficiency associated with subnormal plasma and urinary biotin. New Engl. J. Med. 304/14 (1981), 817–820.

Wolf, B., Heard, G.S., Jefferson, L.G., Proud, V.K., Nance, W.E., Weissbekker, K.A.: Clinical findings in four children with biotinidase deficiency detected through a statewide neonatal screening program. N. Engl. J. Med. 313 (1985), 16–19.

Yatzidis, H., Koutsicos, D., Agroyamis, B., Papastephanidis, C., Francos-Plemenos, M., Delatola, Z.: Nephron 36 (1984), 183–186.

3.6 Folsäure

3.6.1 Chemie

Das wissenschaftliche Interesse an Folsäure geht auf das Jahr 1930 zurück, als man in Leber, Hefen und Spinat einen «Antianämie-» und Wachstumsfaktor entdeckte. Snell et al. beschrieben 1940 einen Faktor, der für das Wachstum von Lactobacillus casei essentiell ist. Später isolierten sie aus Spinatblättern eine Säure, die das Wachstum vom Streptococcus faecium und L. casei stimulierte. Abgeleitet vom lateinischen Begriff folium (= Blatt) nannte man diesen Faktor «Folsäure». Die Aufklärung der chemischen Struktur und Synthese gelang 1946. Unter Folacin werden eine Reihe von Verbindungen zusammengefaßt, die Folsäure und Derivate in biologisch aktiver Form enthalten.

Folsäure, Pteroylglutaminsäure (abgekürzt PteGlu), besteht aus einem Pteridinring, an den über die Methylengruppen an C6 die Aminogruppe der p-Aminobenzoesäure und an deren Carboxylgruppe über eine Amidbindung, die Glutaminsäure gebunden ist, die an ihrer γ-Carboxylgruppe mit weiteren Glutamatresten konjugiert sein kann (Abb. 3-22). Die aus Pteridin und p-Aminobenzoesäure gebildete Teilstruktur wird als Pteroinsäure bezeichnet. Je nach Anzahl der Glutamylreste unterscheidet man Pteroylmonoglutamate, -triglutamate,

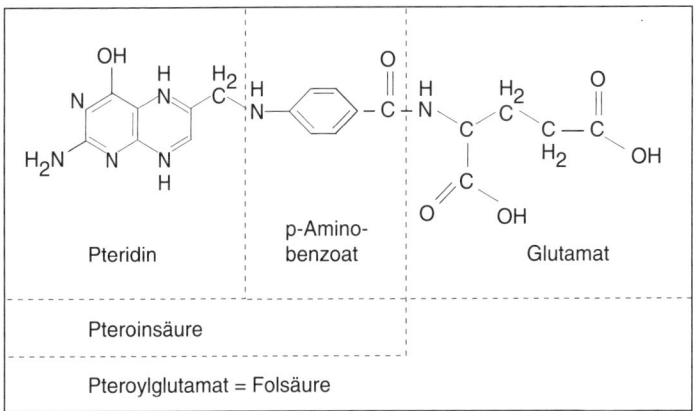

Abb. 3-22: Strukturformel der Folsäure, (Pteroylmonoglutamat)

-heptaglutamate bzw. -polyglutamate. Das Pteridingerüst liegt in der oxydierten, dihydrierten und tetrahydrierten Form vor. PteGlu kommt in Naturprodukten nicht vor, sondern ist vermutlich ein Kunstprodukt der Isolierung. Die natürlichen Folsäure-aktiven Substanzen sind Verbindungen, die sich durch den Hydrierungsgrad des Pteridinrings, die Substitution an N-5 und N-10 (Bindung von «C_1-Einheiten» z.b. Methyl-, Formaldehyd- und Formiatreste) sowie durch die Länge der Glutamylkette unterscheiden (Brody et al. 1984).

Muttersubstanz der Folsäure-Coenzyme ist die 5,6,7,8-Tetrahydrofolsäure, die bei bestimmten biochemischen Prozessen wie z.b. der Thymidylatsynthese zur 7,6-Dihydroform oxydiert wird. Im menschlichen Organismus kommt Tetrahydrofolsäure (THF) als 5-Methyl-THF, 5,10-Methylen-THF, 5,10-Methenyl-THF und 5-Formyl-THF vor. Im Serum ist vorrangig 5-Methyl-THF als Monoglutamat und intrazellulär Polyglutamyl-THF mit oder ohne C_1-Einheiten anzutreffen.

Folsäure (CAS-Nr. 59-30-3) mit der Molekülmasse von 441,4 Dalton ist ein gelbes bis orangegelbes kristallines Pulver. PteGlu ist unlöslich in Wasser, Ethanol, Aceton, Chloroform und Ether, schwer löslich in Methanol; relativ löslich in Essigsäure, Phenol, Pyridin, Alkalihydroxid-, Alkalicarbonat-Lösungen, in Salz- und Schwefelsäure. Die Substanz schmilzt nicht, verfärbt sich bei 250° C. Bei einem pH von 13 liegen die Absorptionsmaxima von PteGlu bei 256, 283 und 365 nm. Kristalline PteGlu ist gegen Luft und Wärme stabil, Folsäurelösungen sind lichtempfindlich, saure Lösungen sind hitzelabil, alkalische sind oxidationsempfindlich (Pharmazeutische Stoffliste 1990).

3.6.2 Vorkommen

Folsäure kommt sowohl in Lebensmitteln pflanzlicher als auch tierischer Herkunft vor. Das Vitamin ist praktisch in allen Blattgemüsen anzutreffen. Besonders reich an Folsäure sind Spinat, Salat, Spargel, Tomaten, Gurken, Getreide sowie Leber, während Rindfleisch, Fisch und Obst relativ folsäurearm sind. Grundsätzlich aber werden Folate aus tierischen Nahrungsmitteln besser resorbiert als aus pflanzlichen Bestandteilen.

Die natürlichen Polyglutamate liegen in unterschiedlichen Bindungsformen und Strukturmodifikationen vor. Sie betreffen den Hydrierungsgrad des Pteridin, die Substitution an den N-Atomen 5 und 10 sowie die Zahl der Glutamylreste. Die verschiedenen Polyglutamate unterscheiden sich beachtlich im Hinblick auf ihre Bioverfügbarkeit.

Tab. 3-16: Folsäuregehalt in Lebensmitteln nach Bundeslebensmittelschlüssel (BLS) 1990.

		Gesamt-folsäure	freie Folsäure	Polyglu-tamate	Folsäure-äquiva-lente
				µg/100 g	
Hühnerei		78,0	22,8	55,2	33,8
Fleisch	Rind	7,2	2,9	4,3	3,7
	Rinderleber	330,0	220,0	110,0	242,0
	Huhn	10,2	8,8	1,4	9,1
Fisch	Thunfisch	4,5	1,5	3,0	2,1
	Makrele	4,5	1,5	3,0	2,1
	Hering	4,5	1,5	3,0	2,1
Milch/ Milch-produkte	Vollmilch	20,5	13,3	7,2	14,8
	Käse	20,5	13,3	7,2	14,8
Obst/Früchte	Äpfel	6,1	3,0	3,0	3,6
	Apfelsinen	37,0	30,0	7,0	31,4
	Orangensaft	1,6	1,3	0,3	1,3
	Bananen	22,0	14,0	8,0	15,6
	Avocado	30,0	30,0	–	30,0
Cerealien	Getreidekörner	69,9	33,6	36,3	40,8
	Weizenbrot	23,0	8,6	14,4	11,4
Gemüse	Salat	106,6	58,7	47,9	68,3
	Spinat	78,0	50,0	38,0	55,6
	Weißkohl	79,0	25,0	54,0	35,8
	Broccoli	71,0	57,0	14,0	59,8
	Blumenkohl	40,0	30,0	10,0	32,0
	Rosenkohl	78,0	70,0	8,0	71,6
	Spargel	86,0	70,0	16,0	73,2
	Tomaten	73,4	28,6	44,8	37,6
	Bohnen	100,0	19,0	81,0	35,2

Da die in der Natur tatsächlich vorliegenden Strukturmodifikationen in den gängigen Tabellenwerken (z.B. Souci-Fachmann-Kraut) nicht näher angegeben werden, ist eine zuverlässige Berechnung der Folataufnahme nicht immer möglich. Im deutschsprachigen Raum weist lediglich der Bundeslebensmittelschlüssel 1990 die Mono- bzw. Po-

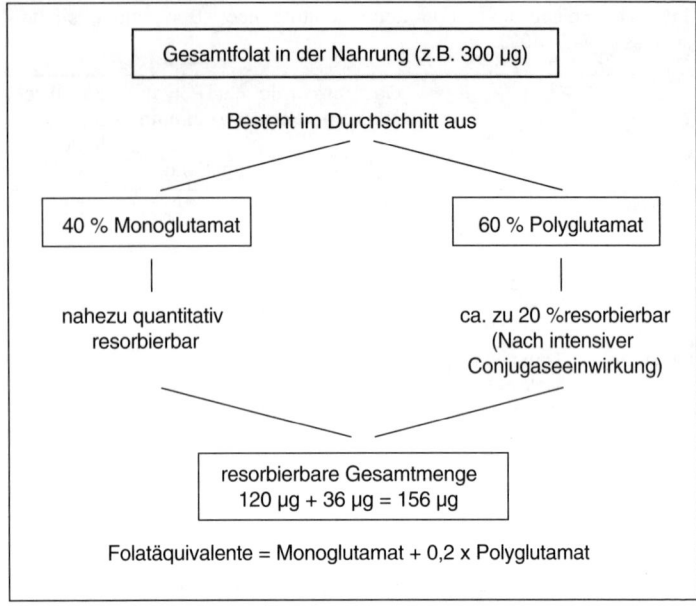

Abb. 3-23: Folat in der Nahrung

lyglutamate getrennt aus. In Tab. 3-16 sind die Folatgehalte einiger Lebensmittel exemplarisch herausgegriffen; daraus ergibt sich, daß die in der Nahrung enthaltene Folsäure (je nach Lebensmittel) in wechselndem Ausmaß als Polyglutamat bzw. in ebenso unterschiedlichem Ausmaß als Monoglutamat vorliegen kann.

Dementsprechend ist die Bioverfügbarkeit von Nahrungsfolat keine konstante Größe, sondern variiert in Abhängigkeit vom Mono-/Polyglutamatverhältnis in beachtlichem Umfang. Während die Monoglutamate nahezu quantitativ resorbiert werden, sind die Polyglutamate in der Regel nur zu 20 % verfügbar. Daher wurde der Begriff «Folatäquivalent» eingeführt. Unter dem Äquivalent versteht man diejenige Menge eines Derivats, die wirkungsgleich mit 1 mg freiem Folat ist: freie Folatäquivalente = Monoglutamat + 0,2 × Polyglutamat (Abb. 3-23).

3.6.3 Stoffwechsel und Pharmakokinetik von Folsäure

Folsäure liegt in der Nahrung größtenteils als Polyglutamylfolat vor und muß zur Resorption durch eine Carboxypeptidase im Bürstensaum der Mucosazellen des Duodenums und oberen Jejunums zu Monoglutamat hydrolysiert werden (Abb. 3-24). Der Transport durch die Mucosamembran erfolgt überwiegend aktiv, wird durch

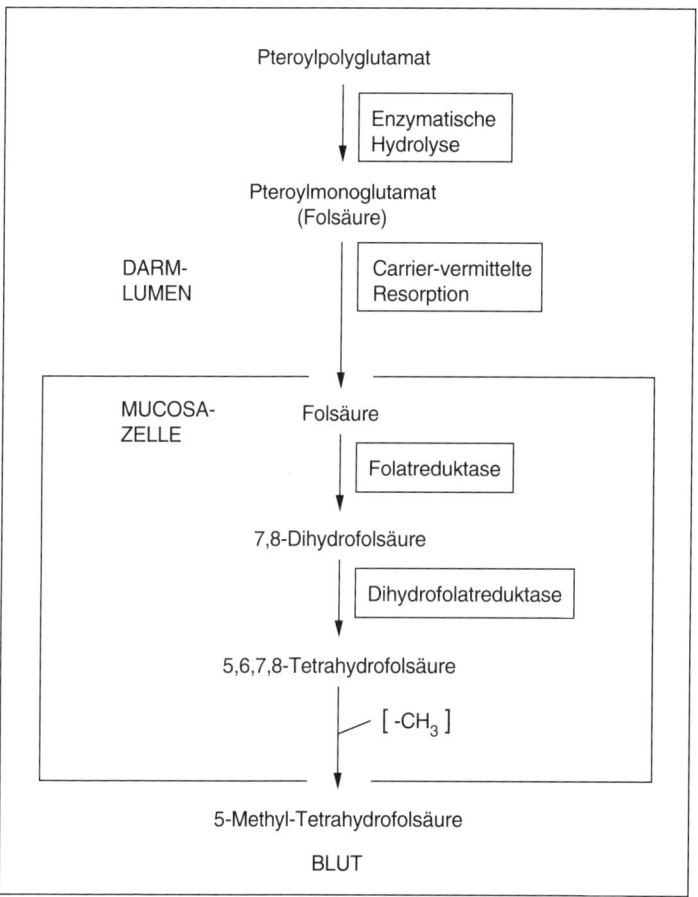

Abb. 3-24: Resorption von Folsäure

Glucose und Na$^+$ stimuliert und folgt einer Sättigungskinetik. Die Resorption ist bei einem pH von 6,0 am besten. Etwa 20–30% der Folsäure werden unabhängig von der Folatkonzentration über eine passive Diffusion aufgenommen. Im portalen Blut finden sich vor allem nicht-methylierte Folate, die in der Leber in die methylierte Form umgewandelt werden. Im Blut kommen neben THF und 10-Formyl-THF hauptsächlich 5-Methyl-THF vor, das an Albumin, α-Makroglobulin und das in der β-Fraktion wandernde Transferrin gebunden transportiert wird. Der Serum-Folatspiegel eines normal ernährten Menschen liegt zwischen 7–17 ng/ml, wobei 5-Methyl-THF den Hauptanteil bildet und ernährungsbedingten Schwankungen unterliegt. Im rasch wachsenden Gewebe ist der Serumspiegel von 10-Formyl-THF erhöht, bei gesunden Erwachsenen jedoch recht konstant. Die Aufnahme von 5-Methyl-THF in die Erythrozyten erfolgt nach den Gesetzen der Sättigungskinetik, wobei ein membrangebundener Carrier den Transport vermittelt. In den Erythrozyten liegt die Folsäure als Polyglutamat meist mit 4–7 Glutamylresten vor, die eine hohe Affinität zum Desoxyhämoglobin besitzen. Die Folatkonzentration der Erythrozyten ist etwa 40fach höher (200–500 ng/ml) als im Serum. 5-Methyl-THF passiert vermutlich ebenfalls entsprechend der Sättigungskinetik die Blut-Hirn-Schranke und erreicht in der cerebrospinalen Flüssigkeit 2- bis 3mal höhere Folsäurespiegel als im Serum (Friedrich 1987, Brody 1984).

Folsäure ist auf alle Gewebe verteilt, vorrangig als Polyglutamyl-THF. Die Gesamtkörpermenge an Folat im menschlichen Organismus liegt zwischen 5–10 mg, wovon die Leber die Hälfte überwiegend als 5-Methyl-THF und 10-Formyl-THF enthält. Als Hauptspeicherorgan reguliert die Leber die Versorgung anderer Organe. Die Körperreserven an Folsäure sind relativ gering, die biologische Halbwertszeit beträgt etwa 100 Tage. Bei Entzug von Nahrungsfolat reicht der Vorrat der Leber zur Aufrechterhaltung eines normalen Serumfolatspiegels 3–4 Wochen aus, danach kommt es zunächst zu einem Abfall der Folatspiegel im Serum und innerhalb von 10–12 Wochen zur Übersegmentierung der neutrophilen Granulozyten. Nach 18 Wochen ist der Folatspiegel in den Erythrozyten vermindert und nach 4–5 Monaten kommt es zur Manifestation der megaloblastischen Anämie.

Die durch die Galle ausgeschiedene Menge an Folsäure von 10–90 µg/Tag wird praktisch quantitativ rückresorbiert (enterohepatischer Kreislauf). Bei entzündlichen Darmerkrankungen ist jedoch die Rückresorption eingeschränkt. Bei normaler Folsäurezufuhr werden 1–12 µg mit dem Harn in Form von Folsäure, 5-Methyl-THF, 10-

Formyl-THF und inaktiven Abbauprodukten wie Pteridin und Aceta-midbenzoylglutamat-Derivat ausgeschieden. In den Fäzes finden sich 5- bis 10fach höhere Folatmengen als in der aufgenommenen Nahrung aufgrund der mikrobiellen Folatbiosynthese in distalen Darmab-schnitten.

Therapeutisch kommt Folsäure entweder parenteral oder oral zur Anwendung. Nach i. m.-Gabe von 1,5 mg Folsäure-Natrium werden innerhalb der ersten Stunde maximale Serumkonzentrationen er-reicht. Der anschließende Konzentrationsabfall erfolgt rasch, so daß nach 12 Stunden die Basiswerte wieder erreicht werden. Die Elimina-tion erfolgt monophasisch mit einer terminalen Eliminationshalb-wertszeit zwischen 1,5 und 2,0 h. Das Verteilungsvolumen liegt zwi-schen 7 und 13 l und die Clearance (Cl_{tot}) im Mittel zwischen 51–103 ml/min (Loew et al. 1988). Nach oraler Gabe von 3 mg Fol-säure werden maximale Plasmakonzentrationen an Folsäure nach 1,6 Stunden erreicht. Die aus den Flächen unter den Serum-Konzentra-tions-Zeitprofilen (AUC ng · h/ml) nach i. m. versus oraler Gabe ab-geleitete Bioverfügbarkeit liegt bei 80–87 %. Da sowohl nach oraler wie auch parenteraler Gabe die Folsäurekonzentrationen im Plasma

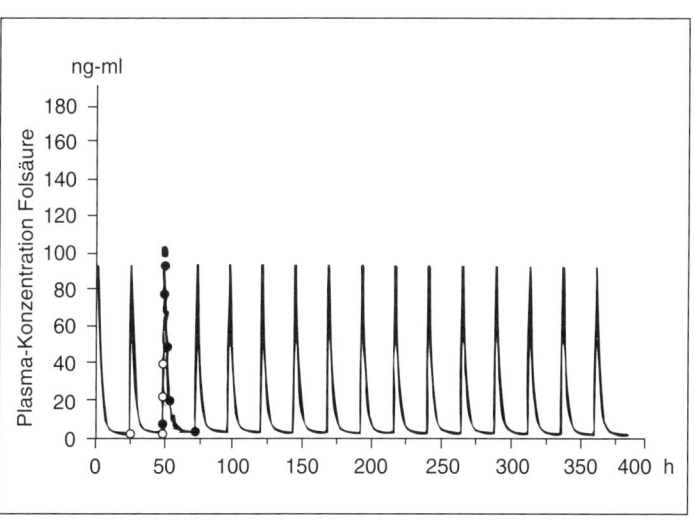

Abb. 3-25a: Stimulation des mittleren Plasmakonzentrations-Zeit-Profils von Folsäure nach Gabe von 1 × tägl. 1,5 mg Folsäure-Natrium bis in den Steady-State

innerhalb von 12 Stunden den Basiswert wieder erreichen, ist auch nach Mehrfachgabe keine Erhöhung der minimalen Plasmakonzentrationen und Kumulation zu erwarten (Abb. 3-25a). Innerhalb der ersten 6 Stunden werden nach parenteraler Verabreichung etwa 80% und in den darauf folgenden 4 Std. weitere 17% renal ausgeschieden (Loew et al. 1987). Nach Pietrzik und Hages (1990) besteht im Dosisbereich von 150–5000 µg eine lineare Dosis-Resorptionskurve (Abb. 3–25b).

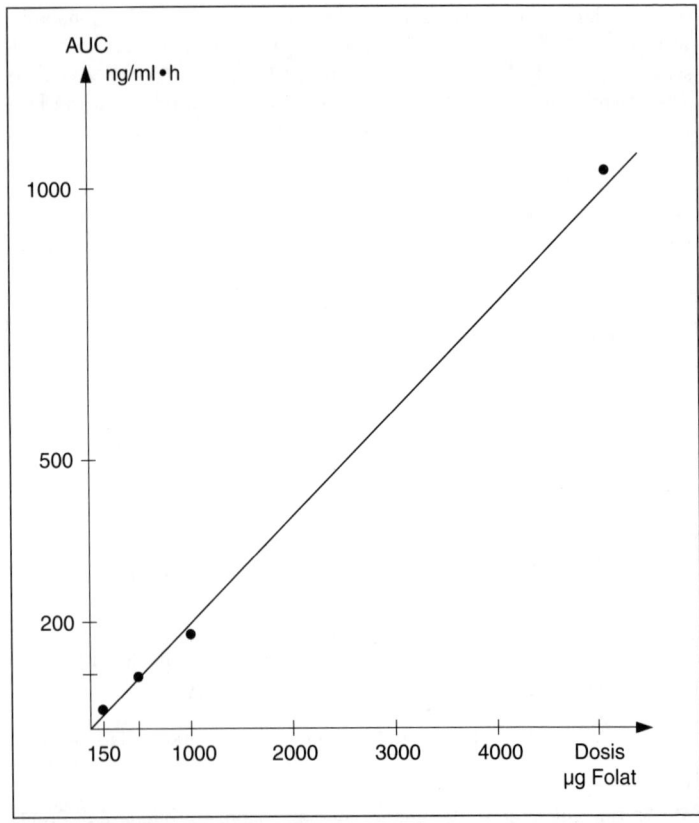

Abb. 3-25b: Resorptionsquote von Folsäure (AUC = Area Under Curve) in Abhängigkeit von der Dosis

3.6.4 Biochemische Funktionen

Folsäure selbst ist biologisch nicht aktiv, sondern die 5,6,7,8-Tetrahydrofolsäure und ihre Derivate, die aus inaktivem Polyglutamat in zwei Reduktionsstufen entstehen. Sie ist die wichtigste Coenzymform, die als Akzeptor und Überträger von Hydroxymethylgruppen («aktivierter Formaldehyd») und Formylgruppen («aktivierte Ameisensäure») fungiert. Diese C_1-Reste stammen aus verschiedenen Stoffwechselreaktionen, werden an Tetrahydrofolsäure gebunden und wieder an geeignete Akzeptoren abgegeben. Verschiedene THF-C_1-Verbindungen unterscheiden sich durch ihre Oxidationsstufe (Abb. 3-26) und können ineinander umgewandelt werden. Diese Coenzymformen liegen intrazellulär als Polyglutamate, überwiegend als Penta- oder Hexaglutamate vor. 5-Formyl-THF (Citrovorumfaktor) ist selbst nicht an Transferaktionen beteiligt. Sie kann aber durch 5,10-Methenyl-THF-Synthetase zu 5,10-Methenyl-THF umgewandelt werden. 5-Methyl-THF wird kommerziell hergestellt, weil sie besonders stabil ist. Die wichtigsten C_1-Transfer-Reaktionen sind in Abb. 3-27a zusammengestellt. Quellen für C_1-Reste sind die Umwandlung von Serin zu Glycin durch Serin-Hydroxymethyltransferase, Formiminoglutaminsäure aus dem Histidinabbau, Formylreste aus dem Tryptophanstoffwechsel (Formylkynurenin) sowie Formiat und Formaldehyd aus verschiedenen Stoffwechsel-Reaktionen wie Spaltung von Deltaaminolävulinsäure, Glyoxylat, oxidative Demethylierung von Sarkosin und Dimethylglycin. Formiat wird durch die ATP-abhängige Synthetase in 10-Formyl-THF eingebaut, Formaldehyd reagiert nicht-enzymatisch mit THF unter Bildung von 5,10-Methylen-THF. Die verschiedenen C_1-Reste werden benötigt für die Purinsynthese (C_8 und C_2 des Purinrings), für die DNA-Synthese (Methylierung von d-Uridylat zu Thymidylat) und für die Methylierung von Homocystein zu Methionin. Dieses ist als S-Adenosylmethionin Methyldonator für die Cholinsynthese (Abb. 3–27b). Auf diese Weise greift Folsäure auch in den Nervenstoffwechsel ein. Bei den ersten drei Reaktionen wird THF wieder frei und erneut als C_1-Akzeptor zur Verfügung gestellt. Bei der Methylierung von Homocystein entsteht jedoch Dihydrofolsäure (DHF), die erst durch Dihydrofolatreduktase zu THF reduziert werden muß, um wieder verfügbar zu sein. Auf der Hemmung dieses Enzyms beruht die Wirkung von Zytostatika wie Methotrexat oder Aminopterin, die den Dihydrofolatzyklus (Abb. 3-28) unterbrechen. Es kommt hierdurch zu einem Mangel an THF und da diese entscheidend für die Nucleinsäuresynthese ist, werden Wachstum und Ver-

Tetrahydrofolsäure – C_1 – Verbindungen

Oxidationsstufe

THF - Derivat
R = Glutamyl- oder Polyglutamylrest

Formiat

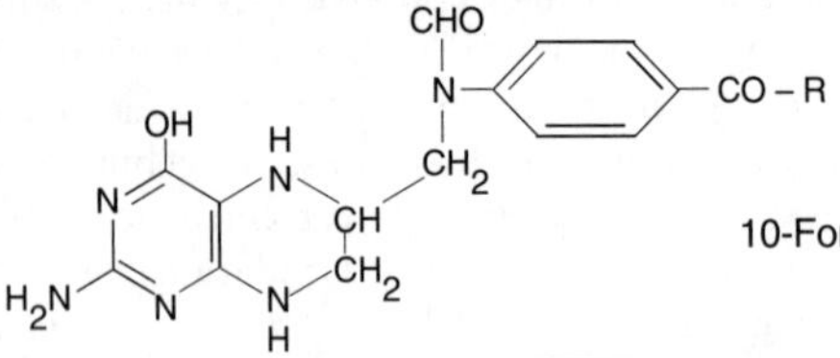

10-Formyl-THF

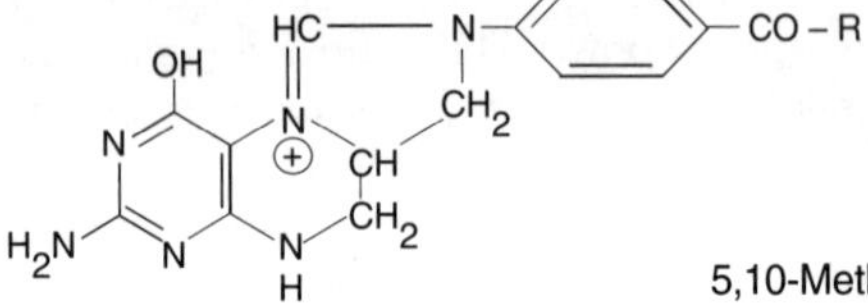

5,10-Methylen-THF

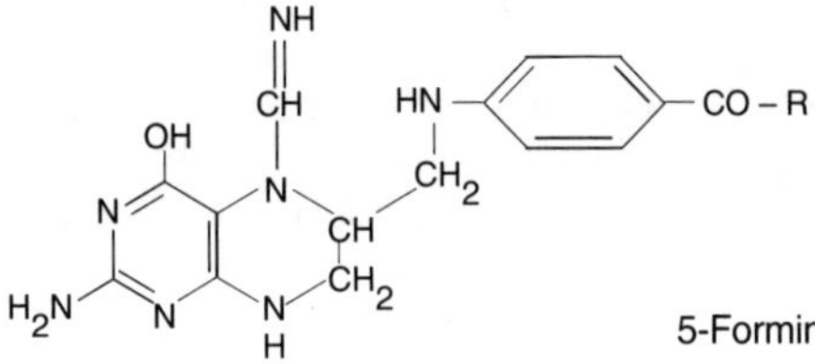

5-Formimino-THF

Formaldehyd

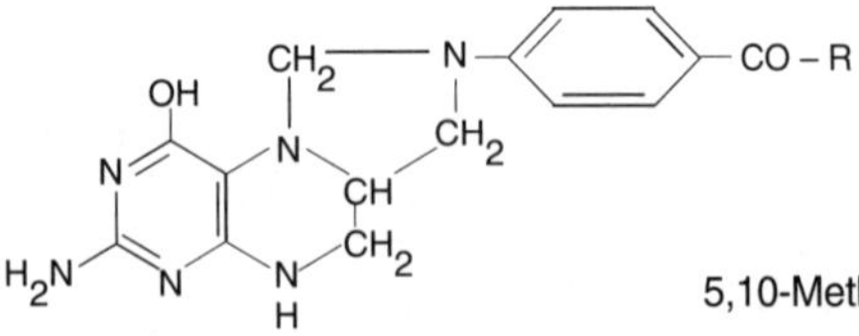

5,10-Methylen-THF

Methanol

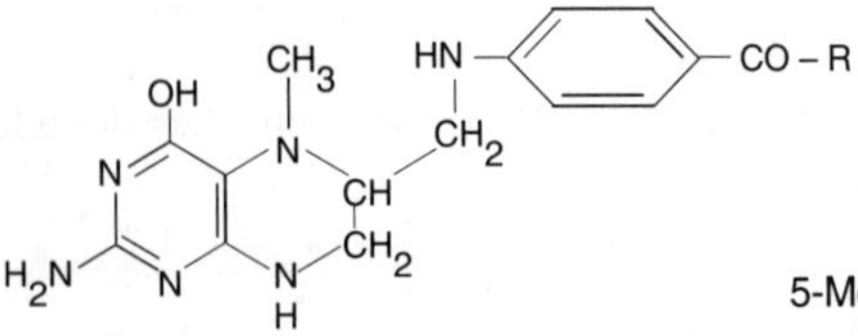

5-Methyl-THF

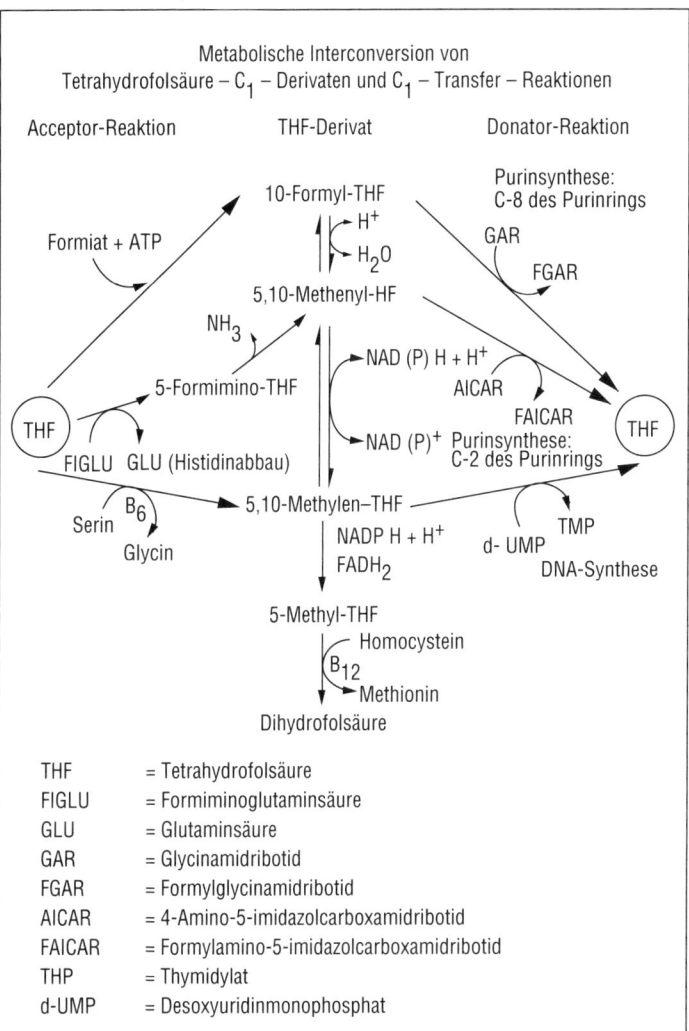

Abb. 3-27a: Metabolische Interconversion von Tetrahydrofolsäure-C₁-Verbindungen und C₁-Transfer-Reaktionen

Abb. 3-26: Coenzymfunktion von Tetrahydrofolsäure

138 · Folsäure

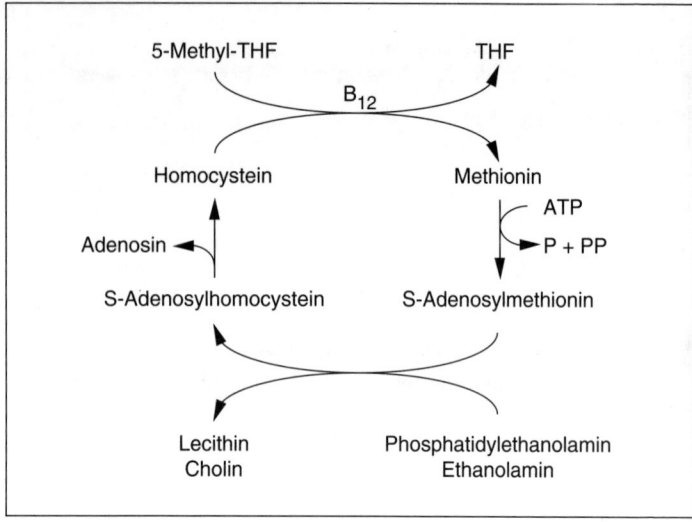

Abb. 3-27b: Die Rolle von Folsäure und Vitamin B₁₂ bei Methylierungs-reaktionen im Stoffwechsel des Nervensystems

mehrung vor allem von rasch proliferierenden Zellen gehemmt. Die Umwandlung von verschiedenen THF-C₁-Derivaten ineinander ist reversibel mit Ausnahme der Reduktion von 5,10-Methylen-THF zu 5-Methyl-THF, die praktisch irreversibel verläuft. 5-Methyl-THF ist die überwiegende Transport- und Speicherform der Folsäure. Aus ihr kann THF nur bei der Methylierung von Homocystein regeneriert werden. Für diese Reaktion ist Cobalamin-Coenzym erforderlich. So wird verständlich, daß es im Vitamin-B₁₂-Mangel zu einem Mangel an THF kommt (Methyl-Trap-Hypothese), was erklärt, daß sich die hämatologischen Symptome im Folsäuremangel und im Vitamin-B₁₂-Mangel gleichen.

3.6.5 Bedarf

Während viele Mikroorganismen 7,8-Dihydrofolsäure, die Vorstufe der Folatcoenzyme synthetisieren, ist der Mensch auf das fertige Grundmolekül angewiesen. Untersuchungen, die zu Ermittlungen des

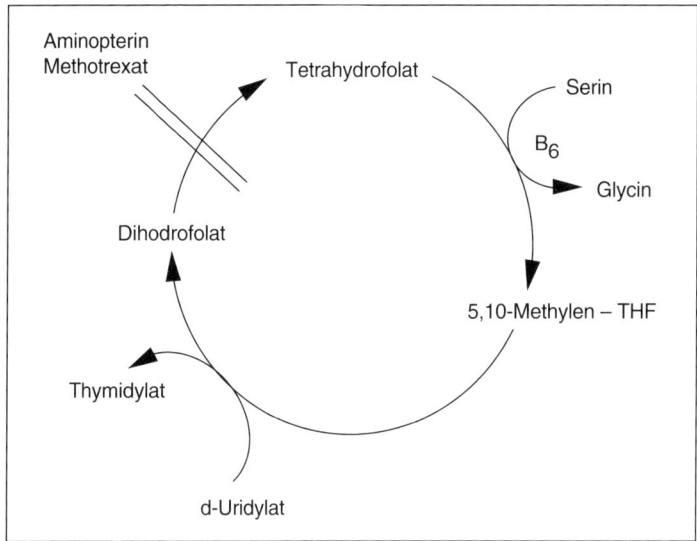

Abb. 3-28: Der Dihydrofolat-Zyklus und die Einwirkung von Folsäureantagonisten

Bedarfs erfolgten, bedienten sich nicht der nativen Nahrungsfolate, sondern wurden mit der synthetischen Form der Folsäure (PteGlu) durchgeführt. In den klassischen Bedarfsableitungen, die den heutigen Zufuhrempfehlungen der internationalen Gremien zugrunde liegen, wurde 50 µg Folsäure (PteGlu) als diejenige Vitaminmenge ermittelt, die die Folatkonzentration im Serum über einen längeren Zeitraum aufrechterhalten kann (Herbert 1962). Die Konstanz der Serum-Folsäure-Konzentration signalisiert eine annähernd bedarfsadäquate Zufuhrmenge, da die Serum-Folsäure der erste Parameter ist, der auf eine unzureichende Folsäurezufuhr anspricht. Von der Deutschen Gesellschaft für Ernährung (DGE 1985) werden unter Berücksichtigung individueller Bedarfsschwankungen 100 µg PteGlu für ausreichend erachtet, den Körperbestand eines gesunden Erwachsenen längerfristig aufrechtzuerhalten. Unter der Annahme einer mittleren Bioverfügbarkeit von 40 % und unter Einfügen von Sicherheitszuschlägen ergab sich daraus die Empfehlung, daß Erwachsene täglich 400 µg Gesamtfolat bzw. 160 µg Folatäquivalente mit der Nahrung aufnehmen sollten.

Tab. 3-17: Folsäure, empfohlene tägliche Zufuhr (DGE 1991).

Alter	Folsäure µg/Tag a)	b)
Säuglinge		
0 bis unter 4 Monate	–	40
4 bis unter 12 Monate	80	40
Kinder		
1 bis unter 4 Jahre	120	60
4 bis unter 7 Jahre	160	80
7 bis unter 10 Jahre	200	100
10 bis unter 13 Jahre	240	120
13 bis unter 15 Jahre	300	150
Jugendliche und Erwachsene		
15 bis unter 19 Jahre	300	150
19 bis unter 25 Jahre	300	150
25 bis unter 51 Jahre	300	150
51 bis unter 65 Jahre	300	150
über 65 Jahre	300	150
Schwangere	600	300
Stillende	450	225

a) berechnet auf «Gesamtfolat» (Summe folatwirksamer Verbindungen in üblicher Nahrung)
b) Folat-Äquivalente bzw. freie Folsäure (Pteroyl-monoglutamat)

Auf Grund neuerer Ergebnisse wurde diese Empfehlung inzwischen geändert, zumal die Daten des Bundeslebensmittelschlüssels 1990 eher auf ein Poly-/Monoglutamat-Verhältnis von 60 : 40 hinweisen, wodurch sich eine mittlere Bioverfügbarkeit beim Nahrungsfolat von 50 % errechnen läßt (vergl. Abb. 3-23). Auf der Basis der bisherigen Annahme, daß mit 100 µg Pteroylmonoglutamat der Bedarf gedeckt werden kann, errechnet sich unter Berücksichtigung eines Sicherheitszuschlages von 50 % (bisher 60 %) die wünschenswerte Höhe der Zufuhr mit 150 µg Pteroylmonoglutamat, die mit 300 µg Nahrungsfolat erreicht werden kann (Mirgel und Pietrzik 1990). Aufgrund voranstehender Überlegungen wurde die bisher von der DGE mit 400 µg angegebene Zufuhrempfehlung (entsprach 160 µg Folatäquivalenten) inzwischen auf 300 µg herabgesetzt (DGE 1991) (Tab. 3-17).

Aus der Bedeutung der Folsäure für den DNA-Stoffwechsel läßt sich ableiten, daß Kinder in Phasen verstärkten Wachstums einen relativ hohen Bedarf für eine optimale Zellvermehrung und optimales Zellwachstum haben. Für diese Altersgruppe liegen jedoch bisher keine speziellen Bedarfsuntersuchungen vor. Die Zufuhrempfehlungen können deshalb nur von den Bedarfszahlen für Erwachsene abgeleitet werden.

In der Schwangerschaft werden beachtliche Folatmengen für die Versorgung des Embryos sowie für die Bildung plazentaren Gewebes und den Ersatz der erhöhten renalen Folatverluste gebraucht. Der Folatbedarf der Schwangeren ist deshalb im Vergleich zur normalen weiblichen Bevölkerung verdoppelt und beträgt 600 µg Gesamtfolat bzw. 300 µg Folatäquivalente.

Der zusätzliche Folatbedarf stillender Mütter ist im wesentlichen durch die Folsäureabgabe an die Milch verursacht. Unter Berücksichtigung der produzierten Milchmenge und der gesteigerten Stoffwechselleistung entspricht dies einer Erhöhung des mütterlichen Folatbedarfs um 50 % auf 450 µg Gesamtfolat bzw. 225 µg Folatäquivalente.

Zum Zeitpunkt der Geburt sind Serum- und Erythrozyten-Folatkonzentration des Neugeborenen in der Regel über den für Erwachsene geltenden «Normbereich» erhöht, was dafür spricht, daß in den letzten Schwangerschaftswochen Folsäure entgegen einem Konzentrationsgefälle von der Mutter über die Plazenta zum Kind transportiert wird.

Der auch bei optimalen Ernährungsbedingungen bei Säuglingen zu beobachtende postnatale Abfall der Folatkonzentration im Serum und Erythrozyten kann innerhalb gewisser Grenzen als normaler physiologischer Vorgang interpretiert werden.

Bei Frühgeburten sind die pränatalen Folatreserven in der Leber nur gering. Zu früh geborene Kinder entwickeln deshalb im ersten Lebensjahr in Abhängigkeit von der Schwangerschaftsdauer, dem Geburtsgewicht und der postnatalen Wachstumsgeschwindigkeit eher einen Mangel als reif geborene Kinder (Hages et al. 1989).

3.6.6 Bedarfsdeckung

3.6.6.1 Säuglinge und Kinder

Bei der Beurteilung des Folatstatus bei Kindern gilt die Versorgungssituation gesunder Kinder von gut mit Folat versorgten Müttern als optimal. So liegen bei gestillten Kindern die Serum- und Erythrozyten-Folatwerte höher als bei Kindern, die mit kommerziellen adaptierten Säuglingsnahrungen ernährt werden. Begünstigend für die Versorgungslage der gestillten Säuglinge kommen neben den fehlenden Zubereitungsverlusten die nahezu quantitative Proteinbindung der Folsäure in der Muttermilch in Frage, da der intakte Folat-Protein-Komplex bevorzugt resorbiert wird.

Bei Säuglingen, die mit kommerziellen Milchpräparaten ernährt werden, verläuft der postnatale Abfall der Serum- und Erythrozyten-Folatkonzentration steiler und kann unter ungünstigen Umständen schon im ersten Lebensjahr unter die für Erwachsene ermittelten Referenzbereiche abfallen. Mit zunehmendem Alter der Kinder fallen die Erythrozyten- und Serumwerte dann weiter ab und erreichen mit der Pubertät die niedrigsten Konzentrationen, um dann beim Erwachsenen wieder anzusteigen. Die abfallenden Folatspiegel korrelieren mit einem Anstieg der Segmentationsrate der neutrophilen Granulozyten und machen deutlich, daß dieser Abfall keine physiologische Ursache hat, sondern auf einen echten Mangel zurückzuführen ist. Bei Kindern in der Pubertät wird aufgrund des Wachstumsschubs ein Folatmangel wesentlich häufiger diagnostiziert als bei jüngeren Kindern und Erwachsenen (Hages und Pietrzik 1985).

3.6.6.2 Erwachsene

Der wesentliche Faktor für die unzureichende Folatversorgung der erwachsenen Bevölkerung ist die – trotz energetischer Überversorgung – nur geringe alimentäre Folatzufuhr, begünstigt durch einen Mangel an frischem Obst und Gemüse sowie die zunehmende Tendenz zur Außer-Haus-Verpflegung.

Nach den Ergebnissen der nationalen Verzehrsstudie muß die Folatversorgung nach wie vor als besonders kritisch eingestuft werden (NVS 1991). Danach erreicht die Zufuhr für die einzelnen Altersgruppen nur die Hälfte der zugrundegelegten DGE-Empfehlungen. Beurteilt man dabei die Folsäurezufuhr auf Individualebene, so ergibt sich z.B. für die Gruppe der 19 bis 25-jährigen Personen, daß 99 % der

Frauen und 97% der Männer mit der täglichen Folataufnahme unterhalb der zugrundegelegten DGE-Empfehlungen liegen.

Das hohe Defizit ergibt sich u. a. aus der Tatsache, daß bei der rechnerischen Ermittlung der Bedarfsdeckung bisher von einer wünschenswerten Höhe der Folatzufuhr von 400 µg ausgegangen wurde. Wie bereits zuvor (s. 3.6.5 Bedarf) näher erläutert, ist offensichtlich auch mit 300 µg Gesamtfolat eine ausreichende Versorgung gewährleistet, zumal bei Personen, deren Folataufnahme in diesem Bereich liegt, keine Hinweise auf einen Folatmangel nachgewiesen werden konnten (Mirgel und Pietrzik 1990).

Die Deckung des Folatbedarfs ist dennoch schwierig, zumal ein erheblicher Anteil der Nahrungsfolate beim Kochen durch Hitze und Sauerstoffeinfluß zerstört bzw. aufgrund der Wasserlöslichkeit ins Wasch- bzw. Kochwasser übergeht und häufig verworfen wird. Im Einzelfall können die Folatverluste durch die küchentechnische Zubereitung zwischen 30 und 90% betragen. Folatmangel wird nicht allein durch Ernährungsfehler gefördert, sondern die Bedarfsdeckung ist auch bei der Aufnahme einer «ausgewogenen Mischkost» nicht immer möglich. So deckt eine «ideal» zusammengestellte energieadäquate Kost mit hohem Obst-, Gemüse- und Vollkornanteil die Folatzufuhrempfehlung bei Jugendlichen und Erwachsenen zu 90 bzw. 100%, bei weiblichen Erwachsenen zu 80% und bei Senioren nur zu 60% (Ernährungsbericht 1984).

3.6.6.3 Schwangerschaft

Die Schwangerschaft stellt bei gesunden erwachsenen Frauen eine besonders kritische Phase der Folatversorgung dar, da sich vor allem durch den erheblichen Folatbedarf des Föten die essentiell notwendige tägliche Folataufnahmemenge bei schwangeren gegenüber nicht-schwangeren Frauen nahezu verdoppelt.

Eine annähernd adäquate Deckung des hohen Folatbedarfs in der Schwangerschaft ist auch bei guten Ernährungskenntnissen kaum möglich. So deckt eine nach ernährungsphysiologischen Gesichtspunkten ausgewählte Kost, die schon bei nicht-schwangeren Frauen den Folatbedarf nur zu 80% deckt, den Bedarf Schwangerer auch bei ausreichender Energieaufnahme nur noch zur Hälfte. Eine unzureichende Folsäureversorgung ist daher vor allem bei Müttern, die zu Schwangerschaftsbeginn nur über geringe Folatreserven verfügen, fast unvermeidlich (Hages et al. 1989).

Die Angaben zur Folatmangelfrequenz während der Schwangerschaft liegen in Industriestaaten zwischen 20–50%. Zur Zeit laufende Untersuchungen zur Folatversorgungssituation während der Schwangerschaft zeigen, daß Blutbildveränderungen (Übersegmentierung der neutrophilen Granulozyten) gegen Ende der Schwangerschaft häufiger auftreten als zu Beginn der Schwangerschaft bzw. auch im Vergleich zu nicht schwangeren Frauen (Prinz et al. 1990, Pietrzik 1991). Besonders betroffen von einem Folsäuremangel sind Mütter mit Zwillingsschwangerschaften bzw. Zweit- und Drittschwangerschaften. Ein Zusammenhang zwischen einer unzureichenden Folatversorgung und Schwangerschaftskomplikationen (Plazenta-Ablösung, Fehl- bzw. Frühgeburten) wird diskutiert.

Die bislang widersprüchlichen Ergebnisse von Neuralrohrdefekten (Spina bifida) als Folge eines mütterlichen Folatmangels sind durch Auswertung groß angelegter weltweiter Studien dahingehend zu beantworten, daß die Wahrscheinlichkeit derartiger Defekte mit dem Vorliegen eines Folatmangels in signifikantem Zusammenhang steht (Anonymus 1991). Deshalb wird allen Schwangeren, bei denen bereits solche Komplikationen beobachtet wurden, empfohlen, nicht nur während der Schwangerschaft, sondern bereits vorher eine medikamentöse Folatsupplementierung vorzunehmen. Unter diesen Gesichtspunkten wird generell allen Frauen geraten, insbesondere während der Schwangerschaft auf eine ausreichende Folatzufuhr zu achten (Anonymus 1991).

Eigene Untersuchungen, die sich mit der Folatversorgung in der frühen Fetalphase befassen, kommen zu dem Ergebnis, daß ein extrem hoher Folatbedarf, insbesondere während der frühkindlichen Entwicklung, vorliegt (Holzgreve u. Pietrzik 1991). Ein signifikanter Unterschied der Folatblutspiegel bei abortierten Feten mit Neuralrohrdefekten im Vergleich zu gleichaltrigen Fetalproben, die aufgrund anderer Ursachen gewonnen wurden, ergab sich dabei jedoch nicht (Holzgreve und Pietrzik 1991). Entschließt sich die Mutter, nach der Geburt ihr Kind zu stillen, so stellt diese Entscheidung zusätzliche Anforderungen an die Folatversorgung.

Aufgrund des hohen Folatbedarfs während der Schwangerschaft beginnen Mütter die Stillperiode häufig mit erschöpften Folatreserven. Diese werden durch die zunehmende Folatabgabe in die Milch sowie durch die erhöhte Stoffwechselleistung während der Stillzeit zusätzlich erschöpft. Zum Folatstatus stillender Mütter in Industriestaaten gibt es nur wenige Untersuchungen.

3.6.6.4 Alkoholiker

Der bei Alkoholikern häufig beschriebene Folatmangel (28–80% der Untersuchten) ist wesentlich auf den zunehmenden Ersatz normaler Nahrung durch «leere» Alkoholkalorien zurückzuführen. Er trifft häufig für Wein- und Schnaps-Trinker zu, nicht dagegen für Biertrinker. Außer der Fehlernährung kommen verminderte Resorption und vermehrte Ausscheidung für den Folatmangel in Frage. Daneben wird auch ein direkter toxischer Effekt des Alkohols auf den Folsäure-Metabolismus vermutet. So wurde eine Verminderung der biliären Folatsekretion unter akutem Alkoholeinfluß und damit verringerte zelluläre Folatversorgung postuliert (Hillman und Steinberg 1982).

3.6.6.5 Bedarfsdeckung bei Erkrankungen

Auch bei verschiedenen Erkrankungen läßt sich ein Folatmangel auf drei wesentliche Einflußfaktoren zurückführen. Entweder besteht eine ungenügende Folataufnahme, z.B. bei Patienten mit chronischer Hä-

Tab. 3-18: Ursachen von Folatmangel

FOLATMANGEL		
ungenügende Folatzufuhr	erhöhter Bedarf	Pharmaka-interferenzen

– Fehlernährung
– ungenügende Nahrungsmenge
– Zubereitungs- und Lagerverluste
– Malabsorptionssyndrom
  Zoeliakie
  Morbus Crohn
  Colitis ulcerosa
– Lebererkrankungen
– Alkoholiker
	– Frühgeburten
	– Wachstum
	– biologische Reifung
	– Infekte
	– hämolytische Anämie
	– Hämodialyse
	– generalisierte maligne Tumoren
	– Schwangerschaft
	– Laktationen
		– Folatanaloga
		  Methotrexat
		  Aminopterin
		  Pyrimethamin
		  Triamteren
		  Trimethoprim
		  Pentamidin
		– Pharmaka mit Einfluß auf Resorption/Utilisation
		– Diphenylhydantoin
		– Primidon
		– Barbiturate
		– Cycloserin
		– Salazosulfapyridin
		– orale Kontrazeptiva
		– Acetylsalicylsäure

modialyse in Folge besonderer Diätvorschriften mit folsäurearmen Nahrungsmitteln bzw. eine Abdiffusion während der wiederholten Hämodialyse, eine gestörte Folatresorption in Folge entzündlicher Darmerkrankungen (Morbus Crohn, Colitis ulcerosa, Zöliakie) oder ein gesteigerter Bedarf aufgrund physiologischer bzw. pathophysiologischer Situationen wie erhöhter Umsatz im Knochenmark bei chronischen Hämolysen. Nicht zuletzt muß auch damit gerechnet werden, daß die Folatversorgung durch die Folat-antagonistische Wirkung verschiedener Pharmaka beeinflußt wird (Tab. 3-18). Eine Reihe von bestimmten Medikamenten schränkt die Bioverfügbarkeit von Folsäure ein mit den Folgen einer unausweichlichen Folsäureverarmung. Unter einer anitepileptischen Behandlung mit Primidon, Diphenylhydantoin, Phenobarbital, Carbamazepin und Valproat bzw. nach Anwendung von Folsäureantagonisten wie z.B. Methotrexat, Trimethoprim, Pyrimethamin und Triamteren kommt es zu einer verminderten Resorption von Folsäure. Bei entzündlichen Darmerkrankungen ist die Resorption von Folsäure nicht nur durch die Erkrankung selbst, sondern auch durch die Therapie mit Sulfasalazin beeinträchtigt. Häufig ist bei Frauen, die hormonelle Antikonzeptiva einnehmen, der Serumspiegel von Folsäure signifikant erniedrigt. Ob orale Kontrazeptiva tatsächlich die γ-Glutamylcarboxypeptidase beeinflussen und damit die Aufspaltung von Polyglutamaten verhindern, ist nach wie vor umstritten.

3.6.7 Klinische Symptomatik

Unter den gegenwärtigen Ernährungsbedingungen liegt der Folsäuregehalt der Nahrung an der Grenze des von der DGE als wünschenswert erachteten Zufuhrmenge. Es ist jedoch zu berücksichtigen, daß die Angaben über den Folatgehalt in Lebensmitteln häufig insuffizient sind und keine zuverlässige Berechnung der täglichen Folataufnahme erlauben. So ist bei der Bevölkerung in den Industriestaaten trotz eines vielseitigen Lebensmittelangebots der Folatmangel ein weit verbreitetes Ernährungsproblem. Nach Pietrzik (1985) besteht ein Folatmangel, wenn die Folatkonzentration im Serum unter 3,5 ng/ml und in den Erythrozyten unter 250 ng/ml fällt. Die beobachteten Symptome beschränken sich aber im wesentlichen auf Veränderungen des «prälatenten» und «latenten» Folatmangels, während die Diagnose einer «klinisch-manifesten» Megaloblastenanämie die Ausnahme bleibt. Mangelhafte Versorgung mit Folsäure führt zunächst zu einer verminderten Folatausscheidung im Urin, nach etwa 3–4 Wochen zu einem Abfall der Folatkonzentrationen im Serum und den Erythrozyten. Parallel dazu steigt die Ausscheidung von Formiminoglutaminsäure (FIGLU) im Harn nach Belastung mit Histidin an. Nach 10–12 Wochen tritt eine Übersegmentierung der polymorphkernigen Granulozyten auf, bevor dann nach 4–5 Monaten eine makrozytäre Anämie, polymorphkernige Leukopenie und Thrombopenie nachzuweisen ist (Tab. 3-19). Bei der Erythropoese ist die Bildung der Zellen infolge gestörter Nucleinsäure-Synthese, die Zellreifung und in geringerem Ausmaß auch die Hämoglobin-Synthese betroffen. Man findet daher eine makrozytäre hyperchrome Anämie, verbunden mit Anisozytose. Hämatologisch ist die Folsäure-bedingte Megaloblastenanämie von der durch einen Vitamin-B_{12}-Mangel ausgelösten Perniziosa nicht zu unterscheiden. Deshalb muß wegen der Gefahr einer funikulären Myelose vor alleiniger Anwendung von Folsäure ein Vitamin-B_{12}-Mangel ausgeschlossen werden. Weitere Symptome des Folsäuremangels sind u. a. Schleimhautveränderungen im Bereich der Mundhöhle, gastrointestinale Störungen (Durchfälle), Wachstumsstörungen, Herabsetzung der Bildung von Antikörpern, Störung der Fortpflanzung, Auftreten von Mißbildungen sowie in seltenen Fällen ein hirnorganisches Syndrom, Störungen der Pyramidenbahn und Neuropathien. Die Beurteilung des Folsäurestatus erfolgt heute hauptsächlich durch die Bestimmung der Folsäurekonzentration im Serum bzw. der Erythrozyten und weniger anhand der FIGLU-Exkretion und der Segmentationszahl der neutrophilen Granulozyten.

3.6.8 Anwendungsgebiete für Folsäure

Die Anwendungsgebiete der Folsäure reichen von der prophylaktischen Einnahme, z.B. bei unzureichender Folsäurezufuhr mit der Nahrung oder einem erhöhten Bedarf in der Schwangerschaft, bis hin zur parenteralen Therapie der Folsäuremangel-induzierten Megaloblasten-Anämie. In Tab. 3-20 sind die wichtigsten Indikationen für eine Folsäuresubstitution zusammengefaßt.

3.6.8.1 Megaloblasten-Anämie

Die Megaloblasten-Anämie ist das Ergebnis eines bereits länger bestehenden Folsäure- und Cobalamin-Mangels. Dieses klinische Mangelstadium ist durch morphologische und funktionelle Störungen ge-

148 · Folsäure

Tab. 3-19: Stufen des Folatmangels (Pietrzik 1985)

Tab. 3-20: Anwendungsgebiete von Folat

---

1. Megaloblasten-Anämie (aufgrund eines Folsäurenmangels)

2. Neurologische und psychiatrische Störungen
    - hirnorganisches Psychosyndrom
    - Störungen der Pyramidenbahn
    - Neuropathie

3. Mangel- und Fehlernährung
    - chronischer Alkoholismus
    - Malabsorptionssyndrom
    - Zöliakie, Morbus Crohn, Resektion des oberen Dünndarms, vermindertem entero-hepatischem Kreislauf
    - überwiegend Fast Food-Ernährung

4. Gesteigerter Bedarf
    - Schwangerschaft und Laktation
    - Erkrankung mit hoher Zellumsatzrate, chronischem Blutverlust
    - hämolytische Anämien
    - Dauerhämodialyse

5. Arnzeimittel-Wechselwirkungen
    - Therapie mit Antikonvulsiva
    - Therapie mit Folsäure-Antagonisten
    - hormonale Kontrazeptiva bei langfristigem Gebrauch

---

kennzeichnet. Im peripheren Blut zirkulieren megaloblastär veränderte Erythrozyten. Durch eine unvollständige DNA-Neubildung verläuft die Erythropoese im Knochenmarkt ineffektiv. Das Auftreten von Megaloblasten im peripheren Blut läßt differentialdiagnostisch offen, ob ursächlich ein Folsäure- oder ein B_{12}-Mangel vorgelegen hat. Ursachen des klinisch manifesten Folsäuremangels sind ungenügende alimentäre Zufuhr, insbesondere in Phasen eines erhöhten Bedarfs, Störungen der Folsäure-Resorption, aber auch Arzneimittelinteraktionen (Tab. 3-16). Die Reservekapazität für Folsäure beträgt etwa 2–3 Monate. In diesem Zeitraum werden unter Mangelbedingungen die Speicher, vornehmlich die Leber, entleert. Biochemische Symptome wie z.B. reduzierte Serumspiegel und hypersegmentierte neutrophile Granulozyten treten wesentlich früher auf (Herbert 1987).

3.6.8.2 Fehl- und Mangelernährung

Von den 13 Vitaminen wirft die Deckung des Folsäurebedarfs die wohl größten Probleme auf. In allen Altersgruppen findet man relativ häufig Folsäurewerte, die für eine unsichere Bedarfsdeckung sprechen (Ernährungsbericht 1988). Ausgesprochene Risikogruppen sind frühgeborene Kinder, Jugendliche und junge Erwachsene. Besonders auffallende Lücken in der Bedarfsdeckung zeigen junge Mädchen und Frauen im Alter von 13–24 Jahren. In der Schwangerschaft kann es zu einer relativ raschen Erschöpfung der Folsäurereserven kommen, wodurch die Versorgung des voll gestillten Säuglings gefährdet ist.

Von den Patienten mit einem Malabsorptionssyndrom sind besonders solche mit einer Zöliakie gefährdet, deren Diät noch Gluten enthält. Patienten mit einem Morbus Crohn, aber auch mit einer Colitis ulcerosa weisen gehäuft einen Folatmangel auf. Störungen der intraluminalen Digestion, z.B. durch einen Mangel an konjugierten Gallensäuren oder einer exogenen Pankreas-Insuffizienz bedingt, können ebenfalls zu einem Folsäuremangel führen (Mössner et al. 1986).

Der bei Alkoholikern häufig festgestellte Folatmangel beruht primär auf einer unzureichenden alimentären Folsäurezufuhr, die zusätzlich durch eine reduzierte Resorptionskapazität infolge Schädigung der Darmschleimhaut verstärkt wird (Kanazawa und Herbert 1986). Darüber hinaus nimmt unter Alkohol die renale Folsäureausscheidung zu und fördert zusätzlich die Depletion an diesem Vitamin.

Folatantagonisten vom Typ der Dihydrofolatreduktase-Inhibitoren führen zu einer kompetitiven Hemmung von intestinalem Folat-Transport und -Resorption (Zimmermann et al. 1987).

3.6.8.3 Erhöhter Bedarf

Schwangerschaft und Stillzeit erfordern eine deutliche Mehrzufuhr an Folsäure. Zu Erkrankungen mit einer hohen Zellumsatzrate zählen auch Knochenmarkstransplantationen. Hier addieren sich erhöhter Bedarf für das sich regenerierende Knochenmark, insuffiziente Einnahme und gleichzeitig reduzierte intestinale Resorption (Link et al. 1986). Patienten mit terminaler Niereninsuffizienz während chronischer Hämodialyse geraten besonders bei den Vitaminen Folsäure, Ascorbinsäure und Riboflavin in eine unsichere Bedarfsdeckung. So kann der Verlust an Folsäure etwa 150 µg pro Dialyse betragen (Makkenzie et al. 1968). Hauptursache ist der Verlust an Folsäure durch den Dialysevorgang, da freie Folsäure durch die Dialysemembranen diffundiert. Zur Substitutionsbehandlung werden 1–5 mg Folsäure pro Dialyse empfohlen (Hörl 1984, Skoutakis et al. 1975).

3.6.8.4 Arzneimittel-Wechselwirkungen

Antikonvulsiva (wie Phenytoin, Primidon, Barbiturate) greifen in den Folsäurestoffwechsel ein und führen bei Langzeittherapie zu ausgeprägten Mangelerscheinungen. Nach längerer Einnahme von hormonalen Kontrazeptiva wurden verminderte Serumspiegel von Folsäure beobachtet. Verschiedene Chemotherapeutika (Trimethoprim, Pyrimethamin) und Zytostatika (Methotrexat) sind Antagonisten der Folsäure, welche die Dihydrofolatreduktase (DHFR) hemmen und damit die Nucleinsäurebiosynthese und Zellteilung beeinflussen. Subklinische und klinische Folatmangelzustände werden deshalb häufig unter der Therapie mit DHFR-Inhibitoren beobachtet (Zimmermann et al. 1987).

3.6.9 Behandlung des Folsäuremangels

3.6.9.1 Prophylaxe

Die Deutsche Gesellschaft für Ernährung empfiehlt für gesunde Personen ab 13 Jahren eine Tageszufuhr von 150 µg freie Folsäure. Auch wenn bereits 50−100 µg freie Folsäure den Körperbestand des Gesunden aufrechterhalten können, bedarf es größerer Tageszufuhrmengen, um bereits reduzierte Körperbestände aufzufüllen bzw. bei bestimmten Grunderkrankungen den «Steady-State» zu sichern (z.B. Patienten mit Malabsorptionssymptomatik). Für die rein prophylaktische Anwendung reicht in der Regel eine Tageszufuhr im Bereich des halben bis dreifachen DGE-Wertes. Dies entspricht etwa 0,1−0,5 mg/Tag. In der Monographie zur Folsäure aus dem Jahre 1987 werden zur Prophylaxe 0,16−1 mg/Tag empfohlen. Bei noch nicht krankheitswertigen Zuständen erscheinen vorbeugende Tagesdosen von über 1 mg nicht zweckmäßig. Eine Prophylaxe ist insbesondere bei Risikogruppen wie jungen Frauen, Schwangeren, Stillenden und Alkoholikern angezeigt. Sie hat ausschließlich oral zu erfolgen. Eine Ausnahme bildet eine längerfristige parenterale Ernährung mit Standardtagesdosen von im Mittel 400 µg Folsäure (Deutsche Arbeitsgemeinschaft für künstliche Ernährung 1990).

3.6.9.2 Therapie

Zur therapeutischen Anwendung bei latenten wie manifesten Mangelzuständen reichen Folatmengen im unteren DGE- bzw. RDA-Bereich (ca. Faktor ½–5) nicht mehr aus. Hier liegen die Empfehlungen für die oralen Tagesdosen bei 1–15 mg (Monographie Folsäure 1987). Hierzu gehören Patienten mit gastrointestinalen Erkrankungen wie z.B. Morbus Crohn, aber auch akute, meist durch Rotaviren verursachte kindliche Diarrhöen.

Parenterale Folsäuregaben sind im Rahmen der parenteralen Ernährung, bei schweren Resorptionsstörungen und zur raschen initialen Aufsättigung manifester Folsäure-Mangelzustände notwendig. Bei den sehr seltenen angeborenen Störungen des enzymatischen Folsäurestoffwechsels sind hohe parenterale Folsäuredosen erforderlich (Brody et al. 1984).

Seit Jahrzehnten werden Folsäureantagonisten wie Methotrexat oder Aminopterin als Zytostatika in der Krebsbekämpfung eingesetzt. Zur Antidot- und Schutztherapie kommt vornehmlich Folinsäure (Citrovorum-Faktor, Leucovorin, 5-Formyl-THF) zur Anwendung, die den Mangel an reduzierter Folsäure kompensieren kann. Bei anhaltend hohen Methotrexat-Serumspiegeln werden bis zu 200 mg Folinsäure parenteral verabreicht.

Literatur

Anonymus: Prevention of neural tube defects: Results of the Medical Research Council Vitamin Study. Lancet, 338, 8760, 131–37, 1991.

Brody, T., Shane, B., Stokstad, E.L.R.: Folic acid. In: Machlin, L.J. (Hrsg.): Handbook of vitamins, Marcel Dekker, New York 1984, 459.

Bundeslebensmittelschlüssel für Verzehrserhebungen (BLS). Version II 1990. Bundesgesundheitsamt.

Deutsche Arbeitsgemeinschaft für Künstliche Ernährung: Empfehlungen für die tägliche Vitaminzufuhr bei parenteraler Ernährung Erwachsener. Infusionstherapie 17 (1990), 60–61.

Deutsche Gesellschaft für Ernährung: Empfehlungen für die Nährstoffzufuhr, Umschau-Verlag, Frankfurt/Main 1985.

Deutsche Gesellschaft für Ernährung: Empfehlungen für die Nährstoffzufuhr, Umschau Verlag, Frankfurt/Main 1991.

Deutsche Gesellschaft für Ernährung: Ernährungsbericht 1984, Frankfurt/Main 1984.

Deutsche Gesellschaft für Ernährung: Ernährungsbericht 1988, Frankfurt/Main 1988.

Friedrich, W.: Handbuch der Vitamine. Urban u. Schwarzenberg, München––Wien–Baltimore 1987.

Hages, M., Pietrzik, K.: Untersuchungen zur Bewertung der Folatversorgung bei Kindern unter Berücksichtigung des Cobalamin- und Eisenhaushaltes. 2. Mitteilung: Häufigkeit und Schweregrad eines Folatmangels. Int. Z. Vit. Nutr. Res. 55 (1985), 69.

Hages, M., Mirgel, C., Pietrzik, K.: Folsäure – ein kritisches Vitamin. Eine Übersicht zum aktuellen Stand der Folatforschung. Vita Min Spur 2 (1987), 155.

Hages, M., Jenke, M., Mirgel, C., Pietrzik, K.: Bedeutung einer Folsäuresubstitution während der Schwangerschaft. Geburtsh.- u. Frauenheilk. 49 (1989), 523–528.

Herbert, V.: Minimal daily adult folate requirement. Arch. Intern. Med. 110 (1962), 155.

Herbert, V.: Recommended dietary intakes (RDI) of folate in humans. Am. J. Clin. Nutr. 45 (1987), 661–670.

Hillman, R.S., Steinberg, S.E.: The effects of alcohol on folate metabolism. Ann. Rev. Med. 33 (1982), 345.

Hörl, W.H.: Die Ernährung des Dialysepatienten. Akt. Ernähr. 9 (1984), 113–118.

Holzgreve, W., Pietrzik, K.: Letter in The Lancet, 9, 1991.

Kanazawa, S., Herbert, V.: Detection of folate deficiency in alcoholism using the peripheral blood lymphocyte deoxyuridine suppression test. J. Nutr. Sci. Vitaminol. 32 (1986), 251–257.

Link, H., Blaurock, M., Wernet, P., Niethammer, D., Wilms, K., Ostendorf, P.: Acute folic acid deficiency after bone marrow transplantation. Klin. Wschr. 64 (1986), 423–432.

Loew, D., Eberhardt, A., Heseker, H., Kübler, W.: Zur Plasmakinetik und Elimination von Folsäure. Klin. Wschr. 65 (1987), 520–524.

Loew, D., Menke, G., Hanke, E., Rietbrock, N.: Zur Pharmakokinetik von Hydroxocobalamin und Folsäure. VitaMinSpur 3, 4 (1988), 168–172.

Mackenzie, J.C., Ford, J.E., Waters, A.H., Harding, N., Cattell, W.R., Anderson, B.B.: Erythropoesis in patients undergoing regular dialysis treatment (R.D.T.) without transfusion. Proc. Eur. Dial. Transpl. Assoc. 5 (1968), 172–178.

Mirgel, C., Pietrzik, K.: Neuere Erkenntnisse zur wünschenswerten Höhe der Folatzufuhr. Ernährungsumschau 37 (1990), 162.

Mössner, J., Koch, W., Kestel, W., Schneider, J.: Intestinal absorption of folic acid, glucose, sodium and water in chronic pancreatitis. Z. Gastroenterologie 24 (1986), 212–217.

Monographie Folsäure. Bundesanzeiger Nr. 45 vom 06. 03. 1987.

NVS (Die nationale Verzehrsstudie), Ergebnisse der Basisauswertung. Wirtschaftsverlag NW, Bremerhaven 1991.

Pharmazeutische Stoffliste. Folsäure. Arzneibüro der Bundesvereinigung Deutscher Apothekerverbände 1988, S. 118.

Pietrzik, K.: Concept of borderline vitamin deficiency. In: Vitamins. Nutrients and therapeutic agents. Hrsg.: Hanck, A., Hornig, D., Huber, Bern–Stuttgart–Toronto 1985, 61–73.

Pietrzik, K.: Untersuchungen zur Folatversorgungssituation während der Schwangerschaft (Ergebnisse laufender Untersuchungen: Zur Veröffentlichung vorbereitet, 1991).

Pietrzik, K., Hages, M., Remer, T.: Methodological Aspects in Vitamin Bioavailability Testing. Journal of Micronutrient Analysis 7, (1990), 207–222.

Prinz, R., Pietrzik, K., Bung, P., Stein, C., Schlebusch, H., Reusch, K., Möller, C.: Der Einfluß einer Folatsubstitution während der Schwangerschaft auf den Folatstatus der Mutter und des Neugeborenen. Vortrag XXVII DGE Kongreß vom 5.–6.4.90 in München, veröffentlicht in: EU, 37, (1990), 168.

Skoutakis, V.A., Acchiardo, S.R., Meyer, M.C., Hatch, F.E.: Folic acid dosage for chronic hemodialysis patients. Clin. Pharmacol. Therap. 18 (1975), 200–204.

Souci, S.W., Fachmann, W., Kraut, H.: Die Zusammensetzung der Lebensmittel. Nährwert-Tabellen. Wissenschaftliche Verlagsgesellschaft mbH, Stuttgart 1989.

Stein, C., Bung, P., Prinz, R., Pietrzik, K.: Do pregnant women need to take folic acid during pregnancy? XIII. World Congress of Gynaecology and Obstetrics (FIGO), Int. J. of Gynecology & Obstetrics, Elsevier Publishers 1991.

Zimmermann, J., Selhub, J., Rosenberg, I.H.: Competitive inhibition of folate absorption by dihydrofolate reductase inhibitors, trimethoprim and pyrimethamine. Am. J. Clin. Nutr. 46 (1987), 18–22.

3.7 Niacin

3.7.1 Chemie

Niacin ist ein Sammelbegriff für chemische Strukturen der Pyridin-3-Carbonsäure mit einer Antipellagra-Wirkung. Hierzu gehören Nicotinsäure, dessen Amid, das Nicotinamid, und die biologisch aktiven Coenzyme Nicotinamid-Adenindinucleotid (NAD) und Nicotinamid-Adenindinucleotid-Phosphat (NADP) (Abb. 3-29). Das Vitamin wurde früher «PP»-Faktor («pellagra preventing factor») genannt, nachdem experimentell gezeigt werden konnte, daß die Mais-induzierte Pellagra durch Nicotinsäure beseitigt werden kann. Den entscheidenden Zusammenhang zwischen Maiskonsum und der Pellagra lieferte Krehl, indem er nachwies, daß dem Tryptophan die gleiche pathogenetische bzw. therapeutische Bedeutung zukommt wie der Nicotinsäure. In späteren Untersuchungen stellte sich dann heraus, daß Tryptophan eine wichtige Vorstufe von NAD ist und die Pellagra nach

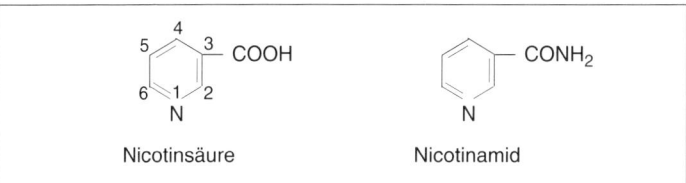

Abb. 3-29: Strukturformeln von Nicotinsäure und Nicotinamid

Maiskonsum auf den niedrigen Konzentrationen von Nicotinsäure *und* Tryptophan beruht.

Nicotinsäure (CAS-Nr. 59-67-6, Molekülmasse 123,1) und Nicotinamid (CAS-Nr. 98-92-0, Molekülmasse 122,1) sind weiße kristalline Pulver oder farblose Kristalle. Nicotinsäure ist eine geruchlose, nichthygroskopische, in Luft und bei Erhitzen im Autoklaven labile Substanz von schwach saurem Charakter. Sie ist gut löslich in Alkalien, weniger in Wasser und Alkohol, schwer löslich in Aceton, Chlorofom, Methanol und praktisch unlöslich in Ether. Aufgrund des amphoteren Charakters bildet Nicotinsäure Salze mit starken Säuren und Basen. Nicotinamid besitzt einen schwachen charakteristischen Geruch und einen salzig-bitteren Geschmack. Es ist gut löslich in Wasser und Alkohol, schwer löslich in Chloroform und Ether. In saurer und alkalischer Lösung wird Nicotinamid in Nicotinsäure hydrolisiert (Pharmazeutische Stoffliste 1990).

3.7.2 Vorkommen

Nicotinsäure und Nicotinamid werden im intermediären Stoffwechsel ineinander übergeführt. In der Natur liegen diese Verbindungen hauptsächlich in gebundener Form vor, wobei die Nicotinsäure bevorzugt in Pflanzen zu finden ist, und in tierischen Zellen vornehmlich Nicotinamid vorliegt.

Nicotinamid tritt in der Zelle in Form der Pyridincoenzyme NAD und NADP auf. Besonders reich an Nicotinamid sind Hefen, Leber, Herz und Nieren sowie Muskelfleisch. Nicotinsäure ist in unterschiedlicher Konzentration zwar auch in den zuvor genannten Nahrungsmitteln enthalten, jedoch kommt es hauptsächlich in pflanzlichen Nahrungsmitteln vor, unter denen Getreide und Getreideprodukte die höchste Konzentration aufweisen.

In Getreidekörnern liegt Nicotinsäure in den verschiedenen Schichten in unterschiedlicher Menge vor, so finden sich im Weizenkorn ähnlich wie im Reis 84% des Vitamins in der Aleuronschicht. Da die Nicotinsäure im Getreide überwiegend an Makromoleküle gebunden und diese für den menschlichen Organismus nicht ausreichend verwertbar sind, ist der Beitrag, den das Getreide zur Niacinbedarfsdeckung leistet, nicht sicher zu bewerten. Nicotinsäure ist auch in Sorghum und Mais – ähnlich wie im Getreide – meist kovalent gebunden und für den menschlichen Organismus in dieser Form nicht verwertbar. Durch eine Vorbehandlung mit Kalkwasser gelingt es, die biologische Verwertbarkeit der Nicotinsäure aus Mais beachtlich zu steigern, so daß man in Ländern, in denen Mais der wesentliche Niacinlieferant ist (z.B. Mexiko), durch entsprechende Maßnahmen dem Auftreten von Mangelerscheinungen vorbeugen kann. In der Regel erhöht eine Alkalibehandlung den Anteil an freier Nicotinsäure, eine Verbesserung der Ausnutzung läßt sich auch durch Rösten erreichen.

Besonders hoch ist der Nicotinsäuregehalt in Kaffeebohnen. Im ungerösteten Zustand handelt es sich um die Methylnicotinsäure (Trigonellin), die vom Menschen nicht verwertet werden kann.

Durch das Rösten kommt es zur Demethylierung des Trigonellins, wodurch der Gehalt an freier Nicotinsäure von zuvor 2 mg (pro 100 g grüne Kaffeebohnen) auf ca. 40 mg/100 g Röstkaffee ansteigt (Offermanns et al. 1984). In Tab. 3-21 sind die Niacingehalte verschiedener Nahrungsmittel angegeben (BLS 1990, Friedrich 1987). Bei der küchentechnischen Bearbeitung erfährt der Niacingehalt nur unwesentliche Einbußen. So sind z.B. Nicotinsäure und Nicotinamid in wäßriger Lösung gegen Licht und Wärme relativ stabil. Die DGE geht von mittleren Zubereitungsverlusten von 20% aus.

3.7.3 Stoffwechsel und Pharmakokinetik von Niacin

Nicotinamid liegt in der Nahrung meist in Form der Coenzyme NAD und NADP vor. Nach Aufspaltung der Coenzyme erfolgt die Resorption im Dünndarm in niedriger Konzentration Carrier-vermittelt sowie natriumabhängig und nach höheren Dosen durch passive Diffusion. Nicotinsäure wird ebenfalls im gesamten Dünndarm rasch und nahezu vollständig nach dem gleichen Mechanismus resorbiert. Dünndarmbakterien können Nicotinamid zu Nicotinsäure spalten, die dann resorbiert wird. Eine gleichzeitige Nahrungsaufnahme hat keinen Einfluß auf die Resorption von Nicotinamid und Nicotinsäure.

Maximale Plasmaspiegel werden etwa nach 10–20 Minuten erreicht. Nach der Resorption werden Nicotinamid und Nicotinsäure als NAD und NADP vorrangig in der Leber, aber auch in den Erythrozyten und

Tab. 3-21: Niacingehalte verschiedener Lebensmittel nach Bundeslebensmittelschlüssel (BLS) 1990 und Souci, Fachmann, Kraut (SFK) 1989.

		BLS	SFK
		\u00A0\u00A0\u00A0mg/100 g	
Fleisch:	Rindfleisch	5,5	7,5
	Rinderleber	14,5	14,7
	Rinderherz	7,2	7,2
	Schweinefleisch	4,7	5,0
	Schweineleber	15,0	15,7
Fisch:	Kabeljau	2,1	2,3
	Lachs	7,2	6,81
Milch/Milch-	Vollmilch	0,1	0,09
produkte:	Butter	0,0	0,03
Käse:	Emmentaler	0,2	0,2
	Camembert	1,0	1,0
	Frischkäse	0,1	0,11
Gemüse:	Blumenkohl	0,4	0,6
	Chicoree	0,3	0,24
	Kartoffeln	1,2	1,22
	Möhren	0,5	0,58
	Grünkohl	1,4	2,1
	Erbsen	2,0	2,8
Obst:	Apfel	0,2	0,3
	Pfirsich	0,9	0,9
	Banane	0,6	0,65
	Erdbeere	0,5	0,5
Cerealien/Getreide-	Weizen (Vollkorn)	5,0	5,1
produkte:	Weizenmehl (Type 405)	0,8	0,7
	Weizenvollkornbrot	3,3	3,3
	Weißbrot	1,0	0,85
	Mais (Vollkorn)	1,5	1,5
	Kaffee (geröstet)	13,0	13,8

in Geweben gespeichert. Die Leber ist zusätzlich in der Lage aus Tryptophan Niacin zu bilden. Niacin besitzt einen hohen first-pass-Effekt, so daß im niedrigen Dosisbereich eine postresorptive Beeinflussung nicht meßbar ist. Die Reservekapazität eines erwachsenen Menschen für Niacin liegt bei 2–6 Wochen (Kübler 1980). Die Plasmahalbwertszeit beträgt etwa 1 Stunde. Ca. 40% der verabreichten Nicotinamid-Dosis werden bei gesunden Probanden innerhalb von 24 Stunden als Metaboliten im Harn wiedergefunden. Es werden dosisabhängig unterschiedliche Metaboliten eliminiert. Unter Basalbedingungen werden hauptsächlich N1-Methyl-6-Pyridon-3-Carboxamid, N1-Methyl-Nicotinamid und N1-Methyl-4-Pyridon-3-Carboxamid eliminiert. Nach höheren Dosen ändert sich das Ausscheidungsmuster der Metabolite. So sind bei Dosen von 3 g/d Nicotinamid vorwiegend N1-Methyl-4-Pyridon-3-Carboxamid, Nicotinamid-N2-Oxid und unverändertes Nicotinamid im Harn zu finden. Es sinkt also die Ausscheidung von N1-Methyl-6-Pyridon-3-Carboxamid (Hankes 1984). Im Gegensatz zu Nicotinamid kann Nicotinsäure nicht die Blut-Hirn-Schranke passieren, sondern muß erst in NAD und über den Abbau von NAD in Nicotinamid umgewandelt werden.

3.7.4 Biochemische Funktionen

Die Coenzymformen von Niacin (Abb. 3-30) sind die beiden Codehydrogenasen Nicotinamid-Adenindinucleotid (NAD) und Nicotinamid-Adenindinucleotid-Phosphat (NADP).
Im NADP ist die Hydroxylgruppe am 2'C-Atom der Ribose im Adenosinanteil mit Phosphorsäure verestert. NADP entsteht aus NAD durch Phosphorylierung mittels ATP und NAD-Kinase:

$$NAD^+ + ATP \rightarrow NADP^+ + ADP$$

Eine große Anzahl von Dehydrogenasen hat als Coenzym NAD oder NADP. Die oxidierten oder reduzierten Codehydrogenasen bilden mit den Apodehydrogenasen dissoziable Komplexe. NAD-abhängige Dehydrogenasen findet man vorwiegend im mitochondrialen Kompartiment. Hier haben sie direkten Anschluß an die Atmungskette zur energieliefernden Oxidation und deshalb überwiegt hier die oxidative Form des NAD. NADP-abhängige Dehydrogenasen sind dagegen überwiegend im Cytosol lokalisiert. Hier liegt das NADP-System vorwiegend in der reduzierten Form vor und ist verfügbar für reduktive

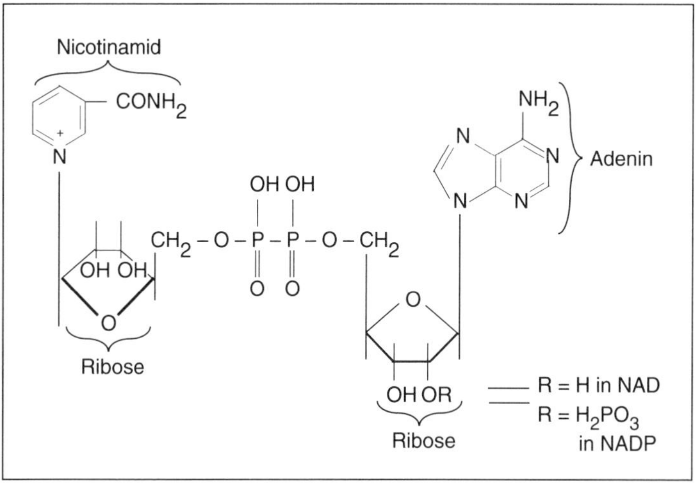

Abb. 3-30: Nicotinamid-Adenin-Dinucleotid (NAD) und Nicotinamid-Adenin-Dinucleotid-Phosphat (NADP)

Biosynthese-Prozesse wie Fettsäuresynthese, Hydroxylierungsreaktionen und andere mehr. Die Hauptquelle für NADPH im Cytosol ist der Pentosephosphatzyklus, die Glucose-6-phosphat-Dehydrogenase und 6-Phosphogluconsäure-Dehydrogenase; ferner die Transhydrogenierung von NADH auf NADP durch Zusammenwirken von Malat-Dehydrogenase (MDH) und Malatenzym (ME):

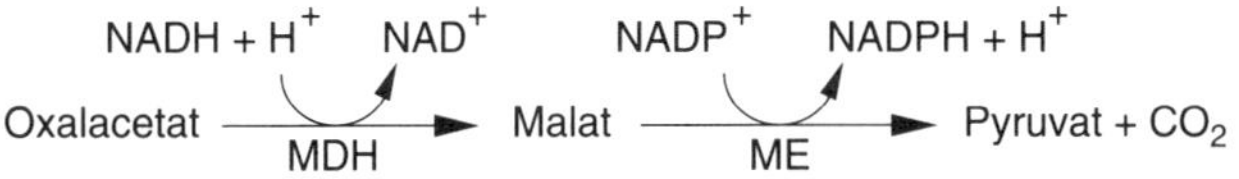

Bei der Übertragung von Substratwasserstoff auf die Codehydrogenasen NAD und NADP lagert sich ein Wasserstoffatom mit einem Elektronenpaar als Hydridion an den Nicotinamidring an, während das andere, ein Proton (H^+), ergibt (Abb. 3-31). Deshalb werden für die oxidierten und reduzierten Coenzyme die Symbole $NAD(P)^+$ und $NAD(P)H + H^+$ verwendet.

Die chinoide Struktur der reduzierten Form gibt Anlaß zu einer starken Lichtabsorption bei 340 nm, die zur quantitativen Bestimmung der reduzierten Coenzyme verwendet werden kann.

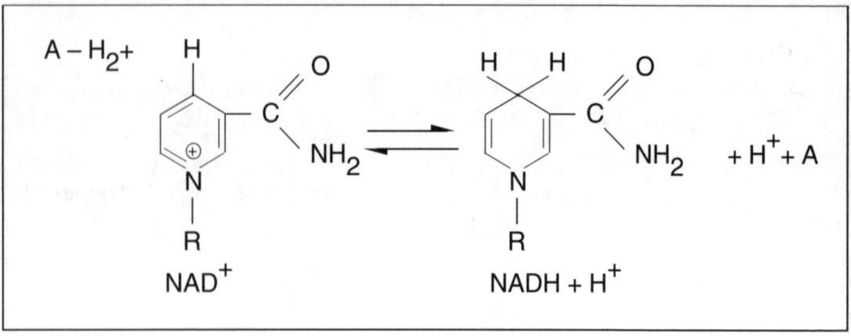

160 · Niacin

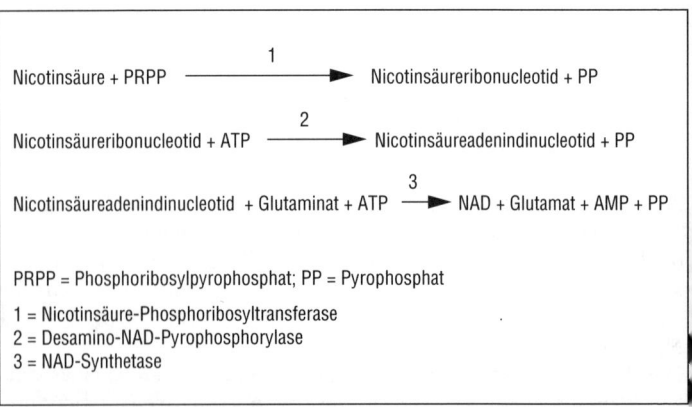

Abb. 3-31: Wasserstoffübertragung durch NAD; A-H_2 = Substrat in reduzierter Form, A = oxidierte Form

Es gibt drei Wege zur Synthese von NAD. Der erste geht von Nicotinsäure aus und wird nach Preiss und Handler benannt (Abb. 3-32). Der zweite Weg geht von Nicotinamid aus (Abb. 3-33). Der dritte Weg ist unabhängig von der Vitamin-Vorstufe und geht von L-Tryptophan aus (Abb. 3-34). Der vom Tryptophan ausgehende Weg der NAD-Synthese spielt nur in Leber und Niere eine Rolle. Im Durchschnitt kann der Mensch aus ca. 60 mg L-Tryptophan das NAD-Äquivalent von 1 mg Nicotinamid herstellen. Deshalb werden bei der Berechnung der Vitaminversorgung 60 mg L-Tryptophan als ein Niacin-Äquivalent zugrunde gelegt. Ist jedoch die Tryptophan-Zufuhr so gering, daß die Proteinsynthese dadurch begrenzt wird, gilt diese Berechnungsweise

Nicotinsäure + PRPP $\xrightarrow{\ \ 1\ \ }$ Nicotinsäureribonucleotid + PP

Nicotinsäureribonucleotid + ATP $\xrightarrow{\ \ 2\ \ }$ Nicotinsäureadenindinucleotid + PP

Nicotinsäureadenindinucleotid + Glutaminat + ATP $\xrightarrow{\ 3\ }$ NAD + Glutamat + AMP + PP

PRPP = Phosphoribosylpyrophosphat; PP = Pyrophosphat

1 = Nicotinsäure-Phosphoribosyltransferase
2 = Desamino-NAD-Pyrophosphorylase
3 = NAD-Synthetase

Abb. 3-32: NAD-Synthese aus Nicotinsäure (Preiss-Handler-Weg)

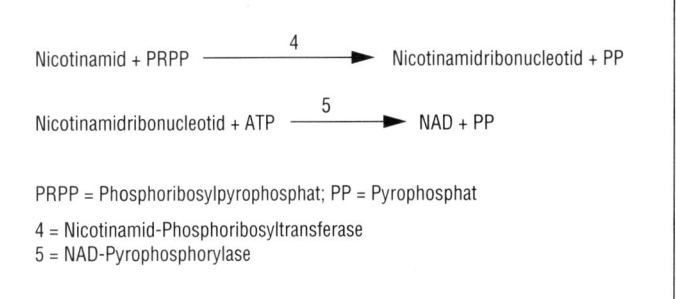

Abb. 3-33: NAD-Synthese aus Nicotinamid

nicht, weil die Aminosäure dann so lange ausschließlich zur Proteinsynthese verwendet wird, bis ein Überschuß über den Bedarf zur
Proteinsynthese die NAD-Synthese ermöglicht.

Leber und Niere ziehen Nicotinsäure, die meisten anderen Gewebe
Nicotinamid zur NAD-Synthese vor. Da Nicotinamid bei der Verdau-
ung und Resorption weitgehend desaminiert wird, gelangt vorwiegend Nicotinsäure über die Pfortader zur Leber. Diese stellt daraus
über den Preiss-Handler-Weg NAD her. Überschuß an NAD wird
durch das Enzym NAD-Glycohydrolase zu Adenosindiphosphat-
ribose und Nicotinamid aufgespalten, welches ins Blut sezerniert, anderen Geweben zur Verfügung gestellt oder wieder zur NAD-Synthese
verwendet oder inaktiviert und vorwiegend als N^1-Methylnicotinamid
ausgeschieden wird.

3.7.5 Bedarf

Der Niacinbedarf des Menschen läßt sich nur schwer exakt quantifi-
zieren, da durch die Gegebenheiten im intermediären Stoffwechsel aus
der essentiellen Aminosäure Tryptophan ebenfalls Nicotinsäureamid
gebildet werden kann, wobei man davon ausgeht, daß aus 60 mg
Tryptophan im Durchschnitt 1 mg Nicotinsäureamid entsteht. Dies
setzt jedoch voraus, daß eine ausreichende Versorgung mit den Vitaminen Folsäure, B_2 und B_6 gegeben ist, da diese Vitamine im Tryptophanstoffwechsel beteiligt sind. Daneben wird der Niacinbedarf auch
durch die Qualität des Proteinkonsums beeinflußt, da nicht nur der
Gehalt an Tryptophan Auswirkungen auf den Niacinbedarf hat, son-

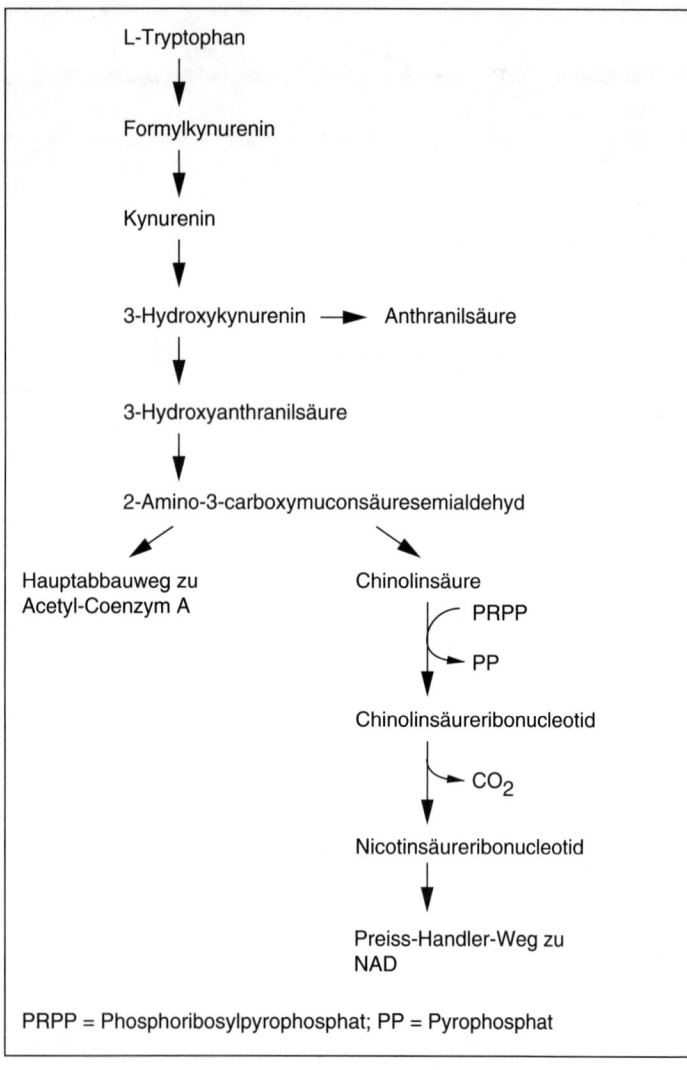

Abb. 3-34: NAD-Synthese aus L-Tryptophan

dern zusätzlich berücksichtigt werden muß, daß ein Überschuß an der Aminosäure Leucin zu Störungen des Tryptophanstoffwechsels führt. Die Umsetzung von Tryptophan zu Nicotinsäureamid schwankt dementsprechend in Abhängigkeit von der Qualität der Nahrung. Zwar werden 60 mg Tryptophan zu 1 mg Niacinäquivalent gesetzt (Abkürzung mg NÄ), jedoch liegt die Schwankungsbreite zwischen 34 und 86 mg Tryptophan (Souci et al. 1986).

Aufgrund der Stoffwechselgegebenheiten kann der Tagesbedarf des Erwachsenen an Niacin nur geschätzt werden, da über die Eigenproduktion des Organismus aus Tryptophan keine genauen Angaben möglich sind, und die notwendige Tagesmenge außerdem von der Höhe der Tryptophanzufuhr abhängig ist.

Da Niacin in Form verschiedener enzymatischer Reaktionen am Energieumsatz beteiligt ist, wird der Niacinbedarf vom Energieumsatz

Tab. 3-22: Wünschenswerte Höhe der Niacinzufuhr (DGE 1991)

Alter	Niacin mg Niacin-Äquivalent/Tag[1]	
	m	w
Säuglinge		
0 bis unter 4 Monate	5	
4 bis unter 12 Monate	6	
Kinder		
1 bis unter 4 Jahre	9	
4 bis unter 7 Jahre	12	
7 bis unter 10 Jahre	13	
10 bis unter 13 Jahre	15	14
13 bis unter 15 Jahre	17	15
Jugendliche und Erwachsene		
15 bis unter 19 Jahre	20	16
19 bis unter 25 Jahre	18	15
25 bis unter 51 Jahre	18	15
51 bis unter 65 Jahre	18	15
über 65 Jahre	18	15
Schwangere	17	
Stillende	20	

[1] 1 mg Niacin-Äquivalent = 60 mg Tryptophan

abgeleitet. Für Erwachsene werden ca. 1,6 mg Niacinäquivalente pro Megajoule empfohlen. Bei energiereduzierten Kostformen sollte jedoch eine tägliche Zufuhr von 10–15 mg Niacinäquivalenten nicht unterschritten werden.

Zur Verhütung von Pellagra, der typischen Niacin-Avitaminose, wird eine durchschnittliche Menge von 4,4 mg Niacinäquivalenten/ 1000 kcal angegeben (DGE 1991). Die Empfehlungen des Dietary Allowances Committee of the National Research Council (RDA 1989) betragen 6,6 mg/1000 kcal. Die Empfehlungen für die Niacinzufuhr der Deutschen Gesellschaft für Ernährung sind in Tab. 3-22 aufgeführt. Männern wird empfohlen, täglich 18 mg, Frauen, 15 mg Niacinäquivalente aufzunehmen. Schwangeren werden aufgrund des höheren Energiebedarfs pro Tag zusätzlich 2 mg Niacinäquivalente und Stillenden eine Zulage von 0,6 mg Niacinäquivalenten pro 100 g sezernierter Milch empfohlen (DGE 1991). Letzteres errechnet sich aus der pro Tag durchschnittlich in Frauenmilch ausgeschiedenen Menge an Niacinäquivalenten.

Wie beim Erwachsenen wird auch der Niacinbedarf von Säuglingen und Kindern auf den Energieumsatz bezogen. Da gestillte Säuglinge keine Mangelerscheinungen erkennen lassen, muß der durchschnittliche Gehalt der Frauenmilch an Niacinäquivalenten 0,8 mg NÄ/ 100 kcal (ca. 1,91 mg NÄ/MJ; Schanler 1988) den Bedarf des Säuglings decken. Unter Berücksichtigung eines Sicherheitszuschlages von 20% errechnet sich für Säuglinge bis zum 6. Lebensmonat eine empfohlene Zufuhr von 2,3 mg NÄ/MJ. Aufgrund der im Verlauf der kindlichen Entwicklung abnehmenden Wachstumsintensität reduziert sich dieser Wert bis zum Pubertätsbeginn auf 1,6 mg NÄ/MJ (d.h. 13 mg NÄ/d).

3.7.6 Bedarfsdeckung

Die Versorgung der Bevölkerung in der Bundesrepublik mit Niacin ist gesichert (DGE 1984). Weit mehr als die Hälfte des Niacinbedarfs wird über den Fleischverzehr gedeckt. Aufgrund des hohen Konsums tierischen Proteins (Rindfleisch und Eier enthalten besonders viel Tryptophan) wird ebenfalls über die intermediäre Umwandlung von Tryptophan in Nicotinsäureamid ein nicht unerheblicher Beitrag zur Bedarfsdeckung geleistet. Unter den pflanzlichen Lebensmitteln trägt hauptsächlich der Verzehr von Cerealien (insbesondere Weizenprodukte und Hülsenfrüchte) zur Bedarfsdeckung bei (DGE 1988).

In vielen Ländern der Welt bestehen in Abhängigkeit von den Verzehrgewohnheiten oft große Lücken in der Bedarfsdeckung. So werden inzwischen in vielen Ländern der Welt Nahrungsmittel mit Nicotinamid oder Nicotinsäure angereichert, um das Defizit auszugleichen. In den USA werden z.B. Mais und Maisprodukte, Reis und auch andere Nahrungsmittel mit Vitaminen angereichert. Die dabei eingesetzten Niacinmengen liegen im allgemeinen zwischen 35,0 und 75,0 mg/kg, sind jedoch besonders hoch in Maisprodukten, so haben z.B. Cornflakes einen Niacinzusatz, der zwischen 100 und 300 mg/kg liegt (Souci et al. 1986).

Abgesehen von der kovalenten Niacinkomplexbildung zeichnet sich der konventionelle Mais durch hohe Leucin- und niedrige Tryptophangehalte aus und wirkt damit sehr stark pellagrogen. Durch züchterische Verbesserungen wurde mit der Maissorte Opaque-2 ein Nahrungsmittel geschaffen, das bei relativ hohem Protein- und auch Tryptophangehalt wenig Leucin enthält. Durch gleichzeitige Erhöhung des Gesamtniacingehaltes, wobei das freie und damit verfügbare Niacin eine Steigerung um das dreifache erfuhr, steht hiermit ein Grundnahrungsmittel zur Verfügung, das wesentlich zur Bedarfsdeckung beiträgt (Chen et al. 1983). Auch wenn diese Neuzüchtungen noch nicht überall zum Einsatz kommen, kann durch herkömmliche Behandlung (Alkali) eine verbesserte Niacinbedarfsdeckung erreicht werden. Da dem Maiskonsum, insbesondere in den Ländern Südamerikas, ein besonders hoher Stellenwert zukommt, muß hier besonders sorgfältig auf eine ausreichende Niacinzufuhr geachtet werden. Da aber gleichzeitig in Südamerika viel Kaffee getrunken wird, wird es verständlich, daß Niacinmangel relativ selten vorkommt.

3.7.7 Klinische Symptomatik

Das charakteristische Krankheitsbild eines Niacinmangels ist die Pellagra. Wenn auch die Hauptsymptome vorwiegend auf einem Niacinmangel beruhen, so muß die Pellagra nicht unbedingt eine reine Niacin-Avitaminose sein, da häufig auch ein Mangel an Thiamin, Riboflavin und Pyridoxin besteht. Das Prodromalstadium verläuft uncharakteristisch mit Allgemeinsymptomen wie Appetitmangel, Gewichtsverlust, Abnahme der körperlichen und geistigen Leistungsfähigkeit, Unlust, Verstimmung, Schlaflosigkeit, Verwirrungszustände, Gedächtnisstörungen, Zungenbrennen und Diarrhoen (Schlütz und McLaren 1973). Im weiteren Verlauf treten charakteristische Hautveränderungen an sonnenlichtexponierten Stellen wie Pellagra «rauhe Haut» auf. Die Veränderungen imponieren als entzündliches Erythem der Haut sowie Hyperkeratose und Hyperpigmentation. Weitere charakteristische Zeichen sind Glossitis («Himbeerzunge»), Stomatitis, Cheilosis und Rhagaden im Mundwinkelbereich. Im fortgeschrittenen Stadium kommen depressive Psychosen mit Stupor, Demenz, Halluzinationen und schweren Verwirrtheitszuständen hinzu. Die sog. Niacinmangel-Enzephalopathie ist gekennzeichnet durch träge Lichtreaktion der Pupillen, Störung der Bewegungsabläufe, Tremor, Rigor, Verlust der Sehnenreflexe und das Auftreten von spastischen Paresen. Häufig besteht gleichzeitig ein Mangel an anderen Vitaminen des B-Komplexes (Schlütz und McLaren 1973). Bei manifester Pellagra wird häufig eine makrozytäre, hyperchrome, gelegentlich auch normozytäre hypochrome Anämie beobachtet (Hankes 1984). Das Hartnup-Syndrom ist eine seltene familiäre Störung mit autosomal-rezessivem Erbgang und beruht auf einer Malabsorption sowie verminderter renaler Rückresorption von Monoamino-monocarbonsäuren einschließlich L-Tryptophan (Navab und Asatoor 1970).

3.7.8 Anwendungsgebiete

Niacin-Mangelzustände können durch eine unzureichende alimentäre Zufuhr, durch angeborene Störungen und durch unerwünschte medikamentöse Interaktionen verursacht werden (Tab. 3-23).
Die medikamentöse Gabe, sei es zur Prophylaxe oder zur therapeutischen Substitution, erfolgt fast ausschließlich mit Nicotinamid, sehr selten mit Nicotinsäure. Der Grund liegt im unterschiedlichen Nebenwirkungsprofil dieser beiden Vitamere im mittleren und höheren Tagesdosenbereich. Nicotinamid und die Nicotinsäure besitzen zwar eine identische Vitaminwirksamkeit, üben jedoch bei entsprechend höherer Dosierung unterschiedliche pharmakologische Wirkungen aus. Diese pharmakologischen Wirkungen, die über die eigentlichen Vitaminwirkungen hinausgehen, lassen sich nicht im Bereich des mittleren und leicht erhöhten Tagesbedarfs (etwa 1- bis 5facher DGE-bzw. RDA-Wert), also bei prophylaktisch angemessenen Tagesdosen beobachten.
Bei größeren applizierten Mengen wirkt die Nicotinsäure vasodilatierend und kann die fibrinolytische Aktivität des Blutes steigern. Ab Tagesdosen über dem 100fachen des Bedarfs (ca. 1,5–6 g/Tag) übt die Nicotinsäure einen Blutcholesterin- und Triglycerid-senkenden Effekt

Tab. 3-23: Anwendungsgebiete für Nicotinamid und Nicotinsäure

---

Nicotinamid:

1. Mangel- und Fehlernährung

2. Malabsorption
   - Gastrointestinale Erkrankung
   - Hartnup-Syndrom

3. Erhöhter Bedarf

4. Probatorisch
   - polymorphe Lichtdermatose
   - Granuloma anulare, Necrobiosis lipoidica

Nicotinsäure:

Primär diätetisch nicht ausreichend beeinflußbare Hyperlipoproteinämie mit erhöhten Plasmaspiegeln von LDL, VLDL und IDL.

Bei sekundären Hyperlipoproteinämien, sofern die jeweilige Grundkrankheit nicht ausreichend behandelbar ist.

---

aus. Neben diesen arzneilich erwünschten Wirkungen treten aber auch unerwünschte Wirkungen in Form von Flush, Pruritus und in höherer Dosierung bei langer Anwendungsdauer eine verminderte Kohlenhydrattoleranz, Leberfunktionsstörungen und Blutdruckabfall auf. Mit Nicotinamid wurden diese pharmakologischen Effekte nicht beobachtet. Zur Prophylaxe und Therapie des klassischen Niacinmangels stellt Nicotinamid die erste Wahl dar.

3.7.8.1 Fehl- und Mangelernährung

Chronische Fehl- und Mangelernährung kann zu einer deutlichen Verarmung an Tryptophan und Niacin führen. Im klinisch manifesten Stadium der Niacin-Avitaminose zeigt sich häufig, jedoch nicht obligatorisch die typische Symptomentrias der Pellagra: Diarrhoe, Demenz und Hautveränderungen.

Da Niacin in zahlreichen Grundnahrungsmitteln enthalten ist, bedarf es einer oft langfristigen einseitigen Ernährung bis zum Auftreten klinischer Symptome. In der Regel haben sich die Pellagra-Patienten vornehmlich von konventionellen tryptophanarmen Maisprodukten ernährt. Eine Proteinmalnutrition sowie ein nicht adäquater Folsäure-, Riboflavin- und Pyridoxinstatus erschweren zudem die endogene Niacinbiosynthese aus Tryptophan. Chronischer Alkoholabusus und Störungen der resorbierenden Oberfläche beschleunigen die Niacinverarmung. In einer retrospektiven Untersuchung an 18 Pellagrapatienten fanden sich immerhin 15 Alkoholiker (Spivak und Jackson 1977). Auf dem Boden einer Anorexia nervosa vermag sich ebenfalls eine Pellagra mit ihren klassischen Hautveränderungen (Dermatitis, Desquamation, Erythem) entwickeln (Rapaport 1985). Pellagrafälle wurden auch nach langfristiger ausschließlich parenteraler Ernährung ohne ausreichende Niacinsubstitution beobachtet.

3.7.8.2 Malabsorption aufgrund gastrointestinaler Erkrankungen

Bei dem seltenen familiär-bedingten Hartnup-Syndrom liegt sowohl ein Defekt der intestinalen Tryptophanresorption als auch der renalen Rückresorption von Monoamino-monocarbonsäuren vor (Navab und Asatoor 1970). Bei Hartnup-Patienten wird durch den Resorptionsdefekt vermehrt Tryptophan im Intestinum zum Indol abgebaut. Nach erfolgter Resorption können hohe Indolkonzentrationen im ZNS zu toxischen Schäden führen. Sowohl die starke Zunahme der Indolaceturie als auch die erhöhte fäkale Tryptophanausscheidung sprechen differentialdiagnostisch für das Vorliegen eines Hartnup-Syndroms (Comaish et al. 1976). Neben dem intestinalen Resorptionsdefekt führt auch eine primäre Störung am proximalen Tubulus-System der Niere zu einer reduzierten Rückresorption vorwiegend für neutrale Aminosäuren. Eine hoch dosierte Nicotinamidtherapie ggf. in Kombination mit Pyridoxin, Antibiotika und diätetischer Führung vermag eine Regression der neurologischen und biochemischen Störungen zu bewirken.

3.7.8.3 Arzneimittel-induzierter Niacinmangel

Bestimmte Arzneistoffe greifen in den Niacinstoffwechsel ein und vermögen einen Niacinmangel zu induzieren. Am geläufigsten ist die durch das Tuberkulosetherapeutikum Isoniazid (INH; Isonicotinsäurehydrazid) ausgelöste Pellagra (Thomas et al. 1981). Einzelfälle von Pellagra wurden auch nach Abusus mit einem morazonhaltigen Kombinationsanalgetikum (Morazon, Salizylamid, Dextropropoxyphen) beobachtet (Kingreen und Breger 1984). Nach chronischem Medikamenten-Abusus von Diazepam sowie einem Kombinationspräparat aus Butetamazitrat, Ethenzamid, Phenobarbital, Salizylamid und

Phenazetin wurden die typischen Hautveränderungen der Pellagra jedoch ohne Darm- und neurologische Symptomatik festgestellt (Stadler et al. 1982). Tab. 3-24 faßt jene Arzneimittel zusammen, die über direkte oder sekundäre Mechanismen den Niacinstoffwechsel antagonisieren können. Diese Arzneistoffe haben als Bestandteil von Mono-, jedoch häufiger von Kombinationspräparaten zu klinisch relevanten

Tab. 3-24: Arzneimittel, die Niacinmangel induzieren können.

Tuberkulostatika
Isoniazid

Analgetika/Antirheumatika
Morazon
Salizylamid
Dextropropoxyphen
Paracetamol
Ethenzamid

Psychopharmaka
Diazepam

Antiepileptika
Phenytoin
Phenobarbital

Immunsuppressiva
Azathioprin

Zytostatika
Mercaptopurin

Niacinmangelzuständen geführt. Über die exakten Mechanismen der jeweiligen Arneimittelinteraktionen kann größtenteils nur spekuliert werden. Ein chronischer Analgetika-Abusus kann zu toxischen Leberzellschäden wie auch zu Schädigungen der Intestinalmukosa führen. Phenobarbital könnte über eine Induzierung mikrosomaler Enzyme in der Leber in den Tryptophankatabolismus zur Nicotinsäure eingreifen. In diesem Zusammenhang ist von Interesse, daß Nicotinamid die antikonvulsive Wirkung von Phenobarbital verstärken kann. Über eine Inhibierung von Cytochrom P-450 erniedrigt Nicotinamid die Konversion von Primidon zum Phenobarbital (Bourgeois et al. 1983).

3.7.8.4 Erhöhter Bedarf

Ein gesteigerter Bedarf besteht in der Schwangerschaft und Stillzeit. Neoplasien bedingen ebenfalls einen erhöhten Niacin-Bedarf. Beim Karzinoid-Syndrom werden bis zu 60% des Tryptophans in Serotonin metabolisiert (normalerweise nur ca. 1%), so daß die endogene Niacinbiosynthese kaum noch eine Relevanz für die Bedarfsdeckung besitzt (Schlütz und McLaren 1973). Bei chronischer Dialysebehandlung werden häufig niedrige Nicotinsäure-Blutspiegel gefunden, weshalb auf eine bedarfsgerechte Zufuhr zu achten ist.

3.7.8.5 Polymorphe Lichtdermatose

Eine hochdosierte orale Nicotinamidtherapie vermag bei Patienten mit polymorpher Lichtdermatose die Symptomatik abzuschwächen (Mattheus et al. 1988). Die genaue Ätiologie der polymorphen Lichtdermatose (PLD), deren Auslösung Sonnenlicht erfordert, ist noch unbekannt. Einige Stunden bis Tage nach Sonnenexposition, besonders im Frühjahr, treten vor allem an den Prädilektionsstellen wie Dekolleté, Streckseite Oberarm Juckreiz und Hauterscheinungen auf. Die Hauterscheinungen heilen in der Regel spätestens nach 2–3 Wochen ab, können aber wegen hoher Rezidivneigung bei erneuter Sonnenexposition wiederkehren. Neben dem starken Juckreiz treten meist Exantheme auf. Diese bestehen aus papulösen, papulovesikulären und pruriginösen Effloreszenzen. In einer Untersuchung an 42 Patienten, die an dieser Lichtdermatose seit mindestens 2 Jahren erkrankt waren, verhinderte 3mal täglich 1 g Nicotinamid über 2 Wochen bei 60% der Patienten die PLD vollständig. Es wird spekuliert, daß Nicotinamid den Kynureninstoffwechsel im Sinne einer Feedback-Inhibierung der Tryptophan-Pyrrolase beeinflußt. Dadurch fällt im Stoffwechsel eine geringere Menge an Kynurensäure an, die als phototoxisches Agens im PLD-Geschehen vermutet wird (Neumann 1986).

3.7.8.6 Granuloma anulare, Necrobiosis lipoidica

Eine versuchsweise Anwendung empfiehlt sich bei einem generalisierten Granuloma anulare. Über einen Behandlungserfolg mit hochdosiertem Nicotinamid (1,5 g pro Tag) haben Ma und Medenica 1983 berichtet. Von dieser Bindegewebsnekrose unterscheidet sich die Necrobiosis lipoidica durch deutliche Fetteinlagerung. Die Ätiopathogenese ist bisher noch unklar. Auch hier vermochte hochdosiertes Nicotinamid (1,5 g pro Tag) die klinische Symptomatik entscheidend zu verbessern (Handfield-Jones et al. 1988).

3.7.8.7 Nicotinsäure bei Hyperlipoproteinämien

Die Nicotinsäure und ihr Derivat 3-Pyridylmethanol zählen zu den am längsten bekannten cholesterinspiegelsenkenden Substanzen. Der Wirkmechanismus besteht primär in einer Verminderung der hepatischen VLDL-Synthese. Darüber hinaus wird die Lipolyse im Fettgewebe gehemmt und die Lipoproteinlipase aktiviert, was zu einem gesteigerten Lipoproteinkatabolismus führt.

Somit kann die Nicotinsäure sowohl bei primären Hyperlipoproteinämien, die mit erhöhtem Plasmaspiegel von LDL, VLDL und IDL einhergehen, als auch bei sekundären Hyperlipoproteinämien eingesetzt werden (Monographie Nicotinsäure 1990). Die Blutcholesterinspiegel werden durch die Nicotinsäure im Mittel um 20 %–30 % gesenkt. Aufgrund der fast regelmäßig auftretenden Flush-Problematik sowie gelegentlich auftretender gastrointestinaler Nebenwirkungen in Form von Durchfällen und Erbrechen, ist die Compliance bei einer lipidsenkenden Tagesdosierung von ca. 3–9 g relativ schlecht. Selbst niedrig dosierte Nicotinsäure (1 g pro Tag) führte bei ca. 40 % der Patienten zu einem vorzeitigen Therapieabbruch aufgrund von Nebenwirkungen (Luria 1988).

3.7.9 Behandlung

Zur Prophylaxe werden mittlere Tagesdosen von Nicotinamid zwischen 8–40 mg oral empfohlen (Monographie Nicotinamid 1989). Bei ausschließlich parenteraler Ernährung sollte die gleiche Dosis von Nicotinamid zur Anwendung kommen.

Je nach Schwere der Grundkrankheit kommen therapeutisch orale oder parenterale Dosen zwischen 50–250 mg in Frage. Zur initialen Therapie bei Hartnup-Syndrom (Navab und Asatoor 1970) und bei Pellagra (Goerz und Hammer 1984) werden z.T. noch höhere Tagesdosen verabreicht. Positive Behandlungserfolge sind auch nach topisch verabreichtem Nicotinamid bei INH-induzierter Pellagra beobachtet worden (Comaish 1976). Versuchsweise kann Nicotinamid bei dermatologischen Erkrankungen wie polymorphe Lichtdermatose, Granuloma anulare, Necrobiosis lipoidica mit oralen Tagesdosen von 1,5–2,5 g eingesetzt werden.

Zur Therapie der Hyperlipoproteinämien (Typ II–Typ V nach Fredrickson) wird Nicotinsäure, nicht jedoch Nicotinamid eingesetzt. Eine ausreichende Wirkung wird meist erst bei einer Tagesdosierung von 3–6 g verteilt auf 3–6 Einzelgaben erzielt. Als maximale Tagesdosis gelten 9 g Nicotinsäure. Wegen der unerwünschten Nebenwirkungen ist eine langsame, über Wochen einschleichende Dosierung zu empfehlen (Monographie Nicotinsäure 1990).

Literatur

Bässler, K.H., Fekl, W., Lang, K.: Grundbegriffe der Ernährungslehre, 4. Auflage, Springer-Verlag 1987.

Bartelheimer, H.K., Grüttner, R., Simon, H.A.: Das Hartnup-Syndrom. Mschr. Kinderheilk. 119 (1971), 52–55.

Bourgeois, B.F. D., Dodson, W.E., Ferrendelli, J.A.: Potentiation of the antiepileptic activity of phenobarbital by nicotinamide. Epilepsia 24 (1983), 238–244.

Bundeslebensmittelschlüssel für Verzehrserhebungen (BLS). Version II 1990. Bundesgesundheitsamt.

Chen, X.C., Yen, T., Tong, X., He, Y., Yu, X., Lui, S., Yan, H.: Nutrition Res. 3 (1983), 171.

Comaish, J.S., Felix, R.H., McGrath, H.: Topically applied niacinamide in isoniazid-induced pellagra. Arch. Dermatol. 112 (1976), 70–72.

Deutsche Gesellschaft für Ernährung: Empfehlungen für die Nährstoffzufuhr. Umschau-Verlag, Frankfurt 1991.

Deutsche Gesellschaft für Ernährung: Ernährungsbericht 1984. Umschau-Verlag, Frankfurt 1984.

Deutsche Gesellschaft für Ernährung: Ernährungsbericht 1988. Umschau-Verlag, Frankfurt 1988.

Friedrich, W.: Handbuch der Vitamine, Hrsg.: W. Friedrich, Urban und Schwarzenberg-Verlag, München–Wien–Baltimore 1987.

Goerz, G., Hammer, G.: Pellagra. Z. Hautkr. 59 (1984), 531–562.

Handfield-Jones, S., Jones, S., Peachey, R.: High dose nicotinamide in the treatment of necrobiosis lipoidica. Br. J. Dermatol. 118 (1988), 693–698.

Hankes, L.V.: Nicotinic Acid and Nicotinamide. In: Handbook of Vitamins, Edt.: L.J. Machlin, Marcel Dekker, Inc., New York, Basel, 1991.

Kingreen, J.Ch., Breger: Pellagra bei Morazon-Abusus. Z. Hautkr. 59 (1984), 573–577.

Kübler, W.: In: Cremer, H.D., Hötzel, D., Kühnau, J., Biochemie und Physiologie der Ernährung, Thieme-Verlag, Stuttgart 1980.

Luria, M.H.: Effect of low-dose niacin on high-density lipoprotein cholesterol and total cholesterol/high-density lipoprotein cholesterol ratio. Arch. intern. Med. 148 (1988), 2493−2495.

Mattheus, A., Radeck, Ch., Heise, H.: Nicotinsäureamid bei polymorphen Lichtdermatosen. Dermatol. Mon. Schr. 174, 142−146, 1988.

Ma, A., Medenica, M.: Response of generalized Granuloma anulare to high-dose niacinamide. Arch. Dermatol. 119 (1983), 836−839.

Monographie Nicotinamid. Bundesanzeiger Nr. 148, 1989.

Monographie Nicotinsäure. Bundesanzeiger Nr. 76, 1990.

Navab, F., Asatoor, A.M.: Studies on intestinal absorption of amino acids and a dipeptide in a case of Hartnup disease. Gut 11 (1970), 373−380.

Neumann, R.: Treatment of polymorphous light eruption with nicotinamide: a pilot study. Br. J. Dermatol. 115 (1986), 77−80.

Offermanns, H., Kleemann, A., Tanner, H., Beschke, H., Friedrich, H.: Kirk-Othmer encyclopedia of chemical technology 24, Wiley, New York 1984, 54.

Pharmazeutische Stoffliste. Arzneibüro der Bundesvereinigung Deutscher Apothekerverbände (ABDA), Werbe- und Vertriebsgesellschaft Deutscher Apotheker mbH, Frankfurt/Main 1990.

Rapaport, M.J.: Pellagra in a patient with anorexia nervosa. Arch. Dermatol. 121 (1985), 255−257.

Recommended Dietary Allowances 1989: 10th Edition, National Academy Press, Washington.

Schanler, R.J.: Water-soluble Vitamins: C, B_1, B_2, B_6, Niacin, Biotin, and Pantothenic Acid. Nutrition during Infancy (236−245). Hanley & Belfus Inc. 1988.

Schlütz, G.O., McLaren, D.St.: Die Pellagra. Dtsch. Ärzteblatt 70 (1973), 409−417.

Souci, S.W., Fachmann, W., Kraut, H.: Die Zusammensetzung der Lebensmittel, Nährwert-Tabellen 1986/87. Wissenschaftl. Verlagsgesellschaft mbH, Stuttgart 1989.

Spivak, J.L., Jackson, D.L.: Pellagra: An analysis of 18 patients and a review of the literature. Johns Hopkins Med. J. 140 (1977), 295−309.

Stadler, R., Orfanos, C.E., Immel, C.: Medikamentös induzierte Pellagra. Der Hautarzt 33 (1982), 276−280.

Thomas, R.H.M., Payne, C.M.E.R., Black, M.M.: Isoniazid-induced pellagra. Br. med. J. 283 (1981), 287−288.

3.8 Pantothensäure

3.8.1 Chemie

Pantothensäure wurde 1931 von Williams als essentieller Wuchsstoff von Hefen entdeckt. Von anderen Arbeitsgruppen wurde später aufgezeigt, daß Milchsäurebakterien den gleichen Faktor zum Wachstum benötigen. Ein Fehlen von Pantothensäure verursacht bei Küken eine Dermatitis und bei jungen Ratten Wachstumsstörungen. Da sich «Wachstumsfaktor», «Antidermitisfaktor» und «Filtratfaktor» als identische Substrate erwiesen, wurden sie später unter dem Begriff Pantothensäure zusammengefaßt (pantothen = überall).

Pantothensäure (CAS-Nr. 79-83-4, Molekülmasse 219,2 Dalton) besteht aus β-Alanin und 2,4-Dihydroxy-3.3-dimethyl-butyrat (Abb. 3-35). Die Substanz besitzt ein chirales Zentrum. In der Natur kommt nur das (R)-Enantiomer, auch als D(+)-Pantothensäure bezeichnet, vor und ist biologisch aktiv, während die (S)-Form keine Vitaminaktivität besitzt. Dagegen ist der Alkohol, das D-Panthenol, biologisch aktiv. Pantothensäure ist ein gelblich visköses Öl, und die meist verwandten Calcium- oder Natriumsalze sind farblose Kristalle. In neutraler Lösung ist Pantothensäure beständig, wird aber in saurer oder alkalischer Lösung, vor allem durch Hitzeeinwirkung, zerstört. Bedeutend beständiger sind Lösungen des D-Panthenols (Bässler 1989). Trocken und kühl gelagert sind die Salze der Pantothensäure und des Panthenols stabil gegen Luftsauerstoff und Licht. Wegen der extremen

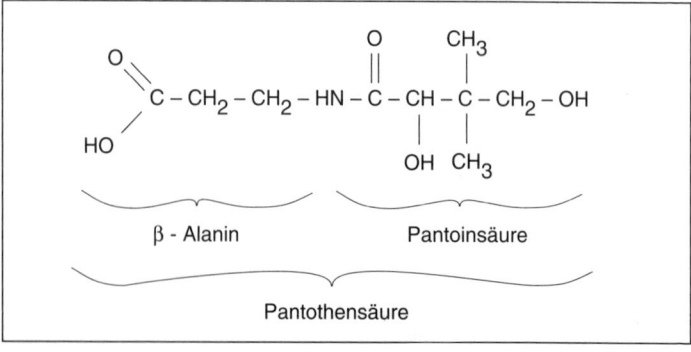

Abb. 3-35: Strukturformel von Pantothensäure

Hygroskopie sollten die Salze luftdicht gelagert werden (Pharmazeutische Stoffliste 1990).

3.8.2 Vorkommen

Die Trivialnamen in der Nomenklatur der Vitamine sind häufig kennzeichnend für die Funktion oder das Vorkommen dieser Substanzen. Von der Pantothensäure nimmt man im allgemeinen an, daß sie in fast allen Lebensmitteln enthalten und bei einer ausgewogenen Kost in ausreichenden Mengen in der Nahrung vorhanden ist.

Tab. 3-25: Pantothensäure – Vorkommen in verschiedenen Lebensmitteln nach Bundeslebensmittelschlüssel (BLS) 1990 und Souci, Fachmann, Kraut (SFK) 1989.

		SFK	BLS
		mg/100 g	
Obst:	Apfel	0,1	0,1
	Erdbeeren	0,3	0,3
	Apfelsine	0,24	0,25
Gemüse:	Blumenkohl	1,01	0,9
	Mais	0,65	0,49
	Tomaten	0,31	0,32
	Kartoffeln	0,4	0,35
	Broccoli	1,29	1,3
Milchprodukte:	Kuhmilch	0,35	0,35
Hühnerei:		1,6	1,6
Fleisch:	Rindfleisch	0,6	0,5
	Schweinefleisch	0,7	0,62
	Schweineleber	6,8	6,8
	Kalbsleber	7,9	8,0
	Rinderherz	2,78	2,6
Cerealien:	Weizen (ganzes Korn)	1,18	1,2
	Weizenmehl Type 405	0,21	0,21
	Reis poliert	0,63	0,25
	Haferflocken	1,09	1,1

Reich an Pantothensäure sind Innereien, insbesondere Leber, aber auch Herz und manche Fleischsorten sowie verschiedene Getreidearten (Souci et al. 1989). Auch hier gilt, daß mit zunehmender Ausmahlung die Pantothensäure-Verluste steigen. Pilze und Hefe gelten als gute Pantothensäurequellen, spielen aber in der praktischen Ernährung nur eine untergeordnete Rolle.

Pantothensäure liegt in der Natur nur in sehr geringen Mengen in freier Form vor. Sie ist aber praktisch in jeder lebenden Zelle als Bestandteil des Acetyl-CoA vorhanden.

Einen Überblick zum Pantothensäuregehalt einiger Nahrungsmittel gibt Tab. 3-25. Es muß darauf hingewiesen werden, daß in verschiedenen Tabellen für ein und dasselbe Lebensmittel oft unterschiedliche Gehaltsangaben gemacht werden. Neben den natürlichen Schwankungen im Gehalt an Pantothensäure sind die unterschiedlichen Angaben nicht zuletzt auch auf Schwierigkeiten bei der Bestimmung zurückzuführen.

Zur quantitativen Erfassung der Pantothensäure-Gehalte in Lebensmitteln ist es erforderlich, zunächst das gebundene Vitamin durch enzymatische Hydrolyse freizusetzen, wobei wiederum verschiedene Verfahren mit unterschiedlicher Ausbeute zur Anwendung kommen. Dementsprechend geben viele der gegenwärtig verfügbaren Analysendaten nicht die tatsächlichen Gehalte wieder.

3.8.3 Stoffwechsel und Pharmakokinetik

Die mit der Nahrung hauptsächlich in Form des Coenzyms A aufgenommene Pantothensäure wird im Intestinallumen zu Pantethein und Pantothensäure hydrolysiert. Eine Pantetheinase des Dünndarmgewebes spaltet das Pantethein zu Pantothensäure (Friedrich 1987). Pantothensäure, Pantethein und Panthenol werden in allen Abschnitten des Dünndarms rasch und weitgehend vollständig resorbiert. Neben einer passiven Diffusion wird ein aktiver Carrier-vermittelter Na^+-abhängiger Transport mit Sättigungskinetik vermutet (Fenstermacher und Rose 1986). Im Blut ist Pantothensäure an Plasmaproteine gebunden. Die Spiegel im Vollblut liegen um 1000 ng/ml und im Serum zwischen 100–200 ng/ml. Während das Serum weitgehend freie Pantothensäure enthält, liegt in den Erythrozyten Pantothensäure überwiegend als Coenzym A vor. Der Transport von Pantothensäure durch die Zellmembran ist ein Na^+-abhängiger aktiver Prozeß. In der Zelle wird dann in fünf Reaktionsstufen Pantothensäure in Coenzym A umgewandelt. Hohe Konzentrationen an Coenzym A finden sich vor allem in Leber, Nebennieren, Nieren, Gehirn, Herz und Testes. Im Gehirn ist Coenzym A u.a. bei der Synthese des Neurotransmitters Acetylcholin beteiligt. Pantothensäure wird überwiegend unverändert bzw. als 4-Phosphopantothenat mit dem Harn ausgeschieden. Etwa 15% der zugeführten Pantothensäure werden als CO_2 abgeatmet bzw. erscheinen im Kot. In der Niere wird Pantothensäure nicht nur tubulär sezerniert, sondern auch aktiv tubulär rückresorbiert.

3.8.4 Biochemische Funktionen

Pantothensäure ist Baustein von 4-Phosphopantethein und von Coenzym A (Abb. 3-36).
Da die SH-Gruppe des Cysteaminanteils die reaktive Gruppe ist, wird Coenzym A in Reaktionsschemata einfach mit CoA-SH abgekürzt, sonst nur mit CoA.
Die Synthese von Coenzym A aus Pantothensäure erfolgt in fünf Reaktionsschritten (Abb. 3-37).
4-Phosphopantethein ist eine prosthetische Gruppe des Acyl-Carrier-Proteins im Fettsäuresynthetase-Komplex. Es ist über die Phosphatgruppe kovalent an die Hydroxylgruppe eines Serinrests gebunden und dient mit seiner SH-Gruppe als Akzeptor für Malonyl-CoA und zum Weiterreichen der intermediären Acylderivate zu den verschiedenen Enzymuntereinheiten des Komplexes.
Coenzym A kann mit verschiedenen Carbonsäuren S-Acylverbindungen mit hohem Gruppenübertragungspotential bilden («aktivierte Verbindungen») und dient so zur Übertragung von Acylresten bei einer großen Anzahl von Reaktionen:
- Acylreste werden über Acetyl-Coenzym A übertragen bei der Bildung von Estern wie z.B. Acetylcholin aus Cholin oder bei der Acetylierung von Aminen, Aminozuckern, Arzneistoffen u.a. In diesen Fällen reagiert die Carboxylgruppe des Essigsäureesters mit den Akzeptoren.
- Die Methlygruppe des Essigsäureesters reagiert bei der Synthese von Citronensäure aus Oxalacetat und Acetyl-Coenzym A (Einleitung des Citronensäurezyklus) und bei der Synthese von β-Hydroxy-β-methylglutaryl-Coenzym A aus Acetyl-Coenzym A und Acetacetyl-Coenzym A als Reaktionsschritt bei der Ketonkörperbildung in der Leber und bei der Cholesterinsynthese.
- Höhere Acyl-Coenzym A-Derivate sind Substrate der β-Oxidation

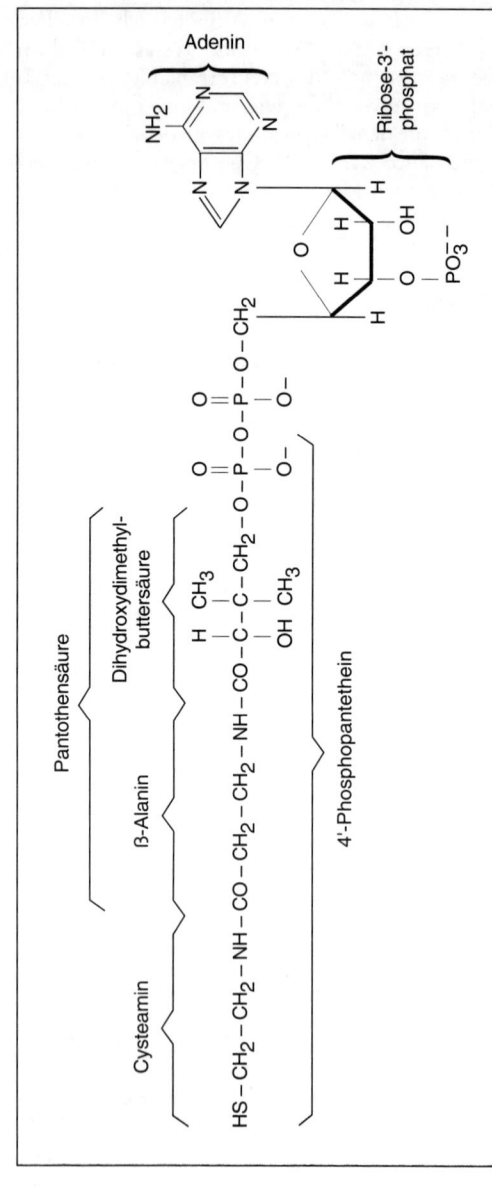

Abb. 3-36: Coenzym A

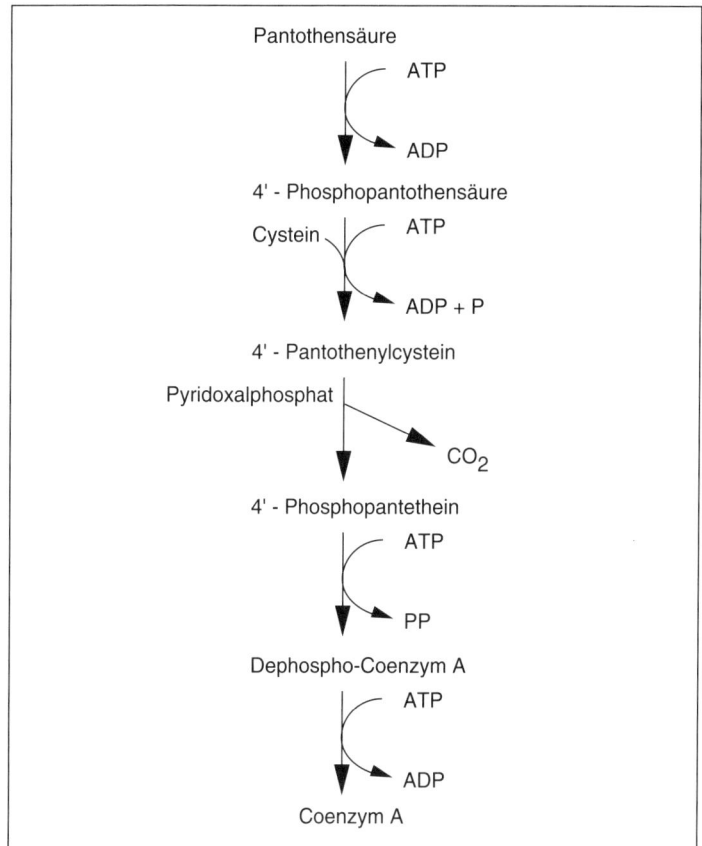

Abb. 3-37: Synthese von Coenzym A aus Pantothensäure

oder können zur Acylierung von Glycerin bei der Triglycerid- oder Phosphatidsynthese verwendet werden.
– Succinyl-Coenzym A (Zwischenprodukt des Citronensäurezyklus) kann mit Glycin zu 5-Aminolävulinsäure kondensiert werden (Einleitung der Hämsynthese).
– Gallensäuren werden zur Paarung mit Taurin oder Glycin an Coenzym A gebunden und Benzoesäure zur Bildung von Hippursäure.
Die Acyl-Coenzym A-Verbindungen können auf verschiedene Weise entstehen. Die wichtigsten Mechanismen sind:

1. Durch Thiokinasen katalysierte Aktivierung in zwei Schritten

    1. Carbonsäure + ATP → Acyladenylat + PP
    2. Acyladenylat + CoA-SH → Acyl-S-CoA + AMP

2. Die Bildung in 2-Oxosäureoxidase-Systemen (Kap. Thiamin, S. 43–45). So entsteht aus Pyruvat Acetyl-CoA, aus 2-Oxoglutarat Succinyl-Coenzym A und aus den verzweigten 2-Oxosäuren beim Abbau der verzweigten Aminosäuren die um ein C-Atom verkürzten verzweigten Acyl-Coenzym A-Verbindungen.

3. Zur Einleitung der Verwertung von Ketonkörpern in den nichthepatischen Geweben wird Acetessigsäure durch Coenzym A-Transfer von Succinyl-Coenzym A aktiviert:

Succinyl − CoA + Acetacetat ⇌ Succinat + Acetacetyl − CoA

3.8.5 Bedarf

Da klinisch manifeste Mangelerscheinungen nur in seltenen Fällen beobachtet wurden, hat man der Bedarfsdeckung von Pantothensäure beim Menschen bisher keine größere Aufmerksamkeit zugewandt. Zudem ist die Pantothensäure aufgrund unzureichender analytischer Kenntnisse und methodischer Schwierigkeiten beim Menschen nicht bilanzierbar.

Bei der Abschätzung einer angemessenen Zufuhr stützt man sich deshalb auf Verzehrserhebungen und geht davon aus, daß die mit der Nahrung aufgenommenen Pantothensäuremengen offensichtlich eine ausreichende Versorgung gewährleisten. Unter Hinzufügung von Sicherheitszuschlägen wird z.B. von der DGE (1991) die wünschenswerte Höhe der Pantothensäure-Zufuhr für den Erwachsenen mit 6 mg/Tag (dies jedoch als Schätzwert) angegeben (Tab. 3-26).

Ein Zufuhrbereich von 4–7 mg Pantothensäure/Tag wird in den Recommended Dietary Allowances des Food and Nutrition Board der USA (1989) als bedarfsdeckend angesehen. Es fehlt auch hier nicht der Hinweis, daß es sich dabei lediglich um Schätzwerte handelt. Verschiedene Autoren schlagen noch höhere Bedarfszahlen vor. Die meisten Untersucher weisen jedoch darauf hin, daß Mangelerscheinungen üblicherweise nicht auftreten, selbst wenn die tägliche Zufuhr lediglich 1 mg beträgt. Die Ernährungsgesellschaften vieler Länder tragen diesem Umstand Rechnung und geben wegen der bestehenden Unsicherheiten Bedarfszahlen für Pantothensäure nicht an (z.B. Großbritannien, Kanada etc.).

Tab. 3-26: Pantothensäure, empfohlene tägliche Zufuhr (DGE 1991)

Alter	Pantothen-säure mg/Tag Schätzwerte
Säuglinge	
0 bis unter 4 Monate	2
4 bis unter 12 Monate	3
Kinder	
1 bis unter 4 Jahre	4
4 bis unter 7 Jahre	4
7 bis unter 10 Jahre	5
10 bis unter 15 Jahre	5
Erwachsene	6

Tatsächlich ist der Pantothensäurebedarf des Menschen nach wie vor nicht genau bekannt. Trotz der bestehenden Unklarheiten gilt als sicher, daß der Bedarf während der Schwangerschaft erhöht ist. Dies erklärt sich einerseits aus der zentralen Rolle der Pantothensäure im intermediären Stoffwechsel, andererseits liegen experimentelle Befunde vor, die während Phasen verstärkten Wachstums einen deutlich gesteigerten Pantothensäurebedarf erkennen lassen (Friedrich 1987). Da mit der Muttermilch etwa 2−3 mg Pantothensäure/l abgegeben werden, ergibt sich für stillende Frauen ein entsprechender Mehrbedarf. Aufgrund bestehender Unsicherheiten bzgl. einer zuverlässigen Pantothensäureempfehlung wird dieser Mehrbedarf in der neuesten Ausgabe der DGE-Empfehlungen nicht mehr gesondert ausgewiesen (DGE 1991).

Besondere Lebensumstände und Ernährungsgewohnheiten haben ebenfalls einen erhöhten Pantothensäurebedarf zur Folge. Unter dem Gesichtspunkt, daß der Pantothensäurehaushalt (CoA Homöostase) möglicherweise auch endokriner Kontrolle unterliegt (Fox 1984), lassen insbesondere Streßeinflüsse erhöhte Anforderungen an den Pantothensäurebedarf vermuten.

Hoher Alkoholkonsum führt zum Verlust von Pantothensäure in Geweben und hat einen zeitlich begrenzten Anstieg des Vitaminblutspiegels zur Folge, woraus zu schließen ist, daß Ethanol die Utilisation der Pantothensäure mindert (Friedrich 1987). Bestimmte Erkrankungen haben ebenfalls einen Einfluß auf den Pantothensäurebedarf. Diabetiker z.B. scheiden im Harn erhöhte Mengen an Pantothensäure aus. Die frühere Annahme, daß die enterale Synthese wesentlich zur Bedarfsdeckung beiträgt, ist nach neueren Befunden nicht länger haltbar. Das dort von Darmbakterien gebildete Vitamin liegt intrazellulär vor und ist dementsprechend für den Menschen nicht verfügbar. Dies ist anders bei Tieren, die Koprophagie betreiben (z.B. Ratte) bzw. bei Wiederkäuern (Pansenflora), bei denen die intrazellulär vorliegende Pantothensäure beim erneuten bzw. weiteren Gang durch den Verdauungskanal freigesetzt wird und dementsprechend auch resorbiert werden kann. Wird jedoch bei Versuchstieren (z.B. Ratte) die Koprophagie verhindert, so entwickeln sich auch hier typische Mangelsymptome, die ebenfalls darauf hinweisen, daß enteral synthetisierte Pantothensäure nicht wesentlich zur Bedarfsdeckung beiträgt (Pietrzik 1977).

3.8.6 Bedarfsdeckung

Unter Berücksichtigung der Tatsache, daß der eigentliche Pantothensäure-Bedarf noch nicht genau bekannt ist, lassen sich Angaben zur Bedarfsdeckung nur mit Einschränkung machen. Geht man jedoch von den gegenwärtigen Schätzwerten für eine angemessene Zufuhr aus (DGE 1991) und betrachtet gleichzeitig die im Ernährungsbericht 1988 aufgelisteten Zufuhrmengen, wonach Männer im Mittel 7,9 mg Pantothensäure/Tag aufnehmen, ist die Versorgung damit nach heutigen Vorstellungen mehr als ausreichend. Die mittlere tägliche Pantothensäureaufnahme bei Frauen wurde laut Ernährungsbericht 1988 mit 6 mg berechnet, die danach ebenfalls angemessen versorgt sind.

Es ist jedoch zu berücksichtigen, daß bei der Ermittlung der durchschnittlichen Pantothensäureaufnahme durch die Tageskost lediglich «Produktionsdaten» unter Beachtung von Import und Export zugrunde gelegt wurden.

Schwankungen im Vitamingehalt aufgrund unterschiedlicher Erzeugungsbedingungen gehen in die Berechnung nicht ein. Darüber hinaus treten Verluste an Pantothensäure auf, die durch Inaktivierung bei der Be- und Verarbeitung von Lebensmitteln, ihre Lagerung sowie durch die sog. «Topf- und Tellerverluste» bedingt sind. Diese Verluste können nur abgeschätzt werden; man nimmt an, daß üblicherweise 30 % verloren gehen (DGE 1991). Die tatsächliche Pantothensäureaufnahme ist unter heutigen Ernährungsbedingungen demnach weit geringer, als dies aus den zitierten Berechnungen hervorgeht. Die Berechnung der mittleren Pantothensäureaufnahme aus Verbrauchsstatistiken kann zwar einen allgemeinen Einblick in den jeweiligen «Konsumtrend» geben, eine genaue Ableitung, mit deren Hilfe sich die tatsächliche Pantothensäureaufnahme ermitteln läßt, ist auf diesem Wege jedoch nicht möglich.

Zur besseren Abschätzung der täglichen Pantothensäure-Aufnahme wurden Verzehrsprotokolle ausgewertet, die die Aussage zulassen, daß die mittlere tägliche Pantothensäureaufnahme der Bevölkerung der Bundesrepublik Deutschland in der Größenordnung um 5 mg/Tag liegt (Pietrzik 1977).

Entsprechende Erhebungen aus anderen Industrieländern kommen zu ähnlichen Daten. Vergleicht man die Ergebnisse der letzten Jahre, so ist zu erkennen, daß sich die Verzehrsgewohnheiten deutlich geändert haben. Wie die Verbrauchsstatistiken der Bundesrepublik und der Europäischen Gemeinschaft aus neuerer Zeit ergeben, werden heute weniger pantothensäurereiche Lebensmittel wie Innereien und Hülsenfrüchte verzehrt. Dagegen stieg der Verbrauch von Fleisch, Fett, Süßwaren und feinen Backwaren in den letzten Jahren an. Bei vielen Verbrauchern besteht heute der Wunsch und oft auch die Notwendigkeit, eine energiearme Kost aufzunehmen, denn ein Großteil der Bevölkerung ist übergewichtig. Bei einer Verringerung der Gesamtenergieaufnahme wird im allgemeinen aber auch die Aufnahme an essentiellen Nährstoffen reduziert, wenn nicht genau berechnete Kostpläne eingehalten werden, die diese Tatsache berücksichtigen.

Dementsprechend ist es nicht verwunderlich, daß Personen, die eine Reduktionskost einhalten, nur ca. 3–4 mg Pantothensäure pro Tag aufnehmen (Pietrzik 1977).

Ergebnisse biochemischer Untersuchungen lassen ebenfalls gelegentlich auf eine unzureichende Versorgung schließen. Nach allgemeiner Übereinkunft ist man der Auffassung, daß eine Pantothensäureausscheidung mit dem Urin, die unter 1 mg/Tag liegt, auf eine unzureichende Aufnahme aus der Nahrung hinweist. Aufgrund methodischer Schwierigkeiten werden derartige Untersuchungen nur in begrenztem Umfang durchgeführt. Untersuchungen, in denen die Pantothensäureausscheidung bei mehreren hundert Versuchspersonen erfaßt wurde, deuten darauf hin, daß eine ausreichende Pantothensäureversorgung nicht immer gewährleistet ist (Pietrzik 1977).

Unabhängig von methodischen Schwierigkeiten bei der Pantothensäureanalytik weisen auch die durchgeführten Berechnungen auf eine Diskrepanz zwischen angemessener Höhe der Zufuhr und tatsächli-

cher Pantothensäureaufnahme hin. Die skizzierte Problematik bedarf
weiterer Klärung und erfordert zunächst grundlegende Untersuchungen zum tatsächlichen Pantothensäurebedarf.

3.8.7 Klinische Symptomatik

Wegen des weit verbreiteten Vorkommens von Pantothensäure sind
Mangelerscheinungen, die auf einem isolierten Defizit an Pantothensäure beruhen, relativ selten. Häufig fehlen dann auch die anderen
wasserlöslichen B-Vitamine wie Thiamin, Riboflavin und Niacin. Die
spezifischen Symptome des Pantothensäuremangels lassen sich nur
experimentell durch eine Pantothensäure-freie Ernährung oder Verabreichung des Pantothensäure-Antagonisten ω-Methyl-Pantothensäure ermitteln. Zu den im Tierexperiment erzeugten Mangelsymptomen zählen u.a. Wachstumshemmung. Degeneration zentraler und
peripherer Nervenbahnen, Leberverfettung, Insuffizienz und Atrophie
der Nebennierenrinde, Störung der Fortpflanzung und Dermatitis.
Die Schädigung der Haut mit Depigmentierung des Haar- und Federkleids beruht jedoch häufig auf dem Fehlen von mehreren Vitaminen.
Beim Menschen tritt dies unter normalen Ernährungsbedingungen
nicht auf. Hinweise über Mangelerscheinungen stammen u.a. aus
dem zweiten Weltkrieg sowie unterernährten Bevölkerungsgruppen.
Hier wurden als charakteristische Symptome u.a. angetroffen allgemeine Abgeschlagenheit, Müdigkeit, Schwäche, Schlaflosigkeit,
Magen-Darmstörungen, Erkrankungen der Haut in Form einer Dermatitis, Parästhesien der Extremitäten, insbesondere das «Burningfeet-Syndrom», d.h. Mißempfindungen und Schmerzen im Bereich der
Zehen und Fußsohlen. Bei Patienten mit diesen Mangelerscheinungen
ist häufig eine erniedrigte Pantothensäure-Ausscheidung im Harn
nachzuweisen. Bei einem schweren Pantothensäuremangel ist zusätzlich die Nebennierenrindenfunktion beeinträchtigt und besteht eine
herabgesetzte Resistenz gegen Infektionen.

3.8.8 Anwendungsgebiete

Da die Pantothensäure in tierischen wie pflanzlichen Quellen nahezu
ubiquitär vorkommt, stellen isolierte Avitaminosen an diesem Vitamin eine Rarität dar. Zweifellos tritt bei einer chronischen Mangelernährung, wie z.B. beim Marasmus, ein Pantothensäuremangel auf.

Dieser ist jedoch stets vergesellschaftet mit weiteren Vitamin- und sonstigen Nährstoffmangelzuständen. Essentielle Nährstoffe mit sehr begrenzter Reservekapazität, wie z.b. Thiamin, geraten schnell ins Minimum und maskieren mit ihrer Mangelsymptomatik einen ebenfalls vorliegenden Pantothensäuremangel.

Die Pantothensäure und der in galenischer Zubereitung stabilere Alkohol Dexpanthenol üben gleiche Vitaminwirksamkeit aus und gelangen topisch wie systemisch (oral und parenteral) zur Anwendung. Tab. 3-27 faßt die wesentlichsten Indikationen zusammen.

Tab. 3-27: Anwendungsgebiete für Pantothensäure, Dexpanthenol

---

1. Fehl- oder Mangelernährung
   – im Rahmen der kompletten parenteralen Enährung
   – bei chronischen Dialysepatienten

2. Topische Anwendung von Dexpanthenol
   – Haut- und Schleimhautläsionen verschiedenster Ursachen

3.8.8.1 Prophylaxe und Therapie von Pantothensäuremangelzuständen aufgrund von Fehl- und Mangelernährung

Aktuelle Statusuntersuchungen belegen, daß auch in hochentwickelten Industrieländern teilweise unbefriedigende Bedarfsdeckungszustände gegeben sind. In einer amerikanischen Erhebung an Studenten konsumierten 38 % der weiblichen und 27 % der männlichen Probanden weniger als 2 mg Pantothensäure pro 1000 kcal. Die absolute Tageszufuhr lag zwischen 1,7 und 12,7 mg. Damit lagen unerwartet viele Untersuchte unterhalb der vom Food und Nutrition Board als «safe and adequate» beschriebenen Tageszufuhr (Eissenstat et al. 1986).

Bei Industriearbeitern kann ebenfalls davon ausgegangen werden, daß teilweise eine unzureichende Pantothensäure-Versorgung auftreten kann (Hötzel 1982).

Bei Alkoholikern können Pantothensäuremangelzustände beobachtet werden. Es wird angenommen, daß nicht nur die ernährungsphysiologisch dürftige Tageskost des Alkoholikers, sondern auch ein direkter Ethanoleffekt, der die Utilisation der Pantothensäure reduziert, zu einer Mangelsituation führen kann.

Ein mögliches Problemkollektiv können auch Patienten mit Diabetes mellitus darstellen, die im Harn erhöhte Mengen an Pantothensäure ausscheiden (Fox 1984). Auch deshalb ist bei Diabetikern auf eine ausreichende Vitaminsubstitution zu achten.

Im alimentären Pantothensäuremangel treten nach etwa 10 Wochen Übelkeit, Erbrechen, Abgeschlagenheit, Infektneigung, Parästhesien, Muskelschwäche und Persönlichkeitsveränderungen auf (Fry et al. 1976).

3.8.8.2 Komplette parenterale Ernährung

Als essentieller Nährstoff ist die Pantothensäure für die langfristige, vollständige parenterale Ernährung zwingend zu berücksichtigen. Für Reifgeborene und Kinder wird eine Tagesdosis von 5 mg Pantothensäure empfohlen. Die Muttermilch von Reifgeborenen weist eine Pantothensäurekonzentration von etwa 2,5 µg/ml auf. In Anlehnung an diese Zufuhrgröße werden frühgeborenen Kindern 2,0 mg/kg KG als Tagesdosis empfohlen (Green et al. 1988). Für Erwachsene werden 10–20 mg/Tag im Rahmen total parenteraler Ernährungsregime für ausreichend erachtet (Lowry and Brennan 1985).

3.8.8.3 Dialysepatienten

Widersprüchlich sind die Empfehlungen zur Frage der Pantothensäuresupplementierung bei Dialysepatienten – vornehmlich bedingt durch analytische Schwierigkeiten. Eine 7tägige Ernährungsanalyse, die an 40 chronischen Dialysepatienten durchgeführt wurde, erbrachte eine mittlere Pantothensäureaufnahme von 3,0 mg bei Heimdialysepatienten und 2,9 mg pro Tag bei Zentrumsdialysepatienten. Damit werden die DGE-Empfehlungen für gesunde Erwachsene von 8,0 mg deutlich unterschritten (Schaeffer et al. 1977). Erniedrigte Pantothensäureplasmaspiegel wurden zudem bei chronischen Dialysepatienten beobachtet (Mackenzie et al. 1968), so daß auf eine ausreichende Vitamin-Substitution beim Niereninsuffizienten, bedingt durch seine spezifische Nahrung, Resorptionsstörungen und Verluste in das Dialysat, zu achten ist.

3.8.8.4 Zur versuchsweisen Anwendung bei der postoperativen Darmatonie

Bei Vergiftungen, Verletzungen, nach Operationen kann es zur einer deutlich herabgesetzten Abnahme der Kontraktionsfähigkeit der Darmmuskulatur kommen. In hohen pharmakologischen Dosen scheint die Pantothensäure die Peristaltik anzuregen, wobei der Wir-

kungsmechanismus in keiner Weise geklärt ist (Übersicht bei Hanck 1977, 1982). In aller Regel wird Panthenol parenteral verabreicht, sinnvollerweise unmittelbar nach der Operation.
In zahlreichen beobachteten Fällen (jedoch meistens unkontrolliert, und nicht doppelblindes Prüfdesign) traten bereits innerhalb der ersten 24 Stunden wesentlich weniger Blähungen, Auftreibung des Bauches und Koliken auf. Die atonischen Perioden konnten z.T. signifikant verkürzt werden.

3.8.8.5 Zur topischen Anwendung

Seit Jahrzehnten wird Dexpanthenol in zahlreichen galenischen Zubereitungen wie z.B. Augen- und Nasensalbe, Vaginaltabletten, Lösung zur Inhalation, zum Besprühen und Betupfen, zur Rollkur bei Gastritis topisch angewendet. Dexpanthenol wird von Haut und Schleimhäuten gut resorbiert und erreicht in ausreichender Konzentration tiefere Abschnitte, wo es die pharmakodynamische Wirkung entfaltet. Aufgrund neuerer klinischer Studien kann Dexpanthenol die Wundheilung von Haut- und Schleimhautläsionen verschiedenster Ätiologie unterstützen.
Versuchsweise kommt der Einsatz von Dexpanthenol bei weiteren Indikationen in Frage:
– Bei banalen Brandwunden, zur Förderung der Epithelisierung nach Verbrennungen (Klein 1981)
– Bei obstruktiven Lungenerkrankungen. Hierbei wird Dexpanthenol im Rahmen einer Aerosoltherapie eingesetzt (Hertle 1981)
– Bei Reizungen, Entzündungen und Verletzungen der Binde- und Hornhaut (Meythaler 1980)
– Bei Strahlenschäden als Folge der onkologischen Radiotherapie, die z.T. gemildert werden konnten.

3.8.9 Behandlung mit Pantothensäure, Dexpanthenol

Die Prävention und Therapie eines möglicherweise vorliegenden isolierten Vitaminmangels sollte eine unzweifelhafte Diagnose mit Methoden der klinischen Chemie und Biochemie voraussetzen. Dies ist für einige Vitamine relativ gut möglich, wie z.B. mit Hilfe der Erythrozytenenzym-Aktivierungsteste für Thiamin, Riboflavin und Pyridoxin. Die Vitamin-Status-Untersuchung und deren Interpretation für Pantothensäure bleibt nur wenigen Speziallaboratorien vorbehalten.

Hinzu kommen die immensen Analysekosten, so daß die Prävention in aller Regel im Rahmen einer möglichst kompletten, ausgewogenen Multivitamingabe erfolgen sollte. Als prophylaktische Tagesdosis kommt eine Pantothensäuremenge von 5–20 mg in Betracht (AMA 1987).

Zur Behandlung eines existenten Pantothensäuremangels erscheint die von der AMA (1987) vorgeschlagene untere Tagesdosisgrenze von 5 mg sehr niedrig angesetzt zu sein. Zur raschen Aufsättigung sollte eine Tagesdosisspanne von 10–25 mg/Tag zur Anwendung kommen. Im Rahmen einer vollständigen parenteralen Ernährung sind je nach Lebensalter 2–20 mg pro Tag angemessen.

Die Prophylaxe und Therapie der postoperativen Darmatonie wird überwiegend mit Dosen von 500 mg i.m. oder i.v. am Operationstag durchgeführt. Diese Dosierung wird erforderlichenfalls über 2–3 Tage fortgeführt.

Bei der topischen Anwendung von Dexpanthenol wird dies in geeigneter Darreichungsform (z.B. 5 g/100 g Salbe bzw. Lösung) ein bis mehrmals täglich auf die befallenen Stellen aufgetragen bzw. aufgesprüht. Die Lösung kann auch in Form von Pinselungen, Spülungen oder Umschlägen angewendet werden.

Literatur

American Medical Association (AMA): Vitamin preparations as dietary supplements and as therapeutic agents. JAMA 257 (1987), 1929–1936.

Bässler, K.H.: Vitamine, 3. Auflage, Steinkopff-Verlag, Darmstadt 1989.

Deutsche Gesellschaft für Ernährung: Empfehlungen zur Nährstoffzufuhr. Umschau-Verlag, Frankfurt 1991.

Deutsche Gesellschaft für Ernährung: Ernährungsbericht 1988. Umschau-Verlag, Frankfurt 1988.

Eissenstat, B.R., Wyse, B.W., Hansen. R.G.: Pantothenic acid status of adolescents. Am. J. Clin. Nutr. 44 (1986), 931–937.

Fenstermacher, D.K., Rose, R.C.: Absorption of pantothenic acid in rat and chicken intestine. Am. J. Physiol. 250 (1986), 155–160.

Fox, H.M.: Pantothenic Acid. In: Machlin, L.J., Handbook of Vitamins, Marcel Dekker, Inc., New York 1991.

Friedrich, W.: Pantothensäure. In: Handbuch der Vitamine, hrsg. von W. Friedrich, Urban und Schwarzenberg, München–Wien–Baltimore 1987.

Fry, P., Fox, H., Tao, H.: Metabolic response to a pantothenic acid deficient diet in humans. J. Nutr. Sci. Vitaminol. 22 (1976), 339–346.

Greene, H. L., Hambidge, K. M., Schanler, R., Tsang, R. C.: Guidelines for the use of vitamins, trace elements, calcium, magnesium and phosphorus in infants and children receiving total parenteral nutrition: report of the sub-committee on pediatric parenteral nutrient requirements from the committee on clinical practice issues of the American Society for clinical nutrition. Am. J. Clin. Nutr. 48 (1988), 1324–1342.

Hanck, A.: Verhütung und Behandlung der postoperativen Darmatonie und anderer Formen des paralytischen Ileus mit Bepanthen Roche. Therapiewoche 27 (1977), 6878–6887.

Hanck, A., Goffin, H.: Dexpanthenol (Ro 01-4709) in the treatment of constipation. Acta vitaminol. enzymol. 4 (1982), 87–97.

Hertle, F. H.: Spezielle antiobstruktive Therapie der respiratorischen Insuffizienz. Therapiewoche 31 (1981), 103–108.

Hötzel, D.: Problematische Vitamine und gefährdete Gruppen. In: Mangelernährung in Mitteleuropa? Hrsg.: G. Schlierf, Wissenschaftl. Verlagsgesellschaft, Stuttgart 1982, 88–97.

Klein, P.: Verbrennungsbehandlung in der Allgemeinpraxis. Allgemeinarzt 11 (1981), 612–621.

Lowry, St. F., Brennan, M. F.: Vitamin requirements of intravenously fed man. J. Envir. Pathol. Tox. 5 (1985), 91–102.

Mackenzie, J. C., Ford, J. E., Waters, A. H., Harding, N., Cattel, W. R., Anderson, B. B.: Erythropoiesis in patients undergoing regular dialysis treatment without transfusion. Proc. Eur. Dialys. Transp. Assoc. 5 (1968), 172–178.

Meythaler, H.: Erste Hilfe bei Augenverletzungen. Z. Allg. Med. 56 (1980), 876–880.

Pietrzik, K.: Untersuchungen zur Ermittlung des Versorgungszustandes und des Bedarfs an Pantothensäure. Habilitationsschrift, Landwirtschaftliche Fakultät der Rhein.-Friedrich-Wilhelms-Univ., 1977.

Pharmazeutische Stoffliste. Bundesvereinigung der Deutschen Apotheker-Verbände. 7. Auflage 1989.

Recommended Dietary Allowances of the Committee on Diatary Allowances, Food and Nutrition Board, National Academy of Sciences, Washington, D. C., 1989.

Schaeffer, G., Quirin, H., Kern, U., Mix, A., Nakayama, T.: Zur Frage der Vitaminzufuhr bei Dialysepatienten. Akt. Ernährung 1 (1977), 1–4.

Souci, S. W., Fachmann, W., Kraut, H.: Die Zusammensetzung der Lebensmittel. Nährwert-Tabelle, Stuttgart 1989.

3.9 Vitamin C

3.9.1 Chemie

Vitamin C zählt zu den historisch interessantesten Vitaminen. Ein Mangel an diesem Vitamin ist bereits im Papyrus Ebers 1550 v. Chr. beschrieben. Zahlreiche Berichte über Skorbutepidemien nach Schiffs-expeditionen, Entdeckungsfahrten, Kreuzzügen, kriegerischen Auseinandersetzungen liegen seit dem Mittelalter vor. Obwohl seit dieser Zeit der Skorbut erfolgreich mit Zitrusfrüchten und Frischgemüse verhindert werden konnte, erfolgte erst in diesem Jahrhundert die exakte Austestung zahlreicher Nahrungsmittel auf ihre antiskorbutische Wirkung und der Nachweis eines kausalen Zusammenhangs mit einem Vitamin C-Mangel gelang. Die Namensgebung geht auf Drummond zurück (Friedrich 1987).

Vitamin C ist der Gattungsname für L-Threo-hex-2-enono-1,4-lacton und deren Derivate mit biologischer Wirkung von L-(+)-Ascorbinsäure, während die Stereoisomere wie D-Ascorbinsäure, L-Isoascorbinsäure und D-Isoascorbinsäure (Erythrobinsäure) biologisch inaktiv sind (Abb. 3-38).

L-Ascorbinsäure (CAS- Nr. 50-81-7, Molekülmasse 176,12 Dalton) ist leicht autoxidabel, in kristalliner Form und sauren wäßrigen Lösungen (pH < 6) auch in Gegenwart von Luftsauerstoff stabil. In alkalischen Lösungen erfolgt rasche Oxidation. Spuren von Schwermetallionen, insbesondere Kupfer, beschleunigen die oxidative Zerstörung von Vitamin C. Durch Zusatz von Schutzstoffen wie verschiedenen Säuren z. B. Citronensäure, Mono- und Polysacchariden, Peptiden, Flavoniden ist Ascorbinsäure gut haltbar (Bässler 1989). Ascorbinsäure reagiert durch Dissoziation der beiden enolischen Hydroxylgruppen als zweibasige Säure (pK_1 = 4,1 und pK_2 = 11,8). Sie bildet Salze, von denen das Natrium- und das Calciumsalz am wichtigsten sind. Unter schonender Oxidation entsteht Dehydroascorbinsäure mit voller Vitaminwirksamkeit, da sie im Organismus zu Ascorbinsäure reduziert werden kann.

3.9.2 Vorkommen

Ascorbinsäure wird von höheren Pflanzen und den meisten Tieren aus Glucose synthetisiert und ist dementsprechend in pflanzlichen und

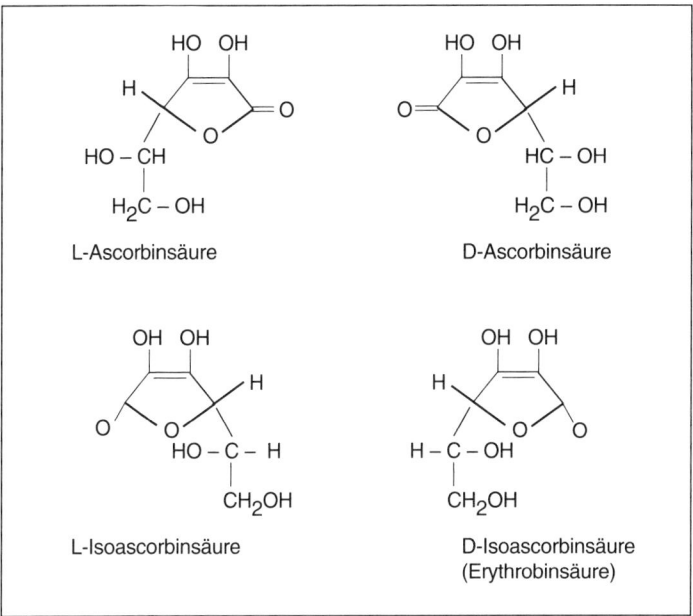

L-Ascorbinsäure

D-Ascorbinsäure

L-Isoascorbinsäure

D-Isoascorbinsäure
(Erythrobinsäure)

Abb. 3-38: Strukturformel von Ascorbinsäure und ihrer Stereoisomere

tierischen Produkten weit verbreitet. Besonders hoch ist der Gehalt in frischem Gemüse und Obst (Souci et al. 1989, BLS 1990). Zwar sind Kartoffeln im Vergleich zu grünen Gemüsesorten nicht besonders reich an Vitamin C, werden jedoch in größerem Umfang verzehrt, weshalb deren Ascorbinsäuregehalt besondere Beachtung verdient. In Abhängigkeit von den Erzeugungs- (Sorte) und Lagerungsbedingungen kommt es jedoch zu mehr oder weniger großen Vitamin C-Verlusten. Ascorbinsäure ist besonders licht- und sauerstoffempfindlich. In alkalischem Medium sowie bei Anwesenheit von Schwermetallen (Spuren) treten ebenfalls beachtliche Verluste auf (Pietrzik 1983). Industrielle Fertigungsprozesse berücksichtigen die hohe Labilität der Ascorbinsäure, und unter Anwendung geeigneter Techniken gelingt es bei der Haltbarmachung durch Eindosen bzw. Einfrieren, die Vitamin C-Verluste relativ niedrig zu halten, so daß derartig verarbeitete Produkte häufig mehr Vitamin C enthalten als Obst und Gemüse, das bereits einige Tage gelagert wurde. Die gewöhnlich sehr lange Lagerungsdauer von Kartoffeln hat zur Folge, daß die Vitamin C-Verluste bis zu 75% der Ausgangskonzentrationen ausmachen (Elmadfa und Leitzmann 1988).

Berücksichtigt man ferner, daß die Vitamin C-Gehalte in der Schale (nicht nur bei der Kartoffel) und direkt darunter am höchsten sind, so wird verständlich, daß durch die küchentechnische Bearbeitung und anschließendes Kochen weitere Verluste eintreten, die unter ungünstigen Bedingungen (dickes Schälen, lange Koch- und Warmhaltezeiten) bis zu 100% betragen können.

In tierischen Lebensmitteln ist der Vitamin C-Gehalt meist bedeutend niedriger als in Pflanzen. Lediglich Leber und Nieren können als relativ ascorbinsäurereich (10–40 mg/100 g) angesehen werden, wohingegen in Milch und Fleisch nennenswerte Ascorbinsäuregehalte nicht vorliegen. Eine Übersicht der Vitamin C-Gehalte verschiedener Lebensmittel gibt Tab. 3-28.

Neben den natürlichen Gehalten in tierischen und pflanzlichen Produkten wird Ascorbinsäure auch von seiten der Lebensmittelindustrie aus technologischen Gründen bei der Lebensmittel-Verarbeitung als Antioxidans zu Stabilisierungszwecken eingesetzt, wodurch oft ein Ausgleich der Verarbeitungsverluste gegeben ist.

3.9.3 Stoffwechsel und Pharmakokinetik

Vitamin C wird dosisabhängig begrenzt, vor allem im Duodenum und proximalen Jejunum, aber auch durch die Mundschleimhaut resorbiert. Mit steigender Einzeldosis sinkt die Resorptionsquote. Sie liegt nach oraler Verabreichung bis 180 mg/Tag zwischen 80 und 90%, nach 3 g bei ca. 40% und nach 12 g nur noch bei 16% (Bayer und Schmidt 1987, Kübler und Gehler 1970). Der nichtresorbierte Anteil wird von der Dickdarmflora überwiegend zu CO_2 und organischen Säuren abgebaut. Der Resorptionsmechanismus ist bei den verschiedenen Spezies unterschiedlich. Bei Ratte und Hamster erfolgt die Resorption durch einfache Diffusion, während beim Menschen und Meerschweinchen ein Carrier- und Na^+-abhängiger aktiver Transport besteht, der den Gesetzen der Sättigung folgt. Die Resorption ist bei funktionellen Störungen im Jejunum und Ileum gestört. Im Serum ist Ascorbinsäure zu etwa 24% an Plasmaeiweiß gebunden. Normalerweise dominiert die reduzierte Form von Vitamin C. Bei Krankheiten bzw. einem Vitaminmangel überwiegt die Dehydroascorbinsäure. Die Verteilung im Organismus ist sehr unterschiedlich. Besonders reich an

Tab. 3-28: Vitamin C – Vorkommen in verschiedenen Lebensmitteln nach Bundeslebensmittelschlüssel (BLS) 1990 und Souci, Fachmann, Kraut (SFK) 1989.

		BLS	SFK
		mg/100 g	
Gemüse:			
	Tomaten	20,9	24,2
	Kartoffel	17,0	17,0
	Broccoli	110,0	114,0
	Paprika	139,0	139,0
	Spinat	50,0	52,0
	Feldsalat	30,0	35,0
	Petersilie	160,0	166,0
	Grünkohl	110,0	105,0
	Weißkohl	45,0	45,8
	Blumenkohl	73,0	73,0
	Kohlrabi	64,0	63,3
Obst:	Pflaumen	5,0	5,4
	Zitrone	53,0	53,0
	Birne	4,5	4,6
	Weintraube	4,0	4,2
	Johannisbeere (schwarz)	180,0	177,0
	Kiwi	80,0	71,0
	Apfelsine	50,0	50,0
	Stachelbeere	35,0	35,0
	Sanddorn	450,0	450,0
Milch:	Kuhmilch	1,6	1,7
Fleisch:	Rindfleisch	0,0	0,0
	-Leber	25,0	30,0
	Schweinefleisch	0,0	2,0

Vitamin C sind beim Menschen Nebenniere, Hypophyse, Gehirn, Retina, Milz, Leber, Lunge. Ascorbinsäure wird über einen aktiven Transportmechanismus diaplazentar auf den Foetus übertragen. Neugeborene haben einen höheren Ascorbinsäurespiegel als die Mutter. Der Mensch verfügt über keine größeren Reserven an Ascorbinsäure. Jede übermäßige Zufuhr wird rasch renal eliminiert. Bei voller Sättigung beträgt der Gesamtkörper-Pool zwischen 1,5 bis maximal 3 g. Symptome eines Skorbuts treten erst bei einem Abfall des L-Ascorbinsäure-Pools auf weniger als 3000 mg auf. Bei gesunden Erwachsenen wird der maximale metabolische Turnover von 40–50 mg/Tag bei maximalen Plasmakonzentrationen von 0,8–1,0 mg/dl erreicht. Dies entspricht einer Tageszufuhr von 80–100 mg Vitamin C. Nach höheren Dosen steigt der Turnover an und die Halbwertszeit nimmt ab. Die biologische Halbwertszeit beim Menschen variiert je nach Zufuhr zwischen 10–30 Tagen.

L-Ascorbinsäure wird beim Menschen entweder über eine reversible Oxidation zu Dehydroascorbinsäure oder zu Oxalsäure und L-Threonsäure abgebaut. Nach physiologischen Dosen sind neben unveränderter Ascorbinsäure (10–20%), Dehydroascorbinsäure (ca. 20%), Dioxogulonsäure (ca. 20%) und Oxalsäure (ca. 40%) die wichtigsten mit dem Urin ausgeschiedenen Metabolite neben geringen Mengen von Ascorbinsäure-2-Sulfat. Der Abbau zu CO_2 und nachfolgender Abatmung ist beim Menschen unter normaler Dosierung zu vernachlässigen. Bei Zufuhr hoher Dosen wird der größte Teil als nichtmetabolisierte Ascorbinsäure durch glomeruläre Filtration eliminiert, der Anteil an CO_2 steigt an und die Oxalatausscheidung erreicht eine Sättigung (Bayer und Schmidt 1987). Die renale Vitamin C-Ausscheidung erfolgt erst bei Plasmaspiegeln zwischen 1,2 und 1,8 mg/dl. Unterhalb dieser Konzentration wird Ascorbinsäure aktiv im proximalen Tubulus Na^+-abhängig, Carrier-vermittelt rückresorbiert.

3.9.4 Biochemische Funktionen

Eine besondere Wirkform oder Coenzymform wie bei den B-Vitaminen gibt es bei Vitamin C nicht. In den meisten Fällen ist Vitamin C an biochemischen Redoxsystemen beteiligt. Bei einer Reihe von Hydroxylierungsreaktionen, an denen Ascorbinsäure als Cofaktor teilnimmt, besteht keine große Spezifität, und Ascorbinsäure kann oft auch durch andere Reduktionsmittel, wie beispielsweise Tetrahydrobiopterin, ersetzt werden. Über Redoxprozesse hinaus gibt es aber auch Wirkungen der Ascorbinsäure, deren molekularer Mechanismus noch völlig unbekannt ist. Die wichtigsten Wirkungsbereiche der Ascorbinsäure sind in den folgenden Abschnitten aufgeführt.

3.9.4.1 Ascorbinsäure als Radikalfänger

Ascorbinsäure reagiert in einer nicht-enzymatischen Reaktion mit dem Superoxidanionradikal unter Bildung von Wasserstoffperoxid und Semidehydroascorbinsäure.

Mit Wasserstoffperoxid, sei es durch die letztgenannte Reaktion, durch Superoxiddismutase oder durch Flavinenzym-katalysierte Reaktionen entstanden, reagiert Ascorbinsäure enzymatisch (Ascorbinsäure-Peroxidase) unter Bildung von Wasser und Semidehydroascorbinsäure.

Aus Semidehydroascorbinsäure, die durch diese oder andere Elektronentransferreaktionen entstanden ist, kann Ascorbinsäure durch folgende Reaktionen wieder regeneriert werden:

a) Semidehydroascorbinsäure-Reduktase (vor allem Leber- und Nebennierenmikrosomen):

$$NADH + H^+ + 2\ Semidehydroascorbat \rightleftharpoons NAD^+ + 2\ Ascorbat$$

b) Ascorbinsäure-Cytochrom b-Reduktase (Lebermikrosomen):

$$Ascorbat + Ferricytochrom\ b_5 \rightleftharpoons$$
$$Semidehydroascorbat + Ferrocytochrom\ b_5$$

c) Disporportionierung von 2 Molekülen Semidehydroascorbinsäure zu je einem Molekül Ascorbinsäure und Dehydroascorbinsäure.

d) Dehydroascorbinsäure kann durch nicht-enzymatische Reaktion mit reduziertem Glutathion zu Ascorbinsäure reduziert werden:

3.9.4.2 Beteiligung an mikrosomalen Hydroxylierungsreaktionen

Bei mikrosomalen Hydroxylierungen ist ein Elektronentransportsystem mit Cytochrom P-450 beteiligt.

Mikrosomale Hydroxylierungsreaktionen spielen eine entscheidende Rolle beim Stoffwechsel und bei der Inaktivierung vieler Arzneistoffe und Gifte. Die eingeschränkte mikrosomale Hydroxylierung bei skorbutischen Meerschweinchen läßt sich auf einen verringerten Cytochrom P-450-Gehalt der Leber zurückführen (Degkwitz 1985). Bekannt ist die verlängerte Schlafzeit nach Evipan bei Ascorbinsäuremangel. Wahrscheinlich auf die verringerte 7α-Hydroxylierung von Cholesterin beim Abbau zu Gallensäuren ist die Anhäufung von Cholesterin beim Skorbut bzw. umgekehrt die cholesterinsenkende Wirkung der Ascorbinsäure zurückzuführen (Ginter 1977).

3.9.4.3 Beteiligung an Oxygenase-Reaktionen

Oxygenase-Reaktionen, an denen Ascorbinsäure beteiligt ist oder sein kann, sind:

a) Monooxygenase-Reaktionen, die Kupfer, molekularen Sauerstoff und ein Reduktionsmittel wie Ascorbinsäure benötigen. Solche Reaktionen sind Dopamin-β-Hydroxylase in den Granula des Nebennierenmarks, die Dopamin zu Noradrenalin hydroxyliert, und die Peptidylglycin-α-aminierende Monooxygenase, welche Peptide mit einem Carboxyl-endständigen Glycin α-amidiert, indem durch molekularen Sauerstoff Glyoxylat und Wasser abgespalten werden, während die Aminogruppe an der vor dem endständigen Glycin befindlichen Aminosäure verbleibt:

$$R-\overset{\overset{O}{\|}}{C}-\underset{\underset{H}{|}}{\overset{\overset{H}{|}}{N}}-\underset{\underset{R'}{|}}{\overset{\overset{H}{|}}{C}}-\overset{\overset{O}{\|}}{C}-\underset{\underset{H}{|}}{\overset{\overset{H}{|}}{N}}-\underset{\underset{H}{|}}{\overset{\overset{H}{|}}{C}}-COOH \xrightarrow{O_2} R-\overset{\overset{O}{\|}}{C}-\underset{\underset{H}{|}}{\overset{\overset{H}{|}}{N}}-\underset{\underset{R'}{|}}{\overset{\overset{H}{|}}{C}}-\overset{\overset{O}{\|}}{C}-NH_2$$

$$+ O=\overset{\overset{H}{|}}{C}-COOH + H_2$$

Durch diese Reaktion, die von großer biologischer Bedeutung ist, entstehen aus inaktiven Vorstufen Bombesin (menschliches Gastrin-freisetzendes Peptid), Calcitonin, Cholecystokinin, Corticotropin-releasing factor, Gastrin, Wachstumshormon-releasing factor, α- und γ-Melanotropin, Ocytocin, Vasopressin und andere (Englard und Seifter 1986).

b) Dioxygenase-Reaktionen, bei denen beide Atome eines Sauerstoffmoleküls in ein Produkt eingebaut werden, wie bei der 4-Hydroxyphenylpyruvat-Dioxygenase, die Homogentisinsäure bildet, und bei der Homogentisinsäure-1,2-Dioxygenase, die Maleylacetessigsäure bildet. Beide Reaktionen sind am Abbau von Tyrosin beteiligt. Skorbutische Meerschweinchen scheiden deshalb die entsprechenden Zwischenprodukte aus. Der Wirkungsmechanismus der Ascorbinsäure bei diesen Reaktionen ist nicht völlig klar. Möglicherweise wird Ascorbinsäure zur Reduktion von Fe^{3+} zu Fe^{2+} benötigt.

c) Dioxygenase-Reaktionen, die 2-Oxoglutarat als Cosubstrat sowie Fe^{2+} benötigen, wobei ein Atom des Sauerstoffmoleküls in Succinat und das zweite in das Oxidationsprodukt eines spezifischen Substrats eingebaut wird. Derartige Enzyme sind Prolyloxidase

und Lysyloxidase, die für die Quervernetzung von Kollagen erforderlich sind, sowie 6-N-Trimethyl-L-lysin-Hydroxylase und γ-Bu-
tyrobetain-Hydroxylase, die für die Carnitinsynthese aus Lysin erforderlich sind, wobei Ascorbinsäure möglicherweise durch Reduktion des Eisens wirkt.

3.9.4.4 Beeinflussung des Eisenstoffwechsels

Ascorbinsäure begünstigt die Eisenresorption durch Reduktion zu
Fe^{2+}. Dazu muß das Vitamin in Mengen von 25–75 mg oder mehr
gleichzeitig mit der Mahlzeit aufgenommen werden (Hallberg et al.
1989). Zusätzlich werden postresorptive Effekte diskutiert: Ascorbinsäure soll die Stabilität von intrazellulärem Ferritin erhöhen und
damit seine Phagozytose in die Lysosomen verhindern, in denen Ferritin in Hämosiderin umgewandelt wird, dessen Eisen nur schwer verfügbar ist (Nutrition Reviews 1987).

3.9.4.5 Hemmung der Nitrosaminbildung

Ascorbinsäure hemmt die Nitrosaminbildung aus Nitrit und sekundären Aminen (Tannenbaum 1989). Nitrosamine sind hepatotoxische
und cancerogene Verbindungen.

3.9.4.6 Einflüsse auf Immunsystem

Eine Reihe weiterer Wirkungen der Ascorbinsäure, wie Einflüsse auf
das Immunsystem oder auf endokrine Regelsysteme (Degkwitz 1985),
können noch nicht erklärt werden.

3.9.5 Bedarf

Im Verlauf der Evolution ging den Primaten (Menschen sowie Men-
schenaffen) und Meerschweinchen die Fähigkeit zur Biosynthese der
Ascorbinsäure verloren. Als Folge einer Mutation kann das für die
Synthese erforderliche Enzym L-Gluconolacton-Oxidase nicht mehr
gebildet werden, weshalb Vitamin C regelmäßig mit der Nahrung
zugeführt werden muß.
Über die Höhe des Bedarfs ist man geteilter Auffassung. Einige Autoren sind der Ansicht, daß tägliche Zufuhrmengen im Grammbereich
das Optimum an Gesundheit und Leistungsfähigkeit garantieren
(Pauling 1982, Stone 1977), andere hingegen vertreten die Auffassung,

daß bereits 10 mg/Tag Mangelsymptome verhüten, und setzen den Minimumbedarf in dieser Größenordnung an (RDA 1989). Vertreter der Hochdosierung leiten die Bedarfszahlen von den täglichen bei Tieren synthetisierten Ascorbinsäuremengen ab und kommen zu dem Ergebnis, daß der Mensch – sofern er das Enzym Gluconolacton-Oxidase noch synthetisieren könnte – täglich etwa 2–4 g Ascorbinsäure bilden würde, und unter Streßbedingungen sogar noch über eine weit höhere Synthesekapazität (bis zu 15 g Vitamin C) verfügen müßte (Friedrich 1987). Auf der anderen Seite fand man, daß zur Verhütung des Skorbuts – der klassischen klinischen Mangelsymptomatik, – bereits tägliche Ascorbinsäuremengen von 10 mg ausreichend sind, der Gesamtkörperbestand des Menschen würde unter diesen Bedingungen 300 mg betragen. Zur Aufrechterhaltung höherer Körperreserven, die z.B. bei ascorbinsäurefreier Ernährung das Auftreten von Mangelsymptomen noch für 2 Monate verhindern, wäre eine tägliche Aufnahme von etwa 50 mg erforderlich, wodurch ein Gesamtkörper-Pool von etwa 1500 mg – dies entspricht der Halbsättigung – erreicht wird.

Die DGE geht in ihren Empfehlungen für die wünschenswerte Höhe der Ascorbinsäurezufuhr von einem durchschnittlichen täglichen Bedarf in dieser Größenordnung aus und empfiehlt unter Berücksichtigung von Sicherheitszuschlägen und individueller Variabilität für Jugendliche und Erwachsene aller Altersklassen, täglich 75 mg Vitamin C zuzuführen (DGE 1991). Säuglinge und Kleinkinder sollten entsprechend weniger aufnehmen, für Stillende und Schwangere werden Zuschläge empfohlen, die sich einerseits aus dem Vitamin C-Gehalt der Frauenmilch errechnen (die Milch gut versorgter Mütter enthält im Durchschnitt ca. 50 mg Ascorbinsäure pro Liter), andererseits durch den erhöhten Bedarf, besonders im letzten Trimenon, ergeben (Tab. 3-29).

Die Empfehlungen der USA bewegen sich etwa in der gleichen Größenordnung, aufgrund pharmakokinetischer Untersuchungen wird die wünschenswerte Höhe der täglichen Ascorbinsäurezufuhr mit 60 mg angegeben (RDA 1989).

Es besteht zur Zeit noch Unklarheit darüber, ob die volle Sättigung der Körperspeicher mit Ascorbinsäure (ca. 3000 mg) zur Erhaltung optimaler Gesundheit und Leistungsfähigkeit erforderlich ist. Dies würde eine tägliche Ascorbinsäurezufuhr von etwa 200 mg erfordern. Bei derartigen Aufnahmemengen ist der prozentual absorbierte Anteil bereits deutlich herabgesetzt, ebenso ist unter diesen Umständen der Abbau von Vitamin C gesteigert (Friedrich 1987). Auch bei Tieren,

Tab. 3-29: Vitamin C, wünschenswerte Höhe der Tageszufuhr (DGE 1991)

Alter	mg/Tag
Säuglinge	
0 bis unter 4 Monate	40
4 bis unter 12 Monate	50
Kinder	
1 bis unter 4 Jahre	55
4 bis unter 7 Jahre	60
7 bis unter 10 Jahre	65
10 bis unter 13 Jahre	70
13 bis unter 15 Jahre	75
Jugendliche und Erwachsene	
15 bis unter 19 Jahre	75
19 bis unter 25 Jahre	75
25 bis unter 51 Jahre	75
51 bis unter 65 Jahre	75
über 65 Jahre	75
Schwangere	100
Stillende	125

die das Vitamin selbst synthetisieren können, liegt keine Gewebssättigung vor.

Offensichtlich wegen dieser bekannten Regelmechanismen ging man bisher davon aus, daß eine höhere Zufuhr als zur Zeit empfohlen nicht wünschenswert ist.

Jedoch gibt es aktuellere Untersuchungsbefunde, die es erfordern, die bereits jahrzehntelang üblichen Empfehlungen einer erneuten kritischen Prüfung zu unterziehen. Nicht nur, daß Ascorbinsäure die Ausnutzung von Eisen (häufig kritische Versorgung bei menstruierenden Frauen) zu fördern vermag (Hallberg 1985), sondern insbesondere die in vielen Untersuchungen gemachte Beobachtung, daß hohe Mengen von Ascorbinsäure den Ausbruch von Infektionskrankheiten lindern bzw. verhindern können (Stimulierung des Immunsystems) (Jaffe 1984), erfordern eine ständige Neuorientierung der Bedarfszahlen am aktuellen Wissensstand. Auch die Tatsache, daß Vitamin C die endogene Bildung von Nitrosaminen aus biogenen Aminen und Nitrit inhibiert (Mirvish 1986) unterstützt diese Forderung. Inzwischen weist eine Vielzahl von Untersuchungen auf den protektiven Effekt von Ascorbinsäure bei der Krebsentstehung hin (Übersicht bei Block 1991), so daß man grundsätzlich überlegen könnte, ob bei der Formulierung von Nährstoffempfehlungen nicht der Begriff der wünschenswerten Höhe der Nährstoffzufuhr erweitert werden müßte, um derartige protektive Wirkungen bei der zukünftigen Neuformulierung von Empfehlungen miteinzubeziehen. Auch die Hinweise darauf, daß Probanden mit hohen Blutspiegeln an Vitamin C ein reduziertes Risiko an ischämischen Herzerkrankungen aufweisen (Gey 1989), sowie neuere Erkenntnisse, die einen direkten Zusammenhang zwischen Ascorbinsäure und HDL-Cholesterin nahelegen (Hallfrisch 1991) sollten bei der Betrachtung des Vitaminbedarfs nicht unberücksichtigt bleiben.

Unbestritten ist inzwischen, daß Streßsituationen (Verletzungen, Operationen, extreme psychische Leistungsanforderungen etc.) mit einem gesteigerten Vitamin C-Bedarf – aufgrund der Ascorbinsäure-abhängigen gesteigerten Katecholamin-Bildung – verbunden sind. Ebenfalls werden unter Streß erhöhte Histaminblutspiegel beobachtet, die durch Ascorbinsäuregabe gesenkt werden können (Friedrich 1987). Da sich ein hoher Histaminblutspiegel häufig auch in der Schwangerschaft einstellt und dieser negative Auswirkungen auf den Schwangerschaftsverlauf hat, ist auch hierin der erhöhte Vitamin C-Bedarf für Schwangere begründet.

Bei Rauchern liegen die Plasma- und Leukozytenspiegel des Vitamin C um 30–40% niedriger als bei nichtrauchenden Vergleichspersonen, wodurch sich ein entsprechend erhöhter Bedarf ergibt. Bisher hat lediglich Frankreich daraus Konsequenzen gezogen und den erforderlichen Mehrbedarf für Raucher in den Empfehlungen (Rapports nutritionelles conseillés 1981) berücksichtigt (120 mg Ascorbinsäure/Tag für Raucher). Ferner haben Alkoholiker und Patienten mit Hyperlipidämien einen erhöhten Vitamin C-Bedarf (Friedrich 1987). Berücksichtigt man die neueren Befunde zum Wirkungspotential der Ascorbinsäure, so lassen sich durchaus auch Empfehlungen rechtfertigen, die eine tägliche Zufuhr von 100–150 mg als wünschenswert erachten.

3.9.6 Bedarfsdeckung

Berechnungen verschiedener Länder zur Ascorbinsäureversorgung der Bevölkerung zeigen, daß dieses Vitamin bei uns in Mitteleuropa reich-

lich aufgenommen wird. In der Bundesrepublik Deutschland erreicht
die mittlere Zufuhr die von der DGE als wünschenswert erachteten
Mengen, wobei frische Grüngemüse, Kartoffeln, Obst und Zitrusfrüchte als hauptsächliche Vitamin C-Lieferanten fungieren (DGE
1988). Die Vitaminierung von Lebensmitteln gewinnt insbesondere
bei Säften, Nektaren und Limonaden zunehmend an Bedeutung. Der
steigende Absatz von Orangensäften/Orangennektar und Multivita-
minsäften bedingt, daß Erfrischungsgetränke inzwischen mit 28 %
vorrangig zur Vitamin C-Bedarfsdeckung beitragen (NVS 1991). Die
Vitamin C-Aufnahme durch Frischgemüse macht 23 % der Gesamtzufuhr aus; aufgrund des mengenmäßig geringen Verzehrs tragen Süd-
früchte (incl. Zitrusfrüchte) immerhin noch mit 17 % zur Gesamt-
Vitamin C-Zufuhr bei (NVS 1991).
Die Berechnungen zur täglichen Vitamin C-Aufnahme, die im Rahmen der Nationalen Verzehrsstudie durchgeführt wurden, zeigen
ebenfalls, daß die Vitamin C-Versorgung der Bevölkerung als gesichert angesehen werden kann. Auch wird anhand biochemischer
Untersuchungen (Vitamin C im Serum) nur sehr selten auf eine nicht
ausreichende Vitamin C-Versorgung geschlossen. Lediglich bei älteren
Menschen ist die Häufigkeit einer unzureichenden Versorgung höher
als der Erwartungswert (2,5 %). Senioren im Alter zwischen 65 und
90 Jahren lassen zu 13 % eine unsichere Bedarfsdeckung erkennen, bei
Frauen gleichen Alters ist bei knapp 7 % die Vitamin C-Versorgung
offensichtlich nicht bedarfsgerecht (DGE 1984, 1988). Die erniedrigten
Serumwerte bewegen sich allerdings nicht in Bereichen, in denen mit
schweren Mangelerscheinungen zu rechnen ist, sondern lassen lediglich eine leichte Beeinträchtigung des psychischen Wohlbefindens oder
der Infektabwehr erwarten (DGE 1988). Daß ältere Männer (insbesondere allein Lebende) stärker vom Vitamin C-Mangel betroffen
sind als Frauen, ist vermutlich auf deren Ernährungsgewohnheiten
zurückzuführen. Einerseits werden frische Salat- und Gemüsegerichte
von dieser Gruppe weniger häufig zubereitet, andererseits ist aufgrund mangelnden küchentechnischen Geschicks eine Veränderung
der Verzehrsgewohnheiten zu erkennen, wobei u. a. vermehrt Backwaren etc. verzehrt werden. Generell ist im Alter aufgrund von Gebiß-
und Kauschwierigkeiten der Verzehr von rohem Obst und Gemüse
deutlich geringer als bei jüngeren Personen, wodurch die unzureichende Versorgung in dieser Altersgruppe zumindest teilweise erklärt
werden kann.

3.9.7 Klinische Symptomatik

Bei einer C-Avitaminose sind klinisch manifeste Mangelzustände wie der Skorbut des Erwachsenen, die Moeller-Barlowsche Erkrankung des Kindes und subklinische (präskorbutische) Symptome zu unterscheiden. Sie sind Folge einer ungenügenden Aufnahme oder eines erhöhten Bedarfs an Ascorbinsäure, z.B. bei Fehl- und Mangelernährung, Malabsorption, Schwangerschaft und Stillzeit, im Alter, nach schweren Krankheiten, Infektionen, Streß, aber auch nach langfristiger Einnahme verschiedener Arzneimittel.

Das klassische und bereits seit der Antike bekannte Bild eines Vitamin C-Mangels ist der Skorbut. Er äußert sich zunächst in unspezifischen Frühsymptomen wie verminderte körperliche Leistungsfähigkeit, erhöhte Erschöpfbarkeit, Müdigkeit und Schlafbedürfnis, Reizbarkeit, Schmerzen in Gelenken und Gliedern. Später kommt es zu erhöhter Kapillarbrüchigkeit mit Blutungen in Haut, Schleimhäuten, Muskulatur, inneren Organen, Gelenken, Pleurahöhle und Myocard. Weitere Symptome sind schwammiges Zahnfleisch, Lockerung und Ausfall von Zähnen, Gingivitis, Fötor ex ore. Blutgerinnung und Blutungszeit sind normal, als Zeichen der Kapillarfragilität ist das Rumpel-Leedsche-Zeichen positiv. Häufig ist eine hypochrome, mikrozytäre (oft eisenrefraktäre) Anämie anzutreffen. Die Wundheilung ist gestört, die bindegewebige Narbenheilung behindert und die Infektanfälligkeit erhöht.

Bei Säuglingen ist die Moeller-Barlowsche-Krankheit aufgrund größerer Vitamin C-Reserven zunächst latent und tritt erst nach dem 6.–8. Lebensmonat auf. Im Vordergrund stehen Störungen der Knochenbildung, Verbreiterung der Knorpel-Knochen-Grenze, oft verbunden mit Epiphyseolyse, pathologischen Knochenbrüchen, subperiostalen Hämatomen, Wachstumstörungen sowie Schmerzen bei Bewegungen und Belastungen.

Wenn auch die klassische C-Avitaminose heute in den industrialisierten Ländern nicht mehr vorkommt, so sind dennoch subklinische Mangelsymptome wie Leistungsschwäche, Müdigkeit, verlangsamte Erholung nach Krankheiten, abgeschwächte Funktion des Immunsystems, Hautveränderungen und verschlechterte Wundheilung nicht selten. Besonders betroffen sind ältere Personen.

3.9.8 Anwendungsgebiete

Eine Übersicht über die Indikation von Ascorbinsäure gibt Tab. 3-30.

Tab. 3-30: Anwendungsgebiete von Ascorbinsäure

A) Prophylaxe oder Therapie des Ascorbinsäuremangels, wie z.B. bei
– Fehl-oder Mangelernährung
   o alleinstehende Alte
   o Extremdiäten
   o chronischer Alkoholabusus
– erhöhtem Bedarf
   o Schwangerschaft und Laktation
   o Dialyse
   o Rauchen
– Malabsorption

B) Zur versuchsweisen Anwendung bei – Cystinurie – Infektionen/zur Immunmodulation

3.9.8.1 Fehl- oder Mangelernährung

Klinische Mangelzustände an Vitamin C lassen sich nur noch in Einzelfällen beobachten. Als einzige relevante Risikogruppe fallen Betagte auf. Besonders Männer über 65 Jahren zeigen häufiger Deckungslücken (Ernährungsbericht 1988, Mandal und Ray 1987). In einer repräsentativen Querschnittuntersuchung an 149 Senioren mit einem Durchschnittsalter von 72 Jahren bewegten sich über 15% im kritischen Bereich (Serum-Ascorbinsäure unter 5 mg/l, Heseker und Kübler 1983).

Aktuelle Fälle von Skorbut werden vornehmlich bei Alleinstehenden gesehen, deren Verzehrsgewohnheiten nicht selten extrem einseitig sind. Oft ist ein Alkoholabusus vergesellschaftet (Reuler et al. 1985).

Beachtung verdienen neuere Studienergebnisse zur pharmakologischen Wirkung von Vitamin C im Rahmen der Alkoholmetabolisierung. Eine Vitamin C-Vorbehandlung in Form einer zweiwöchigen Aufsättigung mit täglich 5 g Ascorbinsäure führte im Rahmen einer Placebo-kontrollierten Doppelblindstudie unter Ethanolbelastung zu einer beschleunigten Blutethanol-Clearance, einer besseren motorischen Koordinationsfähigkeit wie auch zu einem verbesserten Farbendiskriminationsvermögen (Susick und Zannoni 1987). Auch selbst zu-sammengestellte Spezialdiäten können vereinzelt zu klinischen Man-gelzuständen führen (Hughes et al. 1986).

3.9.8.2 Erhöhter Bedarf

Ein erhöhter Vitamin C-Bedarf ist vor allem im letzten Trimenon der Schwangerschaft und während der Stillzeit gegeben.
Auch eine starke körperliche Belastung, eine große Flüssigkeitszufuhr und verschiedene Erkrankungen können den Vitamin C-Bedarf erhö-hen (Deutsche Gesellschaft für Ernährung 1991).
Zigarettenrauchen führt zu erniedrigten Vitamin C-Plasmaspiegeln (Keith und Mossholder 1986). Im Vergleich zu Nichtrauchern zeigen Raucher einen erhöhten Ascorbinsäure-Turnover und eine beschleu-nigte Elimination. Um zu einem vergleichbaren Vitamin C-Status zu gelangen, benötigen Raucher eine etwa 40%ige Mehrzufuhr.
Eine chronische Dialyse-Behandlung kann zu relevanten Vitamin C-Verlusten in das Dialysat führen und den Leukozytenspiegel an Ascor-binsäure zu behandlungsbedürftigen Konzentrationen reduzieren (Kelleher et al. 1983). 8 von 10 Patienten unter chronischer Dialyse-Behandlung zeigten unzureichende Serumspiegel von unter 42 mg pro Liter (Pönkä und Kuhlbäck 1983). Während einer einzigen Dialyse-Behandlung kann die Leukozyten-Ascorbinsäure-Konzentration um 26% abfallen (Sullivan und Eisenstein 1972). Es wird deshalb eine Vitamin C-Substitution von 100 bis 200 mg pro Tag bei Dialyse-Patienten empfohlen.

3.9.8.3 Malabsorption

Länger andauernde Resorptionsstörungen bei Magen- und Darm-erkrankungen wie z.B. bei Ulzera können eine Vitamin C-Substitu-tion erforderlich machen.

3.9.8.4 Therapieversuch bei Cystinurie

Die klassische Cystinurie ist eine angeborene, genetisch-heterogene Störung des transepithelialen Transportes von Cystin und der dibasi-schen Aminosäuren Lysin, Arginin und Ornithin in Niere und Darm. Der renale Defekt führt zu stark vermehrter Ausscheidung der betrof-fenen Aminosäuren im Urin, während deren Konzentration im Blut weitgehend normal ist. Wegen der schlechten Löslichkeit des Cystins im Urin geht die Erkrankung in der Regel mit Kristallurie und rezidivierenden Harnsteinen einher. Das Hauptmerkmal der Erkrankung ist die lebenslang bestehende erhöhte Ausscheidung von Cystin in Mengen bis zu 3 g pro Tag im Urin. Die Löslichkeitsgrenze des Cystins im Urin liegt bei ca. 200–450 mg pro Liter. Wird diese Grenze überschritten, fällt Cystin in kristalliner Form aus. Klinische Merkmale der klassischen Cystinurie sind deswegen rezidivierende Urolithiasis, Koliken, Obstruktionen der ableitenden Harnwege, chronische Harnwegsinfekte und in deren Folge häufig chronische Niereninsuffizienz. Von Asper und Schmucki (1981) wurde die Hypothese aufgestellt, daß das Cystein-Cystin-Verhältnis durch die Ascorbinsäure zugunsten des Cystein verschiebbar sei. Die entsprechende Reaktionsgleichung lautet:

$$\text{Ascorbinsäure} \xrightarrow{\text{(Oxidation)}} \text{Dehydroascorbinsäure} + 2\,H^+ + 2\,e^-$$
$$\text{Cystin} + 2\,H^+ + 2\,e^- \xrightarrow{\text{(Reduktion)}} 2\,\text{Cystein}$$

$$\text{Cystin} + \text{Ascorbinsäure} \rightarrow 2\,\text{Cystein} + \text{Dehydroascorbinsäure}$$

Nach den grundlegenden Studien von Asper und Schmucki (1981) gelingt unter der täglichen Gabe von 5 g Ascorbinsäure eine bis zu 40 %ige Verminderung der täglichen Cystinausscheidung im Urin. Im warmen Spontanurin der so behandelten Patienten kommt es zum Verschwinden von Cystin-Sedimenten. Der Anteil an Cystein im Urin steigt an. In einer Langzeitstudie mit einer durchschnittlichen Beobachtungszeit von 23 Monaten wurde bei allen Patienten unter der Gabe von täglich 3–5 g Ascorbinsäure ein Rückgang der Cystin-Ausscheidung auf 20 bis 41 % der Ausgangswerte gemessen (Lux und May 1983).

Für die Vitamin C-Therapie bei der Cystinurie spricht die extrem risikoarme Anwendung, insbesondere im Lichte der beschränkten therapeutischen Alternativen (Weitnauer 1988). Noch nicht eindeutig geklärt ist der mögliche therapeutische Beitrag des Natriumbicarbonats. In nahezu allen bisherigen Studien wurde die Ascorbinsäure in Form von Natriumbicarbonat-haltigen Brausetabletten verabreicht. Es ist nicht auszuschließen, daß der alkalisierende Effekt dieses Hilfsstoffes einen Teil des therapeutischen Erfolges der Vitamin C-Therapie verursacht hat. Es muß weiteren Studien vorbehalten bleiben, den therapeutischen Effekt Natriumbicarbonat-freier Ascorbinsäure-Präparationen darzustellen.

3.9.8.5 Therapieversuch bei Infektionen bzw. zur Immunmodulation

Umstritten ist nach wie vor die klinische Relevanz der immunstimulierenden Wirkung der Ascorbinsäure. Insbesondere die Vertreter der «orthomolekularen» Medizin empfehlen den Einsatz hoher Vitamin C-Dosen bei Erkrankungen wie z. B. bei rezidivierenden bakteriellen Infektionen, Virusinfekten und Tumorerkrankungen. Für eine Stimulierung des Immunsystems sprechen Beobachtungen wie ein Anstieg der Serumkonzentrationen von IgA, IgM und C 3-Komplement sowie der chemotaktischen Aktivität unter der Gabe von 1–3 g Vitamin C pro Tag (Prinz et al. 1977). Bei skorbutischen Patienten weisen die Makrophagen eine reduzierte Migration auf. In einigen Tiermodellen wurde eine gesteigerte Interferon-Produktion durch Vitamin C-Zulagen erzielt (Anderson 1981), jedoch konnte eine erhöhte Antikörperproduktion nicht nachgewiesen werden. In einer Placebokontrollierten Doppelblindstudie, die an über 800 Probanden über mindestens 2 Monate durchgeführt wurde, konnten keine signifikanten Unterschiede bei den Parametern «Zahl der Erkältungen» und «Gesamtzahl der Krankheitstage» beobachtet werden. Jedoch war im Vitamin C-Kollektiv (1 g Vitamin C pro Tag) die Bettlägerigkeit um 30 % vermindert (Anderson 1974). Anhand des vorliegenden Erkenntnismaterials läßt sich nicht entscheiden, ob es sich lohnt, bei bereits vorhandenen Erkältungssymptomen eine hochdosierte Vitamin C-Behandlung einzuleiten.

Strittig ist die Sinnhaftigkeit einer Vitamin C-Interventionsbehandlung bei Tumorerkrankungen. Gesichert ist, daß das Vitamin C die Bildung der hoch cancerogenen Nitrosamine reduzieren kann. Die Nitrosamine entstehen in vivo aus Reaktionen zwischen Nitrit und Aminen. Es liegen genügend Hinweise darüber vor, daß bestimmte Tumoren, vor allem Magen- und Ösophagus-Karzinome, mit der Substanzklasse der Nitrosamine in Zusammenhang gebracht werden können. Am besten belegt ist die Hemmung der Nitrosamin-Bildung durch Vitamin C, sofern eine ausreichende Konzentration an Ascorbinsäure im Gastrointestinaltrakt vorliegt.
In einer Placebo-kontrollierten Doppelblindstudie, die an 100 Patienten mit fortgeschrittenen kolorektalen Karzinomen ohne bisherige Chemotherapie durchgeführt wurde, führte Vitamin C (10 g/Tag) nicht zu einer verlängerten Überlebenszeit (Moertel et al. 1985). Eine Vorläuferstudie erbrachte hingegen positive Therapieerfolge (Cameron und Pauling 1978). Die Wirksamkeit einer Vitamin C-Intervention bei verschiedenen Tumorerkrankungen kann somit weder als

gesichert noch als widerlegt angesehen werden. Angesichts der teilweise widersprüchlichen Befunde aus der experimentellen wie klinischen onkologischen Forschung kann eine versuchsweise Anwendung im Rahmen der Tumorprävention zum gegenwärtigen Zeitpunkt nicht per se abgelehnt werden (Simmons 1986, Bertram et al. 1987).

3.9.9 Behandlung

3.9.9.1 Prophylaxe

Eine prophylaktische Vitamin C-Anwendung empfiehlt sich für Risikokollektive und für Personen mit einem gesteigerten Bedarf.
Für Schwangere, Stillende, starke Raucher, alleinstehende ältere Personen sowie prinzipiell Personen mit einseitigem Ernährungsverhalten sind zusätzliche Tagesdosen im Bereich von 40–200 mg Vitamin C angemessen (ca. $\frac{1}{2}$- bis 3facher DGE-Wert).
Starke Raucher haben einen täglichen Mehrbedarf von etwa 40 mg zu berücksichtigen (Hornig und Glatthaar 1985).
Dialyse-Patienten können eine ausreichende Bedarfsdeckung mit Substitution von 100–200 mg pro Tag sicherstellen.

3.9.9.2 Therapie

Zur Therapie existierender Vitamin C-Mangelzuständen werden Tagesdosen von 200–1000 mg empfohlen, die auf mindestens zwei Einzeldosen aufgeteilt werden sollten.
Bei bestimmten Indikationen wie z.B. bei der Cystinurie können höhere Tagesdosen erforderlich sein. Unter der Langzeittherapie von 5 g Vitamin C pro Tag kann bei einem Großteil der Cystinsteinträger ein Rückgang der Anzahl der Steinrezidive erwartet werden (Brundig et al. 1989).
Zur versuchsweisen Anwendung bei verzögerter Wundheilung, zur Immunmodulation, Reduzierung der Nitrosaminbildung und bei Tumorerkrankungen werden vornehmlich Tagesdosen von 1–5 g empfohlen.

Literatur

Anderson, T. W.: Large scale trials of vitamin C in the prevention and treatment of common cold. Acta Vitamin. enzymol. 28 (1974), 99–100.

Anderson, R.: Ascorbic acid and immune functions: mechanism of immunstimulation. In: Vitamin C (Counsell, J. N., D. H. Hornig, eds.), Appl. Science Publ., London 1981, 249–272.

Apports nutritionelles conseillés pour la population française; France 1981, Technique et Documentation.

Asper, R., Schmucki, O.: Erfahrungen bei der Cystinurie-Vitamin C-Therapie. In: Pathogenese und Klinik der Harnsteine VIII, Hrsg.: W. Vahlensieck, G. Gasser, Steinkopff-Verlag, Darmstadt 1981, 423–427.

Bayer, R., Schmidt, K. H.: Vitamin C. Aktueller wissenschaftlicher Erkenntnisstand. Editiones Roche, Basel 1987.

Bertram, J. S., Kolonel, L. N., Meyskens, F. C.: Rational and strategies for chemoprevention of cancer in humans. Cancer Res. 47 (1987), 3012–3031.

Block, G.: Vitamin C and cancer prevention: the epidemiologic evidence. Am. J. Clin. Nutr., 53, (1991) 270–282.

Brundig, P., Börner, R.-H., Berg, W., Pirlich, W., Böhm, W.-D., Hoffmann, L., Klein, B.: Möglichkeiten und Grenzen bei der Behandlung der Zystinsteindiathese mit hochdosierter Ascorbinsäure. Ergebnisse einer Verbundstudie mit 17 Patienten. Z. Urol. Nephrol. 79 81986), 137–146.

Bundeslebensmittelschlüssel für Verzehrserhebungen (BLS). Version II (1990). Bundesgesundheitsamt.

Cameron, E., Pauling, L.: Supplemental ascorbate in the supportive treatment of cancer. Proc. Nat. Acad. Sci. 75 (1978), 4538–4542.

Degkwitz, E.: Neue Aspekte der Biochemie des Vitamin C. Z. Ernährungswiss. 24 (1985), 219–230.

Deutsche Gesellschaft für Ernährung: Ernährungsbericht 1984. Umschau-Verlag, Frankfurt 1984.

Deutsche Gesellschaft für Ernährung: Empfehlungen für die Nährstoffzufuhr. Umschau-Verlag, Frankfurt 1991.

Deutsche Gesellschaft für Ernährung: Ernährungsbericht 1988. Umschau-Verlag, Frankfurt 1988.

Elmadfa, I., Leitzmann, C.: Ernährung des Menschen. Verlag Eugen Ulmer, Stuttgart 1988.

Englard, S., Seifter, S.: The biochemical functions of ascorbic acid. Ann. Rev. Nutr. 6 (1986), 365–406.

Friedrich, W.: Folsäure und unkonjugierte Pteridine. In: Handbuch der Vitamine, hrsg. von W. Friedrich, Urban und Schwarzenberg, München–Wien–Baltimore 1987.

Ginter, E.: Vitamin C and cholesterol. In: Re-evaluation of vitamin C, hrsg. von A. Nack, G. Ritzel), Int. J. Vit. Nutr. Res., Suppl. 16 (1977), 53–66.

Hallberg, L.: The role of vitamin C in improving the critical iron balance situation in women. Intern. J. Vit. Nutr. Res., Suppl. 27 (1985), 177–187.

Hallfrisch, J., Singh, V.N., Muller, D.C., Baldwin, H., Bannon, M.E., An-dres, R.: High plasma vitamin C associated with increased plasma HDL-and HDL$_2$-Cholesterol. Supplement Am. J. Clin. Nutr., 19, (1991), 31 st Annual Meeting, May 2–4.

Heseker, H., Kübler, W.: Die Bedarfsdeckung älterer Menschen mit Vitami-nen. Ernährungs-Umschau 30 (1983), 366–369.

Hornig, D.H., Glatthaar, B.E.: Vitamin C and smoking: increased require-ment of smokers. In: Vitamin-nutrients and therapeutic agents, Ed.: A. Hanck, D. Hornig. Intern. J. Vit. Nutr. Res. Suppl. No. 27 (1985), 139–155.

Hughes, M., Clark, N., Forbes, L., Collin, Jones, D.G.: A case of scurvy. Br. med. J. 293 (1986), 366.

Jaffe, G.M.: Vitamin C. In: Machlin, L.J., Handbook of Vitamins, Marcel Dekker, Inc., New York 1991.

Keith, R.E., Mossholder, S.B.: Ascorbic acid status of smoking and nonsmo-king adolescent females. Intern. J. Vit. Nutr. Res. 56 (1986), 363–366.

Kelleher, J., Mascie-Taylor, B.H., Davison, A.M., Bruce, G., Losows-ky, M.S.: Vitamin status in patients on maintenance haemodialysis. Intern. J. Vit. Nutr. Res. 53 (1983), 330–337.

Lux, B., May, P.: Long-term observation of young cystinuric patients under ascorbic acid therapy. Urol. int. 38 (1983), 91–94.

Mandal, S.K., Ray, A.K.: Vitamin C status of elderly patients on admission into an assessment geriatric ward. J. Intern. med. Res. 15 (1987), 96–98.

Mirvish, S.S.: Effects of Vitamin C and E on N-Nitroso Compound Forma-tion, Carcinogenesis and Cancer, 58, (1986) 1842–1850.

Moertel, C.G., Fleming, T.R., Creagan, E.T., Rubin, J., O'Connell, M.J., Ames, M.M.: High-dose vitamin C versus placebo in the treatment of pa-tients with advanced cancer who have had no prior chemotherapy. N. Engl. J. Med. 312 (1985), 137–141.

Nutrition Reviews. Vitamin C stabilizes ferritin: New insights into iron-ascor-bate interactions. Nutr. Rev. 45 (1987), 217–218.

Pauling, L.: In: Hanck, A. (Ed.): Vitamin C. Huber, Bern 1982, 7.

Pietrzik, K.: Nutrients Considered to be Worthy of Examination in Processed Food. In: Thermal Processing and Quality of Foods. Elsevier Applied Science Publishers, London, New York 1983.

Pönkä, A., Kuhlbäck, B.: Serum ascorbic acid in patients undergoing chronic hemodialysis. Acta Med. Scand. 213 (1983), 305–307.

Prinz, W., Bortz, R., Bregin, B., Hersch, M.: The effect of ascorbic acid sup-plementation on some parameters of the human immunological defence system. Intern. J. Vit. Nutr. Res. 47 (1977), 248–257.

Recommended Daily Ammounts of Food Energy and Nutrients for Groups of People in the United Kingdom. Reported by the Committee on Medical Aspects of Food Department of Health and Social Security, Her Majestys Stationary Office, London 1979.

Recommended Dietary Allowances of the Committees on Dietary Allowances, Food and Nutrition Board, National Academy of Sciences, Washington, D.C. 1989.

Reuler, J.B., Broudy, V.C., Cooney, T.G.: Adult scurvy. J. Am. med. Assoc. 253 (1985), 805–807.

Simmons, K.: Evaluating vitamin prophylaxis for cancer. J. Amer. Med. Assoc. 255 (1986), 1832–1835.

Souci, S.W., Fachmann, W., Kraut, H.: Die Zusammensetzung der Lebensmittel. Nährwert-Tabelle, Stuttgart 1989.

Stone, I.: The healing factor vitamin C against disease. Grosset and Dunlap, New York 1977.

Sullivan, J.F., Eisenstein, A.B.: Ascorbic acid depletion during hemodialysis. J. Am. med. Assoc. 220 (1972), 1697–1699.

Susick, R.L., Zannoni, V.G.: Effect of ascorbic acid on the consequences of acute alcohol consumption in humans. Clin. pharmacol. ther. 41 (1987), 502–509.

Tannenbaum, S.R.: Preventive action of Vitamin C on nitrosamin formation. In: Elevated dosages of vitamins, hrsg. von P. Walther, H. Stähelin, G. Brubacher, Intern. J. Vit. Nutr. Res., Suppl. 30 (1989), 109–113.

Weitnauer, G.: Häufigkeit der Cystinurie in West-Berlin. Typisierung der Einzelfälle mit bleibender Cystinurie von 1981–1986. Inaugural-Dissertation, FU Berlin 1988.

3.10 Vitamin A

3.10.1 Chemie

Vitamin A ist ein Oberbegriff für eine Reihe natürlicher und synthetischer Verbindungen mit ähnlicher chemischer Struktur, jedoch unterschiedlicher Wirkungsweise. Für eine klare Sprachregelung im Umgang mit Vitamin A-Derivaten wurde von der IUPAC-IUB Joint Commission on Biochemical Nomenclature eine einheitliche Nomenklatur aufgrund der chemischen Gemeinsamkeiten vorgeschlagen. Danach gilt die Bezeichnung Vitamin A für Verbindungen, die keine Carotinoide sind und qualitativ die biologische Aktivität des Retinols, also des Vitamin A-Alkohols, aufweisen. Der biologische Vitamin A-Begriff umfaßt Retinol (CAS Nr. 68-26-8, Molekülmasse 286,44) und seine Ester. Nur diese Verbindungen besitzen die Vitamin A-Wirkung, weil sie metabolisch in Retinal und Retinsäure umgewandelt werden (Bässler 1988).

«Retinoide» ist ein allgemeiner chemischer Oberbegriff, der sowohl die natürlich vorkommenden Verbindungen mit Vitamin A-Aktivität als auch synthetische Derivate des Retinols, d.h. der Retinsäure mit

und ohne Vitamin A-Aktivität umfaßt. Sie bestehen aus vier Isopre-
noideinheiten, besitzen fünf C = C-Doppelbindungen und eine funktionelle Gruppe am Ende des azyklischen Anteils (Abb. 3-39). Retinsäure deckt nur einen Teil der biologischen Vitamin A-Wirkung ab.
Nach Bässler (1988) ist diese Trennung aus ernährungsphysiologi-
scher und biochemischer Sicht nicht nur sinnvoll, sondern auch erforderlich, da die einzelnen Verbindungen nicht nur unterschiedliche er-
wünschte, sondern auch toxikologische Wirkungen besitzen. Um
Mißverständnisse zu vermeiden, sollte deshalb die Unterteilung in das
biologisch aktive Retinol bzw. seine Ester und in Retinoide als Bezeichnung für natürliche und synthetische Retinsäure-Derivate erfolgen, die als Endprodukt der Vitamin A-Stoffwechselkette nicht alle
Wirkungen von Vitamin A besitzen.

In der Pflanzenwelt kommt Vitamin A nicht vor, sondern die als
Provitamin A bezeichneten Carotinoide, die im tierischen Organismus
in Retinol umgewandelt werden. Unter den zahlreichen Carotinoiden
sind α-Carotin, β-Carotin und γ-Carotin die wichtigsten Provitamine A. Die genannten Provitamine enthalten in ihrer offenen C-Atom-
kette neun konjugierte Doppelbindungen, und zwar in der all-trans-
Form. Da β-Carotin zwei β-Iononringe enthält, kann es als Provitamin doppelt so aktiv sein wie die anderen Provitamine.

Vitamin A ist vor allem in Gegenwart von Licht und Wärme empfindlich gegen Luft/Sauerstoff. Die Ester sind stabiler als der Alkohol.
Zum Schutz gegen Oxidation wird α-Tocopherol eingesetzt. Gegenüber Basen ist Vitamin A stabil, jedoch gegenüber Säuren sehr empfindlich. In der Stabilität ähneln die Carotinoide dem Vitamin A. Die
meisten Vitamin A-Formen sind farblose Kristalle. Retinol ist in Fett-
lösungsmitteln löslich, unlöslich in Wasser. Die Carotinoide sind aufgrund ihrer zahlreichen konjugierten Doppelbindungen gelb bis gelb-
rötliche Kristalle. Sie sind gut löslich in Chloroform und Benzol,
schwer löslich in Ether und Aceton und unlöslich in Wasser.

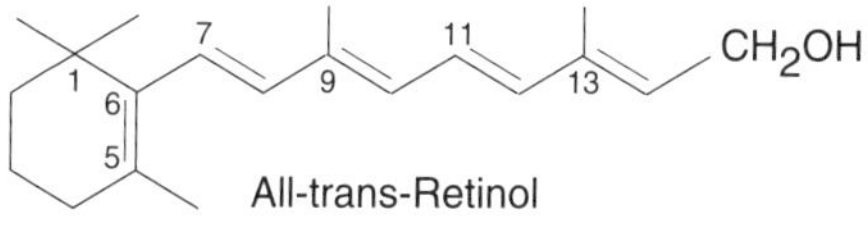

Abb. 3-39: Strukturformel von Retinol

3.10.2 Vorkommen

Vitamin A kommt fast ausschließlich im tierischen und menschlichen Organismus vor, wobei das Vitamin selbst wiederum weitgehend aus dem Abbau von Carotinoiden stammt, die der Mensch bzw. die Tiere mit der Nahrung aufnehmen. Carotinoide werden von höheren Pflanzen und Mikroorganismen synthetisiert. Sie haben für den Menschen die Funktion von Provitaminen und werden nach dem Verzehr vor allem in den Zellen der Darmmucosa in mehr oder weniger größerem Umfang (Retinol-Äquivalente) enzymatisch in Vitamin A überführt.

Natürliche Quellen an vorgebildetem Vitamin A sind dementsprechend tierische Produkte, wobei Leber, Butter und Eigelb einen besonders hohen Gehalt aufweisen. Daneben sind Milch und Käse gute Vitamin A-Lieferanten. Aber auch mancher Seefisch, insbesondere Haifisch, Heilbutt und Makrele, sind außerordentlich reich an Vitamin A. Der Gehalt an Vitamin A ist in tierischen Produkten teilweise sogar so hoch, daß bei einseitigen Verzehrsgewohnheiten Intoxikationserscheinungen aufgetreten sind. Fischfressende Säugetiere (z.B. Eisbär) verfügen über so hohe Vitamin A-Speicher in der Leber, daß bei Eskimos, die unkontrolliert Eisbärleber in rohem Zustand verzehrt haben, unerwünschte Wirkungen aufgetreten sind.

Aufgrund der Ernährungsgewohnheiten in Mitteleuropa ist bei Aufnahme einer ausgewogenen Mischkost eine derartig überhöhte Vitamin A-Zufuhr mit Lebensmitteln auszuschließen. Jedoch wurden in letzter Zeit aufgrund relativ hoher Vitamin A-Gehalte im Tierfutter insbesondere bei entsprechenden Innereien, z.B. Leber, unphysiologisch hohe Vitamin A-Spiegel beobachtet, weshalb von Seiten des BGA Schwangere (als besonders empfindliche Gruppe) vor dem regelmäßigen Verzehr von Schweineleber gewarnt wurden (BGA 1990). Nachdem diese Zusammenhänge erkannt wurden, reagierte die Futtermittelindustrie direkt mit einer Reduzierung der Vitamin A-Zulagen zum Fertigfutter, wodurch dieses Problem nicht länger bestehen dürfte. In Tab. 3-31 sind nähere Angaben zum Vorkommen von Vitamin A in Lebensmitteln zusammengestellt (Souci et al. 1989; BLS 1990).

Neben Vitamin A sind die verschiedenen Provitamin A-Carotinoide nach entsprechender Umwandlung in mehr oder weniger großem Umfang (s. Retinoläquivalente Tab. 3-28) ebenfalls geeignete Vitamin A-Lieferanten.

Provitamin A-Carotinoide sind in der Natur weit verbreitet und kommen in allen pflanzlichen Produkten vor. Sie werden auch von einigen

Tab. 3-31: Vitamin A – Vorkommen in verschiedenen Lebensmitteln nach Bundeslebensmittelschlüssel (BLS) 1990 und Souci, Fachmann, Kraut (SFK) 1989.

		BLS	SFK
		mg/100 g	
Obst:			
	Aprikose	0,3	0,0
Gemüse:	Karotten	1,6	0,0
	Grünkohl	0,8	*
	Rosenkohl	0,0	*
	Chicoree	0,2	0,0
	Feldsalat	0,6	0,0
	Fenchel	0,6	0,0
	Petersilie	1,2	0,0
	Spinat	0,5	0,0
Hühnerei:		0,3	0,22
Milch- und Milch-	Kuhmilch	0,0	0,03
produkte:	Sahne	0,3	0,25
	Käse		
	– Camembert	0,4	0,38
	– Frischkäse	0,2	0,30
Fette/Öle:	Butter	0,7	0,59
	Margarine	0,6	0,53
	Fischleberöl	24,0	30,0
Fleisch:	Rindfleisch	0,0	0,003
	-leber	14,2	8,34
	Schweinefleisch	0,3	Spuren
	-leber	9,0	3,54
Fisch:	Heilbutt	0,0	0,032
	Makrele	0,1	Spuren
	Thunfisch	0,3	0,45
	Lachs	0,1	0,065
	Hering	0,0	0,038

* keine Angaben zum Gehalt bzw. Lebensmittel nicht aufgeführt

Mikroorganismen, die zur Photosynthese befähigt sind, synthetisiert. Als Provitamine fungieren einige der verschiedenen Carotinoide, die (neben dem Chlorophyll) als Farbstoffe für die charakteristische Einfärbung von Früchten, Gemüsen, Pilzen verantwortlich sind. Aber auch die Farbe von Eigelb und Butter sowie die Fleischfarbe bei manchen Fischarten (Lachs) ist durch verschiedene Carotinoide bedingt. Unter den Carotinoiden, die eine Provitamin A-Funktion ausüben, nimmt das β-Carotin eine vorrangige Stellung ein, nicht nur, weil es in der Natur weit verbreitet, sondern auch weil es innerhalb der Carotinoide die Substanz mit der höchsten (Pro)Vitamin A-Wirksamkeit ist (Friedrich 1987).

3.10.3 Stoffwechsel und Pharmakokinetik

Retinylester werden vor der Resorption durch eine Esterase gespalten. Retinol wird mizellar aufgenommen, wobei Fette und Gallensäuren die Resorption begünstigen. Im physiologischen Konzentrationsbereich erfolgt die Resorption nach einer Sättigungskinetik energieunabhängig entsprechend einer Carrier-vermittelten passiven Diffusion und nach pharmakologischen Dosen durch passive Diffusion. Nach Reveresterung von Retinol in der Mucosazelle, hauptsächlich mit Palmitinsäure, erfolgt der Transport der Retinylester in der Chylomikronenfraktion zur Leber, wo eine erneute Hydrolyse, Reveresterung und Speicherung in Form des Retinylpalmitinsäureesters erfolgt. Hauptspeicherorgan mit etwa 90 % ist die Leber mit einem Kurzspeicher in den Parenchymzellen und einem Langspeicher in den perisinusoidalen Stellatumzellen. Zur Mobilisierung werden Retinylester mittels mikrosomaler Enzyme hydrolytisch gespalten, das freigesetzte Retinol an das Retinol-bindende Protein RBP gebunden und ins Blutplasma abgegeben. Im Blut wird der Retinol-RBP-Komplex an Transthyretin gebunden transportiert. Am Rezeptor der Zielzelle wird Retinol nach endständiger Decarboxylierung des RBP an ein zelluläres Retinol-bindendes Protein (CRBP) abgegeben und das verbleibende Apo-RBP renal eliminiert. Im Zielgewebe kann eine Metabolisierung zu Retinsäure und eine Speicherung in Form der Retinylester erfolgen, die zur kurzfristigen Überbrückung eines Versorgungsdefizitis dienen. Vitamin E steigert die Gewebespeicherung von Vitamin A und die Freisetzung von Vitamin A aus der Leber.

Carotinoide werden in Gegenwart von Galle vorwiegend im Dünndarm zu Retinal gespalten, resorbiert und in der Darmmukosa durch

das Enzym Retinalreduktase zu Retinol reduziert, das nach Veresterung mit langkettigen Fettsäuren über die Lymphe in den Kreislauf gelangt. Die Resorption erfolgt durch passive Diffusion und ist langsamer als der aktive Transport des Retinols.
Der Retinol-Plasmaspiegel bleibt unabhängig von der Zufuhr über einen langen Zeitraum konstant, weshalb Blutspiegel den Vitamin A-Status nicht sicher widerspiegeln. Genauere Aussagen zum Vitamin A-Status ergeben sich aus der Bestimmung der Retinylester und des Retinol-bindenden Plasmaproteins.
Ca. 20 % des oral aufgenommenen Vitamin A werden nicht resorbiert und innerhalb 1–2 Tagen über die Fäzes ausgeschieden. Resorbiertes Vitamin A wird in der Leber und in den Nieren glucuronidiert und über die Galle bzw. Urin ausgeschieden. Ein Großteil der Metabolite ist noch nicht aufgeklärt. Vorwiegend handelt es sich um glucuronidierte und freie Retinsäure bzw. 4-Ketoretinsäure. Ein geringer Anteil des im Blut zirkulierenden und an Präalbumin gebundenen Holo-RBP wird wegen des niedrigen Molekulargewichtes glomerulär filtriert und in den Tubuli rückresorbiert. Bei Patienten mit gestörter tubulärer Rückresorption werden größere Mengen an RBP ausgeschieden. Umgekehrt sind bei Patienten mit chronischer Niereninsuffizienz glomeruläre Filtration und Abbau von RBP verzögert, so daß die Plasmaspiegel an Apo- und Holo-RBP ansteigen.
Der Plasma-Turnover von Holo-RBP ist sehr rasch. Die Halbwertszeit des Retinol-RBP-Präalbumin-Komplexes beträgt 11–16 Stunden (Olson 1984).

3.10.4 Biochemische Funktionen

Vitamin A hat keinen einheitlichen Wirkungsmechanismus, sondern eine Reihe von Wirkungsbereichen. Schwerpunkte sind:
– Wachstum, Entwicklung, Differenzierung von Epithelgewebe. Hierbei sind Retinol und Retinsäure wirksam.
– Reproduktion (Spermatogenese, Entwicklung der Plazenta, Fötalentwicklung). Bei diesen Vorgängen ist Retinol wirksam und kann nicht durch Retinsäure ersetzt werden.
– Testosteronproduktion: Hierbei sind Retinol und Retinsäure wirksam.
– Sehvorgang: Wirksam sind Retinol und Retinal.
Bei den somatischen Funktionen Wachstum, Entwicklung und Differenzierung sowie bei der Testosteronproduktion ist Retinsäure das

wirksame Prinzip (bzw. aktive Metabolite der Retinsäure). Retinol ist nur deshalb wirksam, weil es über Retinal zur Retinsäure oxidiert werden kann. Bei den Funktionen von Retinol (Reproduktion) oder von Retinal (Sehvorgang) ist Retinsäure unwirksam, weil sie nicht zu Retinal und Retinol reduziert werden kann.

3.10.4.1 Wachstum und Differenzierung

Zum Mechanismus der Wachstumsförderung durch Vitamin A gibt es verschiedene Vorstellungen, und wahrscheinlich treffen mehrere Faktoren zusammen. Manche Untersucher nehmen an, daß die Wachstumsförderung durch direkte Stimulierung der Zellreplikation erfolgt (Zile et al. 1977, 1979). Andere (Jetten 1984) haben nachgewiesen, daß Retinsäure durch Zunahme der Rezeptorendichte die Bindung des «epidermal growth factor» an Gewebszellen fördert. Kürzlich konnte gezeigt werden, daß Retinsäure die Gen-Expression des Wachstumshormons reguliert (Bedo et al. 1989).

Der Einfluß auf die Zelldifferenzierung wird hauptsächlich auf nukleäre Effekte zurückgeführt. Grundlage dieser Vorstellung ist die Existenz spezifischer Bindungsproteine im Cytosol, die Retinol bzw. Retinsäure binden und zum Zellkern transportieren, wo über die Beeinflussung der Gen-Expression die Synthese von Enzymen und anderen Proteinen gesteuert wird, die in Proliferation und Differenzierung eingeschaltet sind. Diese Beeinflussung wird über die Bindung an nukleäre Rezeptoren vermittelt (Petkovich et al. 1987; Brand et al. 1988), die zur Steroid/Thyroid-Hormonfamilie gehören (Evans 1988).

Weiterhin wird dem Einfluß von Vitamin A auf die Synthese bestimmter Glykoproteine der Zelloberfläche eine Rolle bei der Differenzierung zugeschrieben (Olson 1984). Derartige Glykoproteine können u.a. auch als Hormonrezeptoren eine Rolle spielen. Der Wirkungsmechanismus bei der Synthese von Glykoproteinen ist noch ungeklärt. Die Vorstellung, daß Retinylphosphat als Überträger für Mannose wirkt, hat sich als nicht richtig erwiesen, es handelt sich dabei wohl um einen in-vitro-Effekt (DeLuca et al. 1987).

Retinsäure stimuliert die Bildung von «gap-junctions» (Zellverbindungen; Wolf 1984).

Im Vitamin A-Mangel geht die Kontakthemmung des Zellwachstums verloren. Viele Folgen des Vitamin A-Mangels im Bereich der Differenzierung von Zellen und Geweben (z.B. Keratinisierung von Haut und Schleimhäuten, Metaplasie der Mucosa) gleichen Vorstadien der Kanzerogenese.

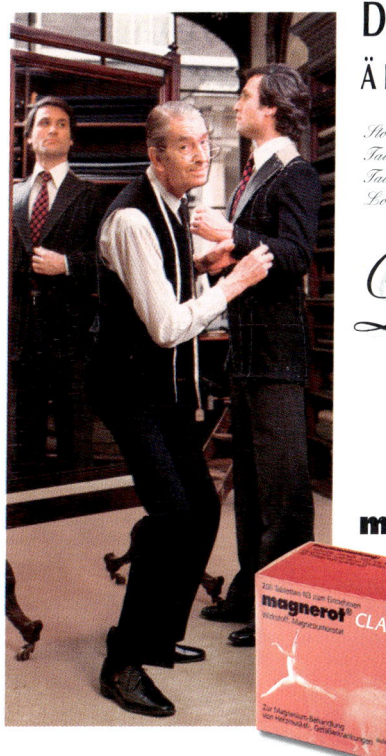
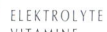

milgamma® 100

Mit Benfotiamin. Bei neurologischen Systemerkrankungen durch nachgewiesenen Mangel der Vitamine B_1 und B_6.

- ■ Wirkung gemäß Monographie.*)
- ■ Benfotiamin – dem wasserlöslichen Thiamin deutlich überlegen.**)

*) BAnz. Nr. 85 vom 7.5.93, S. 4326.

**) R. und J. Bitsch: Deutsche Apotheker Zeitung 129, Nr. 2, Seite 65–68, 1989.

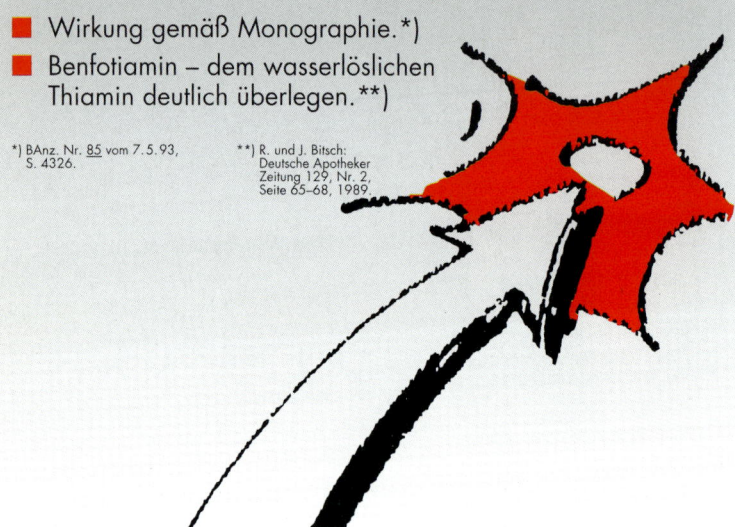

DIE DENKEN NOCH ÄHNLICH WIE WIR

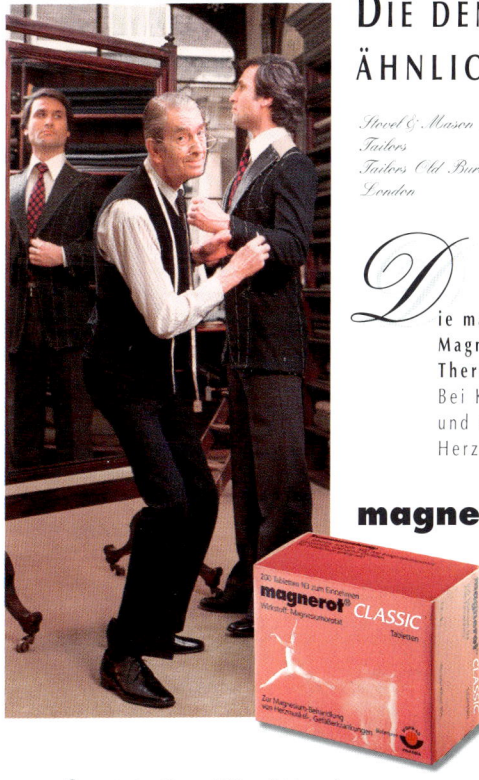

Stovel & Mason Ltd.
Tailors
Tailors Old Burlington Street.
London

Die maßgeschneiderte **Magnesium-Orotat Therapie** Bei KHK, AnginaPectoris und zur Herzinfarktprophylaxe.

magnerot® CLASSIC

ELEKTROLYTE
VITAMINE

WÖRWAG PHARMA

milgamma® 100

Mit Benfotiamin. Bei neurologischen Systemerkrankungen durch nachgewiesenen Mangel der Vitamine B_1 und B_6.

- ▪ Wirkung gemäß Monographie.*)
- ▪ Benfotiamin – dem wasserlöslichen Thiamin deutlich überlegen.**)

*) BAnz. Nr. 85 vom 7.5.93, S. 4326.

**) R. und J. Bitsch: Deutsche Apotheker Zeitung 129, Nr. 2, Seite 65–68, 1989.

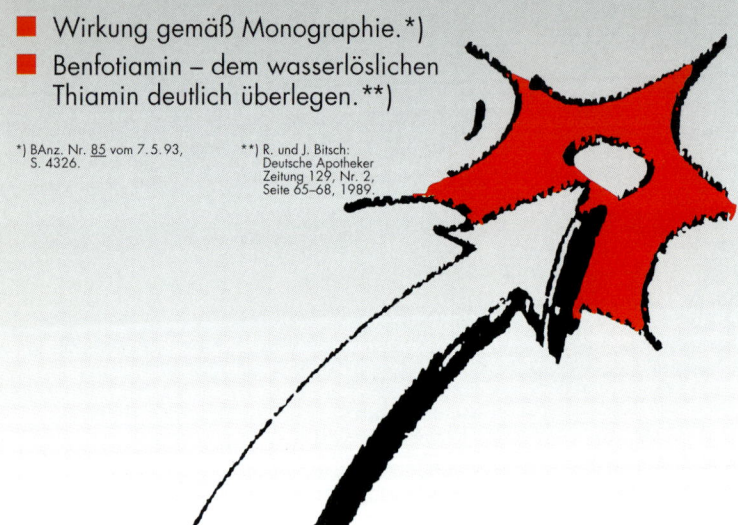

milgamma® 100. Zusammensetzung: 1 Dragee enthält: *wirksame Bestandteile:* Benfotiamin 100 mg, Pyridoxinhydrochlorid 100 mg, *sonstige Bestandteile:* Carboxymethylcellulose Natrium, Polyvidon, Talkum, Glyceride, Schellack, Macrogol, Calciumcarbonat, Gummi arabicum, Maisstärke, Glycerol, Polysorbat, Farbstoff E 171, Lactose. **Anwendungsgebiete:** Neurologische Systemerkrankungen durch nachgewiesenen Mangel der Vitamine B_1 und B_6. **Gegenanzeigen:** Thiamin-Überempfindlichkeit. **Nebenwirkungen:** allergische Überempfindlichkeitsreaktionen (Hautreaktionen, Urtikaria, Schockzustände). **Handelsformen und Preise:** 30 Dragees (N1): DM 34,25, 60 Dragees (N2): DM 61,30 sowie 100 Dragees (N3): DM 94,10. Anstaltspackungen.

Stand: 7/95

Wörwag Pharma GmbH, Lindenbachstraße 74, 70499 Stuttgart

Elektrolyte Vitamine

WÖRWAG PHARMA

Die im Vitamin A-Mangel oft beobachtete Überfunktion der Schild-
drüse geht auf eine Störung der Rückkoppelung der Schilddrüsenhor-
mone auf die TSH-produzierenden Zellen zurück und ist möglicherweise durch verringerte Rezeptorsynthese (Glykoprotein!) zu erklären
(Anonymus 1979).

3.10.4.2 Reproduktion

Alle höheren Tiere brauchen zur Fortpflanzung Retinol. Bei weiblichen Tieren ist Retinol für die Entwicklung der Plazenta und für die
Fötalentwicklung erforderlich und kann nicht durch Retinsäure ersetzt werden. Bei männlichen Tieren wird Retinol über spezifische
Rezeptoren in die Leydigschen Zwischenzellen aufgenommen
(McGuire et al. 1981). Es hat eine zweifache Funktion: In den Zellen
wird Retinol teilweise zu Retinsäure oxidiert, welche für die Testosteronproduktion erforderlich ist (Appling u. Chytil 1981). Das nicht
oxidierte Retinol wird zu den Samenkanälchen transportiert, um nach
rezeptorvermittelter Aufnahme das Keimepithel und die Spermatogenese funktionsfähig zu erhalten. In dieser Funktion kann Retinol nicht
durch Retinsäure ersetzt werden.

3.10.4.3 Sehvorgang

Die Lichtrezeptoren in der Retina enthalten Sehpigmente, die aus
einer Proteinkomponente und einem Chromophor bestehen. Der
Chromophor ist 11-cis-Retinal (bei Fischen 11-cis-3-Dehydroretinal).
Rhodopsin, das Sehpigment der Stäbchen (Dämmerungssehen) und
Jodopsin, das Sehpigment der Zapfen (Sehen bei hohen Lichtintensi-
täten, Farbensehen) unterscheiden sich nur in der Proteinkomponente.
11-cis-Retinal ist über einen Lysinrest als Schiffsche Base an die Proteinkomponente gebunden. Die Schiff-Base ist protoniert. Wenn ein
Lichtstrahl auf die dunkeladaptierte Retina trifft, wird 11-cis-Retinal
zu all-trans-Retinal isomerisiert, und unter Änderung der Proteinkon-
formation entsteht in wenigen Picosekunden Bathorhodopsin, welches dann über verschiedene Konformationszustände mit den Bezeichnungen Lumirhodopsin und Metarhodopsin I in Metarhodopsin II
übergeht. Beim letzten Schritt wird die Schiff-Basen-Verknüpfung deprotoniert, so daß Metarhodopsin II zu Opsin und all-trans-Retinal
hydrolysiert wird. Letzteres wird teils nach Reduktion als all-trans-
Retinol im Pigmentepithel gespeichert, teils in der Dunkelphase
wieder zu 11-cis-Retinal isomerisiert und mit Opsin zu Rhodopsin
verbunden. Diese Vorgänge wurden von Wald (1968) als Isomerisie-
rungszyklus bezeichnet.

Bei der Lichteinwirkung auf die Photorezeptoren schließen sich die Natriumkanäle der Plasmamembran der äußeren Stäbchensegmente. Die dadurch induzierte Hyperpolarisation der Membran breitet sich bis zur synaptischen Endigung am anderen Ende der Zelle aus, wo der Nervenimpuls entsteht, der zur Verarbeitung ins Sehzentrum weitergeleitet wird.

Ein einzelnes Photon genügt zur Auslösung eines Nervenimpulses. Es muß also einen Verstärkermechanismus geben. Die dabei ablaufenden Vorgänge sind im Schema in Abb. 3-40 vereinfacht dargestellt (nach Stryer 1987). Die Vermittlung zwischen Sehpigment und Vorgängen an der Plasmamembran geschieht durch das Protein Transducin. Das lichtaktivierte Sehpigment führt an dem Komplex von Transducin mit GDP zu einem Austausch von GDP durch GTP. GTP-Transducin aktiviert durch Bildung eines Komplexes die inaktive Phosphodiesterase, welche nun ihrerseits zyklisches GMP (c-GMP) zu Guanosin-5-monophosphat (GMP) aufspaltet. c-GMP hält die Na^+-Kanäle offen. Die Abnahme der c-GMP-Konzentration unter der Wirkung der aktivierten Phosphodiesterase führt zum Schließen der Na^+-Kanäle und verursacht so die Hyperpolarisation. Der Ausgangszustand nach Ende der Belichtung wird dadurch wiederhergestellt, daß eine eingebaute GTPase GTP im GTP-Transducin-Phosphodiesterase-Komplex zu GDP hydrolysiert, so daß der Komplex wieder zu GDP-Transducin und inaktiver Phosphodiesterase aufspaltet. Die Hydrolyse von GTP zu GDP scheint darüber hinaus für den energetischen Antrieb des Zyklus eine Rolle zu spielen. Offen ist noch, auf welche Weise c-GMP regeneriert wird.

Die oben erwähnte Verstärkung kommt dadurch zustande, daß ein Molekül lichtaktiviertes Rhodopsin den GDP-GTP-Austausch an Hunderten von Transducin-Molekülen katalysiert und jedes dadurch aktivierte Molekül Phosphodiesterase wiederum Hunderte von c-GMP-Molekülen spaltet.

Diese Vorgänge sind vorwiegend an den Stäbchen untersucht worden, weil diese leichter zugänglich sind als die Zapfen. Die geschilderte Verstärker-Kaskade gleicht im Prinzip den intrazellulären Verstärker-Kaskaden bei der Wirkung eines an Membranrezeptoren gebundenen Hormons.

Abb. 3-40: Molekulare Vorgänge beim Sehprozeß

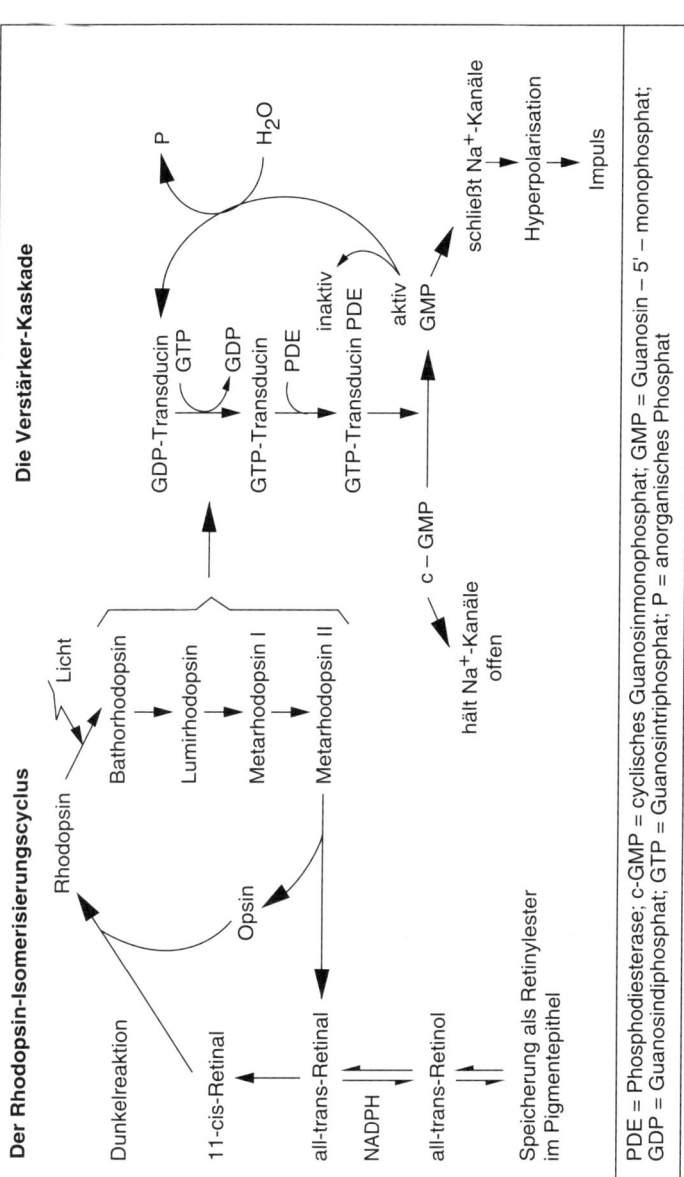

Der Rhodopsin-Isomerisierungscyclus

Die Verstärker-Kaskade

PDE = Phosphodiesterase; c-GMP = cyclisches Guanosinmonophosphat; GMP = Guanosin – 5' – monophosphat;
GDP = Guanosindiphosphat; GTP = Guanosintriphosphat; P = anorganisches Phosphat

3.10.5 Bedarf

Obwohl der Vitamin A-Mangel nach wie vor ein brennendes Problem in verschiedenen Ländern der Dritten Welt ist, sind einschlägige Untersuchungen zur Ableitung des Bedarfs bisher nur für Erwachsene und oft nur mit unzureichender Methodik (Anzahl der Versuchspersonen) durchgeführt worden. Dennoch läßt sich aus den vorliegenden Ergebnissen ableiten, daß der tägliche Bedarf für den männlichen Erwachsenen mit 1 mg Vitamin A gedeckt wird (DGE 1991). Zwar wird die sog. Sheffield-Studie (Hume und Krebs 1949) immer wieder für die Begründung der Bedarfszahlen herangezogen, jedoch ist bei zwei Versuchspersonen eine zuverlässige Ableitung nicht möglich. Die Untersuchungen wurden später von Sauberlich et al. (1974) mit 8 Versuchspersonen wiederholt und bestätigen die Ergebnisse der Sheffield-Studie zumindest in der Größenordnung. Unseren heutigen Bedarfsempfehlungen liegen diese experimentellen Untersuchungen zugrunde. Durch eine gezielte Vitamin A-Mangelernährung über mehrere hundert Tage wurden bei den Versuchspersonen zunächst die Speicher soweit entleert, daß es trotz ausgeprägter Vitamin A-Blut-Homöostase zum deutlichen Abfall des Vitaminspiegels kam, ohne daß klinische Veränderungen (Hyperkeratose und unzureichende Hell-Dunkel-Adaptation) vorlagen. Durch Zulage unterschiedlicher Vitamin A-Mengen ließen sich die Symptome beseitigen und der Blutspiegel wieder auf ein physiologisches Niveau von 20 µg/dl anheben. Aufgrund der vorliegenden Daten wird von den Autoren der Mindestbedarf bei 0,6 mg Retinol/Tag angesetzt (Sauberlich et al. 1974).

Zur Abdeckung der physiologischen Schwankungsbreite wird von der DGE (1991) ein Zuschlag von etwa 60% für ausreichend erachtet; dementsprechend wird für den Erwachsenen eine Aufnahme von 1 mg/Tag empfohlen. Alle anderen Angaben für Kinder, Jugendliche und Frauen sind interpoliert worden, d.h. diesen Angaben liegen keine eigenen experimentellen Untersuchungen zugrunde.

Man nimmt an, daß der Bedarf für Frauen niedriger liegt als derjenige von Männern, jedoch unter physiologischen Sonderbedingungen wie Schwangerschaft und Stillzeit ein Mehrbedarf entsteht. Während der Stillphase gibt die Mutter ca. 0,4–0,5 mg Retinol-Äquivalente mit der Milch ab. Da während längerer Stillphasen häufig ein Absinken der Plasma-Vitamin A-Spiegel beobachtet wird, hat man für diesen Zeitraum eine relativ hohe Zulage von zusätzlich 1 mg empfohlen (DGE 1991).

Der Vitamin A-Bedarf wird in Retinol-Äquivalenten angegeben, da neben dem Retinol auch verschiedene Carotinoide in unterschiedlichem Ausmaß zur Bedarfsdeckung beitragen. Die in Tab. 3-32 angegebenen Umrechnungsfaktoren berücksichtigen den mittleren Ausnutzungsgrad der verschiedenen Provitamin A-Carotinoide, wobei landesübliche Verzehrs- und Zubereitungsformen berücksichtigt wurden, da letztere das Ausmaß der Ausnutzung erheblich beeinflussen können.

Die früher gebräuchlichen Angaben in Form Internationaler Einheiten haben nur Gültigkeit für tierexperimentelle Untersuchungen, wobei standardisierte Fütterungsbedingungen eine Voraussetzung sind. Danach entspricht 1 I.E. 0,3 µg Retinol. Bei der Nahrung, die der Mensch zu sich nimmt, wird durch β-Carotin weniger Vitamin A

Tab. 3-32: Vitamin A (Retinol), empfohlene tägliche Zufuhr (DGE 1991)

Alter	Retinol mg RÄ[1]	
	m	w
Säuglinge		
0 bis unter 4 Monate	0,5	
4 bis unter 12 Monate	0,6	
Kinder		
1 bis unter 4 Jahre	0,6	
4 bis unter 7 Jahre	0,7	
7 bis unter 10 Jahre	0,8	
10 bis unter 13 Jahre	0,9	0,9
13 bis unter 15 Jahre	1,1	1,0
Jugendliche und Erwachsene		
15 bis unter 19 Jahre	1,1	0,9
19 bis unter 25 Jahre	1,0	0,8
25 bis unter 51 Jahre	1,0	0,8
51 bis unter 65 Jahre	1,0	0,8
über 65 Jahre	1,0	0,8
Schwangere	1,1	
Stillende	1,8	

[1] 1 mg Retinol-Äquivalent = 6 mg all-trans-β-Carotin = 12 mg andere Provitamin A-Carotinoide

gebildet (Einfluß durch Zubereitung und Lebensmittelkombination), als dies unter tierexperimentellen Standardbedingungen der Fall ist. Aufgrund der Fähigkeit der Carotinoide, zusätzlich als Radikalfänger zu fungieren, kommt ihnen eine besondere Bedeutung im Rahmen der Krankheitsprophylaxe zu. In verschiedenen Studien wurde beobachtet, daß niedrige Carotin- und Vitamin A-Werte häufiger bei solchen Personen beobachtet wurden, die später an Krebs erkrankten (Friedrich 1987, Ernährungsbericht 1988). Obwohl eindeutig gesicherte Schlußfolgerungen noch nicht möglich sind, weisen epidemiologische Studien (Ziegler 1989), Tierexperimente (Krinski 1989) und erste Interventionsstudien am Menschen (Connet 1989, Stich 1991) darauf hin, daß es sich beim β-Carotin und anderen Carotinoiden um potentielle Teilfaktoren in der Krebsprävention handeln könnte. Ebenso aktuell sind Gesichtspunkte, die dem β-Carotin (neben anderen antioxidativen Vitaminen wie z.B. Vitamin E und C) protektive Effekte bei der Entwicklung von Herz-Kreislauf-Krankheiten zusprechen (Gaziano et al. 1990, Manson et al. 1991). Dementsprechend sollte überlegt werden, ob man bei den Empfehlungen zur wünschenswerten Höhe der Vitamin A-Zufuhr nicht einen gesonderten Anteil für β-Carotin ausweist.

Bereits in älteren Lehrbüchern wurde darauf hingewiesen, etwa $\frac{1}{3}$ des Vitamin A als Retinol und $\frac{2}{3}$ als Carotin zuzuführen (Rapoport 1969), ohne daß dies bisher – bis auf einige Ausnahmen – von den einschlägigen Organisationen, die sich mit Nährstoffempfehlungen beschäftigen, umgesetzt wurde. In den Niederlanden z.B. haben diese Überlegungen Eingang in die Nährstoffempfehlungen gefunden, indem für Erwachsene eine tägliche Aufnahme von 0,45 mg Retinol und 2,4 mg β-Carotin als wünschenswert angesehen wird (Recommended Dietary Intakes around the World 1983). Weltweit betrachtet nehmen nur noch Bulgarien (0,19 mg Vitamin A und 6,6 mg β-Carotin) und Indien (0,57 mg Vitamin A und 3 mg β-Carotin) eine ähnliche Differenzierung vor.

Für die eigentliche Vitamin A-Bedarfsdeckung ist zwar β-Carotin nicht unbedingt erforderlich, aufgrund der potentiellen Schutzwirkung des β-Carotins als Radikalfänger sollte jedoch generell dem Vorgehen der genannten Länder gefolgt und eine regelmäßige tägliche Zufuhr von Carotinoiden empfohlen werden. Diese Zusammenhänge haben das National Cancer Institut veranlaßt, eine carotinoidreiche Ernährung zu empfehlen. Danach sollte eine β-Carotin-Zufuhr von 5–6 mg/Tag gewährleistet sein. Auch die DGE weist in ihren neuen Empfehlungen darauf hin, daß den Carotinoiden möglicherweise eine von der Provitamin-A-Wirkung unabhängige Eigenschaft als Radikalfänger zukommt und bewertet dementsprechend eine reichliche Carotinoid-Zufuhr ebenfalls positiv (DGE 1991), ohne jedoch konkrete Mengenangaben zu machen.

3.10.6 Bedarfsdeckung

Unter den Vitaminmangelzuständen rangiert der Vitamin A-Mangel – weltweit gesehen – an erster Stelle. Schwerwiegende ophthalmologische Störungen bis hin zur totalen Blindheit sind in vielen Ländern der Dritten Welt auf eine unzureichende Vitamin A-Versorgung zurückzuführen. In Industriestaaten dagegen ist der Vitamin A-Mangel eher die Ausnahme. Für das Gebiet der Bundesrepublik ist statistischen Berechnungen anhand von Verzehrserhebungen zufolge die mittlere Vitamin A-Aufnahme (Retinol-Äquivalent) sogar höher, als dies den Empfehlungen entspricht. Berücksichtigt man mittlere Zubereitungsverluste von 20%, so ist die durchschnittliche Vitamin A-Zufuhr immer noch bedarfsüberschreitend (Ernährungsbericht 1984, 1988). Diese Befunde werden durch Ergebnisse biochemischer Untersuchungen bestätigt. Lediglich bei jungen Frauen (18–24 Jahre) und bei Männern über 65 Jahren wurden Vitamin A-Blutspiegel in einem kritischen Bereich häufiger als erwartet gemessen (Ernährungsbericht 1984, 1988). Weitere Anhaltspunkte für eine unzureichende Bedarfsdeckung liegen nicht vor.
Bezüglich der Carotinzufuhr zeigen Erhebungen des U.S. Department of Agriculture (USDA) über den Verzehr von Lebensmitteln, daß die Aufnahme von β-Carotin bei rund 1,5 mg täglich liegt (Lachance 1988).
In den Niederlanden wurde eine längerfristige Überprüfung der Verzehrssituation bei achtzehnjährigen Männern durchgeführt und ergab eine durchschnittliche Tageszufuhr von 1,48 mg Vitamin A (Retinol-Äquivalente). Davon stammten etwa 40% aus Carotinoiden. In Abhängigkeit von der Jahreszeit wurden 1 bis 2 mg β-Carotin zugeführt (van Dokkum et al. 1990).
In Japan wurden die Serumspiegel von β-Carotin bei Männern und Frauen bestimmt, um den Zusammenhang mit der Verzehrshäufigkeit gelbgrüner Gemüse zu prüfen. Erwartungsgemäß führte häufiger Gemüsekonsum zu höheren Carotin-Konzentrationen im Blutserum. Darüber hinaus wiesen Frauen signifikant höhere Carotinspiegel auf als Männer. Für diesen Zusammenhang, der auch aus anderen Studien bereits bekannt ist, gibt es bis heute noch keine befriedigende Erklärung (Shibata et al. 1989).

Bei den Berechnungen zur Bedarfsdeckung müssen Zubereitungsverluste in Höhe von 20% berücksichtigt werden, und es darf auch nicht
außer acht gelassen werden, daß Provitamin A-Carotinoide je nach
Art der Zubereitung einer Mahlzeit einen deutlichen Unterschied in
der Bioverfügbarkeit aufweisen. Dies wird zwar durch die Umrechnung auf Retinol-Äquivalente berücksichtigt, verdient jedoch geson-
derte Beachtung. So ist z.B. die Annahme, durch Karotten relativ viel
β-Carotin aufzunehmen, richtig, jedoch ist das Ausmaß der Ausnutzung von vielen Faktoren abhängig. Aus rohen Möhren werden nur
knapp 10% vom Körper aufgenommen, da die Wurzelzellen aus un-
verdaulichen Zellulosemembranen bestehen. Die Carotin-Kristalle im
Inneren werden von den Verdauungssäften nicht erreicht und gelangen unverändert zur Ausscheidung. Mit zunehmendem mechanischen
Aufschluß (geriebene Möhren) erhöht sich die Ausnutzung. Wenn bei
der küchentechnischen Zubereitung gleichzeitig noch Fett eingesetzt
wird, trägt dies zusätzlich zur Verbesserung der Bioverfügbarkeit bei.
So ist ein Möhrenhomogenat in Vollmilch bestens verwertbar.
Zwar haben Grüngemüse nicht einen so hohen Provitamin A-Gehalt
wie Karotten, aber das darin enthaltene Carotin ist besser verfügbar,
denn die Zellwände sind leichter durch die Verdauungssäfte auf-
schließbar und die Carotinoide in den Chromo- und Chloroblasten
liegen feiner verteilt vor. Schließlich wird das Ausmaß der Resorption
von der Höhe der aufgenommenen Carotinmenge beeinflußt, wobei
der nicht verwertete Anteil um so größer ist, je höher die Einzeldosen
an Carotinoiden sind.

3.10.7 Klinische Symptomatik

Aufgrund der zahlreichen physiologischen Funktionen, die Vitamin A
erfüllt, äußert sich ein Vitamin A-Mangel in verschiedenen klinischen
Erscheinungen. Bei der Ätiologie des Vitamin A-Mangels sind primäre Ursachen als Folge einer verminderten Zufuhr von einem sekundären Mangel in Folge einer verminderten Proteinaufnahme (gestörte
RBP-Synthese) abzugrenzen. In den Ländern der Dritten Welt ist auch
heute noch ein ernährungsbedingter Vitamin A-Mangel weit verbreitet. Nach dem Ernährungsbericht 1988 wird auch in den Industrienationen eine gewisse Unterversorgung vorliegen.
Frühsymptome des Vitamin A-Mangels sind Störung der Dunkeladaptation bis Nachtblindheit (Hemeralopie), verbunden mit erhöhter Blendempfindlichkeit. Zu weiteren Krankheitserscheinungen eines

Vitamin A-Mangels gehören abnorme Keratinisierung in Form der Keratomalazie (Verhornung der Cornealzellen), Xerophthalmie (Eintrocknung der Binde- und Hornhaut, Verhornung der Talgdrüsen), Atrophie der Speicheldrüsen sowie der Schleimhäute des Tracheobronchialtraktes, der Darmschleimhaut sowie des Urogenitaltraktes. Die Haut zeigt akneforme Veränderungen und ist trocken bis leicht schuppig. Durch Atrophie der Testes und Ovarien ist die Fortpflanzung gestört. Da Vitamin A essentiell für das Wachstum ist, resultieren aus einem Mangel Wachstumstillstand, Knochendeformationen und Dentitionsstörungen. Unter experimentellen Bedingungen führt ein Vitamin A-Mangel bei trächtigen Tieren zum Absterben und Resorption der Föten sowie schweren teratogenen Veränderungen im Bereich des Gesichtsschädels (Ausbildungen von Lippen-, Kiefer-, Gaumenspalten) sowie des Gastrointestinal- und Urogenitaltraktes. Anhaltspunkte für einen Vitamin A-Mangel sind nach den Empfehlungen der DGE Retinol-Plasmaspiegel < 300 ng/ml, wobei zu bedenken ist, daß infolge der homöostatischen Regulation ein Abfall des Plasmaspiegels erst nach weitgehender Entspeicherung der Leber erfolgt. Zu den wichtigsten klinischen Frühsymptomen gehören die gestörte Dunkeladaptation und akneforme Veränderungen.

3.10.8 Anwendungsgebiete

3.10.8.1 Längere Mangel- und Fehlernährung

Wie bereits im Kapitel Bedarfsdeckung ausgeführt, wirft die Vitamin A-Versorgung in der Bundesrepublik keine nennenswerten Probleme auf. Als relevante Risikogruppe sind junge Frauen und Männer im Seniorenalter zu erwähnen, bei denen häufiger Vitamin A-Spiegel im subnormalen Bereich erhoben werden (Ernährungsbericht 1988; Übersicht über die wesentlichen Anwendungsgebiete siehe Tab. 3-33). Ein besonderes Risikokollektiv stellen Frühgeborene dar. Sie haben in einem hohen Prozentsatz im Vergleich zu Reifgeborenen erniedrigte Plasma-RBP-Spiegel, inadäquate hepatische Retinol-Konzentrationen und teilweise eine unsichere Bedarfsdeckung an Zink und Vitamin E, die bekanntlich in den Retinol-Stoffwechsel eingreifen (Zachmann 1989). Klinisch manifeste Symptome des Vitamin A-Mangels sind vor allem ophthalmologische wie Nachtblindheit, Bitotsche Flecken, corneale Xerose, corneale Ulzerationen und Vernarbungen bis hin zur Xerophthalmie (u. a.). Nicht ophthalmologische Symptome des Vit-

Tab. 3-33: Anwendungsgebiete für Vitamin A

Prophylaxe und Therapie von Vitamin A-Mangelzuständen verschiedenster Ursachen, wie z. B. bei
- längerer Mangel- und Fehlernährung
- Maldigestion und Malabsorption im Rahmen gastrointestinaler Erkrankungen wie bei Morbus Crohn, Sprue, Ileojejunaler Bypässe
- totaler parenteraler Ernährung
- Pankreaserkrankungen, Alkoholismus

---

amin A-Mangels umfassen z. B. eine generelle Wachstumshemmung, Akne, allgemein gesteigerte Infektanfälligkeit durch Störungen des Immunsystems. Diese klinischen Vitamin A-Mangelzustände sind in den Ländern der Dritten Welt nach wie vor weit verbreitet. Der Vitamin A-Mangel ist heute weltweit betrachtet die folgenschwerste Vitamin-Mangelkrankheit. Schätzungen gehen davon aus, daß weltweit jährlich ca. eine halbe Million Kinder an einer Xerophthalmie erblinden. Zwei Drittel dieser Kinder sterben innerhalb weniger Wochen nach der Erblindung (WHO 1988). Selbst der minderschwere Vitamin A-Mangel (Nachtblindheit und/oder Bitotsche Flecken) ist mit einem deutlichen Mortalitätsanstieg gegenüber gesunden Kontrollen korreliert (Sommer et al. 1983). Haupttodesursachen sind Diarrhöen und Infekte des Respirationstraktes. Der Vitamin A-Mangel zerstört die Integrität der epithelialen Barrieren im Gastrointestinum und Tracheobronchialgebiet, was die Infektentwicklung entscheidend begünstigt (Sommer et al. 1984).

In hoch entwickelten Ländern ist die Retinol-Avitaminose nicht mehr anzutreffen. Es treten jedoch subklinische Vitamin A-Mangelzustände aufgrund unzureichender alimentärer Zufuhr oder verschiedener Erkrankungen auf. Die Symptome sind unspezifisch und entziehen sich in der Regel einer klinischen und laborchemischen Diagnostik. Patienten, insbesondere Kinder, mit unzureichender Vitamin A-Bedarfsdeckung weisen ein erhöhtes Risiko für Erkrankungen des Respirationstraktes und für Durchfallerkrankungen auf. Zwischen einem milden Vitamin A-Mangel und der Häufigkeit respiratorischer Infekte besteht eine nachgewiesene Korrelation (Biesalski 1988).

Eine Vitamin A-Substitution bei unsicherer Bedarfsdeckung sollte dann in Erwägung gezogen werden, wenn prädisponierende Faktoren wie längere Mangel- und Fehlernährung oder chronisch rezidivierende Infekte vorliegen (Pinnock et al. 1986).

3.10.8.2 Maldigestion und Malabsorption

Bei Malabsorption und Maldigestion, insbesondere bei manifesten Fällen von Morbus Crohn, Sprue und parasitären Darmerkrankungen, wie auch bei Ileo-jejunalem Bypass, ist die intestinale Resorption sowohl des Vitamin A als auch seiner Provitamine behindert. Deutlich erniedrigte Retinol- und RBP-Plasmaspiegel werden sowohl bei parasitären Darmerkrankungen wie Ascariasis und Giardiasis, aber auch nach Morbus Crohn beschrieben (Biesalski 1989). Ausgedehnte intestinale Erkrankungen und Resektionen, die mit einer deutlichen Verminderung der resorbierenden Oberfläche einhergehen, wie z.B. Dünndarm-Bypass wegen massiver Fettsucht, können zu klinischen Vitamin A-Mangelzuständen mit Nachtblindheit und keratotischen Läsionen führen (Wechsler 1979). Einige Beobachtungen lassen annehmen, daß Entzündungen im Bereich des Gastrointestinal- und Bronchialtraktes zu einer Abnahme des Retinol-bindenden Proteins und Transthyretins führen. Die beobachteten erniedrigten Plasma-Vitamin A-Spiegel können als eine echte Reduktion der Vitamin A-Verfügbarkeit infolge der vorausgegangenen Infektion interpretiert werden. Infolge eines gesteigerten Bedarfs depletieren die Körperspeicher unter der Infektion (Biesalski 1989).

3.10.8.3 Total parenterale Ernährung (TPE)

Bei jeder längerdauernden TPE muß selbstverständlich auch Vitamin A substituiert werden. Der gesunde Erwachsene vermag relativ große Vitamin A-Mengen in der Leber abzuspeichern, so daß Mangelerscheinungen erst nach monatelanger Drosselung der Vitamin A-Zufuhr auftreten. Die Leberspeicherkapazität von Kindern beträgt jedoch nur wenige Wochen. Frühgeborene sind ihrer hepatischen Reserven fast vollständig beraubt (Olson et al. 1984).

Periphere Vitamin A-Mangelzustände können dann auftreten, wenn der Lebervorrat nicht mobilisiert werden kann. Dies ist beim Zinkmangel oder bei Protein-Synthesestörungen, die einen Mangel an Retinol-bindendem Protein (RBP) nach sich ziehen, der Fall. Bei Intensivpatienten werden relativ häufig subnormale Vitamin A-Plasmaspiegel gefunden. Aufgrund der Rolle des Vitamins A bei der Wundheilung und bei Immunreaktionen ist eine ausreichende Vitamin A-Substitution, ganz besonders bei langfristigen TPE-Regimen der oftmals multimorbiden Patienten mit präoperativ depletierten Speichern, von überragender Bedeutung.

Fälle von manifesten klinischen Vitamin A-Mangelzuständen sind nach sehr langfristiger TPE bekannt geworden. In einem Fall konnte die im Verlaufe der langfristigen TPE entstandene Nachtblindheit auf den Sorptionseffekt zurückgeführt werden. Die Polyvinylkunststoffbeutel wurden bis zu einer Woche vor Gebrauch mit Teillösungen versehen und bei 4° C in der Dunkelheit zwischengelagert. Die Vitamin A-Verluste betrugen hierbei bis zu 50 % (Howard et al. 1980). Durch Verwendung des Palmitinsäure-Esters, durch lichtgeschützte Infusion zur Reduzierung der Fotodegradation sowie durch Zumischen des Vitamin A-haltigen Vitamin-Supplements zur Infusionslösung unmittelbar vor Infusionsbeginn läßt sich die Inaktivierung des Vitamin A deutlich reduzieren.

3.10.8.4 Pankreaserkrankungen und Alkoholismus

Die Mukoviszidose [zystische (Pankreas)-Fibrose] geht nicht selten mit niedrigen Vitamin A-Spiegeln einher. In einer aktuellen Erhebung an 31 Patienten mit zystischer Fibrose wiesen 3 Patienten eine konjunktivale Xerose auf, obwohl diesen Patienten routinemäßig Vitamin A-Supplemente verordnet wurden (Vernon et al. 1989).

Bei alkoholischer Hepatopathie wird eine Entspeicherung der Vitamin A-Leberreserven beobachtet, die letztlich zu einem Absinken der Vitamin A-Plasmaspiegel führt (Leo et al. 1983). Die gewöhnlich unzureichende biologische Wertigkeit der Eiweißfraktion in der Nahrung des chronisch Alkoholkranken bedingt zusätzlich eine RBP-Synthesestörung.

3.10.8.5 Seltene Indikationen

Bei der sehr seltenen A-β-Lipoproteinämie ist die Fraktion der β-Lipoproteine durch das völlige Fehlen von Apolipoprotein B kaum bis gar nicht mehr existent. Demzufolge beträgt der Serumtriglyceridspiegel nur noch 0–20 mg/100 ml. Vitamin A ist durch die Fettmalabsorption und Chylomikronenbildungsstörung kaum verfügbar. Die schweren Organdefekte können durch eine frühzeitige symptomatische Therapie verhindert werden.

Bei **insulinpflichtigen Diabetikern** lassen sich erniedrigte Spiegel sowohl an Retinol als auch an RBP nachweisen (Basu und Leichter 1989). Die zugrundeliegenden Mechanismen sind weitestgehend ungeklärt.

Eine Vitamin A-Gabe kann außerdem zur **adjuvanten Krebstherapie** angezeigt sein. Heute gelten die wachstums- und differenzierungsregulierenden Eigenschaften wie auch die antipromovierende Wirkung des Retinols als gesichert. Vitamin A beeinflußt das Immunsystem, die Glykoproteinsynthese und die Genexpression auf den verschiedensten nukleären und extranukleären Ebenen und greift in spezifische Differenzierungs- und Transformierungsvorgänge regulierend ein. In verschiedenen Studien konnte gezeigt werden, daß eine optimale Vitamin A-Versorgung die Tumorinduktionsschwelle – z.b. durch Karzinogene und Co-Karzinogene wie Zigarettenrauchkondensat, Benzo(a)pyren und verschiedene Promotoren – relevant erhöht (Madani und Elmongy 1986).

3.10.9 Behandlungsmaßnahmen

3.10.9.1 Parenterale Applikation

Zur Substitution sollte Vitamin A nicht als reines Retinol wegen der potentiell toxischen Wirkung von nicht-RBP-gebundenem Retinol verabreicht werden. Positives Erkenntnismaterial liegt für die Anwendung der Vitamin A-Ester Retinylpalmitat und -stearat vor. Zur Vitamin A-Erhaltungstherapie des Erwachsenen sind Tagesdosen im Bereich von 2500 I.E.–4000 I.E. (750–1200 µg Retinol-Äquivalent) vollkommen ausreichend (Lowry und Brennan 1985). Ohne zwingende Indikationsstellung sollten Tagesdosen von über 10000 I.E. (3000 µg Retinol-Äquivalent) routinemäßig nicht angewandt werden. Für alle Reifgeborenen und Kinder werden 700 µg Retinoläquivalente empfohlen. Für Frühgeborene erscheint eine Tagesdosis von 500 µg Retinoläquivalente pro kg Körpergewicht vollkommen ausreichend (Greene et al., 1988).
In Form von wassermischbaren Zubereitungen kann Vitamin A kompatiblen Infusionslösungen zugespritzt werden, aber auch in Form einer fettlöslichen Präparation fertigen Fettemulsionen zugemischt werden. Gelangt Vitamin A über viele Stunden sehr langsam aus (kunststoffhaltigen) Mischbeutel-Systemen zur Anwendung, ist prinzipiell an Sorptionsverluste zu denken, die beim Retinolacetat klinisch relevante Größenordnungen ausmachen können (Gutcher et al. 1984). Bei schweren Vitamin A-Mangelzuständen können intramuskuläre Einzeldosen bis zu 100000 I.E. (30000 µg Retinol-Äquivalent) verabreicht werden.

3.10.9.2 Orale Applikation

Zur Prophylaxe eines Vitamin A-Mangels sind Tagesdosen von 1500–10000 I.E. (450–3000 µg Retinol-Äquivalent) vollkommen ausreichend. In Form einer einmaligen Dosis kann der obere Grenzwert von 10000 I.E. (3000 µg Retinol-Äquivalent) aber auch deutlich überschritten werden.
Die orale Therapie erfolgt mit Tagesdosen von 5000–150000 I.E. (1500–45000 µg Retinol-Äquivalent) (in Einzelfällen und initial auch wesentlich höher).
Zur Behandlung der Xerophthalmie wird von der Weltgesundheitsorganisation (WHO) bei Kindern über einem Jahr empfohlen: 110 mg Retinylpalmitat oral oder 55 mg intramuksulär und am nächsten Tag nochmals 100 mg oral. 40 I.E. Vitamin E können zusätzlich gegeben werden, um eine erhöhte Wirksamkeit des Vitamin A zu erlangen.

Literatur

Anonymus: Nutrition Reviews. Vitamin A and the thyroid. Nutr. Rev. 37 (1979), 90–91.
Appling, D.R., Chytil, F.: Evidence of a role for retinoic acid (vitamin a acid) in the maintenance of testosteron production in male rats. Endocrinology 108 (1981), 2120–2123.
Bässler, K.H.: Vitamin A und Retinoide. DAZ 128 (1988), 2665.
Basu, T.K., Leichter, J.: Serum vitamin A and retinol-binding protein in patients with insulin-dependent diabetes mellitus. Am. J. Clin. Nutr. 50 (1989), 329–331.
Bedo, G., Santisteban, P., Arando, A.: Retinoic acid regulates growth hormone gene expression. Nature 339 (1989), 231–234.
Biesalski, H.K.: Vitamin A: Indikation und Therapie. I. Ätiologie, Diagnostik und Symptomatik des ernährungsbedingten marginalen Vitamin A-Mangels. VitaMinSpur 3 (1988), 160–166.
Biesalski, H.K.: Vitamin A: Indikation und Therapie, II. Ätiologie des Vitamin A-Mangels als Folge unterschiedlicher Grunderkrankungen. Vita MinSpur 4 (1989), 6–12.
Brand, N., Petkovich, M., Krust, A., Chambon, P., deThe, H., Marchio, A., Tiollais, P., Dejean, A.: Nature 332 (1988), 850–853.
Bundeslebensmittelschlüssel für Verzehrserhebungen (BLS): Version II. Bundesgesundheitsamt, Berlin 1990.
Connet, J.E., Kuller, L.H., Kjelsberg, M.O. et al.: Relationship between caro-

tinoids and cancer: the multiple risk factor intervention trial (MRFIT) study. Cancer, 64 (1989), 126–134.

DeLuca, L.M., Silverman-Jones, C.S., Rimoldi, D., Creek, K.E., Warren, C.D.: Retinoids and Glycosylation. Chemica Scripta 27 (1987), 193–198.

Deutsche Gesellschaft für Ernährung (DGE): Empfehlungen für die Nährstoffzufuhr. Umschau-Verlag, Frankfurt 1991.

Ernährungsbericht 1984 im Auftrag des Bundesministers für Jugend, Familie, Frauen und Gesundheit und des Bundesministers für Ernährung, Landwirtschaft und Forsten, Umschau-Verlag, Frankfurt 1984.

Ernährungsbericht 1988 im Auftrag des Bundesministers für Jugend, Familie, Frauen und Gesundheit und des Bundesministers für Ernährung, landwirtschaft und Forsten, Umschau-Verlag, Frankfurt 1988.

Evans, R.M.: The steroid and thyroid hormone super family. Science 240 (1988), 889–895.

Friedrich, W.: In: Handbuch der Vitamine. Hrsg. von W. Friedrich, Urban und Schwarzenberg-Verlag, München–Wien–Baltimore 1987.

Gaziano, J.M., Manson, J.A., Ridker, P.M., Buring, J.E., Hennekens, C.H.: Betacarotene therapy for chronic stable angina. American Heart Ass. Meeting, 63rd Scientific Session, Nov 12–15, Dallas 1990.

Greene, H.L., Hambidge, K.M., Schanler, R., Tsang, R.C.: Guidelines for the use of vitamins, trace elements, calcium, magnesium and posphorus in infants and children receiving total parenteral nutrition: report of the subcommittee of pediatric parenteral nutrient requirements from the committee on clinical practice issues of the American Society for clinical nutrition. Am. J. Clin. Nutr. 48 (1988), 1324–1342.

Gutcher, G.R., Lax, A.A., Farrell, P.M.: Vitamin A losses to plastic intravenous infusion devices and improved method of delivery. Am. J. Clin. Nutr. 40 (1984), 8–13.

Howard, L., Chu, R., Feman, S., Mintz, H., Ovesen, L., Wolf, B.: Vitamin A deficiency from long-term parenteral nutrition. Ann. Int. Med. 93 (1980), 576–577.

Hume, E.M., Krebs, H.A.: Med Res. Counc. (Gt. Brit.), Spec. Rep. Ser. 264 (1949).

Jetten, A.M.: Modulation of cell growth by retinoids and their possible mechanisms of action. Fed. Proc. 43 (1984), 134–139.

Krinski, N.I.: Carotenoids and cancer in animal models. J. Nutr., 119 (1989), 123–126.

Lachance, P.: Dietary intake of carotenes and the carotene gap. Clinical Nutr. 7 (1988), 116–122.

Leo, M.A., Sato, M., Lieber, C.S.: Effect of hepatic vitamin A depletion on the liver in humans and rats. Gastroenterology 84 (1983), 562–572.

Lowry, S.f., Brennan, M.F.: Vitamin requirements of intravenously fed man. J. Envir. Pathol. Tox. 5 (1985), 91–103.

Madani, K.A., Elmongy, M.B.: Role of vitamin A in cancer. Nutr. Res. 6 (1986), 863–875.

Manson, J.A., Stampfer, M.J., Willett, W.C., Colditz, G.A., Rosner, B., Speizer, F., Hennekens, C.H.: A prospective study of antioxidant vitamins and incidence of coronary heart disease in women. American Heart Ass Meeting, 64rd Scientific Session, Nov. 11–14, Anaheim 1991.

McGuire, B.W., Orgebnin-Crist, M.-C., Chytil, F.: Autoradiographic localization of serum retinol-binding protein in rat testis. Endocrinology 108 (1981), 658–667.

Olson, J.A.: Vitamin A. In: Handbook of Vitamins (L.J. Machlin, ed.), Marcel Dekker, New York, Basel 1984.

Olson, J.A., Gunning, D.B., Tilton, R.A.: Liver concentrations of Vitamin A and carotinoids as a functions of age and other parameters of American children who died of various causes. Am. J. Clin. Nutr. 39 (1984), 903–910.

Petkovich, M., Brand, N.J., Krust, A., Chambon, P.: A human retinoic acid receptor which belongs to the family of nuclear receptors. Nature 330 (1987), 444–450.

Pinnock, C.B., Douglas, R.M., Badcock, N.R.: Vitamin A status in children who are prone to respiratory tract infections. Austr. Paediatr. J. 22 (1986), 95–99.

Rapoport, S.M.: Medizinische Biochemie. Verlag Volk und Gesundheit, 5. Auflage, Berlin 1969.

Recommended Dietary Intakes Around the World. A Report by Committee 1/5 of the international Union of Nutritional Sciences (1982). Commonwealth Agricultural Bureaux, John Wiley & Sons LTD, Nutrition Abstracts and Reviews. Reviews in Clinical Nutrition 53 (1983), 11.

Sauberlich, H.e., Hodges, R.E., Wallace, D.L., Kolder, H., Canham, J.E., Hood, J., Raica, N., Lowry, L.K.: Vitamin A Metabolism and Requirements in the Human Studied with the Use of Labeled Retinol. Vitam. Hormones 32 (1974), 251–275.

Shibata, A., Sasaki, R., Ito, Y., Hamajima, N., Suzuki, S., Ohtani, M., Aoki, K.: Serum concentration of beta-carotene and intake frequency of green-yellow vegetables among healthy inhabitants of Japan. Int. J. Cancer 44 (1989), 48–52.

Sommer, A., Hussaini, G., Tarwotjo, I., Susanto, D.: Increased mortality in children with mild Vitamin A deficiency. Lancet (1983), 585–588.

Sommer, A., Katz, J., Tarwotjo, I.: Increased risk of respiratory disease and diarrhoe in children with preexisting mild vitamin A deficiency. Am. J. Clin. Nutr. 40 (1984), 1090–1095.

Souci, S.W., Fachmann, W., Kraut, H.: Die Zusammensetzung der Lebensmittel. Nährwert-Tabelle, Stuttgart 1989.

Stich, H.F., Mathew, B., Sankaranarayanan, R., Nair, M.K.: Remission of precancerous lesions in the oral cavity of tobacco chewers and maintenance of the protective effect of betacarotene or vitamin A. Am. J. Clin. Nutr., 53 (1991), 298–304.

Stryer, L.: Die Sehkaskade. Spektrum der Wissenschaft (1987), 86–95.

van Dokkum, W.: Retinol, total carotenoids, beta-carotene, and tocopherols in total diets of male adolescents in the Netherlands. J. Agric. Food Chem. 38 (1990), 211–216.

Vernon, S. A., Neugebauer, M. A. Z., Brimlow, G., Tyrell, J. C., Hiller, E. J.: Conjunctival Xerosis in cystic fibrosis. J. Royal. Soc. Med. 82 (1989), 46–47.

Wald, G.: Die molekulare Basis des Sehvorgangs (Nobel-Vortrag). Angew. Chem. 80 (1968), 857–920.

Wechsler, I.: Vitamin A deficiency following small bowel bypass surgery for obesity. Arch. Dermatol. 115 (1979), 73–78.

WHO (Weltgesundheitsorganisation): In point of fact No. 62/1988. Zit. in Bundesgesundheitsblatt 1 (1989), 25–26.

Wolf, G.: Multiple functions of Vitamin A. Physiol. Rev. 64 (1984), 873–937.

Zachmann, R. D.: Retinol (vitamin A) and the neonate: special problems of the human premature infant. Am. J. Clin. Nutr. 50 (1989), 413–424.

Ziegler, R. G.: A review of epidemiologic evidence that carotenoids reduce the risk of cancer. J. Nutr., 119 (1989), 116–122.

Zile, M., Bunge, E. C., DeLuca, H. F.: Effect of vitamin A deficiency on intestinal cell proliferation in the rat. J. Nutr. 107 (1977), 552–560.

Zile, M. H., Bunge, E. C., DeLuca, H. F.: On the physiological basis of vitamin A-stimulated growth. J. Nutr. 109 (1979), 1787–1796.

3.11 Vitamin D

3.11.1 Chemie

Vitamin D ist ein Oberbegriff für Seco-Steroide (der B-Ring im Steroid ist aufgebrochen) mit biologisch aktiver Wirkung. Von medizinischer Bedeutung (Abb. 3-41) sind Vitamin D_2 (Ergocalciferol, CAS-Nr. 50-14-6; Molekülmasse 396,63), Vitamin D_3 (Cholecalciferol, CAS-Nr. 67-97-0; Molekülmasse 384,62) und die biologisch ebenfalls aktiven Metabolite Calcidiol (25-Hydroxycholecalciferol), Calcitriol (1,25-Dihydroxycholecalciferol). Die Bezeichnung Vitamin D geht auf McCollum zurück, der 1922 den Nachweis erbrachte, daß die antirachitische Wirkung des Fischlebertrans auf der Existenz eines Wirkstoffes beruht, welcher für den Knochenstoffwechsel essentiell ist. Bereits 1919 heilte Mellanby eine diätetisch erzeugte Rachitis bei jungen Hunden mit Fischleberöl und Huldschinsky rachitische Kinder mit ultravioletter Bestrahlung (Miller und Norman 1984). Die Strukturaufklärung von Vitamin D_2 erfolgte durch Windaus und Askew 1932 und von Vitamin D_3 1936 durch Windaus. Etwa zur gleichen Zeit erfolgte durch Brockmann die Isolierung und Strukturaufklärung des antirachitischen Faktors im Fischleberöl (Friedrich 1987).

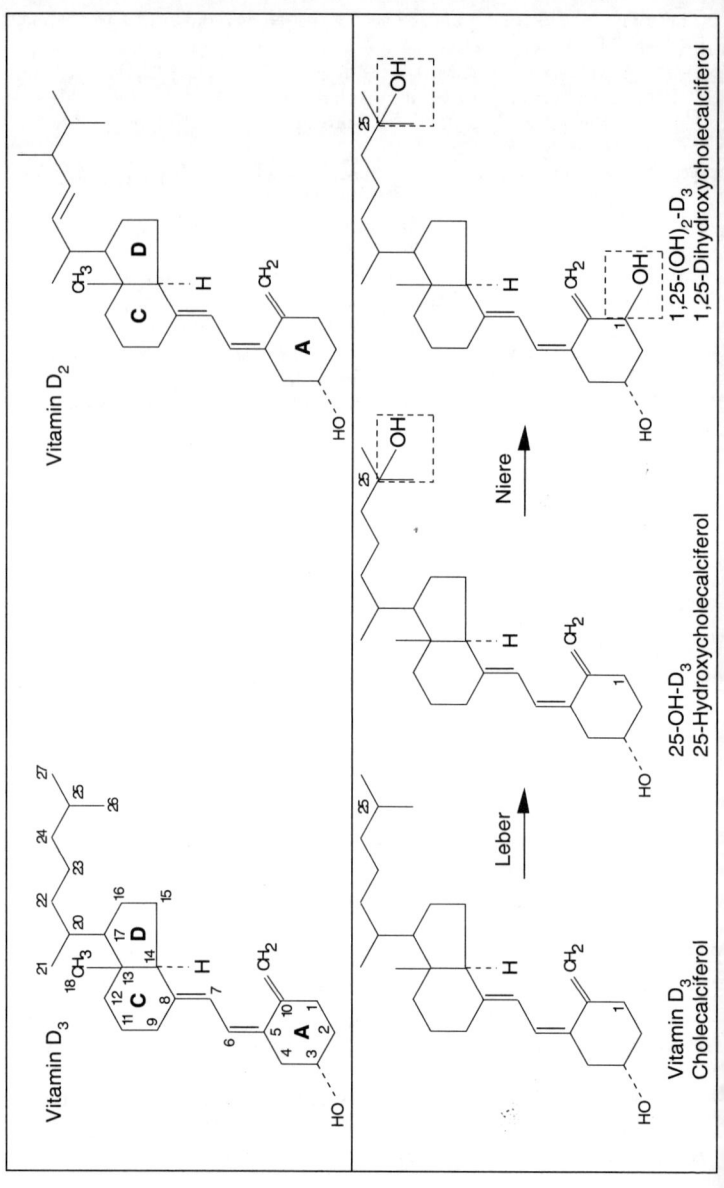

Vitamin D_2 und D_3 sind ein weißes bis gelbliches Pulver, unlöslich in Wasser, mäßig löslich in Fetten, Öl, Ethanol, leicht löslich in Aceton, Ether und Chloroform. Vitamin D ist empfindlich gegen O_2, Licht und Hitze, in trockener Form jedoch unter Lichtschutz sowie in Gegenwart von Antioxidantien stabil.

3.11.2 Vorkommen

Beim Vitamin D unterscheidet man mehrere biologische Wirkstoffe, die insgesamt als Calciferole bezeichnet werden. Als Provitamin in tierischen Lebensmitteln fungiert das 7-Dehydrocholesterin, das aus Cholesterin aufgebaut wird. In der Haut wird es unter Einwirkung von UV-Strahlung bei gleichzeitiger Wärmeeinwirkung (thermische Reaktion) zu Vitamin D_3 (Cholecalciferol) umgewandelt. In pflanzlichen Lebensmitteln findet sich Ergosterin, das eine vergleichbare Provitaminfunktion hat. Nach Aufnahme durch den Menschen kann in der Haut daraus ebenfalls Vitamin D_2 (Ergocalciferol) gebildet werden. Vitamin D_2 und D_3 weisen beim Menschen die gleiche Vitaminwirksamkeit auf.

Vitamin D ist in unterschiedlichen, meist aber sehr geringen Mengen in Lebensmitteln enthalten, und wenn, dann hauptsächlich in tierischen Produkten (Cholecalciferol $\hat{=}$ Vitamin D_3) vorhanden. So enthalten einige Seefischarten wie z.B. Lachs, Sardinen und Heringe durchaus nennenswerte Mengen, wobei Fisch(leber)öle (Lebertrane) sogar extrem Vitamin D-reich sind (Souci et al. 1986). Aufgrund der Verzehrsgewohnheiten kommt dem Gehalt in Fisch(leber) allerdings nicht die überragende Bedeutung bei der Bedarfsdeckung zu. Der Gehalt in sonstigen Lebensmitteln tierischer Herkunft ist eher gering. Lediglich in der Leber einiger Tierarten sind nennenswerte Vitamin D-Mengen vorhanden. Da der Verzehr von Innereien relativ niedrig ist, kommt dem Vitamin D-Vorkommen hier ebenfalls keine besondere Bedeutung zu.

Bei Milch und Butter hängt der Vitamin D-Gehalt wesentlich von der Jahreszeit ab, da unter intensiver UV-Bestrahlung die Eigensynthese im Sommer größer ist als im Winter (Friedrich 1987). Entsprechend

Abb. 3-41: Vitamin D – Schrittweise Hydroxylierung des Vitamins D_3 in der Leber zum 25-Hydroxycholecalciferol und in der Niere zum 1,25-Dihydroxycholecalciferol

mehr Vitamin D wird ausgeschieden, wodurch die Schwankungen z.B. in der Milch um den Faktor von 1 : 10 erklärt werden können. Über das Vorkommen von Vitamin D in Lebensmitteln informiert Tab. 3-34 (Souci et al. 1989; BLS 1990).

Tab. 3-34: Vitamin D – Vorkommen in verschiedenen Lebensmitteln nach Bundeslebensmittelschlüssel (BLS) 1990 und Souci, Fachmann, Kraut (SFK) 1989.

		BLS	SFK
		μg/100 g	
Hühnerei:		2,4	5,0
Milch- und Milch-produkte:	Kuhmilch	0,1	0,063
	Sahne (30% Fett)	1,0	1,1
	Käse		
	-Camembert	0,8	*
	-Gouda	0,9	1,25
	Butter	1,0	1,3
Fleisch:	Kalbsleber	0,3	0,33
	Rinderleber	1,7	*
	Schweineleber	1,1	0,5–5,0
Fisch:	Heringe	20,8	31,0
	Lachs	17,0	16,3
	Sardinen	6,8	45,0
	Thunfisch	3,2	*
	Kabeljau	1,2	*
	Makrele	0,9	0,5–1,38
Gemüse:	Karotte	0,0	*
Fette/Öle:	Fischleberöl	300,0	330,0
Obst/Früchte:	Avocado	5,0	10,0

* keine Angabe zum Gehalt bzw. Lebensmittel nicht aufgeführt

Pflanzen enthalten bis auf wenige Ausnahmen so gut wie kein vorgeformtes Vitamin D (Ergocalciferol = Vitamin D_2), jedoch ist dessen Provitamin (Ergosterin) hier enthalten. Generell gilt jedoch die Feststellung, daß die normale Durchschnittskost des Menschen nur eine dürftige Quelle für Vitamin D ist. Deshalb werden bereits seit Jahren einzelne Grundnahrungsmittel in vielen Ländern mit unterschiedlichen Mengen von Vitamin D angereichert. In der Bundesrepublik Deutschland wurde z.B. eine Vitamin D-Anreicherung hauptsächlich bei Babynahrung und Margarine vorgenommen. Beschränkung der Anreicherung auf einige wenige Lebensmittel gibt einerseits höchstmöglichen Schutz vor einer potentiellen Überdosierung und trägt andererseits wesentlich zur Rachitisprophylaxe bei.

3.11.3 Stoffwechsel und Pharmakokinetik

Mit der Nahrung aufgenommenes Vitamin D wird durch passive Diffusion aus dem gesamten Dünndarm über Chylomikronen des Lymphsystems resorbiert. Gallensäuren, Milch und Fett fördern die Resorption. Vitamin D wird nicht nur über die Nahrung aufgenommen, sondern reichlich in der Haut aus 7-Dehydrocholesterin unter Einwirkung von UV-Bestrahlung gebildet. Über Blut und Lymphkapillare gelangt Cholecalciferol in den Kreislauf und wird in zwei Hydroxylierungsschritten zunächst in der Leber und dann in der Niere in die biologisch aktive Form überführt. Da Vitamin D neben der physiologischen Produktion in der Haut auch mit Nahrung oder als Arzneimittel aufgenommen wird, sind Intoxikationen durch Überdosierungen möglich. Neben der Assoziation an Chylomikronen der Lymphe sind Vitamin D und seine Metabolite an die α-Globulinfraktion (DBP = D-binding protein) mit hoher Affinität gebunden. Vitamin D und seine Metaboliten werden überwiegend im Fett und Muskel gespeichert. Zur Entfaltung seiner biologischen Aktivität muß Vitamin D zunächst in seine aktiven Metabolite umgewandelt werden. Im ersten Schritt wird Cholecalciferol überwiegend in der Leber, zu einem geringeren Anteil auch in Darm und Niere zu $25\text{-OH-}D_3$ (Calcidiol) und anschließend ausschließlich in der Niere zu $1,25\text{-(OH)}_2\text{-}D_3$ (Calcitriol) hydroxyliert. Die Ausscheidung von Vitamin D und seiner Metabolite erfolgt zum größten Teil nach einem enterohepatischen Kreislauf über die Galle und nur gering mit dem Urin. Calcidiol und Calcitriol passieren die Plazentaschranke und gehen in den fetalen Kreislauf über. Die Eliminationshalbwertszeit von Cholecalciferol aus dem Plasma ist dosisabhängig und beträgt 4,5 Tage bei einer Konzentration von 9×10^{-8} M, die von Calcidiol bei gleicher Konzentration 31 Tage und die von Calcitriol bei einer Konzentration von 10^{-10} M 1–5 Stunden (Hanck 1986).

3.11.4 Biochemische Funktion

Vitamin D muß als Vorstufe für hormonartige Wirkstoffe gesehen werden, die in die Regulation des Calcium- und Phosphathaushalts eingreifen. Der wichtigste, wenn auch höchstwahrscheinlich nicht der einzige metabolisch aktive Metabolit ist 1,25-Dihydroxycholecalciferol (1,25-$(OH)_2D_3$). Die wichtigsten Wirkorte für die Vitamin D-Hormone sind Darm, Niere und Knochen. Im Darm wird die Calcium- und Phosphatresorption gefördert, im Knochen die Mobilisation von Calcium und Phosphat sowie die Mineralisation, und in der Niere die Rückresorption von Calcium und Phosphat. Durch diese Effekte, die im Zusammenhang mit den Wirkungen von Parathormon und Calcitonin gesehen werden müssen, werden Calcium- und Phosphatspiegel aufrechterhalten, die für die normale Ossifikation erforderlich sind.

3.11.4.1 Wirkort Darm

1,25-$(OH)_2D_3$ wird in der Darmschleimhaut an spezifische Rezeptoren im Chromatin gebunden und induziert die Synthese eines calciumbindenden Proteins und anderer Proteine wie alkalische Phosphatase, Calcium-stimulierbare ATPase und Phytase (Miller und Norman 1984). Ursprünglich hat man die Förderung der Calciumresorption mit der Induktion des calciumbindenden Proteins assoziiert. Spätere Untersuchungen haben aber gezeigt, daß maximale Spiegel an calciumbindendem Protein erst 48 Stunden nach Verabreichung von 1,25-$(OH)_2D_3$ erreicht werden, während die maximale Geschwindigkeit der Calcium-Resorption schon nach 12−14 Stunden erreicht wird. Die Calcium-Resorption nimmt dann bereits wieder ab, wenn die Konzentration des calciumbindenden Proteins noch maximal ist (Miller und Norman 1984). Die Rolle des calciumbindenden Proteins ist also noch unklar, ebenso wie der Wirkungsmechanismus von 1,25-$(OH)_2D_3$. Möglich ist auch eine direkte Interaktion von 1,25-$(OH)_2D_3$ mit der Membran der Mucosazellen.

3.11.4.2 Wirkort Knochen

Durch die Tätigkeit der Osteoklasten und Osteoblasten besteht im Knochen ein Gleichgewicht zwischen Demineralisation (Calcium- und Phosphat-Mobilisation) und Mineralisation, welches Wachstum und Anpassung an unterschiedliche Beanspruchung ermöglicht. 1,25-$(OH)_2D_3$ fördert die Demineralisation und Mobilisation von Calcium und Phosphat und greift dabei an den Osteoklasten an. Der Wirkungsmechanismus ist nicht geklärt. Einziger Hinweis auf eine hormonelle Wirkung am Knochen ist die Lokalisation von 1,25-$(OH)_2D_3$ in Knochenzellen und die Hemmung der Wirkung durch Antimycin D. Möglicherweise ist 1,25-$(OH)_2D_3$ für die Differenzierung von Makrophagen zu Osteoklasten erforderlich (Friedrich 1987).

Die Heilung von Knochendefekten bei der Osteomalazie wird durch 1,25-$(OH)_2D_3$ nicht so wirkungsvoll gefördert wie durch Cholecalciferol oder 25-OH-D_3 (Bordier et al. 1978). Es wird daher angenommen, daß andere Vitamin D-Metabolite, entweder 24,25-$(OH)_2D_3$ oder 25-OH-D_3 spezifisch für die Mineralisation erforderlich sind (Fraser 1984).

1,25-$(OH)_2D_3$ induziert in Osteoblasten die Synthese eines Osteocalcin-Vorläufers, welcher durch Vitamin K-abhängige γ-Carboxylierung in Osteocalcin umgewandelt wird (zur Bedeutung von Osteocalcin siehe Vitamin K).

3.11.4.3 Wirkort Niere

In den distalen Nierentubuli fördert 1,25-$(OH)_2D_3$ die Calcium-Rückresorption, die sich jedoch nur auf etwa 1 % der filtrierten Ca^{2+}-Ionen bezieht (Friedrich 1987).

3.11.4.4 Calcium- und Phosphat-Homöostase (DeLuca 1979)

Alle Wirkungen von Vitamin D-Metaboliten auf die Calcium- und Phosphat-Homöostase stehen in engem Zusammenhang mit zwei weiteren Hormonen: Parathormon und Calcitonin (Abb. 3-42).

Ein Absinken des Calcium-Spiegels im Plasma unter den Sollwert führt zur Ausschüttung von Parathormon. Dieses hemmt die Phosphatrückresorption in der Niere und fördert den Calcium-Rücktransport. Es stimuliert in der Niere die 25-OH-D_3-1α-Hydroxylase, wirkt also als Tropin für die Synthese von 1,25-$(OH)_2D_3$. Zusammen mit letzterem mobilisiert Parathormon Calcium und Phosphat aus dem Knochen. 1,25-$(OH)_2D_3$ fördert zugleich die Calcium-Resorption aus dem Darm. Insgesamt führen die Vorgänge zu einem Anstieg des Calcium-Spiegels im Plasma. Wird der Sollwert überschritten, führt das zu einer Sekretion von Calcitonin. Dieses hemmt die Calcium- und Phosphatmobilisation aus dem Knochen. 1,25-$(OH)_2D_3$ steuert die alternative Bildung von 1,25- oder 24,25-$(OH)_2D_3$: Hohe Konzentrationen reprimieren die Synthese der 25-OH-D_3-1α-Hydroxylase im Sinne einer Feedback-Kontrolle und induzieren die Synthese der 24-Hydroxylase. Die alternative Bildung von 1,25- oder 24,25-$(OH)_2D_3$

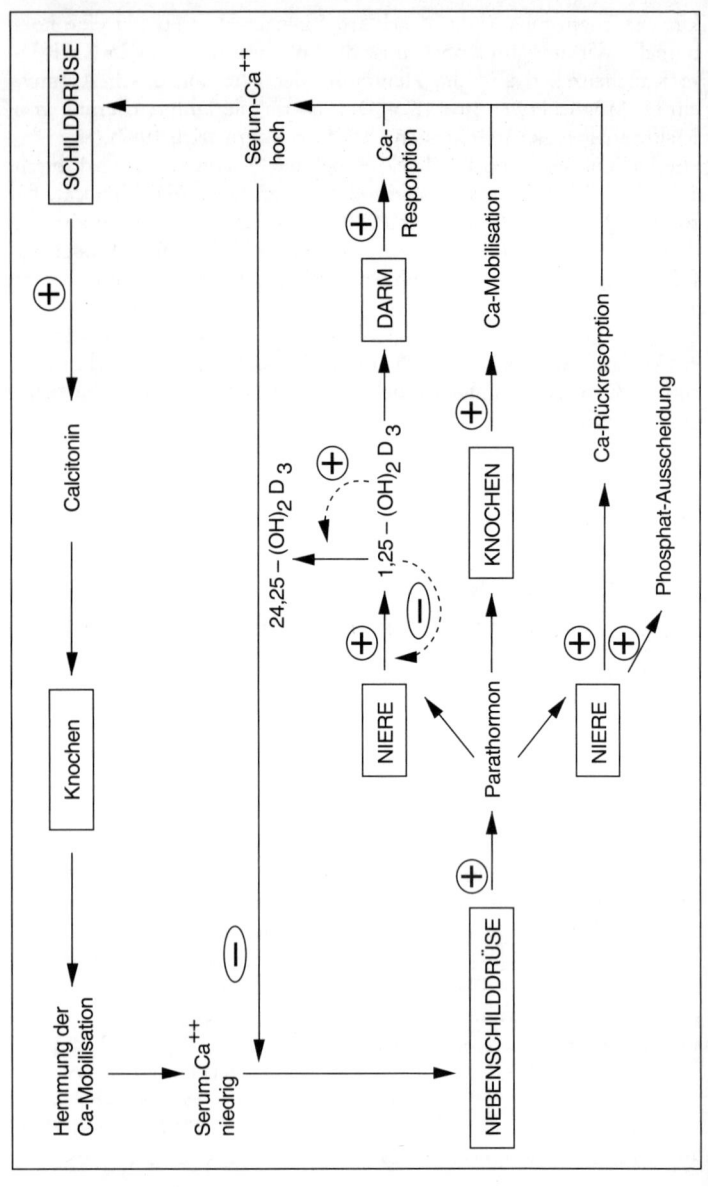

kann aber auch über den Spiegel an anorganischem Phosphat direkt reguliert werden: niedrige Phosphatspiegel stimulieren die Synthese von 1,25-$(OH)_2D_3$ und hemmen die Synthese von 24,25-$(OH)_2D_3$; bei hohen Phosphatspiegeln ist es umgekehrt.

Eng mit diesen Vorgängen ist die Homöostase von anorganischem Phosphat verknüpft. Ein Absinken des Phosphatspiegels verursacht eine gesteigerte Synthese von 1,25-$(OH)_2D_3$ in der Niere und führt über einen Anstieg des Spiegels an ionisiertem Calcium zum Absinken von Parathormon. 1,25-$(OH)_2D_3$ fördert die Phosphatresorption im Darm. Die Hypophosphatämie und der niedrige Spiegel an Parathormon führen zu maximaler Stimulierung der Phosphatrückresorption in der Niere, während die Calcium-mobilisierende Wirkung von 1,25-$(OH)_2D_3$ am Knochen wegen des geringen Parathormonspiegels minimal ist. Die Vorgänge führen zu einem Anstieg des Phosphatspiegels, der die gesamten Effekte wieder rückgängig macht.

Vitamin D_2 (Ergocalciferol) hat die gleichen Wirkungen wie Vitamin D_3 (Cholecalciferol) und wird in gleicher Weise metabolisiert. Die Produktion von 25-Hydroxyergocalciferol und 1,25-Dihydroxyergocalciferol ist nachgewiesen worden (Jones et al. 1976).

3.11.5 Bedarf

Vitamin D nimmt innerhalb der essentiellen Nährstoffe eine Sonderstellung ein, da es aufgrund körpereigener Synthesefähigkeit nicht immer unbedingt mit der Nahrung zugeführt werden muß. Der gesunde Erwachsene ist durchaus in der Lage, bei entsprechender Sonnenexposition seinen Bedarf durch Eigensynthese zu decken. Die Empfehlungen verschiedener Länder geben dementsprechend teilweise keine Zufuhrdaten für den Erwachsenen an (z.B. Indien, Indonesien, Mexiko, Philippinen) bzw. beschränken ihre Zufuhrmengen lediglich auf Kinder (Österreich, Korea, Türkei) (Recommended Dietary Intakes Around the World 1983). Andere Länder variieren zwischen 2,5 und 10 µg/Tag, wobei klimatische Verhältnisse ebenso berücksichtigt wurden wie die Häufigkeit entsprechender Mangelerscheinungen. Da die UV-Strahlung in nördlichen Ländern gering ist und ein Großteil der Bevölkerung in industriellen Ballungsgebieten lebt, deren Dunstglocke die UV-Einstrahlung zusätzlich mindert, wird auch bei uns eine tägliche Zufuhr von Vitamin D empfohlen, um das

Abb. 3-42: Regelkreis der Calcium-Homöostase

potentielle Risiko unzureichender Eigensynthese zu eliminieren. Daß die regelmäßige orale Zufuhr von Vitamin D gerechtfertigt ist, wird durch das immer noch vorkommende Auftreten der Rachitis bestätigt. Gegen Ende des 19. Jahrhunderts spielte diese Erkrankung noch eine sehr große Rolle. Erst nach Einführung geeigneter prophylaktischer Maßnahmen (zunächst Lebertran, später Vigantol-Stoß, heute stumme Feiung über angereicherte Lebensmittel bzw. regelmäßige medikamentöse Vitamin D-Substitution) wurde eine Verbesserung der Situation erreicht. Unter diesen Aspekten scheint es deshalb gerechtfertigt, für Vitamin D Empfehlungen zur wünschenswerten Höhe der Zufuhr auszusprechen, auch wenn es sich im engeren Sinne nicht um einen essentiellen Nährstoff handelt. Die von der DGE 1991 als wünschenswert erachteten Mengen sind in Tab. 3-35 wiedergegeben. Die Empfehlungen werden in Gewichtseinheiten angegeben, wobei 1 µg Ergocalciferol bzw. Cholecalciferol 40 I.E. entspricht. Noch vor wenigen Jahren hatte die DGE für den gesunden Erwachsenen keine detaillierten Empfehlungen für eine regelmäßige Vitamin D-Zufuhr ausgesprochen (DGE 1975). Ergebnisse biochemischer Untersuchungen, die teilweise sehr niedrige Konzentrationen von Vitamin D-Metaboliten im Plasma (im Frühjahr häufiger Meßwerte im kritischen Bereich als im Herbst) bei verschiedenen Bevölkerungsgruppen in der Bundesrepublik zeigten (Ernährungsbericht 1984), führten zu der Empfehlung einer regelmäßigen Zufuhr von 5 µg/Tag für den Erwachsenen. Eine besonders kritische Phase für eine optimale Vitamin D-Versorgung stellt die frühe Kindesentwicklung dar. Dementsprechend hoch liegen die Empfehlungen. Von der Geburt an bis zum 1. Lebensjahr wird eine orale Zufuhr von 10 µg/ Tag als wünschenswert angesehen (DGE 1991). In allen anderen Lebensabschnitten wird unabhängig von Geschlecht und Alter einheitlich eine Zufuhr von 5 µg/Tag empfohlen.

Da die Vitamin D-Gehalte von Muttermilch und auch Kuhmilch nicht ausreichend sind, werden die gebräuchlichen Säuglingsnahrungen mit Vitamin D angereichert (gewöhnlich 10 µg/l). Selbst eine noch höhere Zufuhr im frühen Kindesalter scheint vertretbar, wenn die klimatischen Verhältnisse eine ausreichende Sonnenexposition nicht erlauben. Durch die zusätzliche Zufuhr von 10–12,5 µg (entspricht dem Vitamin D-Gehalt in handelsüblichen Präparaten zur Rachitisprophylaxe) wird auch unter ungünstigen klimatischen Bedingungen ein ausreichender Schutz erreicht, wobei noch nicht mit dem Auftreten von Überempfindlichkeitsreaktionen zu rechnen ist. Die höheren Angaben für Schwangerschaft und Stillzeit sind Schätzwerte, die ebenfalls

Tab. 3-35: Vitamin D (Calciferol), empfohlene tägliche Zufuhr (DGE 1991)

Alter	µg/Tag
Säuglinge	
0 bis unter 4 Monate	10
4 bis unter 12 Monate	10
Kinder	
1 bis unter 4 Jahre	5
4 bis unter 7 Jahre	5
7 bis unter 10 Jahre	5
10 bis unter 13 Jahre	5
13 bis unter 15 Jahre	5
Jugendliche und Erwachsene	
15 bis unter 19 Jahre	5
19 bis unter 25 Jahre	5
25 bis unter 51 Jahre	5
51 bis unter 65 Jahre	5
über 65 Jahre	5
Schwangere	10
Stillende	10

zweiseitige Sicherheitsfaktoren (Über/Unterversorgung) beinhalten. Für bestimmte Bevölkerungsgruppen und nicht nur unter physiologischen Sonderbedingungen besteht nicht nur die Empfehlung, sondern ergibt sich die zwingende Notwendigkeit, Vitamin D mit der Nahrung zuzuführen. So ist die sog. «Immigrantenosteomalazie» darauf zurückzuführen, daß dunkelhäutige Rassen aufgrund ihrer Hautfarbe einen natürlichen Schutz vor zu starker Eigensynthese (äquatornahe Länder) haben. Bei unzureichender UV-Exposition in industriellen Ballungsgebieten der nördlichen Länder liegt bei diesen Personen ein oraler Vitamin D-Bedarf vor. Auch institutionalisierte ältere Menschen, die zudem noch bettlägerig sind, haben einen oralen Vitamin D-Bedarf, falls eine ausreichende Sonnenexposition unterbleibt. In früheren Zeiten waren häufiger auch Ordensschwestern, die aufgrund von Kleidervorschriften und Lebensweise kaum der Sonne ausgesetzt waren, für das Auftreten der Osteomalazie prädisponiert. In neuerer Zeit haben sich auch bei strengeren Ordensvereinigungen die Vorschriften gelockert und dementsprechend treten Mangelzustände nur noch selten auf.

In welchem Umfang die Eigensynthese zur Bedarfsdeckung beiträgt, läßt sich leicht berechnen, wenn man berücksichtigt, daß in 1 cm^2

Haut pro Stunde unter UV-Exposition 10 I.E. Vitamin D aus 7-Dehydrocholesterin gebildet werden können (Friedrich 1987). Daraus läßt sich ableiten, daß ein wesentlicher Beitrag zur Bedarfsdeckung geleistet wird, wenn selbst nur das Gesicht (Kleinkinder im Winter im Kinderwagen) bzw. Handrückenflächen für einige Zeit der Sonne ausgesetzt werden. Der Umfang der Eigensynthese nimmt einerseits mit dem Ausmaß der Sonnenexposition ab (Pigmentierung in den oberen Hautschichten) und andererseits ist im Alter die Konzentration am Provitamin 7-Dehydrocholesterin in der Haut vermindert, worauf altersbedingte Stoffwechselstörungen im Calcium-Haushalt zumindest teilweise zurückgeführt werden (Friedrich 1987).

Auch wenn unter geeigneten Bedingungen durch Eigensynthese von Vitamin D beim Menschen weit bedarfsüberschreitende Mengen gebildet werden können, ist auf diesem Wege eine Intoxikation nicht möglich. Dies beruht auf der Tatsache, daß Vitamin D von der Haut zur weiteren Metabolisierung (Aktivierung) in der Leber nur in Bindung an ein spezifisches Protein transportiert werden kann, und die begrenzte Kapazität dieses Transportproteins für Vitamin D (höhere Affinität zu bereits aktivierten Calciferolmetaboliten) vor einer Autointoxikation schützt.

3.11.6 Bedarfsdeckung

Der Vitamin D-Bedarf wird hauptsächlich durch Eigensynthese gedeckt. Die Zufuhr durch Lebensmittel spielt nur eine untergeordnete Rolle. Dennoch kann es unter kritischen Bedingungen (Klima, Lebensweise, Rasse) durchaus von Bedeutung sein, vermehrt Vitamin D exogen zuzuführen. Die wichtigsten Vitamin D-Lieferanten unter den Lebensmitteln stellen aufgrund gängiger Verzehrsgewohnheiten Fisch und Fischerzeugnisse sowie Milch, Eier und Margarine dar (Ernährungsbericht 1988). Dabei muß berücksichtigt werden, daß Margarine keinen natürlichen Gehalt an Vitamin D hat, sondern durch einen gesetzlich zugelassenen Zusatz von 25 µg/kg eine vergleichbare Vitamin D-Aufnahme gewährleistet ist, wie wenn Butter verwendet würde. Zur Verbesserung der Vitamin D-Versorgung kann lediglich die Empfehlung ausgesprochen werden, Fisch und Fischprodukte vermehrt zuzuführen, da ein stärkerer Konsum von Fetten und Eiern (Cholesterin) nicht propagiert werden kann, zumal ein erheblicher Prozentsatz der Bevölkerung in Industriestaaten unter erhöhten Blutfettwerten leidet.

Entsprechend dem unterschiedlichen Vorkommen von Vitamin D in Lebensmitteln pflanzlicher bzw. tierischer Herkunft nehmen Vegetarier deutlich weniger Vitamin D auf als Nicht-Vegetarier. Nach Angaben im Ernährungsbericht 1988 liegen männliche Nicht-Vegetarier mit ihrer Vitamin D-Aufnahme (hauptsächliche Vitamin D-Quelle Fisch und Milch) innerhalb der Empfehlungen von 5 µg/Tag. Dagegen unterschreiten alle anderen Untergruppen die wünschenswerte Höhe der Zufuhr um mindestens 20 %, wobei weibliche Vegetarier sogar nur 50 % (hauptsächlich Vitamin D-Quelle Milch und Eier) erreichen (Ernährungsbericht 1988).

Da Vitamin D in der Regel ausreichend im intermediären Stoffwechsel gebildet werden kann, wird die niedrige orale Vitamin D-Zufuhr der Vegetarier nicht als besonders kritisch angesehen. Dennoch sollte vor allem in den sonnenarmen Monaten auf eine vermehrte Zufuhr von Vitamin D mit der Nahrung geachtet werden. Diese Empfehlung gilt besonders für Frauen (bes. Vegetarier) im Seniorenalter (Ernährungsbericht 1988). Es besteht der Verdacht, daß zwischen der unzureichenden Vitamin D-Versorgung der Frauen und dem Auftreten der Osteoporose ein Zusammenhang besteht (Friedrich 1987). Zwar ist diese Erkrankung multifaktoriell bedingt (postmenopausale Hormonveränderung, zu geringe Calcium-Aufnahme), ursächliche Beziehungen zum Vitamin D-Haushalt sind jedoch nicht auszuschließen.

Im Rahmen der Diskussion einer ausreichenden Bedarfsdeckung muß ebenfalls berücksichtigt werden, daß unter bestimmten Krankheitsbedingungen bzw. bei Einnahme verschiedener Medikamente mit einer Störung im Metabolismus der Calciferole gerechnet werden muß.

Bei Störungen der exokrinen Pankreasfunktion bzw. unzureichender Gallensekretion muß mit einer unzureichenden Vitamin D- (betroffen sind auch andere fettlösliche Vitamine) Resorption gerechnet werden, was zweifellos Auswirkungen auf die Bedarfsdeckung hat. Weiterhin ist bei Leber- und Nierenerkrankungen mit Störungen der Calciferolmetabolisierung zu rechnen, die ebenfalls bedarfsrelevante Auswirkungen zur Folge haben. Darüber hinaus erhöhen Antiepileptika und Antikonvulsiva den Bedarf an Vitamin D, was bei mangelnder Substitution zu einer unzureichenden Bedarfsdeckung führt.

3.11.7 Klinische Symptomatik

Ein Vitamin D-Mangel führt zu einer ungenügenden Resorption und renalen Reabsorption von Calcium und Phosphat. Folgen hiervon sind Abfall des Calcium- und Phosphatspiegels und ein Anstieg der alkalischen Phosphatase im Serum. Auf den erniedrigten Calciumspiegel reagiert der Organismus mit einem Hyperparathyreoidismus. Klinisch äußert sich der Mangel in charakteristischen Symptomen am Knochen- und Nervensystem. Am bekanntesten ist die Rachitis beim Kind und die Osteomalazie beim Erwachsenen. Infolge einer mangelnden Kalkeinlagerung beim Säugling kommt es zu Kraniotabes, verzögertem Fontanellenschluß, dem sog. rachitischen Rosenkranz (Auftreibungen an der Knochen-Knorpel-Grenze des Brustbeins), Verformungen des Schädels, des Brustbeins und bei unzureichender Mineralisierung des Knochens im Wachstumsalter zu Deformierungen der statisch beanspruchten Wirbelsäule (Skoliose, Kyphose) sowie der Beine. Weiterhin bestehen verzögerter Durchbruch der Milchzähne, Kieferdeformierungen, Fehlstellungen der Zähne mit Schmelzdefekten und Neigung zu Knochenbrüchen.

Die Osteomalazie ist das charakteristische Krankheitsbild des Erwachsenen. Sie äußert sich subjektiv mit Schmerzen in den funktionellen und statisch beanspruchten Skelettanteilen wie Thorax, Schultern, Wirbelsäule, Becken und Beine. Zu den auffälligen Skelettdeformierungen gehören u.a. Trichterbrust, sog. Kartenherzform des Beckens der Frau, klimakterische Kyphose sowie Neigung zu Spontanfrakturen, besonders des Schenkelhalses. Neben charakteristischen Laborbefunden wird die Diagnose durch das Röntgenbild erhärtet. Typisch sind Osteoporose, verspätete Verkalkung der Knochenkerne, becherförmige Metaphysengrenzen, unregelmäßige, bandförmige Aufhellungs- und Verdichtungsbezirke (Looser Umbauzonen) im meta-epiphysären Wachstumsbereich der Röhrenknochen. Häufig bestehen fortschreitende Muskelschwäche und erhöhte Infektanfälligkeit.

Am Nervensystem äußert sich der Calciummangel in einer latenten oder manifesten Spasmophilie. Schreckhaftigkeit, erhöhte Reizbarkeit und gesteigerte Nervenerregbarkeit sind Hinweise auf einen latenten Mangel, Tetanie mit Muskelspasmen im Bereich der Lippen, an Händen und Füßen (Pfötchenstellung), Laryngospasmus, generalisierte Krämpfe und schwere EKG-Veränderungen sind Zeichen eines manifesten Calciummangels. Letzterer tritt im Kindesalter vorwiegend in der spontanen Heilungsphase der Rachitis im Frühjahr auf. Durch die erste intensive Sonnenlichtexposition bzw. durch kleine Dosen von Vitamin D wird offenbar der Calciumsog des wachsenden Skeletts stärker stimuliert als die Calciumresorption im Darm, wodurch es zu einer Hypocalciämie kommt.

3.11.8 Anwendungsgebiete

3.11.8.1 Prophylaxe und Therapie der Rachitis beim Säugling und Kleinkind

Seit Einführung der kontinuierlichen Rachitisprophylaxe vor etwa 20 Jahren wird die flächendeckende Rachitisprophylaxe mittels täglicher Vitamin D-Gaben als selbstverständlich vorausgesetzt (Tab. 3-36). Die Vitamin D-Mangelrachitis zählt zu den Raritäten in der Bundesrepublik und ist fast in Vergessenheit geraten.

Die Rachitis beim Säugling und Kleinkind kann durch einen Mangel an Vitamin D bzw. seiner endogen synthetisierten stoffwechselaktiven Metaboliten sowie durch einen Phosphat- und Calcium-Mangel entstehen (Tab. 3-37). Die gewissenhafte Einhaltung der Rachititsprophylaxe ist besonders bei folgenden Risikogruppen angezeigt (Hövels 1983, Kruse 1984):

– unreife Frühgeborene
– gestillte Frühgeborene mit niedrigem Geburtsgewicht
– mehr als 6 Monate ausschließlich gestillte Kinder ohne calciumhaltige Beikost
– streng vegetarisch ernährte Kinder
– Kinder mit unzureichender Sonnenexposition
– Kinder mit Malabsorption und Maldigestion
– Kinder unter Antikonvulsiva-Therapie

Aufgrund der überaus positiven Erfahrung mit der kontinuierlichen Rachitisprophylaxe mittels täglicher Vitamin D-Dosen zwischen 500–1000 I.E. (12,5–25 µg) ist die ehemals durchgeführte Stoßprophylaxe mit z.B. 200000 I.E. (5 mg) Vitamin D_3 nur noch als obsolet zu bezeichnen. Die kontinuierliche Rachitisprophylaxe mit Vitamin D, insbesondere in Kombination mit der Kariesprophylaxe

Tab. 3-36: Anwendungsgebiete von Cholecalciferol und Ergocalciferol (Vit. D)

Prophylaxe und Therapie von Vitamin D-Mangelzuständen, wie z.B.
– Rachitisprophylaxe und -therapie beim Säugling und Kleinkind
– Prophylaxe und Therapie der Osteomalazie
– Prophylaxe bei Malabsorption, z.B. durch chronische Darmerkrankungen, biliäre Leberzirrhose, ausgedehnte Magen-Darm-Resektion
– Unterstützende Behandlung bei Osteoporose
– Hypoparathyreoidismus und Pseudohypoparathyreoidismus

Tab. 3-37: Wesentlichste Ursachen für die Entstehung von Vitamin-D-Mangel-Rachitis und -Osteomalazie

1. Ungenügende alimentäre Vitamin D_3-Zufuhr
2. Ungenügende UV-Exposition
3. Malabsorption und Maldigestion
4. Intermediäre Hydroxylierungsdefekte
   Leber: – verminderte 25-Hydroxylaseaktivität bei Leberzirrhose
   – beschleunigter Umsatz an 25-OH-D_3 durch Antikonvulsiva (Phenobarbital, Phenytoin)
   Niere: – verminderter 1-Hydroxylaseaktivität bei Niereninsuffizienz, Pseudo-Vitamin-D-Mangelrachitis Typ I
5. Endorganresistenz/Rezeptordefekt
   Ungenügendes Ansprechen des Intestinums und Skeletts gegenüber ausreichend hohen 1,25-$(OH)_2$-D_3-Spiegeln

durch Fluoride ist nahezu nebenwirkungsfrei, hoch effektiv, extrem kostengünstig (etwa 10 Pfennig pro Tag) und Compliance-gerecht. Rachitisfälle mit tetanischen Zustandsbildern können dann beobachtet werden, wenn diese schulmedizinisch eindeutig gesicherten prophylaktischen Maßnahmen negiert und der Säugling aus weltanschaulichen Gründen «alternativ» ernährt wird (Hellebostad et al. 1985). Ein Großteil der heute zu beobachtenden Rachitisfälle ist durch solche extremen Ernährungsformen bedingt (Kurlemann und Strauch 1987). Eine Vitamin D-Mangelrachitis kann nicht nur durch eine zu geringe alimentäre Vitamin D-Zufuhr und ungenügende UV-Exposition bedingt sein, sondern auch hepatische, renale und intestinale Defekte können zu unzureichenden Konzentrationen an Vitamin D-Metaboliten führen. Beim unreifen Frühgeborenen kann durch eine zu geringe 25-Hydroxylase-Aktivität zu wenig 25-(OH)-Cholecalciferol synthetisiert werden. Eine schwere Niereninsuffizienz führt durch eine verminderte 1-α-Hydroxylaseaktivität zu einem 1,25$(OH)_2$-Cholecalciferol-Mangel. Seltene Fälle einer Pseudo-Vitamin D-Mangelrachitis sind bekannt. Es ist gesichert, daß hierfür eine Endorganresistenz des Intestinums und des Skeletts gegenüber 1,25$(OH)_2$-Cholecalciferol verantwortlich zu machen ist.

3.11.8.2 Prophylaxe und Therapie der Osteomalazie

Der Vitamin D-Mangel jenseits des Säuglings- und Kleinkindesalters, die Osteomalazie, läßt sich auch heute noch in klinisch manifesten Formen beobachten. Die berichteten Fälle nehmen durch die internationale Migrationsproblematik eher zu. Eine auffällige Häufung von

Spätrachitiden und Osteomalazien wurde in England bei indischen und pakistanischen Einwanderern beobachtet. In der Bundesrepublik kann bei türkischen Gastarbeitern eine deutliche Zunahme osteomalazischer Skeletterkrankungen festgestellt werden (Offermann und Manhold 1987). Ursächlich sind für die Immigranten-Osteomalazie eine Vitamin D-arme Ernährung, tradierte Bekleidungsgewohnheiten, die nur wenig unbedeckte Hautareale freilassen, zahlreiche Schwangerschaften und lange Stillzeiten verantwortlich zu machen. Von hoher Relevanz ist selbstverständlich die reduzierte UV-Exposition, die der Umzug von einem sonnenreichen Land in eine beengte Stadtwohnung (Hinterhofmilieu) mit sich bringt. Da etwa 80–90 % des Vitamin D-Bedarfs über die endogene Synthese in der Haut aus 7-Dehydrocholesterol gedeckt werden, wird die Bedeutung einer ausreichenden Sonnenexposition deutlich. Aktuelle Fälle von Osteomalazien bei ausländischen Jugendlichen mit irreparablen Skelettveränderungen verdeutlichen die Problematik (Kuwertz-Bröking et al. 1989). Eine Vitamin D-responsive Osteomalazie liegt auch bei der Osteomalacia anticonvulsiva bei Langzeittherapie mit Antiepileptika vor. Antikonvulsiva wie Phenobarbital und Phenytoin können die Halbwertszeit von Vitamin D über eine beschleunigte Hydroxylierungsaktivität verkürzen. Der Körper verarmt an stoffwechselaktivem Vitamin D. Osteomalazien können auch durch Leber- und Nierenparenchymerkrankungen bedingt sein. Ist die hepatische 25-Hydroxylierung gestört, kann dieser Stoffwechselschritt durch Substitution mit 25-OH-Cholecalciferol (Calcifediol) übersprungen werden. Ist bei chronischer Niereninsuffizienz bzw. renaler Osteopathie die 1-Hydroxylierung gestört, kann der entsprechende D_3-Metabolit 1-α-Hydroxycholecalciferol (Alfacalcidiol) oder gleich das fertige Hormon 1,25-Dihydroxycholecalciferol (Calcitriol) substituiert werden. Patienten mit Leberzirrhose sowie chronischer Niereninsuffizienz zeigen deutlich erniedrigte 1,25(OH)$_2$-D$_3$-Spiegel (Weiss et al. 1988).

3.11.8.3 Unterstützende Behandlung bei Osteoporose

Widersprüchlich sind die vorliegenden Daten zur Höhe des 1,25(OH)$_2$-D$_3$-Spiegels bei osteoporotischen Patienten (Reichel et al. 1989). Bei Patientinnen mit Osteoporose in der Menopause wurden zum Teil deutlich erniedrigte Calcitriol-Spiegel nachgewiesen. In anderen Studien konnte ein signifikanter Unterschied zwischen den osteoporotischen Patienten und Gesunden nicht gesichert werden (Weiss et al. 1988).

Die Standard-Pharmakotherapie der Osteoporose umfaßt neben Fluorid, Calcium und Calcitonin auch Vitamin D. Unumstritten ist die Cholecalciferol-Gabe, wenn neben der reinen Osteoporose zusätzlich eine Mineralisationsstörung (osteomalazische Komponente) nachweisbar ist. In einigen Zentren erhalten grundsätzlich alle Osteoporose-Patienten zusätzlich zur Fluoridtherapie Vitamin D_3. Diese Maßnahme wird dadurch begründet, daß die Calcifikation des unter dem Einfluß der Fluoride aufgebauten Knochens durch die Vitamin D-Substitution gefördert wird (Minne und Ziegler 1989).

3.11.8.4 Prophylaxe bei Malabsorption

Eine Malabsorption kann verschiedene Ursachen haben wie z.B. chronische Darmerkrankungen, biliäre Leberzirrhose, ausgedehnte Magen-Darm-Resektion. Uneinheitlich ist die Befundlage zum Vitamin D_3-Status bei chronischen Leberleiden. Bei einigen chronischen cholestatischen sowie hepatozellulären Lebererkrankungen lassen sich reduzierte Konzentrationen an 25-Hydroxycholecalciferol nachweisen. Interessanterweise kann bei den meisten untersuchten Hepatopathien wie primär biliäre Zirrhose, alkoholische Lebererkrankungen und chronisch-aktive Hepatitiden keine reduzierte hepatische Hydroxylierungsaktivität festgestellt werden. Bei chronisch biliären Lebererkrankungen verschlechtert sich sowohl die Calcium- als auch die Vitamin D-Resorption. Es liegt nahe, die bei den einzelnen Hepatopathien zu beobachtenden osteomalazischen Veränderungen als ein multifaktorielles Geschehen zu verstehen. Hierbei gilt es besonders, auf eine ungenügende UV-Exposition sowie auf eine Vitamin D_3-Malabsorption bei Steatorrhö zu achten (Wegener et al. 1985).

Bei Kindern nach partieller Darmresektion konnten deutlich erniedrigte 25(OH)-D_3-Serumspiegel festgestellt werden (Ryzko et al. 1989). Diese werden auf eine ungenügende Vitamin D-Resorption als Folge der ausgedehnten Darmresektion, auf eine verminderte exokrine Pankreassekretion mit mangelhafter Mizellenbildung, auf bakteriellen Overgrowth und auf eine Störung des enterohepatischen Kreislaufs zurückgeführt.

3.11.8.5 Hypoparathyreoidismus und Pseudohypoparathyreoidismus

Eine Unterfunktion der Parathyreoidea tritt am häufigsten bei der gewollten und ungewollten chirurgischen Entfernung der Nebenschilddrüsen anläßlich einer Strumaresektion oder Parathyreoidektomie auf. Alle anderen Ursachen treten deutlich in den Hintergrund, wie z.B. familiäres Vorkommen, autoimmunologisch oder infektiös bedingte Schädigung der Nebenschilddrüsen. Der Hypoparathyreoidismus erfordert eine engmaschig kontrollierte, streng individuelle Vitamin D-Behandlung unter Kontrolle des Serum-Calcium-Spiegels. Die umfangreichsten Erfahrungen in der Therapie des chronischen Hypoparathyreoidismus wurden mit dem klassischen Vitamin D_3 erhoben. Die Standardtherapie mit Cholecalciferol hat jedoch auch ihre Kritiker. Zum Teil wird Calcitriol bevorzugt, da es aufgrund seiner kürzeren Halbwertszeit besser steuerbar sei und die ausgefallenen Funktionen des Parathormons effektiver übernehmen könne (Horster und Keck 1986). Gegen Calcitriol als Standardtherapeutikum sprechen die wesentlich höheren Tagestherapiekosten und die insgesamt geringeren therapeutischen Erfahrungen. Beim Pseudohypoparathyreoidismus besteht eine angeborene Endorganresistenz gegen Parathormon. Da dieses Zustandsbild passageren Charakter haben kann, sollte nach Erreichen einer Normocalcämie ein Auslaßversuch vorgenommen werden. Wegen der schnelleren Abklingquote können hier die Vitamin D-Metaboliten dem Vitamin D_3 vorgezogen werden (Ziegler 1985).

Die Therapie des Pseudohypoparathyreoidismus ist auch mit Dihydrotachysterol möglich (Monographie zum Dihydrotachysterol 1987). Im Vergleich zum Cholecalciferol hat es eine stärkere Calcium-mobilisierende Wirkung aus dem Knochen, die jedoch unerwünscht ist. Es wird ebenfalls in der Leber 25-hydroxyliert und steigert die intestinale Calciumabsorption. Es steht jedoch nicht als Substrat für die Calcitriolsynthese in der Niere zur Verfügung. Das Dihydrotachysterin hat aufgrund seiner im Vergleich zum D_3 kürzeren Halbwertszeit eine entsprechend kürzere Abklingdauer bei einer evtl. Hypercalcämie. Gleichgültig, ob Vitamin D_3, seine Metaboliten oder Dihydrotachysterol angewendet werden, immer bedarf es einer relativ engmaschigen Überwachung der Calciumhomöostase.

3.11.9 Behandlung mit Vitamin D und seinen Metaboliten

Übereinstimmend wird heute die kontinuierliche Rachitisprophylaxe für alle reif geborene Säuglinge mit einer Tagesdosis von täglich 500 I.E. Vitamin D_3 (12,5 µg) empfohlen. Diese kontinuierliche Prophylaxe erfolgt bereits in der ersten Lebenswoche und wird während des gesamten ersten Lebensjahres durchgeführt. Diese Maßnahme gilt für gestillte wie nicht gestillte Kinder.

Risikokinder wie z.B. unreife Frühgeborene, chronisch kranke Kinder, die nicht ausreichend ins Freie kommen, erhalten 1000 I.E. Vitamin D_3 pro Tag (kritische Zusammenstellung zur Dosierungsproblematik im Rahmen der Rachitisprophylaxe (siehe Gladel 1983).

Bei florider Rachitis und Osteomalazie kann einleitend eine initiale Gabe von 200000 I.E. (entspricht 5 mg Vitamin D_3) verabreicht werden. Anschließend wird mit wesentlich niedrigeren Vitamin D_3-Tagesdosen von 1000–5000 I.E. (25–125 µg) fortgefahren. Je nach Grunderkrankung wird diese Dosierung über einige Wochen bis zu einem Jahr durchgeführt.

Bei Malabsorptionszuständen sollten prophylaktische Tagesdosen im Bereich von 3000 I.E. (75 µg) Vitamin D_3 per os verabreicht werden. Ist die Resorptionsbeeinträchtigung zu ausgeprägt, können je nach Maßgabe des Serum-Calcium-Spiegels parenteral 50000–100000 I.E. (1250–2500 µg) Vitamin D_3 als Einzeldosis in individuellen Abständen (Regelfall: alle 3 Monate) verabreicht werden (Monographie Chole-, Ergocalciferol 1988).

Zur unterstützenden Therapie der Osteoporosen gleich welchen Typs werden niedrige Tagesdosen von 1000 I.E. (25 µg) Vitamin D_3 empfohlen (Parfitt 1988). Höhere Vitamin D-Dosen sind nur dann gerechtfertigt, wenn gleichzeitig eine osteomalazische Stoffwechsellage vorliegt.

Zur Therapie des Hypoparathyreoidismus und Pseudohypoparathyreoidismus gelangen je nach Stoffwechselsituation Tagesdosen von 10000 bis etwa 200000 I.E. (250 µg–5 mg) Vitamin D_3 zur Anwendung. In Einzelfällen werden sogar 400000 I.E. (10 mg) Vitamin D_3 pro Tag appliziert. Für Dihydrotachysterol liegt die orale Tagesdosis im Rahmen der Dauertherapie des Hypoparathyreoidismus zwischen 0,5 und 1,5 mg. Bei Unterfunktionszuständen der Nebenschilddrüsen können auch 0,5–2,0 µg/Tag Calcitriol im Rahmen der Erhaltungstherapie verabreicht werden.

Literatur

Bundeslebensmittelschlüssel für Verzehrserhebungen (BLS). Version II (1990). Bundesgesundheitsamt.

DeLuca, H.F.: The vitamin D system in the regulation of calcium and phosphorus metabolism. Nutr. Rev. 37 (1979), 161–193.

Deutsche Gesellschaft für Ernährung: Empfehlungen für die Nährstoffzufuhr. Umschau-Verlag, Frankfurt 1975.

Deutsche Gesellschaft für Ernährung: Empfehlungen für die Nährstoffzufuhr. Umschau-Verlag, Frankfurt 1991.

Ernährungsbericht 1984. Im Auftrag des Bundesministers für Jugend, Familie, Gesundheit und Frauen und des Bundesministers für Ernährung, Landwirtschaft und Forsten, Umschau-Verlag, Frankfurt 1984.

Ernährungsbericht 1988. Im Auftrag des Bundesministers für Jugend, Familie, Gesundheit und Frauen und des Bundesministers für Ernährung, Landwirtschaft und Forsten, Umschau-Verlag, Frankfurt 1988.

Fraser, D.R.: Vitamin D. Present Knowledge in Nutrition. 5th ed. The Nutrition Foundation, Inc., Washington, D.C. 1984, pp. 209–225.

Friedrich, W.: In: Handbuch der Vitamine, hrsg. von W. Friedrich, Urban und Schwarzenberg-Verlag, München–Wien–Baltimore 1987.

Gladel, W.: Rachitisprophylaxe – Theorie und Praxis. Empfehlungen zur Rachitisprophylaxe in den Veröffentlichungen seit 1976. Kinderarzt 14 (1983), 1427–1434.

Hanck, A.: Spektrum Vitamine. Arzneimitteltherapie heute, Bd. 42, Aesopus-Verlag 1986.

Hellebostad, M., Markestadt, T., Halvorsen, K.S.: Vitamin D deficiency rickets und vitamin B_{12} deficiency in vegetarian children. Acta paediatr. scand. 74 (1985), 191–195.

Hövels, O.: Klinisches Bild und Pathogenese der Rachitis. Klin. Pädiatr. 195 (1983), 71–79.

Horster, F.A., Keck, E.: Überwachung des Calciumstoffwechsels nach totaler Thyreoidektomie wegen Schilddrüsenmalignoms. Nuklearmed. 9 (1986), 153–157.

Jones, G., Schnoes, H.K., DeLuca, H.F.: An in vitro study of vitamin D_2 hydroxylase in the chick. J. Biol. Chem. 251 (1976) 24–28.

Kruse, K.: Neue Aspekte in der Pathophysiologie und Therapie verschiedener Rachitis-Formen. Extracta paediatr. 8 (1984), 107–120.

Kurlemann, G., Strauch, S.: Vitamin D-Mangel-Rachitis – zu Unrecht vergessen!? Sozialpädiatrie 9 (1987), 461–462.

Kuwertz-Bröking, E., Bulla, M., Frosch, M.: Osteomalazie bei ausländischen Jugendlichen in der Bundesrepublik Deutschland (Vitamin D-Mangelrachitis). Pädiatr. Prax. 38 (1989), 647–654.

Miller, B.E., Norman, A.W.: Vitamin D. In: Handbook of Vitamins, ed. by Lawrence J. Machlin, Marcel Dekker, INC., New York, Basel 1984.

Minne, H.W., Ziegler, R.: Osteoporose im Alter: Prävention und Therapie. Z. Allg. Med. 65 (1989), 511–517.

Monographie Dihydrotachysterol. Pharm. Ztg. 132 (1987), 3024.

Monographie Cole-, Ergocalciferol. Bundesanzeiger vom 10. 08. 1988.

Offermann, G., Manhold, C.: Osteomalazie bei türkischen Gastarbeitern in Deutschland. Inn. Med. 5 (1978), 103–111.

Parfitt, A.M.: Use of Calciferol and its metabolites and analogues in osteoporosis – current status. Drugs 36 (1988), 513–520.

Recommended Dietary Intakes Around the World. A Report by Committee 1/5 of the International Union of Nutritional Sciences (1982). Commonwealth

Agricultural Bureaux, John Wiley & Sons LTD, Nutrion Abstracts and Reviews. Reviews in Clinical Nutrition 53/11 (1983).

Reichel, H., Koeffler, H.P., Norman, A.W.: The role of the vitamin D endocrine system in health and disease. N. Engl. J. Med. 320 (1989), 980–991.

Ryzko, J., Lorenc, R.S., Socha, J., Lukaszkiewicz, J., Preiß, U.: Veränderungen des Vitamin D-Stoffwechsel bei Kindern nach partieller Darmresektion. Mschr. Kinderheilk. 137 (1989), 447–450.

Souci, S.W., Fachmann, W., Kraut, H.: Die Zusammensetzung der Lebensmittel. Nährwert-Tabelle, Stuttgart 1989.

Wegener, M., Börsch, G., Schmidt, G.: Die hepatische Osteopathie: Osteoporose, Osteomalazie und Vitamin D-Stoffwechsel. Inn. Med. 12 (1985), 63–68.

Weiss, H., Rest, J., Limbach, H.J.: Vitamin D_3-Spiegel und Alter. Med. Klin. 83 (1988), 660–666.

Ziegler, R.: Die Therapie des tetanischen Syndroms. Dtsch. med. Wschr. 110 (1985), 424–427.

3.12 Vitamin E

3.12.1 Chemie

Anfang der 20er Jahre wurde nachgewiesen, daß die Vermehrungsfähigkeit männlicher und weiblicher Ratten sowie die Verhinderung der Atrophie reproduktiver Organe von einem fettlöslichen Nahrungsfaktor abhängt, der später von Evans dem Alphabet folgend als Vitamin E bezeichnet wurde.

Vitamin E ist die offizielle Bezeichnung für alle Tocol- und Tocotrienol-Derivate, die qualitativ die biologische Aktivität von RRR-alpha-Tocopherol (Cas Nr. 59-02-9, Mg 430,69), dem natürlich vorkommenden Stereoisomer, besitzen. Tocopherole bestehen aus einem Chromanring mit einer Seitenkette aus 3-Isopren-Molekülen (Abb. 3-43). Die einzelnen Tocopherole unterscheiden sich durch die Anzahl und Stellung der Methylgruppen am Chromanring, worauf die unterschiedliche Vitamin E-Aktivität beruht. Zu den acht natürlichen Vitamin E-Verbindungen gehören vier Tocopherole (alpha-, beta-, gamma- und delta-Tocopherol) mit gesättigter Seitenkette und vier Tocotrienole (alpha-, beta-, gamma- und delta-Tocotrienol) mit ungesättigter Seitenkette. Tocol bzw. Tocotrienol sind die Grundgerüste ohne Methylgruppen am aromatischen Ring. Neben den freien Formen kommen auch Ester der Tocopherole und Tocotrienole vor, bei denen die phenolische Hydroxylgruppe am Chromanring mit Essig-

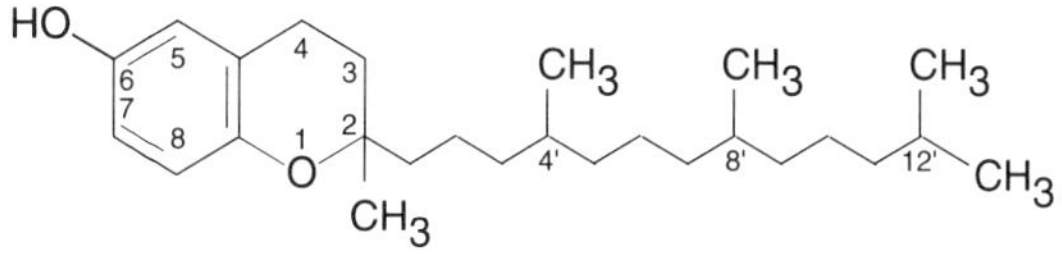

Tocol = 2-Methyl-2-(4`, 8', 12'- Trimethyl-chroman-6-ol)

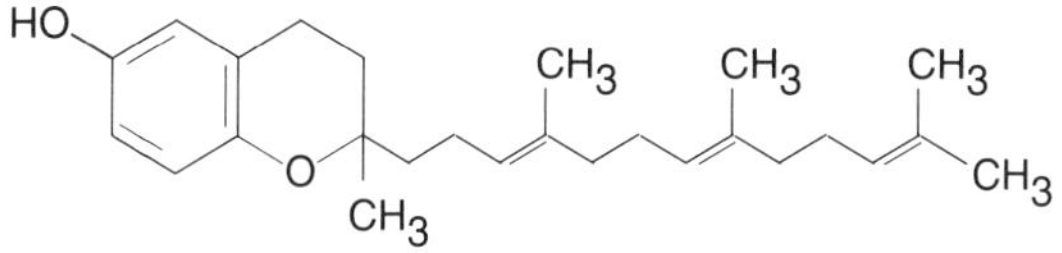

Tocotrienol

Abb. 3-43: Tocol-Grundgerüst und Tocotrienol

säure bzw. Bernsteinsäure verestert ist. Die Tocopherole sind hellgelbe Substanzen mit einem niedrigen Schmelzpunkt. Sie sind unlöslich in Wasser und leicht löslich in organischen Lösungsmitteln. Während die Tocopherole leicht oxidieren, sind die Ester gegen Luftsauerstoff beständiger. Allerdings sind die Tocopherole sehr stabil gegen Säuren sowie Alkalien (Pharmazeutische Stoffliste 1989).

Die handelsüblichen Tocopherole sind RRR-alpha-Tocopherol, das einzige natürliche Isomer des alpha-Tocopherols, sowie vollsynthetisches alpha-Tocopherol, ein Gemisch aus acht Stereoisomeren (all-rac-alpha-Tocopherol) und die alpha-Tocopherol-Ester wie das Acetat und Succinat. Die Standardisierung von Vitamin E erfolgt in einer Vielzahl von biologischen Tests. Nach der Deutschen Gesellschaft für Ernährung (DGE) sowie der US National Research Council (NRC) wird die Vitamin E-Aktivität eines Tocopherol-Derivates in RRR-alpha-Tocopherol-Äquivalenten (1 mg RRR-alpha-Tocopherol = 1 alpha-TÄ) angegeben, wobei 1 mg RRR-alpha-Tocopherol 1,49 USP-Units entspricht. Für die Praxis gelten die nachstehend genannten Umrechnungsfaktoren:

1 mg RRR-alpha-Tocopherol = 1,00 RRR-alpha-Tocopherol-Äquivalent = 1,49 USP-Units

1 mg RRR-alpha-Tocopherol-Acetat (Cas Nr. 58-95-7) = 0,91 RRR-alpha-Tocopherol-Äquivalent = 1,36 USP-Units

1 mg RRR-alpha-Tocopherol-Succinat (Cas Nr. 4345-03-3) = 0,81 RRR-alpha-Tocopherol-Äquivalent = 1,21 USP-Units
1 mg all-rac-alpha-Tocopherol (Cas Nr. 10191-41-0) = 0,74 RRR-alpha-Tocopherol-Äquivalent = 1,10 USP-Units
1 mg all-rac-alpha-Tocopherol-Acetat = 0,67 RRR-alpha-Tocopherol-Äquivalent = 1,00 USP-Units
1 mg all-rac-alpha-Tocopherol-Succinat = 0,60 RRR-alpha-Tocopherol-Äquivalent = 0,90 USP-Units

3.12.2 Vorkommen

In der Natur kommt Vitamin E in verschiedenen Tocopherol- und Tocotrienolformen vor. Zur Biosynthese sind ausschließlich Pflanzen befähigt. Besonders beachtliche Vitamin E-Mengen sind in pflanzlichen Ölen enthalten (Souci et al. 1989; BLS 1990), wo es aufgrund seiner biochemischen Eigenschaften als Antioxidans fungiert. Der Vitamin E-Gehalt von Pflanzenölen ist in Tab. 3-38 wiedergegeben. Unter den aufgeführten Ölen weist Weizenkeimöl bei weitem die höchsten Tocopherol-Gehalte auf. Der Vitamin E-Gehalt in den Ölen korreliert mit dem Anteil ungesättigter Fettsäuren, wodurch natürlicherseits ein Oxidationsschutz erreicht wird. Unter den Bedingungen der industriellen Bearbeitung (Raffination) können beachtliche Vitamin E-Verluste auftreten, die im Mittel zwischen 10 und 40 % betragen, bei extrem ungünstigen Verfahrensweisen auch weit höher liegen können. Falls eine Revitaminisierung nicht vorgenommen wird, ist die Stabilität (Lagerung) solcher Produkte nicht gewährleistet, da kein Oxidationsschutz gegeben ist und solche Öle bevorzugt ranzig werden.
Aber auch andere pflanzliche Produkte weisen nennenswerte Vitamin E-Gehalte auf, die jedoch beachtlichen Schwankungen unterliegen können. Generell kann davon ausgegangen werden, daß grüne Pflanzenteile relativ viel alpha-Tocopherol enthalten, wobei sich der Vitamin E-Gehalt zur Konzentration an Chloroplasten proportional verhält. Jahreszeit und Reifezustand sind von wesentlichem Einfluß auf den Vitamin E-Gehalt der Pflanzen. Während Phasen besonders schnellen Pflanzenwachstums liegen die Vitamin E-Gehalte niedriger als in Pflanzen, die einem langsamen Wachstum unterliegen. Nicht nur in grünen Pflanzenteilen (Blätter) kommt Vitamin E vor, sondern auch in gelben Pflanzengeweben sowie in Stengeln, Wurzeln und Früchten grüner Pflanzen. Hier korreliert es mit dem Gehalt an Chromoplasten, wobei neben alpha-Tocopherol hauptsächlich gamma-To-

Tab. 3-38: Vitamin E-Gehalt in Lebensmitteln (Gesamttocopherol) nach Bundeslebensmittelschlüssel (BLS) 1990 und Souci, Fachmann, Kraut (SFK) 1989.

		BLS mg/100 g	SFK
Pflanzliche Öle:	Weizenkeimöl	215,4	*
	Sojaöl	14,6	*
	Sonnenblumenöl	55,8	67,0
	Erdnussöl	17,2	32,6
	Maisöl	*	84,0
	Olivenöl	12,0	13,7
	Kakaobutter	1,0	*
	Kokosfett	0,8	5,4
Getreide:	Weizenkleie	2,4	1,9
	Mais	2,0	9,49
	Weizen	1,4	3,2
	Gerste	0,2	4,22
	Hafer	1,5	3,2
Gemüse:	Sojabohne	1,2	15,3
	Bohnen (weiß)	2,1	*
	Spargel	1,5	*
	Tomate	0,9	*
	Möhre	0,6	2,6
	Bohne (grün)	0,3	1–4
	Knoblauch	0,1	*
	Blumenkohl	0,1	*
Nüsse:	Walnuß	20,0	24,7
	Haselnuß	26,0	28,0
	Erdnuß	9,0	20,2
	Kastanie	1,2	*
	Kokosnuß	1,0	*

* keine Angabe zum Gehalt bzw. Lebensmittel nicht aufgeführt

copherol nachgewiesen werden kann (Friedrich 1987). Nicht-grüne Pflanzen enthalten meist nur Spuren an Vitamin E und tragen somit nur unwesentlich zur Bedarfsdeckung bei.

Getreide und Getreideprodukte stellen ein weiteres natürliches Vitamin E-Reservoir dar, wobei die verschiedenen Tocopherol-Isomere in den unterschiedlichen Schichten des Weizenkorns eine charakteristische Zusammensetzung aufweisen.

Zwar werden Tocopherole nur in Pflanzen synthetisiert, gelangen aber über die Nahrungskette in den tierischen Organismus und werden somit ebenfalls Inhaltsstoffe tierischer Lebensmittel.

Die Vitamin E-Gehalte in Lebensmitteln tierischer Herkunft sind weit niedriger als in pflanzlichen Produkten. Die zuvor erwähnten Schwankungen werden aber auch hier beobachtet und erklären sich aus jahreszeitlichen Gehaltsschwankungen in grünen Futterpflanzen. So kann z.B. der alpha-Tocopherol-Gehalt in Kuhmilch je nach Saison um den Faktor 1–5 variieren (Machlin 1991).

Die verschiedenen Tocopherole unterscheiden sich in ihrer biologischen Aktivität sehr stark voneinander. Die DGE geht von einer Wirksamkeit des alpha-Tocopherol von 100 aus und setzt diesem absoluten Wert die relative Wirksamkeit des beta-Tocopherol mit 50, gamma-Tocopherol mit 25 und delta-Tocopherol mit 1 gegenüber (DGE 1991).

3.12.3 Stoffwechsel und Pharmakokinetik

Die Resorption der Tocopherole nach oraler Gabe folgt den Mechanismen der fettlöslichen Vitamine. Sie erfolgt im mittleren Dünndarm, beträgt im physiologischen Bereich 25–60% und nimmt im höheren Dosisbereich ab. Der nicht-sättigbare passive Diffusionsprozeß ist abhängig vom Fettgehalt der Nahrung sowie der Anwesenheit von Gallensäuren und Pankreassaft. Vor der Aufnahme über die Mukosa müssen die Ester des Tocopherols zunächst hydrolysiert werden. Natürliches RRR-alpha-Tocopherol wird aus den Acetylestern schneller freigesetzt als SRR-alpha-Tocopherol. In die Lymphe wird das freie Tocopherol über Chylomikronen aufgenommen und hauptsächlich in den Lipoproteinen niederer Dichte (LDL) transportiert und im geringeren Ausmaß an High-density-(HDL) bzw. Very-low-density-Lipoproteine (VLDL) gebunden (Bjornson et al. 1976). Zwischen dem Gesamtlipidgehalt bzw. Gesamtcholesterin des Plasmas und dem Tocopherol-Plasmaspiegel besteht eine enge Korrelation. Der Transport von Vitamin E in Lymphe und Plasma erfolgt fast ausschließlich als freies Tocopherol. Der Transport in Zellen und Zellmembranen wird über Lipoproteinlipase und ein alpha-Tocopherol-Bindungsprotein (TBP) vermittelt.

Im Gegensatz zu Vitamin A gibt es kein spezifisches Speicherorgan. Vitamin E kann in den meisten Körpergeweben nachgewiesen werden. Der höchste Gehalt ist im Fettgewebe und in den Nebennieren, mittlere Konzentrationen in der Hypophyse, den Testes und in den

Blutplättchen, gefolgt von Leber und Muskel nachzuweisen. In Fraktionen, die reich an Membranen sind, wie Mitochondrien, Mikrosomen, Zellkerne, ist die Konzentration von Vitamin E besonders hoch. Dort schützt Vitamin E die Membranen vor Lipidperoxidationen. Für eine Verdoppelung der Plasmakonzentrationen ist eine 10fach höhere Einnahme von Tocopherol erforderlich. Bei intensiver körperlicher Aktivität steigt der Plasmaspiegel an. Die biologische Halbwertszeit, gemessen am Austausch von deuteriertem RRR-alpha-Tocopherol bei Ratten, beträgt für Leber und Lunge 7–10 Tage, für Nervengewebe etwa das 10fache.

Vitamin E wird über das Chinon zur Tocopheronsäure und ihrem Lakton abgebaut und hauptsächlich über die Fäzes und nur zu etwa 1% mit dem Harn in Form von Glucuroniden der Tocopheronsäure und ihres Gamma-Laktons ausgeschieden. In den Geweben wurden Metabolite mit chinoiden Strukturen sowie Dimere und Trimere gefunden.

3.12.4 Biochemische Funktionen

Die Wirkungen der Tocopherole sind vielfältig und in ihrem Mechanismus noch nicht vollständig geklärt. In dem Bestreben, einen gemeinsamen Mechanismus für alle Wirkungen zu finden, wird auf die Antioxidans-Wirkung der Tocopherole verwiesen. Daneben werden aber auch direkte Membranwirkungen, Einflüsse auf die Proteinsynthese und Funktionen im neuromuskulären System diskutiert. Mit Sicherheit spielen die Wirkung der Tocopherole als Antioxidantien in vivo und ihre Fähigkeit, aggressive Sauerstoffradikale unschädlich zu machen, eine besondere Rolle. Manche, aber nicht alle Tocopherol-Mangelsymptome sind im Tierversuch durch synthetische Antioxidantien wie z.B. NN-Diphenyl-p-phenylendiamin oder Äthoxyquin (1,2-Dihydro-6-ethoxy-2,2,4-trimethylchinolin) verhütbar bzw. heilbar. Die Wirkungsunterschiede werden auf wesentliche Unterschiede im Stoffwechsel und in der intrazellulären Verteilung zurückgeführt. Besonders oxidationsempfindlich sind Polyensäure-haltige Lipide in Membranen und anderen Zellstrukturen. In der Lipidphase biologischer Systeme sind Tocopherole die wichtigsten Antioxidantien (Sies 1989a). Die Autooxidation von Polyensäuren (Abb. 3-44, schematisch am Beispiel von Linolsäure) verläuft in einem autokatalytischen Prozeß, bei dessen Initiation durch chemische oder physikalische Einwirkungen (Hitze, Licht, ionisierende Strahlung) ein Wasserstoffatom aus

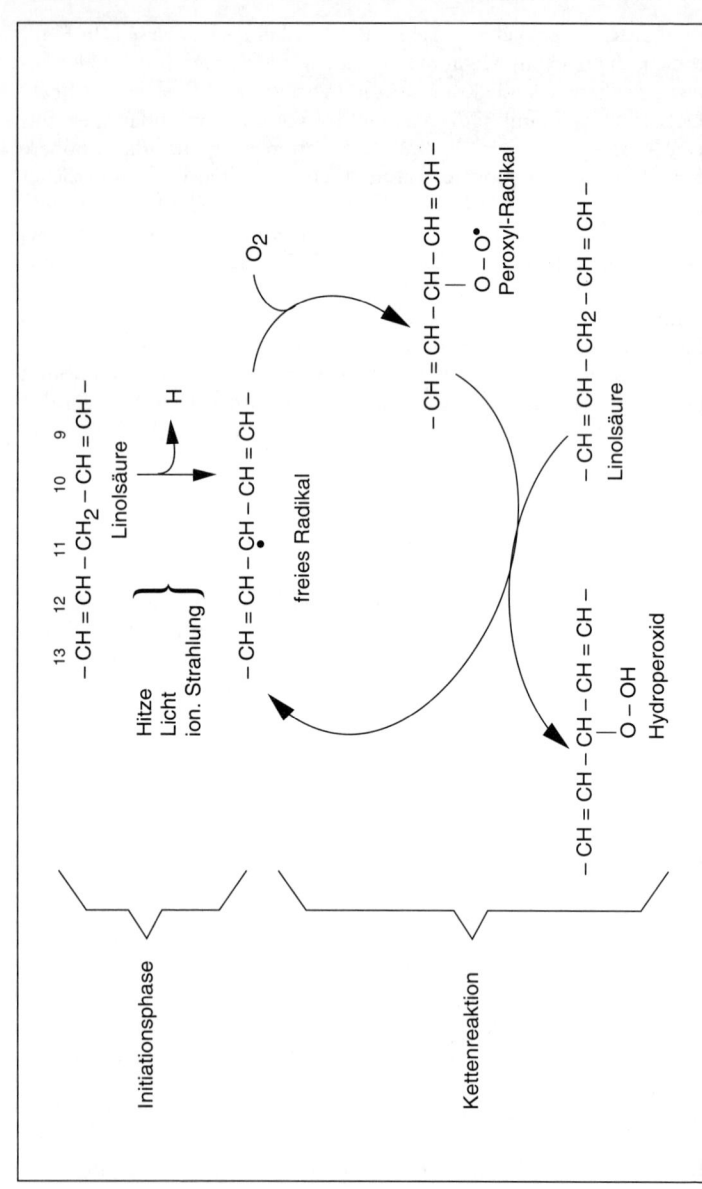

der labilen Methylengruppe (C-Atom 11 bei der Linolsäure) abgespalten wird. Das entstehende freie Radikal reagiert mit Sauerstoff unter Bildung eines Peroxyl-Radikals, welches unter Einwirkung auf ein weiteres Linolsäure-Molekül in das Hydroperoxid übergeht, wobei ein neues freies Radikal entsteht. So kann aus einem freien Radikal eine große Zahl von Hydroperoxiden gebildet werden in einer Kettenreaktion, die immer mehr beschleunigt wird, zumal auch aus den Hydroperoxiden wieder freie Radikale entstehen können. Tocopherol führt zum Abbruch der Kettenreaktionen, indem es ein phenolisches Wasserstoffatom an das Peroxyl-Radikal abgibt und dabei selbst über ein stabileres Semichinonradikal in das Tocopherol-Chinon übergeht (McCay und King 1980). Es wird somit bei der Reaktion verbraucht, soweit das Semichinon-Radikal nicht durch Ascorbinsäure reduziert wird. Deshalb nimmt der Tocopherol-Bedarf mit steigender Zufuhr von Polyensäuren zu.

Glutathionperoxidase kann die Hydroperoxide zu Alkoholen reduzieren und wirkt damit primär antioxidativ. Die Tatsache, daß Glutathionperoxidase ein Selen-haltiges Enzym ist (Rotruck et al. 1973), erklärt den engen Synergismus zwischen Vitamin E und Selen in bestimmten Bereichen.

Der Kettenabbruch kann auch durch Reaktion zweier Peroxyl-Radikale zustandekommen, was zu molekularen Reaktionen und sekundären Prozessen führt, die gegenwärtig noch nicht in allen Einzelheiten geklärt sind. Es gibt dabei sowohl Spaltungs- als auch Kondensationsreaktionen. Im Laufe solcher Reaktionen können sowohl polymere Triglyceride und Fettsäuren entstehen als auch Aldehyde, Ketone, Hydroxysäuren, Aldehyd-Säuren, Ketosäuren und Epoxysäuren. U. a. entsteht auch Malondialdehyd, der sich durch eine Farbreaktion mit 2-Thiobarbitursäure nachweisen läßt. Diese Thiobarbitursäure-Reaktion wird häufig zum Nachweis einer Peroxidation verwendet, wobei zu beachten ist, daß man damit nicht die Peroxidation selbst, sondern nur ein Spaltprodukt erfaßt. Eine sehr empfindliche Methode zur Feststellung der Lipidperoxidation in vivo ist die Messung der Ausatmung von Ethan (Riely et al. 1974).

Aggressive Sauerstoffspezies wie Wasserstoffperoxid, Hydroperoxyl- und Peroxyl-Radikale, Hydroxylradikale, Superoxid-Anion und Singulett-Sauerstoff sind Produkte des normalen Zellstoffwechsels und des Stoffwechsels toxischer Substanzen. Sie entstehen auch durch phy-

Abb. 3-44: Autoxidation von Linolsäure

sikalische Einwirkungen wie UV-Licht, ionisierende Strahlungen usw. Derartige Produkte schädigen die Zellmembranen, beschleunigen Alterungsprozesse und wirken durch Schädigung der DNA mutagen und evtl. karzinogen. Besonders empfindlich sind biologische Membranen gegen Peroxide und andere oxidierende Agentien wegen ihres Gehalts an Phospholipiden mit einem hohen Anteil an Polyensäuren. Durch Peroxidation kommt es zu Veränderungen der Membranstruktur, nicht nur der Zellmembran, sondern auch der Mitochondrien und anderer zellulärer Partikel sowie zur Schädigung membrangebundener Enzyme. Auch die Lysosomenmembran kann labilisiert werden, was zur Freisetzung von Enzymen wie Arylsulfatasen, Ribonucleasen, Kathepsinen, Glucuronidasen und anderen führt. Diese Enzyme greifen Zellbausteine an und verursachen funktionelle Störungen und morphologische Veränderungen. Dies wurde z.B. bei der Muskeldystrophie als Folge von Tocopherol-Mangel nachgewiesen, bei der die vermehrte Spaltung von Zellbausteinen zu erhöhter Ausscheidung von Kreatin, Hydroxyprolin, 3-Methylhistidin und anderen Aminosäuren führt.

Neben Tocopherol gibt es eine ganze Reihe weiterer Schutzmechanismen gegen oxidative Schäden, die alle Hand in Hand wirken. In einer typischen Zelle fängt das lipidlösliche Tocopherol freie Radikale in Membranen ab. Glutathion-Peroxidase reagiert mit Hydroperoxiden, und Superoxid-Dismutase mit Superoxid-Anionen im Cytosol und in der Mitochondrien-Matrix. Katalase zerstört Wasserstoffperoxid in den Peroxisomen. Beta-Carotin ist der wirksamste Schutz gegen Singulett-Sauerstoff (Sies 1989b). Ascorbinsäure kann, überwiegend in der wäßrigen Lösung, eine Reihe aktiver Sauerstoff-Formen entschärfen, wie z.B. Wasserstoffperoxid, Superoxid-Anion und Hydroxyl-Radikale, und dient zur Regeneration von Tocopherol aus dem Tocopheryl-Radikal (Friedrich 1987).

Da in den Stoffwechselwegen, die durch Lipoxigenase und Cyclooxigenase katalysiert werden, Reaktionen freier Radikale beteiligt sind, ist es naheliegend, daß Tocopherol bzw. Tocopherol-Mangel Einflüsse auf den Eikosanoid-Stoffwechsel haben. Angesichts der Bedeutung dieser Stoffwechselwege bei thrombotischen Erkrankungen und Entzündungsreaktionen hat die Rolle von Tocopherol bei der Modulation solcher Vorgänge eine große Bedeutung, aber z.Z. sind diese komplexen Reaktionen noch zu wenig überschaubar, um klare Aussagen über die klinische Bedeutung von Tocopherol machen zu können. Manche Autoren vermuten über die Antioxidans-Wirkung hinaus eine direkte stabilisierende Wirkung von Tocopherol auf biologische

Membranen. Beispielsweise schützt alpha-Tocopherylacetat, welches in Erythrozyten nicht hydrolysiert werden kann, also nicht als Antioxidans wirkt, in vitro die roten Blutkörperchen vor oxidativer Hämolyse (Mino und Sugita 1978). Nach einer weiteren Hypothese soll Tocopherol spezifisch mit Arachidonsäure in biologischen Membranen in Wechselwirkung treten und so die Eigenschaften der Membran modulieren. Dagegen spricht allerdings der geringe Anteil von Tocopherol in Membranen: In der Erythrozytenmembran beträgt das molare Verhältnis von Tocopherol zu Arachidonsäure 1 : 500−1 : 1000 (Friedrich 1987).

Aufgrund der Veränderungen verschiedener Enzymaktivitäten im Vitamin E-Mangel wird vermutet, daß das Vitamin eine regulatorische Rolle bei der Proteinsynthese spielt. Direkte Beweise hierfür liegen jedoch nicht vor. Erhöhte Aktivitäten (bzw. auch Mengen) von Xanthinoxidase und Kreatinkinase im Serum von Vitamin E-Mangeltieren werden als Hinweis gewertet, daß Tocopherol als Repressor bei der Synthese mancher Enzyme wirkt (Machlin 1991). Andererseits können solche Enzyme im Serum auch lediglich ein Hinweis für die Schädigung von Geweben (Zellmembran) sein, aus denen die Enzyme ins Plasma übertreten.

Gewisse neuromuskuläre Ausfallerscheinungen konnten eindeutig als Vitamin E-Mangelerscheinungen diagnostiziert werden (Guggenheim et al. 1982). Einzelheiten über die Funktion von Tocopherol im neuromuskulären System sind jedoch nicht bekannt.

3.12.5 Bedarf

Der Vitamin E-Bedarf des Menschen ist nicht genau bekannt, selbst die Höhe der wünschenswerten täglichen Zufuhr ist umstritten (Horwitt 1986). Die bestehende Unsicherheit wird besonders darin deutlich, daß die USA in ihren RDA von 1968 aufgrund langfristiger Voruntersuchungen zunächst 20 mg Vitamin E-Äquivalente pro Tag als Empfehlung angegeben hatten, bevor dann in der Neufassung 1974 lediglich eine tägliche Vitamin E-(Äquivalente) Zufuhr von 8−10 mg als ausreichend erachtet wurde (RDA 1974). Die aktuellen Zufuhr-Empfehlungen der USA sehen eine tägliche Vitamin E-Aufnahme von 10 mg als wünschenswert an (RDA 1989). Vergleicht man weltweit die gegenwärtigen Empfehlungen zur wünschenswerten Höhe der Vitamin E-Aufnahme, so wird das unzureichende Wissen um den tatsächlichen Vitamin E-Bedarf noch deutlicher, denn die Empfehlungen

schwanken zwischen Werten von 6 mg (Kanada) bis 20 mg (UdSSR) (Recommended Dietary Intakes Around the World 1983). Der untere Wert dürfte sicherlich zu niedrig sein, da nach allgemeiner Auffassung 8 mg D-alpha-Tocopherol/Tag als Grenzwert anzusehen sind und dann auch nur für den Fall, daß die tägliche Nahrung nur einen mäßigen Anteil an ungesättigten Fettsäuren enthält (Horwitt 1986). Die DGE (1991) gibt zwar detaillierte Empfehlungen zur wünschenswerten Höhe der Vitamin E-Zufuhr an (Tab. 3-39), dies darf jedoch nicht darüber hinwegtäuschen, daß das zugrundeliegende Basiswissen nach wie vor unzureichend ist. Unbestritten ist, daß der Bedarf an Vitamin E mit der Menge der mit der Nahrung aufgenommenen mehrfach-ungesättigten Fettsäuren ansteigt. Auf der Basis von Untersuchungen am Menschen sowie durch die Interpolation von Tierversuchsergebnissen kam man zu dem Ergebnis, daß pro g Linolsäure in der Nahrung gleichzeitig 0,6 mg D-alpha-Tocopherol aufgenommen werden sollten (Horwitt 1960, Harris und Embree 1963). Anhand weiterführender Tierversuche konnte gezeigt werden, daß zwischen Fettsäurequalität und Tocopherol-Bedarf ein proportionales Verhalten besteht. Pro Gramm Dien-, Trien-, Tetraen-, Pentaen- und Hexaensäure ergibt sich ein Vitamin E-Bedarf von 0,6/0,9/1,2/1,5 und 1,8 mg (Witting und Horwitt 1984). Auf der Basis dieser Daten (Tab. 3-40) wurde der Vitamin E-Bedarf in Abhängigkeit von der Zufuhr mehrfach ungesättigter Fettsäuren definiert (Hoffmann La Roche 1988, Muggli 1988). Obwohl die angegebene Ableitung nicht unumstritten ist, dient sie dennoch zur Zeit als Orientierungsgrundlage.
Die DGE geht von einem Grundbedarf von 6 mg D-alpha-Tocopherol aus, wobei eine Basiszufuhr von 7 g mehrfach ungesättigter Fettsäuren in der täglichen Kost berücksichtigt wird. Bei einer zusätzlichen Aufnahme mehrfach ungesättigter Fettsäuren wird pro Gramm ein Mehrbedarf von 0,5 mg D-alpha-Tocopherol vorgesehen. Unter Berücksichtigung der Tatsache, daß z.Z. im Mittel von der Bevölkerung pro Kopf und Tag etwa 14–19 g mehrfach ungesättigte Fettsäuren aufgenommen werden, ergibt sich die Empfehlung für Jugendliche und Erwachsene, 12 mg Äquivalente Tocopherol/Tag zuzuführen. Die DGE betrachtet diese Größenordnung nicht als starre Empfehlung, sondern berücksichtigt, daß unter bestimmten Ernährungsbedingungen bzw. zur Erzielung therapeutischer Effekte weit höhere Mengen an mehrfach ungesättigten Fettsäuren als im Durchschnitt aufgenommen werden, und empfiehlt, bei derartigen Bedingungen für eine entsprechende Mehrzufuhr von Vitamin E zu sorgen.

Tab. 3-39: Empfohlene tägliche Zufuhr von Tocopherol (DGE 1991).

	Tocopherol-Äquivalente mg	
	m	w
Säuglinge		
0 bis unter 4 Monate	3	
4 bis unter 12 Monate	4	
Kinder		
1 bis unter 4 Jahre	6	
4 bis unter 7 Jahre	8	
7 bis unter 10 Jahre	9	
10 bis unter 13 Jahre	10	
13 bis unter 15 Jahre	12	
Jugendliche und Erwachsene		
15 bis unter 19 Jahre	12	
19 bis unter 25 Jahre	12	
25 bis unter 51 Jahre	12	
51 bis unter 65 Jahre	12	
über 65 Jahre	12	
Schwangere	14	
Stillende	17	

[1]) 1 mg RRR-α-Tocopherol-Äquivalent = 1,1 mg RRR-α-Tocopherylacetat = 2,0 mg
= RRR-β-Tocopherol = 4,0 mg RRR-γ-Tocopherol = 100 mg RRR-δ-Tocopherol
= 3,3 mg RRR-α-Tocotrienol = 1,49 mg all-rac α-Tocopherylacetat

Tab. 3-40: Vitamin E-Bedarf in Abhängigkeit von mehrfach ungesättigten Fettsäuren und deren Doppelbindungen

Doppel-bindungen	Fettsäure		Vitamin E (R-α-Tocopherol)-Bedarf in mg pro Gramm mehrf. unges. Fetts.
2	Linolsäure	18:2 n-6	0,6
3	γ-Linolensäure	18:3 n-6	0,9
3	α-Linolensäure	18:3 n-3	0,9
4	Arachidonsäure	20:4 n-6	1,2
5	Timnodonsäure	20:5 n-3	1,5
6	Cervonsäure	22:6 n-3	1,8

Da während der Schwangerschaft eine um 13% erhöhte Energiezufuhr empfohlen wird, ergibt sich ein Mehrbedarf von 1 mg D-alpha-Tocopherol. Aufgrund der limitierten Ausnutzung von nur ca. 40% wird dieser endogene Bedarf verdoppelt, wodurch die empfohlene Mehraufnahme von 2 mg erklärt wird. Der zusätzliche Vitamin E-Bedarf während der Stillzeit errechnet sich aus dem Vitamin E-Gehalt der Muttermilch, der zwischen 1,3 und 2,3 mg D-alpha-Tocopherol/l schwankt. Unter Berücksichtigung der eingeschränkten Bioverfügbarkeit der Nahrungstocopherole läßt sich die wünschenswerte Höhe der Mehrzufuhr für Stillende (750 ml pro Tag) mit der etwa zweifachen Vitamin E-Menge, die mit der Milch abgegeben wird, veranschlagen.

Da Säuglinge über geringe Tocopherol-Speicher verfügen, ist während des ersten Lebensjahres eine relativ hohe Tocopherol-Zufuhr angezeigt. Bei unreif ausgetragenen Neugeborenen ist die Versorgung besonders kritisch, denn diese Kinder neigen zu erhöhter Hämolysebereitschaft mit Kreatinurie, beides frühe Symptome eines Tocopherol-Mangels.

Trotz der detaillierten Zufuhr-Empfehlung der DGE bleibt nach wie vor umstritten, ob nicht generell eine weit höhere tägliche Vitamin E-Aufnahme wünschenswert ist, zumal epidemiologische Untersuchungen und neuere biochemische Erkenntnisse darauf hinweisen, daß eine hohe Vitamin E-Aufnahme in präventivmedizinischer Hinsicht von Bedeutung ist (Diplock 1987). In diesem Zusammenhang sind die Ergebnisse einer groß angelegten Studie zur Krebsprophylaxe, die bei 36265 Erwachsenen in Finnland durchgeführt wurde, von besonderem Interesse. Danach hatten Personen mit niedrigen Vitamin E-Blutspiegeln ein 1,5fach höheres Risiko an Krebs zu erkranken im Vergleich zu Personen mit höheren Vitamin E-Blutspiegeln (Knekt et al. 1991). Neuere Befunde weisen ebenfalls darauf hin, daß Raucher (Radikalbildung) möglicherweise einen höheren Vitamin E-Bedarf haben als Nichtraucher (Duthie et al. 1989, Chow et al. 1989). Bevor jedoch eine endgültige Empfehlung für vermehrte Vitamin E-Aufnahme ausgesprochen werden kann, sind weiterführende Untersuchungen erforderlich.

3.12.6 Bedarfsdeckung

Die Auswertung von Ernährungserhebungen, ebenso wie die biochemische Erfassung des Vitamin E-Versorgungszustandes lassen keine Bedarfslücken in der Bevölkerung erkennen (DGE 1988). Im Durchschnitt werden durch die Ernährungsgewohnheiten in Mitteleuropa die Empfehlungen zur Tocopherolzufuhr erreicht. Besonderheiten bestehen allenfalls bei Säuglingen und Kleinkindern. Werden diese mehrere Monate mit im Haushalt gefertigten Kuhmilchmischungen ernährt, kann ein Tocopherol-Mangel nicht ausgeschlossen werden. Deshalb empfiehlt die DGE, derartige Säuglingsnahrung mit bedarfsdeckenden Mengen von Vitamin E anzureichern (DGE 1991).

Bei einseitigen Ernährungsgewohnheiten (vermehrter Fischkonsum mit hohem Anteil an Polyensäuren) ist die Bedarfsdeckung möglicherweise kritisch. Dies gilt insbesondere, wenn mehrfach ungesättigte Fettsäuren zur Behandlung überhöhter Cholesterinwerte in Form spezieller Zubereitungen aufgenommen werden. In diesen Fällen ergibt sich die Empfehlung, zusätzlich Vitamin E zuzuführen, da anderenfalls die Oxidationsprodukte der mehrfach ungesättigten Fettsäuren (Bildung freier Radikale) unerwünschte Auswirkungen zur Folge haben können.

3.12.7 Klinische Symptomatik

Ein isolierter Vitamin E-Mangel beim Menschen ist selten. Als Ursache eines Mangelzustandes sind Defekte in der Resorption, des Metabolismus oder eines erhöhten Verbrauchs von Vitamin E durch oxidative Belastung bekannt. Eine Mangelsituation tritt primär nicht als Konsequenz von nahrungsbedingter Mangelversorgung auf, da in der gemischten Nahrung praktisch kein Vitamin E-Mangel vorkommt. Erniedrigte Vitamin E-Serumspiegel und eine Mangelversorgung können infolge einer Malabsorption bei folgenden Erkrankungen auftreten: Gastrektomie, Sprue, Enterokolitis, chronische Pankreatitis, zystische Fibrose, Cholestase-Syndrom sowie bei der A-β-Lipoproteinämie und angeborenen hämolytischen Anämien wie z.B. β-Thalassämie, Sichelzellanämie und Glucose-6-phosphat-Dehydrogenasemangel. Da Vitamin E die Plazenta schlecht passiert, sind Neugeborene, vor allem Frühgeborene, von einem Vitamin E-Mangel bedroht. Ein Zusammenhang zwischen dem respiratorischen Distreß-Syndrom, der retrolentalen Fibroplasie und der hämolytischen Anämie wird vermutet.

Nach experimentellen und klinischen Studien liegt ein Vitamin E-Mangel vor, wenn der Serumspiegel < 5 mg alpha-Tocopherol/l entsprechend 11,6 µmol/l oder 0,8 µg/mg Gesamtlipide beträgt. Der Bezug auf die Lipide ist deshalb wichtig, da bei Patienten mit Hypolipidämie und niedrigen Vitamin E-Spiegel nicht unbedingt ein Vitamin E-Mangel vorliegen muß und bei Personen mit Hyperlipidämie und erhöhtem Vitamin E-Plasmaspiegel ein Mangel nicht auszuschließen ist. Deshalb empfiehlt sich für die Beurteilung eines Vitamin E-Status die Relation: mg Plasmaspiegel Vitamin E/g Plasmalipide.

Ein Vitamin E-Mangel führt zur Hämolyse und zur Bildung Heinzscher Innenkörper, Muskelschwäche, Kreatinurie, Lipopigmentablagerung, zu neuromuskulären Ausfallerscheinungen mit Areflexie und Gehstörungen, vermehrter Lipofuszinbildung, degenerativen Veränderungen an den Axonen der Hinterstränge des Rückenmarks und deren Kernen, des sensorischen Kerns des Trigeminus in der Medulla sowie Gesichtsausfällen. Als Folge eines Vitamin E-Mangels bei parenteraler Ernährung mit hohem Anteil an ungesättigten Fetten wurde eine Enzephalopathie beobachtet (Hanck 1986).

3.12.8 Anwendungsgebiete

3.12.8.1 Zur Vitamin E-Bedarfsdeckung

Die Vitamin E-Versorgung der entwickelten Industrienationen scheint gesichert. In der Population der 1–14jährigen Kinder in der Bundesrepublik ist die Vitamin E-Versorgung nahezu optimal. In diesem Kollektiv läßt sich ein mittlerer Vitamin E-Status von 1,8 mg alpha-Tocopherol/g Gesamtlipide nachweisen. In einer Erhebungsstudie unterschreitet kein Fall den Grenzwert von 0,6 mg alpha-Tocopherol/g Gesamtlipide (Laryea et al. 1989). Junge Frauen im Alter von 18–24 Jahren zeigten bei knapp 10 % der Untersuchten Serum-Tocopherolspiegel unter 6 mg/l und damit eine unsichere Bedarfsdeckung, die signifikant höher liegt als der Erwartungswert (Ernährungsbericht 1988).

Mit entsprechenden Testmethoden läßt sich jedoch auch bei jungen und gesunden Männern eine unzureichende Versorgung an Vitamin E nachweisen. An über 1000 männlichen Probanden im Alter zwischen 17 und 29 Jahren wurde der Zusammenhang zwischen der Vitamin-Bedarfsdeckung und der psychischen Befindlichkeit und Leistungsfähigkeit untersucht. Abhängig vom Grad der Unterversorgung bestanden für Vitamin E einige ungünstige psychometrische Befunde. Sie äußerten sich im Wiener-Testsystem in einer geringeren Daueraufmerksamkeit- und Vigilanzleistung (Heseker et al. 1990).

Patienten, die sich einer regelmäßigen Hämodialyse zu unterziehen haben, zeigen in der Mehrzahl der vorliegenden Erhebungsstudien einen ausreichenden Vitamin E-Versorgungszustand, so daß eine generelle Vitamin E-Prophylaxe für diese Patientengruppe überflüssig erscheint (Allmann et al. 1989). Trotz weitestgehend normaler Serum-Vitamin E-Spiegel bei Hämodialyse-Patienten können die Erythrozyten-Vitamin E-Spiegel erniedrigt sein, bei gleichzeitig erhöhter Lipidperoxidation in der Erythrozytenmembran. Hier führt die Vitamin E-Substitution zu einer markanten Senkung der Erythrozytenmalondialdehydspiegel und zu einem veränderten Fettsäuremuster in der Membran (Giardini et al. 1984). Bei einer erhöhten Hämolyseneigung urämischer Patienten unter chronischer Hämodialyse ist damit Vitamin E als weitgehend nebenwirkungsfreies Antioxidans indiziert (Tab. 3-41).

Tab. 3-41: Anwendungsgebiete für Vitamin E

Prophylaxe und Therapie von Vitamin E-Mangelerscheinungen, vornehmlich
– zur Sicherstellung der Vitamin E-Bedarfsdeckung
– bei Resorptions- und Transportstörungen
  – A-β-Lipoproteinämie
  – Intestinalresektionen
  – Cholestase, zystische Fibrose
– bei kompletter parenteraler Ernährung
– zur unterstützenden Therapie hämolytischer bzw. anämischer Stoffwechselanomalien
  – Sichelzellanämie
  – β-Thalassaemia major
  – Glucose-6-Phosphat-Dehydrogenase-Mangel
  – Glutathion-Synthetase-Mangel
Zur versuchsweisen Anwendung
– bei retrolentaler Fibroplasie
– bei intraventrikulären Blutungen des Frühgeborenen
– bei bronchopulmonaler Dysplasie des Säuglings; respiratorisches Distress Syndrom des Erwachsenen
– bei entzündlichen und proliferativen Bindegewebserkrankungen

---

3.12.8.2 Resorptions- und Transportstörungen

Klinisch manifeste Vitamin E-Mangelzustände treten bei digestiven und absorptiven Störungen auf. Neben den hinreichend dokumentierten Fällen von cystischer Fibrose sind Nervenstoffwechselstörungen bei Kindern mit chronischen Lebererkrankungen und Patienten mit ausgedehnten Darmresektionen beobachtet worden. Ein spezifischer Vitamin E-Resorptionsdefekt bei gleichzeitig unauffälligem Lipidstoffwechsel und Resorptionsbedingungen ist bekannt (Harding et al. 1985). In diesem Fall kann überhaupt kein Vitamin E im Serum nachgewiesen werden. Das Lipidmuster sowie existierende Xanthome weisen auf eine familiäre Hypercholesterinämie hin. Die Serumspiegel an Vitamin A und D lagen im physiologischen Bereich. Erst massive orale Tagesdosen von 2 g alpha-Tocopherol-Acetat führten zur adäquaten Vitamin E-Serumkonzentration. Unter dieser hochdosierten Vitamin E-Therapie konnte eine weitere neurologische Verschlechterung aufgehalten werden.

Die schwerwiegendsten Vitamin E-Mangelzustände werden bei der A-Beta-Lipoproteinämie beobachtet. Aufgrund des genetisch bedingten Fehlens der Apoprotein B-Fraktion sind die Chylomikronen und Low-density-Lipoproteine im Serum praktisch nicht vorhanden. Diese fungieren jedoch als Träger lipophiler Stoffe, so auch des Vitamin E. Die Patienten haben eine massive Steatorrhoe und entwickeln eine progressive ataktische Neuropathie und Retinopathie. Die rechtzeitige Gabe hoher oraler Vitamin E-Dosen kann sowohl die klinische Manifestation verhindern, als auch bereits bestehende neurologische und hämatologische Störungen lindern (Muller et al. 1985).

Klinisch manifeste Vitamin E-Mangelzustände sind auch bei Patienten mit chronisch aktiver Hepatitis und ausgedehnten Darmresektionen (z.B. wegen Morbus Crohn) beobachtet worden (Muller et al. 1985).

Die cystische Fibrose beim Erwachsenen kann mit schweren neurologischen Veränderungen und fast vollständig fehlenden Serum-Vitamin E-Spiegeln einhergehen (Sitrin et al. 1987). Aufgrund der Tatsache, daß die intramuskuläre Verabreichung bzw. die orale Gabe einer Mischung von Vitamin E mit Gallensäuren zu einer Verbesserung des neurologischen Status führte, ist ein Vitamin E-Mangel als Ursache des gestörten Nervenstoffwechsels anzusehen.

Vitamin E wird ähnlich wie andere lipophile Bestandteile des Chymus bei Patienten mit einer primären biliären Zirrhose deutlich eingeschränkt resorbiert. Im Gegensatz zu Kindern, die bei chronischer Cholestase in 50–75% der Fälle ein Vitamin E-Defizit entwickeln, wird dies bei den Erwachsenen aufgrund der Körperreserven wesentlich seltener beobachtet.

Nach Erschöpfung dieser Körperreserven besteht bei diesen Patienten jedoch das Risiko eines klinischen Vitamin E-Mangels. Im manifesten Vitamin E-Mangel entwickeln vornehmlich Kinder neuroaxonale Degenerationen, die mit schweren Ataxien einhergehen können. Ein fast kompletter Vitamin E-Resorptionsblock konnte bei 26 erwachsenen Patienten mit primärer biliärer Zirrhose festgestellt werden (Sokol et al. 1989). Die Vitamin E-Resorption lag im Mittel unter 5 % des Kontrollkollektivs und zeigte sich auch in einer gesteigerten Hämolyserate der Erythrozyten. Basierend auf dieser Studie weisen folgende Grenzwerte auf eine deutlich gestörte Vitamin E-Resorption hin: Serumgesamtbilirubin > 20 mg/l, alkalische Phosphatase > 1000 I.E./l sowie Serum-Vitamin E-Konzentrationen < 10 mg/l. Zur Vermeidung von Folgen der ungenügenden Vitamin E-Resorption sollte bei diesen Patienten eine Vitamin E-Substitution erfolgen. Hier bieten sich vornehmlich die noch in der klinischen Prüfphase befindlichen wasserlöslichen Vitamin E-Ester (D-alpha-Tocopherolpolyethylenglykosylsuccinat) an (Issa et al. 1989).

3.12.8.3 Vollständige parenterale Ernährung

Ein vollständig parenterales Ernährungsregime ist erst dann als komplett zu bezeichnen, wenn die Zufuhr aller 13 Vitamine erfolgt. Tocopherol ist besonders bei polysäurereicher Ernährung wichtig. Als potentes natürliches Antioxidans vermag Tocopherol die aus dem Stoffwechsel der Polyensäuren anfallenden Radikale unschädlich zu machen. Bei hochkalorischen Infusionsregimen mit hohen Polyensäuregehalten sollte eine Mehrzufuhr an Tocopherol von 0,5–1 mg/g Linolsäure berücksichtigt werden (Bässler 1990). Die tägliche Zufuhr von 6 mg alpha-Tocopherol mit einer Emulsion bei parenteraler Ernährung reicht zur Erzielung eines ausreichenden Vitamin E-Status nicht aus. Die erhöhte Erythrozyten-Fragilität und reduzierten Vitamin E-Gewebespiegel konnten nur durch Sonderzulagen verbessert werden (Howard et al. 1979).

3.12.8.4 Zur Unterstützung bei hämolytischer bzw. anämischer Stoffwechselanomalie

Relativ heterogen sind die Angaben zum Vitamin E-Status bei Patienten mit Sichelzellanämie. In einigen Erhebungsstudien wurden deutlich erniedrigte Plasma-Vitamin E-Spiegel bei diesen Patienten gefunden. Aufgrund des konstant hohen Sauerstoffstresses in Gegenwart mehrfach ungesättigter Fettsäuren, sind zirkulierende Erythrozyten einem dauernden peroxidativen Angriff ausgesetzt. Die Erythrozyten-Membran von Patienten mit Sichelzellenanämie ist empfänglicher gegenüber einer Lipid-Peroxidation als die von Gesunden. Die Folgen können irreversibel gesichelte Zellen sein. Die Inkubation derartiger Sichelzellen mit Vitamin E führt zu einer deutlich geringeren Produktion von Malondialdehyd. Auch kann die Vitamin E-Substitution bei Sichelzellpatienten zu einer Abnahme der Zahl zirkulierender irreversibel geschädigter Zellen führen (Natta et al. 1980). Im Gegensatz zu diesen Studien konnte in neueren Untersuchungen an 101 Patienten mit Sichelzellanämie (Colorado, USA) kein Vitamin E-Mangel festgestellt werden (Broxson et al. 1989).

Bei Patienten mit Beta-Thalassaemia major lassen sich ein erniedrigter Serum-Vitamin E-Spiegel, ein erniedrigter Vitamin E-Gesamtlipid-Quotient und eine erhöhte Oxidationsempfindlichkeit der thalassämischen Erythrozyten nachweisen (Zannos-Mariolea et al. 1978). Bei Patienten mit Glucose-6-Phosphat-Dehydrogenase-Mangel vermag die orale Verabreichung hoher Vitamin E-Dosen (z.B. 800 I.E./Tag) die reduzierte Erythrozyten-Lebensdauer zu verlängern, die deutlich reduzierten Hämoglobin-Gehalte zu normalisieren sowie die Schwere der Hämolyse zu mindern (Eldamhoughy et al. 1988).

Auch bei Patienten mit Glutathion-Mangel kann die Zufuhr hoher Vitamin E-Mengen über einen längeren Zeitraum die antioxidative Kompetenz deutlich verbessern. Dies läßt sich an einer reduzierten Hydrogenperoxid-Produktion, an einer gesteigerten bakteriziden Kapazität der polymorphkernigen Leukozyten und weiteren Parametern verifizieren (Boxer et al. 1979).

3.12.8.5 Retrolentale Fibroplasie

Die retrolentale Fibroplasie (Retinopathia praematurorum) droht als Komplikation trotz sorgfältiger Überwachung bei Frühgeborenen. Etwa $1/3$ aller Kinder mit einem Geburtsgewicht unter 1200 g entwickeln diese Retinopathie. Immerhin erkranken allein in den USA daran jährlich über 1000 Kinder und entwickeln Sehstörungen bis hin zur Erblindung. Obwohl das Krankheitsbild seit ca. 50 Jahren bekannt ist, konnte die genaue Genese noch nicht eindeutig geklärt werden. Es ist sicher, daß die unreife Netzhaut und der artifiziell zugeführte Sauerstoff in den Inkubatoren eine wichtige Rolle bei der Pathogenese spielen. Es ist jedoch nicht richtig, daß die retrolentale Fibroplasie ausschließlich iatrogen durch eine Sauerstoffüberdosierung bedingt ist. Selbst sehr engmaschige Kontrollen der Blutgase und strengste Sicherheitsvorkehrungen können die retrolentale Fibroplasie nicht vollkommen vermeiden. Kontrollierte Vitamin E-Studien zeigen, daß der Verlauf der retrolentalen Fibroplasie wesentlich günstiger ist, wenn Vitamin E direkt nach der Geburt verabreicht wird.

In einer kontrollierten Studie an 101 Frühgeborenen mit Atemnotsyndrom und einem Geburtsgewicht unter 1500 g erhielt ein Kollektiv 100 mg Vitamin E/kg KG/Tag gegenüber 5 mg/kg KG/Tag einer Vergleichsgruppe. In der mit der hohen Vitamin E-Dosis substituierten Gruppe kam es zu einer signifikanten Verminderung des Schweregrades der Erkrankung. Trotz der hohen Dosis von 100 mg/kg KG/Tag traten keine toxischen Effekte auf (Hittner et al. 1981). Auch wenn die Gesamtinzidenz der retrolentalen Fibroplasie in den beiden Behandlungsgruppen etwa gleich war, läßt sich eine deutliche Minderung des Krankheitsverlaufes erzielen. So trat in der Gruppe mit der höheren Vitamin E-Dosis keine Erblindung auf, wohl aber in der Kontrollgruppe. Entscheidend dürfte es sein, daß erhöhte Vitamin E-Spiegel rechtzeitig nach der Geburt aufgebaut werden, bevor zuviel Sauerstoff in der Äquatorregion der Netzhaut unreifer Kinder zu einer Vasokonstriktion und dann zu einer Vasoproliferation führen kann. In der derzeit umfassendsten Vitamin E-Interventionsstudie an ca. 800 Frühgeborenen konnte ein klinischer Effekt der prophylaktischen Vitamin E-Gabe auf die Inzidenz der Retinopathie nachgewiesen werden. Die Progression von moderater zu schwerer Retinopathie konnte bei den Vitamin E-behandelten Frühgeborenen signifikant reduziert werden. Die Autoren empfehlen auf der Basis dieser Studienergebnisse den raschen Beginn einer Vitamin E-Prophylaxe postpartal bei allen Frühgeborenen unter 1500 g Geburtsgewicht (Johnson et al. 1989).

3.12.8.6 Intraventrikuläre Blutungen

Intraventrikuläre Blutungen stellen die häufigste Todesursache bei Frühgeborenen in den ersten Lebenstagen dar. Eine rechtzeitige Vitamin E-Substitution kann die Zahl der Ventrikel-Einbruchblutungen reduzieren. Es liegt nahe, daß der klinische Effekt von Vitamin E auf den Schutz der Endothelzellmembranen vor oxidativer Schädigung mit konsekutiven Rupturen zurückzuführen ist. In einer kontrollierten klinischen Studie an 231 Frühgeborenen unter 32 Gestationswochen bei Geburt, wurde der Effekt intramuskulärer Vitamin E-Gaben (dl-alpha-Tocopherolacetat) auf die Häufigkeit periventrikulärer Hämorrhagien untersucht. Die Vitamin E-supplementierten Frühgeborenen erhielten 20 mg Vitamin E/kg KG/Tag an den ersten drei aufeinanderfolgenden Lebenstagen. Diese Frühgeborenen zeigten zwar eine unveränderte Mortalitätsrate, jedoch wiesen die überlebenden Kinder auffallend weniger intraventrikuläre oder parenchymale Hämorrhagien auf (10,7 % versus 32,6 %; $p < 0,001$) (Sinha et al. 1987).

3.12.8.7 Lungenfunktionsstörungen

Das vorliegende klinische Erkenntnismaterial zum Einfluß medikamentöser Vitamin E-Gaben bei der bronchopulmonalen Dysplasie der Lunge ist widersprüchlich, so daß keine endgültigen Therapieempfehlungen ausgesprochen werden können. Untersuchungen an Frühgeborenen, denen intramuskulär Vitamin E verabreicht wurde, zeigten im Vergleich zur Kontrollgruppe einen wesentlich günstigeren Verlauf dieses Atemnotsyndroms. Andere Studien konnten diesen Therapieerfolg nicht reproduzieren (Phelps 1987).

Bei erwachsenen Intensivpatienten mit drohendem oder manifestem respiratorischem Distreß-Syndrom kann durch zusätzliche hochdosierte Tocopherol-Therapie eine deutliche Besserung des klinischen Verlaufs beobachtet werden. Hohe enterale Tagesdosen von 3–4 g DL-alpha-Tocopherolacetat, die mittels einer Insulinspritze in die Magensonde zusammen mit der Sondenkost verabreicht wurden, führten bei langzeitbeatmeten Intensivpatienten zu längeren Überlebensraten (Wolf und Lasch 1984).

3.12.8.8 Entzündliche und proliferative Bindegewebserkrankungen

Seit Jahrzehnten wird Vitamin E bei mesenchymalen Erkrankungen wie Induratio penis plastica und der Dupuytrenschen Kontraktur eingesetzt. Die Ätiologie dieser Bindegewebserkrankungen ist nach wie vor unklar, wobei jedoch neuere Befunde immunologische Vorgänge als Auslöser für den Entzündungsprozeß verantwortlich machen. Positive Therapiebefunde liegen sowohl für Tocopherol als auch für die Superoxid-Dismutase vor. Histopathologisch gibt es zwischen der Induratio penis plastica und dem Morbus Dupuytren Ähnlichkeit. Hierbei handelt es sich um eine hypertrophe Schrumpfung der Palmaraponeurose in der Hohlhand. Bevor die Indurationen operativ angegangen werden, sollten Behandlungsversuche mit Vitamin E und Superoxid-Dismutase unternommen werden. Die Rationale für einen derartigen medikamentösen Therapieversuch basiert auf dem Vorhandensein freier Radikale im geschädigten Gewebe (Murrell et al. 1987). Verbindliche Empfehlungen zum Einsatz von Tocopherol als Antirheumatikum bzw. Analgetikum können derzeit noch nicht ausgesprochen werden. Erste klinische Studien zeigen, daß unter Tocopherol Patienten mit aktivierter Arthrose weniger Analgetika benötigen als unter Placebo. Ausreichende klinische Beweise stehen noch aus, wenngleich ein interessantes Konzept zum Wirkungsmechanismus vorliegt. Neben der eindeutig gesicherten Radikalfänger-Funktion vermag Vitamin E den Arachidonsäure-Stoffwechsel zu beeinflussen. Pharmakologische Effekte übt Vitamin E im Sinne einer Erhöhung der Prostacyclin-Biosynthese und Hemmung der Thromboxan- und Leukotrien-Biosynthese aus (Sies 1989a).

3.12.9 Behandlungsregime

Die von den einzelnen Ernährungskommissionen erarbeiteten Zufuhrempfehlungen zur Sicherstellung der Vitamin E-Bedarfsdeckung des Gesunden unterscheiden sich nur unwesentlich. Je nach Lebensalter werden 3 mg (Neugeborene) bis 30 mg (Stillende) Tocopherol-Äquivalente empfohlen (Großklaus und Noble 1990). 1 mg D-alpha-Tocopherol-Äquivalent entspricht hierbei 1,49 mg DL-alpha-Tocopherol-Acetat (entspr. 1 I.E.). Bei dieser Zufuhrempfehlung für den Gesunden kann davon ausgegangen werden, daß eine zumindest bedarfsdeckende Zufuhr gewährleistet ist.

Es erscheint angezeigt, die Tageszufuhr von Vitamin E zu ausschließlich prophylaktischen Zwecken zu limitieren. 100 mg Tocopherol-Äquivalente pro Tag sollten für eine rein vorbeugende Zweckbestimmung vollkommen ausreichen. Eine chronische Zufuhr wesentlich höherer Tagesdosen im Rahmen einer Selbstmedikation ist ohne entsprechende Indikationsstellung nicht empfehlenswert.

Die Deutsche Arbeitsgemeinschaft für Künstliche Ernährung empfiehlt für die tägliche Vitamin E-Zufuhr bei der parenteralen Ernährung Erwachsener 20–40 mg alpha-Tocopherol-Äquivalente. Hierbei errechnet sich der Tocopherol-Bedarf aus dem des normalen Erwachsenen plus dem zusätzlichen Bedarf von 0,5 mg alpha-Tocopherol-Äquivalenten je g Polyensäure in der Fettemulsion minus der in der Fettemulsion vorhandenen Menge an alpha-Tocopherol-Äquivalent (DAKE 1990).

Bei Patienten mit Funktionsstörungen des digestiven und resorptiven Systems ist sowohl die zu applizierende Vitamin E-Menge als auch die Applikationsweise (oral oder parenteral) sowie die Galenik (wasserlöslich oder fettlöslich) individuell abzuklären.

Neben der oralen Verabreichung wasserlöslicher Zubereitungen kann Vitamin E intramuskulär verabreicht werden. Die klassische orale Verabreichung lipophiler Präparate ist unsicher und zeigt nur partiellen Erfolg. Die orale Applikation einer öligen Vitamin E-Suspension in Höhe von 300 mg/Tag bei Kindern mit chronischer Cholestase vermag zwar die Serummalonyldialdehyd-Spiegel zu senken, reicht jedoch nicht aus, die erniedrigten Vitamin E-Blutspiegel zu normalisieren (Lubrano et al. 1989). Bei Patienten mit hämolytischen bzw. anämischen Stoffwechselanomalien wie Sichelzellanämie, Beta-Thalassaemia major, Glucose-6-phosphat-Dehydrogenase-Mangel und hereditären Enzymdefekten in der Glutationsynthese werden vergleichsweise hohe Vitamin E-Tagesdosen eingesetzt. Aufgrund der vorliegenden positiven Kasuistiken sind Tagesdosen bis zu 800 mg DL-alpha-Tocopherolacetat für die Dauer einiger Monate zu empfehlen.

Zur Behandlung der retrolentalen Fibroplasie wird Tocopherol sowohl oral als auch parenteral angewandt. Hierbei werden hohe pharmakologische Dosen bis zu 100 mg/kg KG appliziert. Ein Serum-Vitamin E-Spiegel von 10–30 mg Gesamttocopherol/l sollte immer erzielt werden. Hohe physiologische Spiegel von 25–30 mg/l sollten dann angestrebt werden, wenn mittlere Retinopathie-Schweregrade vorliegen. Pharmakologische Serumspiegel im Bereich von 40–50 mg/l werden für eine generelle Prophylaxe nicht empfohlen, da bei Patienten mit diesen Vitamin E-Konzentrationen eine Häufung septischer Komplikationen und nekrotisierenden Enterokolitiden auftraten (Johnson et al. 1989).

Im Rahmen der Prophylaxe intraventrikulärer Blutungen bei Frühgeborenen sind Erfolge mit intramuskulären Tagesdosen von 20 mg/kg KG in den ersten Lebenstagen erzielt worden.

Eine eindeutige Wirkung von Vitamin E zur Vermeidung der bronchopulmonalen Dysplasie der Lunge ist nicht nachweisbar, so daß verläßliche Dosierungsempfehlungen nicht gegeben werden können.

Die Therapie der Induratio penis plastica mit Vitamin E muß über Monate hochdosiert erfolgen. Hierbei gelangen Tagesdosen von 300–800 mg Vitamin E zur Anwendung. Teilweise lassen sich auch bei der Dupuytrenschen Kontraktur mit Tagesdosen von 3 × 100 mg befriedigende Erfolge erzielen.

Die Hypothese, daß eine höhere Vitamin E-Zufuhr einen krebsprophylaktischen Effekt hat, wird z.Z. durch wenige epidemiologische Studien unterstützt. Sehr hohe Vitamin E-Spiegel sollen mit einem geringeren Krebsrisiko assoziiert sein (Knekt et al. 1988). Nach dem derzeitigen Kenntnisstand läßt sich schon jetzt die Empfehlung ableiten, daß ein optimaler Vitamin E-Status – durch sinnvolle alimentäre Zufuhr und ggf. medikamentöse Substitution – angestrebt werden sollte. Eine abschließende Bewertung des Stellenwertes ist derzeit noch nicht möglich.

Literatur

Allmann, M.A., Truswell, A.St., Tiller, D.J., Stewart, P.M., Yan, D.F., Horvath, J.S., Duggih, G.G.: Vitamin supplementation of patients receiving haemodialysis. Med. J. Aust. 150 (1989), 130–133.

Antioxidant vitamins and beta-carotene in disease prevention. International Conference, Queen Elizabeth II Conference Centre, London, United Kingdom, October 2–4, 1989.

Bässler, K.H.: Die Bedeutung der Vitamine in der parenteralen Ernährung. Infusionstherapie 17 (1990), 19–23.

Bjornson, L.K., Kayden, H.J., Miller, E., Moshell, A.N.: Transport of alpha tocopherol and beta caroten in human blood. J. Lipid. Res. 17 (1976), 343–352.

Boxer, L.A., Oliver, J.M., Spielberg, S.P., Allen, J.M., Schulman, J.D.: Protection of granulocytes by vitamin E in glutathione synthetase deficiency. N. Engl. J. Med. 301 (1979), 901–905.

Broxson, E.H., Sokol, R.J., Githens, J.H.: Normal vitamin E status in sickle hemoglobinopathies in Colorado. Am. J. Clin. Nutr. 50 (1989), 497–503.

Bundeslebensmittelschlüssel für Verzehrerhebungen (BLS). Version II (1990). Bundesgesundheitsamt.

Chow, C.K., Airriess, G.R., Changchit, C.: Increased vitamin E content in the lungs of chronic cigarette-smoked rats. In: Vitamin E Biochemistry and health implications. New York Academy of sciences, 425–427, 1989.

DAKE (Deutsche Arbeitsgemeinschaft für künstliche Ernährung): Empfehlungen für die tägliche Vitaminzufuhr bei parenteraler Ernährung Erwachsener. Infusionstherapie 17 (1990), 60–61.

Deutsche Gesellschaft für Ernährung e.V.: Ernährungsbericht 1984. Umschau-Verlag Frankfurt.

Deutsche Gesellschaft für Ernährung e.V.: Ernährungsbericht 1988. Umschau-Verlag, Frankfurt.

Deutsche Gesellschaft für Ernährung: Empfehlungen für die Nährstoffzufuhr. Umschau-Verlag, Frankfurt 1985.

Deutsche Gesellschaft für Ernährung: Empfehlungen für die Nährstoffzufuhr. Umschau-Verlag, Frankfurt 1991.

Diplock, A.T.: Dietary Supplementation with antioxidants. Is there a case for exceeding the recommended dietary allowance? Free Radical Biology and Medicine, 3 (1987), 199–201.

Duthie, G.G., Arthur, J.R., James, W.P.T., Vint, H.M.: Antioxidant status of smokers and nonsmokers: Effects of vitamin E supplementation. In: Vitamin E Biochemistry and health implications. New York Academy of sciences, 435–439, 1989.

Eldamhougy, S., Elhelw, Z., Yamamah, G., Hussein, L., Fayyad, I., Fawzy, D.: The vitamin E status among glucose-6-phosphate-dehydrogenase deficient patient and effectiveness of oral vitamin E. Internat. J. Vit. Nutr. Res. 58 (1988), 184–188.

Friedrich, W.: Handbuch der Vitamine. Urban u. Schwarzenberg, München, Wien, Baltimore 1987.

Giardini, O., Taccone-Gallucci, M., Lubrano, R., Ricciardi-Tenore, G., Bandino, D., Silvi, I., Paradisi, C., Mannarino, O., Citti, G., Elli, M., Casciani, C.U.: Effects of alpha-tocopherol administration on red blood cell membrane lipid peroxidation in hemodialysis patients. Clin. Nephrol. 21 (1984), 174–177.

Großklaus, R., Noble, P.: Regelungen für bilanzierte Diäten in der Diätverordnung. Akt. Ernähr. 15 (1990), 9–16.

Guggenheim, M.A., Ringel, St.P., Silverman, A., Grabert, B.E.: Progressive neuromuscular disease. J. Pediatr. 100 (1982), 51–58.

Hanck, A.: Arzneimitteltherapie heute. Spektrum Vitamine. Aesopus-Verlag 1986.

Harding, A.E., Matthews, S., Jone, S., Ellies, C.J.K., Booth, I.W., Muller, D.P.R.: Spinocerebellar degeneration associated with a selective defect of vitamin E absorption. N. Engl. J. Med. 313 (1985), 32–35.

Harris, P.L., Embree, N.D.: Quantitative consideration of the effect of polyunsaturated fatty acid content of the diet upon the requirements for vitamin E. Am. J. Clin. Nutr. 13 (1963), 385–392.

Heseker, H., Kübler, W., Westenhöfer, J., Pudel, V.: Psychische Veränderungen als Frühzeichen einer suboptimalen Vitaminversorgung. Ernährungs-Umschau 38 (1990), 87–94.

Hittner, H.M., Godio, L.B., Rudolph, A.J., Adams, J.M., Garcia-Prats, J.A., Friedman, Z., Kautz, J.A., Monaco, W.A.: Retrolental fibroplasia: efficacy of vitamin E in a double-blind clinical study of preterm infants. N. Engl. J. Med. 305 (1981), 1365–1371.

Hoffmann-La Roche: Dietary PUFAs and vitamin E requirements Borago Flowers, a beautiful Source of PUFAs. ROPUFA News Edition 2, 1988.

Horwitt, M.K.: Vitamin E and lipid metabolism in man. Am. J. Clin. Nutr. 8 (1960), 451–461.

Horwitt, M.K.: Interpretations of requirements for thiamin, riboflavin, niacin-tryptophan and vitamin E plus comments on balance studies and vitamin B-6. Am. J. Clin. Nutr. 44 (1986), 973–985.

Howard, L., Chu, R., Karmody, A., Ovesen, L., Weitzmann, R.: Determination of vitamin E status in patients on home total parenteral nutrition. Clin. Res. 27 (1979), 552A.

Issa, S., Rotthauwe, H.W., Burmeister, W.: 25-Hydroxyvitamin D and vitamin E absorption in healthy children and children with chronic intrahepatic cholestasis. Eur. J. Pediatr. 148 (1989), 605–609.

Johnson, L., Quinn, G.E., Abbasi, S., Otis, C., Goldstein, D., Sachs, L., Porat, R., Fong, E., Delivoria-Papadopulos, M., Peckham, G., Schaffer, D.B., Bowen, F.W.: Effect of sustained pharmacologic vitamin E levels on incidence and severity of retinopathy of prematurity: a controlled clinical trial. J. Pediatr. 114 (1989), 827–838.

Knekt, P., Aromaa, A., Maatela, J., Aaran, R.-K., Nikkari, T., Hakama, M., Hakulinen, T., Peto, R., Saxen, E., Teppo, L.: Serum vitamin E and risk of cancer among finnish men during a 10-year follow-up. Am. J. Epidemiol. 127 (1988), 28–41.

Knekt, P., Aromaa, A., Maatela, J., Aaran, R.K., Nikkari, T., Hakama, M., Hakulinen, T., Peto, R., Teppo, L.: Vitamin E and cancer prevention. Am. J. Clin. Nutr., 53 (1991), 283–286.

Laryea, M.D., Biggemann, B., Cieslicki, P., Wendel, U.: Plasma tocopherol and tocopherol to lipid ratios in a normal population of infants and children. Internat. J. Vit. Nutr. Res. 59 (1989), 269–272.

Lubrano, R., Frediani, T., Citti, G., Cardi, E., Mannarino, O., Elli, M., Cozzi, F., Giardini, O.: Erythrocyte membrane lipid peroxidation before and after vitamin E supplementation in children with cholestasis. J. Pediatr. 115 (1989), 380–384.

Machlin, L.J.: Vitamin E. In: Handbook of Vitamins (Machlin, L.J. ed.), Marcel Dekker, New York, Basel 1991.

McCay, P.B., King, M.M.: Vitamin E – a comprehensive treatise. Machlin, L.J. (ed), p. 99, Marcel Dekker, New York, Basel 1980.

Mino, M., Sugita, K.: In: Tocopherol, Oxygen and Biomembrans (De Duve, C., Hayahishi, O., eds.), pp. 83–93, Elsevier/North Hollan, Biomedical Pres, Amsterdam 1978.

Muggli, R.: Dietary PUFAs and vitamin E requirements. International Conference on Health Effects of Fish and Fish Oils, St. John's, Newfoundland, 1988.

Muller, D.P.R., Lloyd, J.K., Wolff, O.H.: The role of vitamin E in the treatment of the neurological features of A-beta-lipoproteinaemia and other disorders of fat absorption. J. Inher. Metab. Dis. 8 (1985), 88–92, Suppl. I.

Murell, G.a.C., Francis, M.J.O., Bromley, L.: Free radicals and Dupuytren's contracture. Br. Med. J. 295 (1987), 1373–1375.

Natta, C., Machlin, L.J., Brin, M.: A decrease in irreversibly sickled erythrocytes in sickle cell anemia patients given vitamin E. Am. J. Clin. Nutr. 33 (1980), 968–971.

Pharmazeutische Stoffliste. Arzneibüro der Bundesvereinigung Deutscher Apothekerverbände (ABDA), Frankfurt 1989.

Phelps, D.L.: Current perspectives on vitamin E in infant nutrition. Am. J. Clin. Nutr. 46 (1987), 187–191.

Recommended Dietary Intakes Around the World. A report by Committee 1/5 of the International Union of Nutritional Sciences (1982). Commonwealth Agricultural Bureaux, John Wiley & Sons Ltd, Nutrion Abstracts and Reviews. Reviews in Clinical Nutrition 53 (1983), 11.

Recommended Dietary Allowances of the Committee on Dietary Allowances, Food and Nutrition Board. National Academy of Sciences, Washington D.C., 1968.

Recommended Dietary Allowances of the Committee on Dietary Allowances, Food and Nutrition Board. National Academy of Sciences, Washington D.C., 1974.

Recommended Dietary Allowances of the Committee on Dietary Allowances, Food and Nutrition Board. National Academy of Sciences, Washington D.C., 1989.

Riely, C.A., Cohen, G., Liebermann, M.: Ethane evolution: A new index of lipid peroxidation. Science 183 (1974), 208–210.

Rotruck, J.T., Pope, A.L., Ganther, H.E., Swanson, A.B., Hafemann, E.B., Hoekstra, W.G.: Selenium: Biochemical role as a component of glutathion peroxidase. Science 179 (1973), 588–590.

Sies, H.: Vitamin E. Dt. Ärzteblatt 86 (1989), 1293–1294 (a).

Sies, H.: Relationship between free radicals and vitamins. In: Elevated Dosages of Vitamins (Walter, P., Stähelin, H., Brubacher, G. eds.), pp. 215–223, Hans Huber, Toronto, Lewiston, N.Y., Bern, Stuttgart, 1989 (b).

Sinha, S., Davies, J., Toner, N., Bogle, S., Chiswick, M.: Vitamin E supplementation reduces frequency of periventricular haemorrhage in very preterm babies. Lancet (1987), 466–471.

Sitrin, M.D., Liebermann, F., Jensen, W.E., Noronha, A., Milburn, C., Addington, W.: Vitamin E deficiency and neurologic disease in adults with cystic fibrosis. Ann. intern. Med. 107 (1987), 51–54.

Sokol, R.J., Young, S.K., Hoofnagle, J.H., Heubi, J.E., Jones, E.A., Balistreri, W.F.: Intestinal malabsorption of vitamin E in primary biliary cirrhosis. Gastroenterology 96 (1989), 479–486.

Souci, S.W., Fachmann, W., Kraut, H.: Die Zusammensetzung der Lebensmittel. Nährwert-Tabelle, Stuttgart 1989.

Sunde, R.A., Hoekstra, W.G.: Structure, synthesis and function of glutathione peroxidase. Nutr. Rev. 38 (1980), 265–273.

Witting, L.A., Horwitt, M.K.: Effect of degree of fatty acid unsaturation in tocopherol deficiency induced creatinuria. J. Nutr. 82 (1984), 19–33.

Wolf, H.R.D., Lasch, H.G.: Antioxidative Therapie des akuten respiratorischen Distress Syndroms. Intensivmed. 21 (1984), 149–153.

Zannos-Mariolea, L., Papagreforiou-Theodoridou, M., Costantzas, N., Matsoniotis, N.: Relationship between tocopherols and serum lipid levels in children with β-thalassemia major. Am. J. Clin. Nutr. 31 (1978), 259–263.

3.13 Vitamin K

3.13.1 Chemie

Die Entdeckung des Vitamin K geht auf Beobachtungen von Farmern zurück, daß bei Kühen nach Verfütterung von Cumarin-haltigem Süßklee Blutungen auftraten. 1929 stellte Dam bei Küken nach fettfreiem Hühnerfutter eine spontane Blutungsneigung fest, die mit einem erniedrigten Prothrombingehalt (Faktor II) des Blutes in Zusammenhang stand. Da keines der bisher bekannten Vitamine in der Lage war, die Gerinnungsstörung zu beseitigen, wurde ein neues Vitamin, das Koagulationsvitamin oder antihaemorrhagische Vitamin K postuliert. Mit dem Nachweis, daß Hämorrhagien der Hühner durch Etherextrakte von Luzerne-Pflanzen behoben werden konnten, und der Isolierung von Vitamin K-Körpern aus Luzernen und bakteriell infiziertem faulendem Fischmehl durch Dam und Doisy, die 1943 für die Entdeckung (Dam) und die Aufklärung der chemischen Struktur (Doisy) den Nobelpreis erhielten, war die hämostasiologische Bedeutung von Vitamin K etabliert.

Vitamin K (CAS-Nr. 84-80-0) ist keine einheitliche Substanz, sondern kommt in drei strukturellen Varianten vor (Abb. 3-45). Grundgerüst

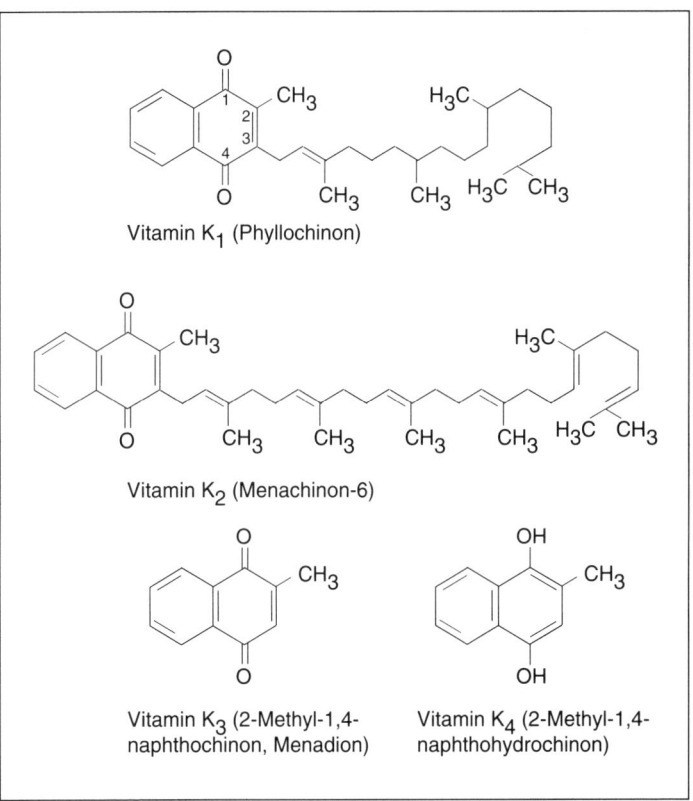

Vitamin K_1 (Phyllochinon)

Vitamin K_2 (Menachinon-6)

Vitamin K_3 (2-Methyl-1,4-naphthochinon, Menadion)

Vitamin K_4 (2-Methyl-1,4-naphthohydrochinon)

Abb. 3-45: Strukturformel von Vitamin K und strukturellen Varianten; Vitamin K_4 auch als 1,4 Diester

ist das 2-Methyl-1,4-naphtochinon. Die einzelnen Substanzen der Vitamin K-Gruppe unterscheiden sich im wesentlichen nur in der Seitenkette in C_3-Stellung. Die lipophile Seitenkette bei Vitamin K_1 (Phyllochinon) enthält in der C_3-Stellung 3 gesättigte und eine ungesättigte Isopreneinheit. Menachinone (Vitamin K_2) werden von verschiedenen Bakterien gebildet und besitzen eine Seitenkette mit variierenden Isoprenresten. Vitamin K_1 und K_2 sind natürlich vorkommende Vitamine, Vitamin K_3 (Menadion), sein wasserlösliches Derivat (Menadionnatriumhydrogensulfit) und Vitamin K_4 (Menadioldiester (z.B. Menadioldibutyrat)) synthetische Produkte, die im Organismus mit 4 Isopreneinheiten in der C_3-Position am chinoiden Ring prenyliert werden. Für die biologische Wirkung ist die Methylgruppe in C_2-Stellung unerläßlich, die Seitenkette in C_3-Stellung beeinflußt lediglich die Resorbierbarkeit.

Die K-Vitamine sind empfindlich gegen Licht, ionisierende Strahlen und gegen Alkali, jedoch relativ stabil gegen Hitze und Sauerstoff. Deshalb sind Vitamin K-Verluste aus Nahrungsmitteln im Rahmen der Zubereitung von Speisen gering. Die nativen K-Vitamine sind unlöslich in Wasser, wenig löslich in Alkohol, gut löslich in Ether, Chloroform sowie in Fetten und Ölen (Pharmazeutische Stoffliste 1989).

3.13.2 Vorkommen

Vitamin K ist in der Natur weit verbreitet und kommt sowohl in tierischen als auch pflanzlichen Lebensmitteln vor. Die Biosynthese des Vitamin K ist bislang lediglich in den Grundzügen bekannt. Danach werden von Bakterien Menachinone (Vitamin K_2) gebildet, die von Tier und Mensch genutzt werden können. In Pflanzen werden Phyllochinone (Vitamin K_1) synthetisiert, die die gleiche Vitaminwirksamkeit aufweisen. Das Phyllochinon ist am Photosyntheseprozeß bei allen höheren Pflanzen beteiligt und kommt auch in Braun- und Grünalgen vor (Friedrich 1987).

Messungen der Vitamin K-Konzentrationen in verschiedenen Lebensmitteln zeigen, daß die Gehaltsangaben der verschiedenen Tabellenwerke für ein und dasselbe Lebensmittel beachtlich divergieren. Neben analytischen Schwierigkeiten bei der Vitamin K-Bestimmung treten auch jahreszeitliche Veränderungen im Vitamingehalt auf, weshalb verläßliche Angaben zum Vitamin K-Gehalt nicht möglich sind. Im allgemeinen sind grüne, blattförmige Pflanzen reich an Vitamin K,

Tab. 3-42: Vitamin K-Gehalte in Lebensmitteln nach Bundeslebensmittelschlüssel (BLS) 1990 und Souci, Fachmann, Kraut (SFK) 1989

	BLS/SFK
Milch- und Milchprodukte:	
Milch	+
Käse	+
Butter	+ +
Fleisch und Geflügel:	
Muskelfleisch	+
Rinderleber	+ +
Huhn	+ + +
Getreide und Getreideprodukte:	
Hafer	+ +
Vollkornweizen	+
Mais (Korn)	+ +
Weizenkleie	+ +
Gemüse:	
Kartoffeln	+ +
Karotten	+ +
Tomaten	+
Grüne Bohnen	+ +
Erbsen	+ +
Blumenkohl	+ + +
Broccoli	+ + +
Spinat	+ + +
Kopfsalat	+ + +
Rosenkohl	+ + +
Sauerkraut	+ + +
Obst:	
Orangen	+
Pfirsiche	+
Bananen	+
Apfelmus	+

+	Vitamin K-Gehalt niedrig	$\leq$	10	µg/100 g
+ +	Vitamin K-Gehalt mittel		10–100	µg/100 g
+ + +	Vitamin K-Gehalt hoch	$\geq$	100	µg/100 g

Fleisch, insbesondere Leber und Fisch, hat mittlere Gehalte, Früchte und Getreidearten sind dagegen relativ Vitamin K-arm. Aufgrund der unzuverlässigen Analysedaten wird in Tab. 3-42 auf genauer quantifizierte Gehaltsangaben verzichtet und lediglich festgestellt, ob der Gehalt niedrig ($<$ 10 µg/100 g), mittel (10–100 µg/100 g) oder hoch ($>$ 100 µg/100 g) ist.

3.13.3 Stoffwechsel und Pharmakokinetik

Vitamin K_1 wird vorzugsweise im Jejunum über einen sättigbaren energieabhängigen aktiven Transport in Anwesenheit von Gallensäuren und Pankreaslipase durch Mizellenbildung in das intestinale Lymphsystem resorbiert. Die Resorptionsrate ist um so höher, je niedriger der pH-Wert ist. Die Zugabe von kurz- und mittelkettigen Fettsäuren steigert, langkettige Fettsäuren hemmen die Resorption. Beim Erwachsenen erfolgt die Resorption von Vitamin K_1 rasch mit einer Resorptionsquote zwischen 60 und 80% und beim Neugeborenen wegen der physiologischen Steatorrhoe nur um 30%.

Das im terminalen Ileum und Colon durch die Darmbakterien (E. coli und Lactobacillus acidophilus) gebildete Vitamin K_2 bedarf zur Resorption ebenfalls Gallensäuren und Pankreaslipase. Es wird durch passiven, nicht sättigbaren Transport und nur zu einem geringen Teil resorbiert.

Vitamin K_3 und seine wasserlöslichen Derivate werden unabhängig von Gallensäuren und Pankreaslipase passiv sowohl im Dünndarm als auch im Colon resorbiert und gelangen direkt in die Blutbahn.

Im Blut wird Vitamin K an Lipoproteine, vorwiegend an die VLDL-Fraktion, gebunden. Die Plasmakonzentrations-Zeitkurve zeigt einen biphasischen Verlauf mit einer ersten Halbwertszeit von 20–30 Minuten und einer terminalen zwischen 120–165 Minuten. Die einzelnen K-Vitamine werden im Organismus gleichmäßig verteilt. Die natürlich vorkommenden Vitamine K_1 und K_2 werden vor allem in der Leber, aber auch in Nebennieren, Niere, Lunge und Knochenmark angereichert. Die Speicherfähigkeit der Leber ist gering und beträgt zur Überbrückung eines Vitamin-Mangels nur 1–2 Wochen. Vitamin K_3 besitzt als solches keine Vitamin K-Aktivität, sondern erst nach Alkylierung an C3. Es wird in allen Geweben gespeichert. Vitamin K_1 und K_2 werden zu über 50% über die Galle mit den Fäzes ausgeschieden und nur zu 20% nach Verkürzung der Seitenkette durch β-Oxidation in Form von Glucuroniden über die Niere. Der

Metabolismus und die Ausscheidung von Vitamin K_3 erfolgt im Gegensatz zu Vitamin K_1 schneller. Metabolite und Ausscheidungsprodukte des Menadions sind das 2-Methyl-1,4-naphtohydrochinon-1,4-diglucuronid und das 2-Methyl-1,4-hydroxy-1-naphtylsulfat, die zu 70% mit dem Urin eliminiert werden (Monographie Vitamin K_3 und Vitamin K-Analoga 1989).

3.13.4 Biochemische Funktionen

Vitamin K ist erforderlich für die Carboxylierung spezifischer Glutaminsäurereste in einer Reihe von Proteinen zu γ-Carboxyglutaminsäure (Gla)-Resten (Abb. 3-46).
In dieser Weise entstehen durch posttranslationale Modifizierung aus Vorstufen die Gerinnungsfaktoren Faktor II (Prothrombin), Faktor VII, IX und X.
γ-Carboxyglutaminsäure wurde erst relativ spät entdeckt, weil sie bei der üblichen Aminosäureanalytik in stark saurer Lösung decarboxyliert wird. Nachdem man gelernt hatte, diese Decarboxylierung zu vermeiden, wurde noch eine Reihe weiterer Gla-haltiger Proteine in verschiedenen tierischen und menschlichen Geweben gefunden, deren Funktion noch vielfach unklar ist (Suttie 1984). Besser charakterisiert sind Osteocalcin (BGP = bone-Gla-protein) und MGP (matrix-Gla-protein) (Price 1988).

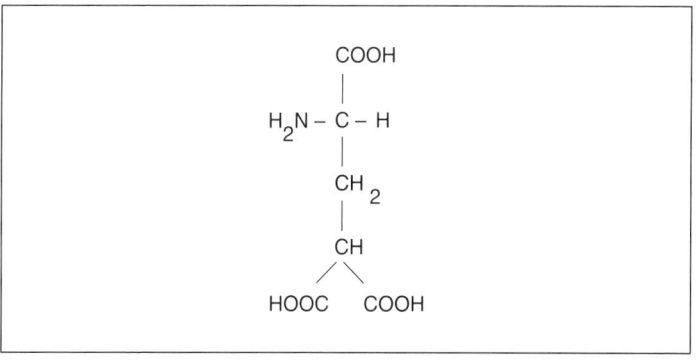

Abb. 3-46: γ-Carboxyglutaminsäure (Gla) = 3-Amino-1,1,3-propantricarbonsäure

Der Wirkungsmechanismus des Vitamin K bei der Synthese der Gerinnungsfaktoren ist am ausführlichsten beim Prothrombin untersucht worden. In einem inaktiven Prothrombin-Vorläufer werden 10 Glutaminsäurereste unter der Wirkung von Vitamin K γ-carboxyliert. Die Häufung von Carboxylgruppen ermöglicht wie bei synthetischen Chelatoren die Bindung von Ca^{2+}, welches zur Anheftung von Prothrombin an Phospholipidoberflächen erforderlich ist, an denen dann die Proteolyse durch den aktivierten Faktor X zu Thrombin erfolgen kann (Suttie und Olson 1984).

Der molekulare Mechanismus der Vitamin K-Wirkung bei der Carboxylierungsreaktion ist noch nicht völlig geklärt. Mit der Carboxylierung ist eine zyklische Umwandlung von oxidierten und reduzierten Formen des Vitamin K verknüpft (Abb. 3-47).

An diesem Vitamin K-Zyklus sind neben dem Carboxylase/Epoxidase-System eine Dithiol-abhängige Vitamin K-Epoxid-Reduktase und eine Dithiol-abhängige Chinon-(Vitamin K)-Reduktase beteiligt. An diesen Dithiol-abhängigen Reaktionen greifen Vitamin K-Antagonisten vom Cumarintyp wie Warfarin, Marcumar u.a. als Hemmstoffe an. An der Reduktion des Chinons kann weiterhin eine NAD(P)-abhängige Reduktase, ein Flavinenzym, beteiligt sein. Der eigentliche Carboxylierungsschritt, welcher molekularen Sauerstoff, CO_2 und Vitamin K-Hydrochinon benötigt, ist im Detail noch nicht aufgeklärt. Es wird vermutet, daß mindestens ein weiterer Vitamin K-Metabolit, vielleicht das Vitamin K-Hydroperoxid, beteiligt ist, und daß es bei der Reaktion zur Elimination des C4-Wasserstoffs der Glutaminsäure kommt, an dessen Stelle dann CO_2 tritt (Nutr. Rev. 1984).

Außer den Gerinnungsfaktoren sind die am besten charakterisierten Gla-Proteine Osteocalcin und MGP. Die Synthese ihrer nichtcarboxylierten Vorstufen wird durch 1,25-$(OH)_2D_3$ reguliert (Price 1988). Osteocalcin wird in den Osteoblasten gebildet und macht 15–20 % der Nicht-Kollagen-Proteine im Knochen aus. Osteocalcin enthält drei, MGP fünf Gla-Reste. Osteocalcin wird über seine Gla-Reste an Hydroxylapatit gebunden und hemmt das Wachstum von Hydroxylapatitkristallen aus der voll mineralisierten Metaphyse in die Epiphysenfuge. Wenn unter Vitamin K-Mangel oder unter der Wirkung von Vitamin K-Antagonisten die γ-Carboxylierung unterbleibt, gelangt das nicht carboxylierte Osteocalcin ins Plasma und ist dort ein wichtiger Indikator für Störungen des Knochenstoffwechsels.

Normalerweise findet man bei Behandlung mit Antikoagulantien vom Cumarintyp in den gebräuchlichen Dosen keine Störungen im Kno-

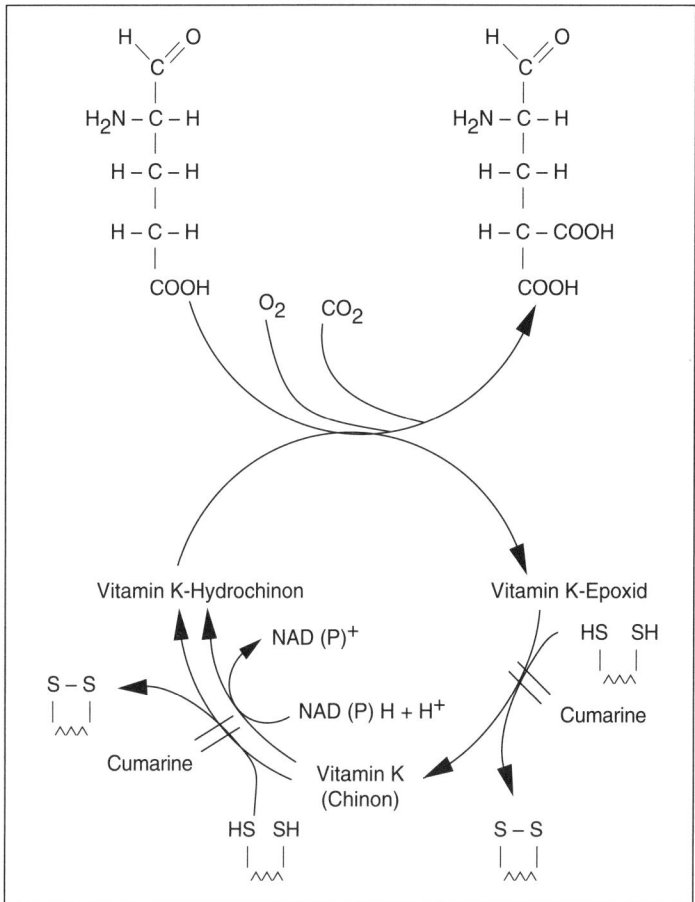

Abb. 3-47: Vitamin K-Zyklus bei der γ-Carboxylierung von Glutaminsäureresten (nach Suttle und Olson 1984)

chenstoffwechsel. Unter experimentellen Bedingungen können solche jedoch erzeugt werden. Dies beruht auf Unterschieden im Carboxylierungsmechanismus bei den Gerinnungsfaktoren in der Leber und bei den Gla-Proteinen im Knochen (Price 1988). Behandelt man Ratten mit hohen Dosen an Warfarin, so kann man mit Vitamin K-Supplementierung die Blutgerinnung im Normbereich halten, weil unter Vitamin K-Behandlung in der Leber ein Warfarin-unempfindliches Enzym die Reduktion von Vitamin K-Epoxid zum Hydrochinon bewerkstelligen kann, so daß man Versuchstiere unter diesen Bedingungen über Monate bei guter Gesundheit halten kann. Im Knochen ist das nicht möglich, und deswegen kommt es unter diesen Versuchsbedingungen wegen der unzureichenden Carboxylierung der Gla-Protein-Vorläufer im Knochen zu exzessiver Mineralisation des Knorpels der Wachstumszone mit kompletter Fusion der Epiphysenfugen und Stillstand des Längenwachstums.

Dieses Bild ähnelt stark dem fetalen Warfarin-Syndrom bei Kindern, deren Mütter während des ersten Trimesters der Schwangerschaft mit Warfarin behandelt wurden (Hall et al. 1980). Als Konsequenz aus diesen Befunden wird empfohlen, bei Personen, bei denen aus therapeutischen Gründen die Aktivität der Gerinnungsfaktoren reduziert werden soll, die Vitamin K-Zufuhr so zu regulieren, daß man mit einem Minimum an Cumarin-Antikoagulantien auskommt (Price 1988).

3.13.5 Bedarf

Der Vitamin K-Bedarf des Menschen ist nicht genau bekannt. Man nimmt an, daß durch die Aufnahme mit der Nahrung (Vitamin K_1 und K_2) und durch den Beitrag der enteral synthetisierten Menachinone die Versorgung gesichert ist. Da nicht nur nicht ausreichende Analysen zum Vitamin K-Gehalt der Lebensmittel vorliegen, sondern ebensowenig aussagekräftige experimentelle Untersuchungen beim Menschen zum Vitamin K-Bedarf durchgeführt wurden, läßt sich der Bedarf lediglich schätzen. Die Schätzungen beruhen z. T. auf den Erfahrungen, die man bei längerfristig total parenteral ernährten Patienten gesammelt hat, indem man die Vitamin K-Mengen zugrunde legt, die bei dieser Ernährungsform früheste Anzeichen eines Mangels (Störungen der Blutgerinnung) verhindern. Den Schätzungen liegt weiterhin die Vitamin K-Aufnahme offensichtlich gesunder Bevölkerungsgruppen zugrunde, und der Bedarf wird entsprechend angesetzt.

Aufgrund der bestehenden Unsicherheiten veröffentlicht die DGE in ihren bisherigen Empfehlungen keine detaillierten Angaben für die verschiedenen Altersgruppen, sondern teilt lediglich die vermutete Größenordnung des Bedarfs mit (0,01–0,03 mg/kg Körpergewicht) (Deutsche Gesellschaft für Ernährung 1985).

Andere nationale Organisationen, die entsprechende Empfehlungen herausgeben, verhalten sich ähnlich. Lediglich von den USA werden konkretere Angaben gemacht. Für den Erwachsenen werden 80 µg (Männer) bzw. 65 µg (Frauen) Vitamin K/Tag als wünschenswert erachtet, die Angaben für Jugendliche und Kleinkinder liegen entsprechend niedriger (30–70 bzw. 5–20 µg/d) (Recommended Dietary Allowances 1989). In ihrer neuesten Ausgabe gibt nun auch die DGE die empfohlene Vitamin K-Zufuhr für die verschiedenen Altersgrupen sehr detailliert an (DGE 1991). Dabei schließt man sich offensichtlich der Argumentation der RDA an, die den Vitamin K-Bedarf bei 1 µg/ kg Körpergewicht ansetzten, wodurch sich im Vergleich zu früheren Vorstellungen weit geringere Vitamin K-Empfehlungen ergeben (Tab. 3–43).
An sich ist dies ein weiteres Indiz für die Unsicherheiten, die bezüglich der Vitamin K-Bedarfsableitung bestehen. Daß die DGE dennoch in

Tab. 3-43: Vitamin K, empfohlene tägliche Zufuhr (DGE 1991).

	Vit. K µg/Tag	
	m	w
Säuglinge		
0 bis unter 4 Monate	5	
4 bis unter 12 Monate	10	
Kinder		
1 bis unter 4 Jahre	15	
4 bis unter 7 Jahre	20	
7 bis unter 10 Jahre	30	
10 bis unter 13 Jahre	40	
13 bis unter 15 Jahre	50	
Jugendliche und Erwachsene		
15 bis unter 19 Jahre	70	60
19 bis unter 25 Jahre	70	60
25 bis unter 51 Jahre	80	65
51 bis unter 65 Jahre	80	65
65 Jahre und älter	80	65
Schwangere	65	
Stillende	65	

der neuesten Ausgabe ihrer Empfehlungen für die Nährstoffzufuhr detaillierte Angaben macht und nicht mehr von Schätzwerten spricht, ist jedoch überraschend. Offensichtlich wollte man trotz bestehender Kenntnislücken nicht länger größere Diskrepanzen zu den bereits 1989 überarbeiteten RDA-Werten bestehen lassen.

3.13.6 Bedarfsdeckung

Bei unzureichender Kenntnis des Bedarfs und unpräzisen Gehaltsangaben in Lebensmitteln sind verläßliche Aussagen zur Bedarfsdeckung nicht möglich. Dementsprechend wurden auch keine Angaben zur Bedarfsdeckung in den vergangenen Ernährungsberichten (DGE) veröffentlicht (Deutsche Gesellschaft für Ernährung 1976, 1980, 1984, 1988). Aufgrund der Verzehrsgewohnheiten läßt sich lediglich die Aussage treffen, daß neben Grüngemüse vor allem Fleisch sowie Milch und Milchprodukten eine wichtige Rolle bei der Bedarfsdeckung zukommt. Zubereitungsverluste sind zu vernachlässigen, da Vitamin K weder auf Sauerstoff noch auf Hitze empfindlich reagiert. Lediglich unter Lichteinfluß und durch ionisierende Strahlen ist mit Vitamin K-Verlusten zu rechnen.

Bei Neugeborenen ist die Versorgung jedoch oft problematisch, da sie mit unzureichenden Vitamin K-Vorräten geboren werden. Viele Autoren sind der Auffassung, daß dies an der plazentaren Undurchlässigkeit für Vitamin K liegt (Friedrich 1987). Da auch Frauenmilch arm an Vitamin K ist, sind Neugeborene in den ersten Lebenstagen gefährdet, falls eine entsprechende Substitution unterbleibt. In schweren Fällen können lebensbedrohliche Blutungen auftreten, die durch entsprechende Vitamin K-Gaben erfolgreich therapiert werden können. Mit Beginn der Enteralsynthese werden jedoch ausreichende Mengen an Vitamin K (Menachinon) synthetisiert und auch resorbiert, wodurch beim Kleinkind sehr schnell eine Bedarfsdeckung gewährleistet wird.

Beim Erwachsenen wird der Vitamin K-Bedarf sowohl aus tierischen und pflanzlichen Quellen als auch durch die Enteralsynthese gedeckt. Untersuchungen der Leberspiegel zeigen, daß Menachinone und Phyllochinone etwa zu gleichen Teilen zur Bedarfsdeckung beitragen (Friedrich 1987).

3.13.7 Klinische Symptomatik

Die klinische Symptomatik des Vitamin K-Mangels leitet sich von der Bedeutung dieses Vitamins bei der Synthese der Gerinnungsfaktoren II, VII, IX, X ab. Nach der Biosynthese der inaktiven Vorstufen in der Leber werden ihre Glutaminsäurereste carboxyliert und damit in Anwesenheit von Calciumionen zur Bindung an Membranphospholipiden befähigt. Vitamin K wirkt hierbei in den Mikrosomen der Hepatozyten als Coenzym bei der Carboxylierung der Glutaminsäurehaltigen Seitenketten. Fehlt Vitamin K, so liegen diese Faktoren als unwirksame Acarboxy-Vorstufen vor (PIVKA = protein induced by vitamin K absence or antagonists). Der Nachweis von Acarboxy-Vorstufen sowie eine Verlängerung der Gerinnungszeiten sind damit ein Hinweis für einen Vitamin K-Mangel.

Folgen sind Blutungen in die verschiedensten Gewebe und Organe. Beim Erwachsenen sind am häufigsten anzutreffen: Nasenbluten, Blutungen im Bereich des Urogenitaltraktes, Magen-Darm-Blutungen mit Hämatemesis, Blutungen in Muskel- und Unterhautzellgewebe, retroperitoneale Blutungen sowie verstärkte Blutungen nach Traumen bzw. postoperativ.

Beim Neugeborenen sind Melaena charakteristisch. Der Morbus hämorrhagicus bei Neugeborenen in den ersten Tagen beruht auf den niedrigen Spiegeln der Vitamin K-abhängigen Gerinnungsfaktoren, da die unreife Leber zur Proteinsynthese nur eingeschränkt fähig ist, bzw. der Gastrointestinal-Trakt noch nicht mit der physiologischen Darmflora besiedelt ist. Besonders gefährdet sind vollgestillte Kinder, da die Muttermilch nur etwa die Hälfte an Vitamin K im Vergleich zur Kuhmilch enthält.

Ursachen eines Vitamin K-Mangels sind nicht nur ungenügende Aufnahme mit der Nahrung oder mangelnde Resorption, sondern auch Verwertungsstörungen durch Vitamin K-Antagonisten bzw. Schädigung der physiologischen Darmflora durch Arzneimittel wie z.B. Sulfonamide und Antibiotika.

3.13.8 Anwendungsgebiete

Einen Überblick über die Anwendungsgebiete für Vitamin K gibt Tab. 3-43.

Tab. 3-44: Anwendungsgebiete für Vitamin K

Prävention und Therapie von Vitamin K-Mangel bedingten Blutungen, insbesondere

- Vitamin K-Prophylaxe des Neugeborenen unmittelbar nach der Geburt
- Vitamin K-Prophylaxe des Neugeborenen durch Vitamin K-Gabe an die Schwangere vor der Entbindung, wenn sie Antikonvulsiva, Tuberkulostatika oder Cumarinderivate eingenommen hatte
- Vitamin K-Prophylaxe bei Patienten mit Risikofaktoren für die Entwicklung eines Vitamin K-Mangels, sobald der Quick-Wert unter die Normgrenze abfällt (z.B. Morbus Crohn-Patienten)
- Vitamin K-Therapie bei Patienten mit Vitamin K-Mangel bedingten Blutungen

---

3.13.8.1 Vitamin K-Prophylaxe und -Therapie des Neugeborenen

Aktuelle Erhebungen verdeutlichen, daß die Zahl der Vitamin K-Mangel-bedingten Blutungen beim Neugeborenen in den letzten Jahren zugenommen hat. Dafür ist hauptsächlich eine geänderte Stillphilosophie verantwortlich zu machen, die z.T. aus weltanschaulichen Gründen zu langfristigem, ausschließlichem Stillen – ohne Beikost – rät. Nahezu alle voll gestillten Säuglinge weisen im Vergleich zu Flaschen- und Beikost-Kindern ein erhöhtes Risiko auf, einen zumindest latenten Vitamin K-Mangel zu erleiden. Werden rechtzeitig adaptierte Milchnahrungen hinzugefüttert, dann ist die Vitamin K-Versorgung in aller Regel gesichert. Dies ist u.a. mit dem höheren Vitamin K-Gehalt der Kuhmilch zu begründen, der mindestens um das Zweifache über dem der Muttermilch liegt. Weiterhin ist anzunehmen, daß die Mischflora des Kuhmilch-ernährten Säuglings mehr Vitamin K synthetisiert als der Lactobacillus bifidus des Brustkindes.

Als weitere Risikokollektive gelten Frühgeborene, Neugeborene mit verspäteter oder unzureichender Nahrungsaufnahme, solche mit Resorptionsstörungen, Cholestase und Langzeitbehandlung mit Antibiotika.

Bei der Frühform des Morbus haemorrhagicus neonatorum tritt die Vitamin K-Mangelblutung am ersten Lebenstag auf. Die häufigste Ursache liegt in den von der Mutter vor der Entbindung eingenommenen Medikamenten, die in den Vitamin K-Stoffwechsel eingreifen (Antikonvulsiva, Tuberkulostatika, Cumarin-Antikoagulantien).

Die klassische Form des Morbus haemorrhagicus neonatorum tritt zwischen dem 2. und 7. Lebenstag bei sonst gesund erscheinenden

Neugeborenen auf. Oft kann keine eindeutige Ursache für die Blutungen aus dem Nabel, dem Magen-Darm-Trakt, der Nase, Blutung post circumcisionem eruiert werden. Als Ursachen sind Vitamin K-Mangelzustände der Mutter bekannt, bedingt durch Laxantien-Abusus, Fehlernährungszustände, Malabsorption, Cholestase sowie von der Mutter eingenommene Medikamente wie z.B. Antibiotika (Künzer und Niederhoff 1988).

Der Spättyp des Morbus haemorrhagicus neonatorum tritt nach der dritten Lebenswoche an ausnahmslos voll gestillten, reif geborenen Kindern auf. Es werden Hämatomneigung, Verletzungsblutungen, Schleimhautblutungen und meist lebensbedrohliche intrakranielle Blutungen beobachtet. Die Letalität ist hoch, wobei die Überlebenden oft neurologische Spätschäden aufweisen.

In einer aktuellen Mitteilung über vier manifeste Vitamin K-Mangelblutungen waren alle vier Säuglinge voll gestillt (Alter 27–48 Tage) und ohne Vitamin K-Prophylaxe. Die Blutungen manifestierten sich in einem Fall gluteal und in den anderen drei Fällen zerebral. Ein Patient verstarb, zwei wurden mit neurologischen Störungen entlassen, lediglich ein Patient zeigte keine Spätschäden (Huss et al. 1989). In 4 weiteren Kasuistiken von reifen Säuglingen mit dem «Spättyp» des frühkindlichen Vitamin K-Mangels verstarben 2 an Hirnblutungen (Dremsek und Sacher 1987). In allen Fällen wurde keine postpartale Vitamin K-Prophylaxe durchgeführt. Aufgrund dieser aktuellen Erfahrungen wird empfohlen, daß eine generelle Vitamin K-Prophylaxe bei allen Neugeborenen vorgenommen wird. Immerhin wird nach einer im Frühjahr 1988 vorgenommenen Erhebung für den Bereich der Bundesrepublik Deutschland von 79% der befragten 1141 Geburtskliniken eine Vitamin K-Prophylaxe an allen Neugeborenen durchgeführt. 20% führen diese nur an Risikogeborenen durch und lediglich 1% nimmt gar keine Vitamin K-Prophylaxe vor (Sutor et al. 1989).

3.13.8.2 Vitamin K-Prophylaxe und -Therapie jenseits des Säuglingsalters

Ältere Kinder und Erwachsene mit Gallengangsatresie, biliärer Zirrhose, geschädigter Darmflora durch Enteritiden, Morbus Crohn und Colitis ulcerosa weisen ein erhöhtes Risikopotential zur Entwicklung eines Vitamin K-Mangels auf. Postoperative Phasen mit total parenteraler Ernährung sowie längerfristige Medikation von Antibiotika (z.B. Ampicillin, Cephalosporine oder Tetracycline), aber auch eine

Überdosierung von Vitamin K-Antagonisten (z. B. Phenprocoumon) prädisponieren zu einem Vitamin K-Mangel (Bechtold und Andrassy 1988).
Besonders hoch ist die Vitamin K-Mangelprävalenz bei chronischen gastrointestinalen Erkrankungen. Nahezu die Hälfte aller untersuchten Crohn-Patienten mit ilealer Beteiligung zeigt abnorme Prothrombin-Plasmaspiegel (Krasinski et al. 1985).
Einzelfälle von Vitamin K-Mangelsituationen sind auch im Gefolge einer Bulimia nervosa bekanntgeworden (Niiya et al. 1983). Erst in den letzten Jahren erfährt dieses Krankheitsgeschehen, das durch phasenhaft auftretendes massives Eßbedürfnis mit anschließendem selbst herbeigeführtem Erbrechen imponiert, eine gesteigerte Aufmerksamkeit.

3.13.9 Behandlungsmaßnahmen

3.13.9.1 Vitamin K-Prophylaxe

Neugeborene: Unstrittig ist, daß alle Neugeborenen eine Vitamin K-Prophylaxe erfahren sollten. Empfohlen wird eine einmalige parenterale Gabe von 1 mg Phytomenadion (Vitamin K_1) am 1. Lebenstag, und zwar unabhängig von der Ernährungsform. Als Alternative bietet sich die wiederholte orale Verabreichung von 2 mg im Rahmen der ersten 3 Vorsorgeuntersuchungen an, und zwar am 3.–10. Lebenstag und in der 4.–6., vorzugsweise in der 4. Lebenswoche (Sutor et al. 1989). Die vereinzelt empfohlene einmalige orale Gabe gibt einen weniger zuverlässigen Schutz, so daß der wiederholten oralen Prophylaxe der Vorzug gegeben werden sollte.
Frühgeborene: Frühgeborene unter 1500 g Körpergewicht sollten Vitamin K_1 in einer Dosis von 0,5–1 mg parenteral post partum erhalten.
Säuglinge mit gestörter Vitamin K-Resorption: Säuglinge mit beeinträchtigter Vitamin K-Resorption wie z. B. bei Mukoviszidose, Alpha-1-Antitrypsinmangel, Hepatitis, Gallengangsatresie und chronischen Diarrhoen bedürfen einer individuell angepaßten Vitamin K-Prophylaxe unter Kontrolle des Quick-Wertes. Allerdings dürfte in der Regel 1 mg Vitamin K pro Monat parenteral ausreichen (Monographie Phytomenadion 1989).
Schwangere: Für Schwangere, die Antikonvulsiva oder Tuberkulostatika einnehmen, werden 10–20 mg oral oder 2–5 mg i. m. 48 Stunden

bis einige Stunden vor der Entbindung empfohlen (Monographie Phytomenadion 1989).

3.13.9.2 Vitamin K-Therapie

Bei leichteren Blutungen genügt eine orale Dosis von 1–5 mg sowohl bei Säuglingen als auch Erwachsenen.

Bei schweren, lebensbedrohlichen Vitamin K-Mangelblutungen wird die intravenöse Gabe von Vitamin K_1 in einer Dosierung von 1–10 mg (Neugeborene 1 mg/kg Körpergewicht) empfohlen. Bei schweren Blutungen (Hirnblutung) ist die zusätzliche Gabe von Prothrombinkomplex-Präparaten indiziert.

Bei Patienten mit Resorptionsstörungen sollte Vitamin K_1 parenteral verabreicht werden, wobei die Dosierung der oralen Applikation entsprechen kann (Monographie Phytomenadion 1989).

Die vereinzelt beschriebenen, zum Teil schweren Nebenwirkungen (Schock) im Gefolge der parenteralen Vitamin K-Verabreichung sind nicht auf den Wirkstoff selbst, sondern auf den verwendeten Hilfsstoff (nicht-ionischer Emulgator Cremophor® EL) zurückzuführen. Präparate mit neuerer Galenik enthalten nicht mehr diesen Hilfsstoff, sondern eine Mischmizellenform aus Gallensäure-Lecithin-Mizellen. Dadurch wird die intravenöse Verträglichkeit entscheidend verbessert.

Literatur

Bechtold, H., Andrassy, K.: Vitamin K und medikamenteninduzierte Hypoprothrombinämie. Hämostaseologie 8 (1988), 8–17.

Deutsche Gesellschaft für Ernährung (DGE): Empfehlungen für die Nährstoffzufuhr. Umschau-Verlag, Frankfurt 1985.

Deutsche Gesellschaft für Ernährung (DGE): Empfehlungen für die Nährstoffzufuhr. Umschau-Verlag, Frankfurt 1991.

Deutsche Gesellschaft für Ernährung (DGE): Ernährungsberichte 1976, 1980, 1984, 1988. Umschau-Verlag, Frankfurt.

Dremsek, P.A., Sacher, M.: Lebensbedrohliche Blutungen durch Vitamin K-Mangel bei gestillten Säuglingen. Wien. Klin. Wschr. 99 (1987), 314–316.

Friedrich, W.: Folsäure und unkonjugierte Pteridine. In: Handbuch der Vitamine, hrsg. von W. Friedrich, Urban und Schwarzenberg-Verlag, München–Wien–Baltimore 1987.

Hall, J.G., Pauli, R.M., Wilson, K.M.: Maternal and fetal sequelae of anticoagulation during pregnancy. Am. J. Med. 68 (1980), 122–140.

Huss, G., Hanssler, L., Schürmann, F.: Späte Vitamin K-Mangelblutungen bei gestillten Säuglingen und deren Verhütung. Pädiatr. Praxis 38 (1989), 265–270.

Krasinski, S.D., Russell, R.M., Furie, B.C., Kruger, St.F., Jacques, P.F., Furie, B.: The prevalence of vitamin K deficiency in chronic gastro-intestinal disorders. Am. J. Clin. Nutr. 41 (1985), 639–643.

Künzer, W., Niederhoff, H.: Vitamin K-Versorgung der Neugeborenen. Dtsch. Med. Wschr. 113 (1988), 432–438.

Monographie Phytomenadion. Bundesanzeiger Nr. 59 vom 29. 03. 1989.

Niiya, K., Kitagawa, T., Fujishita, M., Yoshimoto, S., Kobayashi, M., Kubonishi, I., Taguchi, H., Miyoshi, I.: Bulimia nervosa complicated by deficiency of vitamin K-dependent coagulation factors. JAMA 250 (1983), 792–793.

Nutr. Rev. 42 (1984), 290–292.

Pharmazeutische Stoffliste. Bundesvereinigung der Deutschen Apotheker-Verbände. 7. Auflage, 1989.

Price, P.A.: Role of vitamin K-dependent proteines in bone metabolism. Ann. Rev. Nutr. 8 (1988), 565–583.

Recommended Dietary Allowances of the Commitee on Dietary Allowances, Food and Nutrition Board, National Academy of Sciences, Washington D.C. 1989.

Schmidt, E.: Vitamin K-Prophylaxe bei Neugeborenen. Empfehlungen der Ernährungskommission der Deutschen Gesellschaft für Kinderheilkunde. Dtsch. Ärzteblatt 83 (1986), 3380–3381.

Sutor, A.H., Künzer, W., Göbel, U., v. Kries, R., Landbeck, G.: Vitamin K-Prophylaxe. Pädiatr. Praxis 38 (1989), 625–628.

Suttie, J.W., Olson, R.E.: Vitamin K. Present Knowledge in Nutrition, 5th Ed., The Nutrition Foundation, Inc., Washington D.C., 1984, 241–259.

4 Vitaminoide

4.1 Fälschlicherweise als Vitamine klassifizierte Stoffe

Vitamine sind organische, lebensnotwendige (essentielle) Verbindungen, die vom Humanorganismus nicht oder in einem nicht ausreichenden Umfang synthetisiert werden können. Insgesamt 13 Stoffe besitzen diese Eigenschaften und erfüllen im Stoffwechsel katalytische oder steuernde Funktionen. Im Gegensatz zu den ebenfalls essentiellen Fettsäuren und essentiellen Aminosäuren dienen Vitamine weder als Körperbausteine noch als Energielieferanten.

Diese einfache Definition sollte an und für sich eine zweifelsfreie Klassifikation ermöglichen. Dennoch werden bis heute Wirkstoffe zum Teil in Unkenntnis ihrer pharmakologischen Eigenschaften, aber auch aufgrund marktstrategischer Überlegungen als Vitamine klassifiziert, obwohl sie der Vitamindefinition nicht genügen.

Die Tabelle 4-1 faßt diese auch teilweise als «Vitaminoide» bezeichneten Wirkstoffe zusammen.

4.1.1 Vitamin «F» (essentielle Fettsäuren)

Auch wenn spezielle Fettsäuren wie z.B. die Linolsäure essentiellen Charakter besitzen, ist ihnen eine Vitamin-Wirksamkeit abzusprechen. Mit den Vitaminen haben essentielle Fettsäuren gemein, daß sie im Humanorganismus nicht synthetisiert und somit exogen zugeführt werden müssen. Als obligatorische Bestandteile der Biomembranen haben sie jedoch eine Bausteinfunktion. Prinzipiell könnten essentielle Fettsäuren auch zur Energiebilanz beitragen, aufgrund der durchschnittlichen Tageszufuhr von etwa 10 g. Der Terminus «Vitamin F» wird des öfteren als Synonym für die Linolsäure in der Deklaration auf Margarinedosen verwendet. Hierbei wird versucht, mit dem – positiv besetzten – Begriff Vitamin Vorteile zu erwerben.

Tab. 4-1: Fälschlicherweise als Vitamine klassifizierte Stoffe

Wirkstoffe	Struktur	Gründe für den fehlenden Vitamincharakter
Essentielle Fettsäuren, z.B. Linolsäure		Bausteinfunktion (Bestandteil von Biomembranen), Energielieferant, hoher Bedarf im Gramm-Bereich
Laetril («Vitamin B$_{17}$»)		besitzt weder essentiellen Charakter noch sind vitaminähnliche Eigenschaften bekannt

Pangamsäure («Vitamin B$_{15}$»)		besitzt weder essentiellen Charakter noch sind vitaminähnliche Eigenschaften bekannt

Tab. 4.1: Fortsetzung

Orotsäure («Vitamin B₁₃») 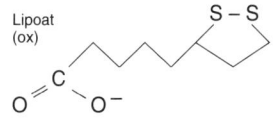	Humanorganismus vermag die Orotsäure in ausreichender Menge selbst zu synthetisieren; spezifische Mangelzustände sind unbekannt
Alpha-Liponsäure 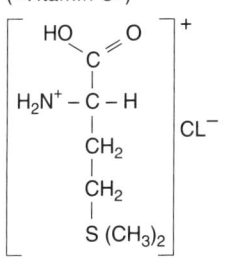	Humanorganismus vermag die Alpha-Liponsäure in ausreichender Menge selbst zu synthetisieren; spezifische Mangelzustände sind unbekannt

Lipoat (ox)

HS   SH

Lipoat (red)

Methylmethionin-sulfoniumchlorid («Vitamin U»)	besitzt weder essentiellen Charakter noch sind vitamin-ähnliche Eigenschaften bekannt

$$\left[\begin{array}{c} HO \diagdown C \diagup O \\ H_2N^+ - C - H \\ | \\ CH_2 \\ | \\ CH_2 \\ | \\ S(CH_3)_2 \end{array}\right]^+ \quad CL^-$$

Ubichinon/ Coenzym Q	der Organismus verfügt über eine ausreichende Eigensynthese; Mangelzustände sind bisher nicht bekannt geworden

H_3CO —, H_3CO — OH, CH_3, $[- CH_2 - CH = C - CH_2]_n - H$, OH

reduziert
n = Zahl der Isorpreneinheiten (6-10)

Tab. 4.1: Fortsetzung

Bioflavonoide («Vitamin P»)	besitzt weder essentiellen Charakter noch sind vitaminähnliche Eigenschaften bekannt
myo-Inosit	besitzt weder essentiellen Charakter noch sind vitaminähnliche Eigenschaften bekannt; Eigensynthese möglich

4.1.2 Laetril (Vitamin B_{17})

Laetril ist ein Mandelsäurenitril-Glykosid und wird teilweise auch als Vitamin B_{17} bezeichnet. Als Muttersubstanz des Laetrils kann das Amygdalin gelten, das der bekannteste Vertreter der cyanogenen Glykoside (β-Gentiobiosid des L-Mandelsäurenitrils) ist. Amygdalin wurde bereits 1830 aus Bittermandeln isoliert und setzt unter bestimmten Voraussetzungen Blausäure frei. Obstkerne (z.B. von Aprikosen, Pfirsichen und Zwetschgen) enthalten ebenfalls relevante Amygdalin-Mengen. Eine Vitamin-Wirksamkeit oder sonstige nutritive Eigenschaften kommen dem Laetril in keiner Weise zu.

Laetril wird insbesondere in den USA als Krebstherapeutikum angepriesen. Das wissenschaftliche Erkenntnismaterial zur Belegung der Wirksamkeit und Unbedenklichkeit als Krebstherapeutikum ist vollkommen unzureichend (Chandler et al. 1984). Die Befürworter der Amygdalin-Therapie behaupten, daß in den Krebszellen das Amygdalin durch β-Glukosidasen hydrolisiert wird und das freiwerdende Cyanid die malignen Zellen abtöte. Zahlreiche Vergiftungsfälle und mehr als ein Dutzend Todesfälle sind hingegen beschrieben (Martindale 1989).

Beispielhaft sei erwähnt, daß ein Kind nach Einnahme von weniger als 5 Laetril-Tabletten starb. Ein 17jähriges Mädchen verstarb innerhalb von 24 Stunden nach Ingestion von $3\frac{1}{2}$ Laetrilampullen (10,5 g). Die beobachteten fatalen Cyanid-Intoxikationen im Gefolge dieser «Vitamin-Krebstherapie» sind klinisch vergleichbar mit zahlreichen in Afrika registrierten Fällen einer alimentären Cyanidvergiftung. Das Wurzelgemüse Bittercassava enthält Laetril und hat Tausende von chronischen Cyanidvergiftungen hervorgerufen. Im Vordergrund stehen schwere neurologische Schäden in Form peripherer Neuropathien, Myelopathien, Enzephalopathien, die mit Blindheit (Opticusatrophie) einhergehen können (Herbert 1979).

Aufgrund des nachweislich nicht vorhandenen Nutzens und des evidenten toxikologischen Potentials kann vor der Anwendung des «Vitamin B$_{17}$» nur eindringlich gewarnt werden.

4.1.3 Pangamsäure (Vitamin B$_{15}$)

Pangamsäure-Präparate enthalten nicht, wie der Name vermuten läßt, eine chemisch definierte Substanz, sondern eine variierende Mischung aus Gluconsäure, Diisopropylamindichloracetat, Glycin und Dimethylglycin (Cody 1984). Die Pangamsäure wird teilweise mit einem «Vitamin B$_{15}$» gleichgesetzt. Es fehlen jegliche Beweise für eine wie auch immer geartete Vitamin-Wirksamkeit oder sonstige pharmakologische Wirkungen. Die Pangamsäure wird insbesondere in den USA für zahlreiche Indikationen empfohlen, wobei die Förderung der Gewebeoxigenierung besonders herausgestellt wird. Teile des Pangamsäurekomplexes lassen sich in Erbsen (Cicer arietinum), Aprikosenkernen, Brauereihefe, Mais, Reis, Hafer, Rinderblut, Pferdeleber u. a. nachweisen (Singh 1983).

Die amerikanische FDA (Food and Drug Administration) hat in einem «Statement on Pangamic acid» vom 18. 8. 1978 kundgetan, daß weder eine therapeutische Wirksamkeit noch eine ausreichende Sicherheit belegt seien. Das Inverkehrbringen als Nahrungsergänzungsmittel oder als Arzneimittel ist zu untersagen (Herbert 1979).

4.1.4 Orotsäure (Vitamin B₁₃)

Die Orotsäure ist ein humanphysiologisches Zwischenprodukt der Pyrimidinbiosynthese. Orotat vermag der Organismus intermediär in ausreichender Menge zu synthetisieren. Spezifische Orotsäuremangelzustände sind nicht bekanntgeworden. Ein Vitamincharakter ist deshalb der Orotsäure abzusprechen. Unstrittig ist, daß die Orotsäure vielfältige Wirkungen auf den Pyrimidinstoffwechsel ausübt. Eine vermehrte renale Ausscheidung von Orotsäure wird bei seltenen Stoffwechselstörungen, insbesondere bei Leberschädigungen unterschiedlicher Genese, beobachtet (Orotsäure-Monographie 1989). Es liegen Hinweise vor, daß die Orotsäure kardioprotektive und nootrope Wirkungen besitzt (Matthies 1991).

4.1.5 Alpha-Liponsäure

Die Alpha-Liponsäure ist eine schwefelhaltige Fettsäure (6,8-Dithiooctansäure), die in allen höheren Lebewesen endogen synthetisiert wird. Sie agiert als Coenzym bei der dehydrierenden Decarboxylierung von 2-Oxosäuren (2-Oxopropionat, 2-Oxoglutarat, 2-Oxoisovalerianat). Als Bestandteil des Pyruvatdehydrogenasekomplexes bestehen enge Beziehungen zum Thiamin (s. Kapitel 3.1 Thiamin). Sie überträgt den bei der Decarboxylierung entstehenden aktiven Aldehyd auf Coenzym A und wirkt als Akzeptor von Reduktionsäquivalenten. Da ausreichende Mengen im Organismus synthetisiert werden, ist eine exogene/alimentäre Zufuhr nicht lebensnotwendig. Spezifische Mangelzustände sind darüber hinaus nicht bekanntgeworden, so daß kein Vitamincharakter besteht. Für die Alpha-Liponsäure bestehen Hinweise, daß Reizsymptome und Mißempfindungen der diabetischen Polyneuropathie gebessert werden (Monographie-Entwurf 1986).

4.1.6 Methylmethioninsulfoniumchlorid (Vitamin U)

Diese Substanz kann aus Kohlarten und anderen grünen Gemüsen gewonnen werden. Es wird als «Anti-Ulkus-Vitamin», als Substanz gegen Hyperlipidämie, Lebererkrankungen und beim nephrotischen Syndrom empfohlen (Seri et al. 1979). Eine Vitamin-Wirksamkeit ist definitiv nicht gegeben.

4.1.7 Ubichinon/Coenzym Q

Coenzym Q oder Ubichinon ist ein essentieller mitochondrialer Bestandteil, der eine Schlüsselrolle in der Atmungskette einnimmt. Aufgrund der strukturellen Ähnlichkeit mit den Vitaminen E und K sowie seiner Essentialität wird das Coenzym Q teilweise den Vitaminen gleichgestellt. Obwohl der gesunde Humanorganismus ausreichende Mengen endogen zu synthetisieren vermag, sind bei verschiedenen Krankheitsbildern Coenzym Q_{10}-Mängel beschrieben worden. Vorstufe für den Benzochinonanteil ist Tyrosin bzw. Phenylalanin. Die Methylgruppen stammen aus Methionin. Die isoprenoide Seitenkette wird entsprechend dem allgemeinen Biosyntheseweg isoprenoider Substanzen über Mevalonsäure gebildet. Die Gruppe der Ubichonone ist in der belebten Natur nahezu ubiquitär vorhanden. Aufgrund des sehr lipophilen Charakters ist das beim Menschen hauptsächlich vorkommende Coenzym Q_{10} in den lipophilen subzellulären Strukturen konzentriert. Das Coenzym Q ist ein essentielles Glied im Elektronentransportsystem der Atmungskette. Coenzym Q fungiert als Sammelbecken der bei der Oxidation von Flavincoenzymen anfallenden Reduktionsäquivalente. Vom Coenzym Q fließen die Elektronen über die Cytochrome zum molekularen Sauerstoff. Neben diesen seit längerem bekannten Eigenschaften im Intermediärstoffwechsel wird das Coenzym Q_{10} als Therapeutikum in der Kardiologie eingesetzt. Insbesondere in Japan und Italien sind verschiedene Coenzym Q-Präparate im Verkehr, die bei Patienten mit chronischer Herzinsuffizienz eingesetzt werden. Ausreichendes klinisches Erkenntnismaterial dazu liegt jedoch noch nicht vor (Coenzym Q Symposium, Rom 22. bis 24. 01. 1990).

4.1.8 Bioflavonoide (Vitamin P)

Das «Vitamin P» (Permeabilitäts-Vitamin) geht auf die frühen Untersuchungen des Arbeitskreises um Szent-Györgyi zurück. Bereits 1936 wurden von dieser Arbeitsgruppe Daten zu einer Substanz publiziert, die nach damaligem Erkenntnisstand mit der Ascorbinsäure eng vergesellschaftet sei und Einfluß auf Blutungszustände ausübe. Diese Substanzen gehören zu den in der Pflanzenwelt weit verbreiteten Gruppe der Flavonoide. Aufgrund ihrer Wirkungen auf die Gefäßpermeabilität wurden teilweise diese Substanzen als Permeabilitäts-Vitamine bezeichnet, zum Teil auch zur Gruppe der Bioflavonoide zusammengefaßt. Wenige Jahre später stand bereits fest, daß sich im Tierversuch ein Vitamin-P-Mangel nicht erzeugen läßt und die Gruppe der Flavonoide der Vitamin-Definition nicht genügt. Um so erstaunlicher ist es, daß bis heute Bioflavonoide z.B. in Form von Rutin als Vitamin bzw. Vitamin-ähnliche Substanz in Vitamin-Präparaten Berücksichtigung finden.

Aus der überaus heterogenen Klasse der Flavonoide wird für medizinische Zwecke vorwiegend das Rutin verwandt, das bereits im Jahre 1842 von dem Nürnberger Apotheker Weiss aus der Gartenraute (Ruta graveolens) isoliert wurde. Besonders rutinreich sind die grünen Blätter verschiedener Buchweizenarten, Zitrusfrüchte sowie die Blüten von Sophora japonica (Lahann und Purucker 1974).

Rutin soll eine erhöhte Permeabilität der Kapillargefäße normalisieren, die sich u.a. in verstärkter Lymphzirkulation, vermehrtem Eiweißaustritt und Ödembereitschaft äußert. Darüber hinaus soll Rutin auch eine verminderte Kapillarresistenz, d.h. eine erhöhte Kapillarzerreißlichkeit (Fragilität), positiv beeinflussen. Petechiale Blutungen sollen unter einer Bioflavonoid-Medikation klinisch relevant therapiert werden können. Bioflavonoide und Vitamin C kommen gemeinsam im pflanzlichen Material vor und zeigen in speziellen Modellsystemen ähnliche pharmakologische Wirkungen. Dennoch gibt es keine Anhaltspunkte dafür, daß Bioflavonoide für den Humanorganismus von essentieller Bedeutung sind und Vitamincharakter besitzen.

4.1.9 Myo-Inosit

In der Natur kommt Inosit sehr weit verbreitet vor. Im Pflanzenreich ist die häufigste Form der Hexaphosphorsäureester des Inosits, die Phytinsäure. Im Gegensatz zur nahezu unresorbierbaren Phytinsäure ist freies Inosit nahezu vollständig resorbierbar. Im menschlichen Gewebe zeigen Testes, Gehirn, Niere und Milz mit etwa 10–16 mg/g Feuchtgewicht die höchsten Inosit-Gehalte (Lang 1974). Bisher sind beim Menschen Inosit-Mangelerscheinungen nicht beobachtet worden. Bei bestimmten Tierspezies sind hingegen unter einer myo-Inosit-freien Ernährung Mangelsymptome wie Wachstumsstörungen und Haarausfall beschrieben worden. In der Ratte übt Inosit eine lipotrope Wirkung aus. Eine unzureichende Inosit-Zufuhr beim Nager kann zu einer Leberverfettung führen (Leclerc und Miller 1989). Es gibt derzeit keine überzeugenden Hinweise dafür, daß myo-Inosit für den Menschen unentbehrlich ist und der Organismus einen essentiellen Bedarf an exogen zuzuführendem Inosit hat. Der Humanorganismus vermag im Intermediärstoffwechsel myo-Inosit aus Glucose durch Zyklisierung von Glucose-6-phosphat zu synthetisieren (s. Abb. 4-1) (Chen und Eisenberg 1975). Die alimentäre Zufuhr wird auf etwa 1 g pro Tag geschätzt.

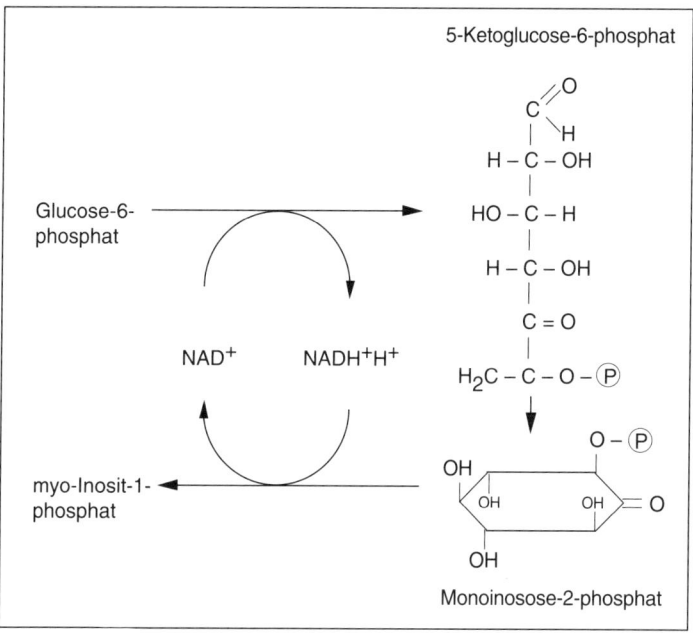

Abb. 4-1: Biosynthese des myo-Inosit aus Glucose-6-phosphat

Literatur

Chandler, R.F., L.A. Anderson, J.D. Phillipson: Laetrile in perspective. Can. Pharm. J. 117 (1984), 517–520.

Chen, C.H.J., F. Eisenberg, jr.: Monoinosose-2-phosphate: An intermediate in the monoinositol-1-phosphate synthase reaction. J. Biol. Chem. 250 (1975), 2963–2967.

Cody, M.M.: Substances without vitamin status. In: Machlin, L.J. (Hrsg.): Handbook of vitamins. Dekker, New York 1984, S. 582.

Herbert, V.: Laetrile: The cult of cyanide – Promoting poison for profit. Am. J. Clin. Nutr. 32 (1979), 1121–1158.

Herbert, V.: Pangamic acid («vitamin B_{15}»). Am. J. Clin. Nutr. 32 (1979), 1534–1540.

Lahann, H. und H. Purucker: Bioflavonoide, «Vitamin P». In: Fermente, Hormone, Vitamine (Hrsg.) Ammon, R., und W. Dirscherl, Thieme Verlag Stuttgart 1974, S. 962–983.

Lang, K.: Biochemie der Ernährung. Steinkopff, Darmstadt 1974.

Leclerc, J., M.-L. Miller: Inositol and choline levels in the diet and neutral lipid hepatic content of lactating rat. Internat. J. Vit. Nutr. Res. 59 (1989), 180–183.

Martindale – The Extra Pharmacopoeia. 29th Edition, London, The Pharmaceutical Press 1989, S. 1582.

Matthies, H.: Die Bedeutung von Orotsäure. G. Thieme, Stuttgart 1991.

Monographie-Entwurf Alpha-Liponsäure. Pharmaz. Ztg. 132 (1987) 354.

Monographie Orotsäure. Bundesanzeiger vom 10. 06. 1989.

Seri, K., K. Amemiya, H. Sugimoto, T. Kato: Effects of S-Methylmethionine (vitamin U) on experimental nephrotic hyperlipidemia. Arzneim.-Forsch./ Drug Res. 29 (1979) 1517–1520.

Singh, J., G. Handa, P.R. Rao, C.K. Atal: Pangamic acid, a stamina building, antistress and antihyperlipidemic principle from cicer arietinum 1. J. Ethnopharmacol. 7 (1983), 239–242.

Sixth International Symposium. Biomedical and clinical aspects of coenzyme Q. Rom, 22.–24. 01. 1990.

5 Vitaminkombinationen

Eine rationelle Therapie hat rationale Gesichtspunkte zu berücksichtigen. Diese Forderung gilt auch für die Anwendung von Vitaminen und Vitaminkombinationen zur Prophylaxe und Therapie, will man sie nicht als unwirksame und entbehrliche Placebos abstempeln. Hierzu gehören Kenntnisse zur Pharmakologie bzw. Biochemie, zur Pharmakokinetik sowie der Nachweis der Unbedenklichkeit und Wirksamkeit.

5.1 Beurteilungskriterien für Kombinationsarzneimittel

Definitionsgemäß versteht man unter Kombinationspräparaten Fertigarzneimittel mit 2 oder mehreren pharmakologisch wirksamen Substanzen bzw. Inhaltsstoffen in einem festen Mengenverhältnis. Seit Ende der 60er Jahre wird weltweit pro und contra zu Kombinationspräparaten diskutiert. Im Oktober 1971 veröffentlichte die FDA im Federal Register Kriterien zur Beurteilung fixer Arzneimittelkombinationen. Sie beruhen auf den wesentlichen Grundgedanken des FDA-Direktors Crout. Diese auch Crout'sche Kriterien genannten Anforderungen wurden im Jahre 1974 in «The Journal of Clinical Pharmacology» publiziert und enthalten im wesentlichen zwei Gesichtspunkte:
- Jede Komponente muß zur Erreichung des therapeutischen Zieles beitragen.
- Die Dosierung jeder Einzelkomponente muß so gewählt werden, daß die Kombination als solche sicher und wirksam ist für den Durchschnittspatienten.

In das am 1. 1. 1978 in Kraft getretene zweite Arzneimittelgesetz (AMG 1976) sind in § 22, Absatz 3 AMG noch keine besonderen Anforderungen an die Sinnhaftigkeit einer fixen Kombination gestellt: «Es kann jedoch auch für die Kombination als solche anderes wissenschaftliches Erkenntnismaterial vorgelegt werden, wenn die Wirksamkeit und Unbedenklichkeit des Arzneimittels nach Zusammensetzung,

Dosierung, Darreichungsform und Anwendungsgebieten aufgrund dieser Unterlagen bestimmbar sind.»

Auf europäischer Ebene sind im Anhang V die Empfehlungen des Rates 83/571 EWG am 26. Oktober 1983 publiziert worden. Danach hat der Antragsteller die besondere Kombination der aktiven Inhaltsstoffe zu begründen. Fixe Kombinationen sind dann als begründet anzusehen, wenn die vorgeschlagene Kombination auf gültigen therapeutischen Grundsätzen beruht. Hierbei müssen mögliche Vor- und Nachteile im klinischen Versuch beurteilt und einander gegenübergestellt werden. Mögliche Vorteile von fixen Kombinationen sind:

– Verbesserung der Relation therapeutische/toxische Wirkung, z.B. als Ergebnis der Potenzierung der therapeutischen Wirkung.

– Therapievereinfachung mit der Folge einer besseren Compliance durch den Patienten.

Nachteile fixer Kombinationen umfassen:

– die Tatsache, daß selbst eine den Anforderungen des Durchschnittspatienten entsprechende Kombination wahrscheinlich nicht vollkommen den individuellen Anforderungen entsprechend zusammengestellt werden kann;

– Akkumulation nachteiliger Reaktionen.

Kombinationen sind grundsätzlich nicht als zweckmäßig zu betrachten, wenn die Halbwertszeit und/oder die Dauer der Wirkung der Bestandteile signifikant voreinander abweichen; dies muß jedoch nicht unbedingt zutreffen, sofern nachgewiesen werden kann, daß die Kombination trotz diesbezüglicher Unterschiede klinisch vorteilhaft ist.

Basierend auf der EG-Empfehlung trat am 1. 2. 1987 das 2. Gesetz zur Änderung des Arzneimittelgesetzes in Kraft, nach dem bei Präparaten, die mehr als einen arzneilich wirksamen Bestandteil enthalten, zu begründen ist, «daß jeder arzneilich wirksame Bestandteil einen Beitrag zur positiven Beurteilung des Arzneimittel leistet».

Die Empfehlungen des Rates sind auch in die allgemeinen Verwaltungsvorschrift zur Anwendung der Arzneimittelprüfrichtlinien vom 14. Dezember 1989 aufgenommen. Im 5. Abschnitt sind unter Nr. 2 die Anforderungen an die Unterlagen für fixe Arzneimittelkombinationen von neuen Stoffen, von neuen Kombinationen aus bekannten Stoffen und bekannten Kombinationen bekannter Stoffe zusammengefaßt. Auch innerhalb der einzelnen Aufbereitungskommissionen im Bundesgesundheitsamt, die sich mit der Beurteilung von fixen Arzneimittelkombinationen befassen, besteht ein Konsens, daß Compliance-Verbesserung, Therapie-Vereinfachung sowie verbessertes Nutzen-Risiko-Verhältnis zentrale Kriterien für Sinnhaftigkeit und Notwendigkeit jedes Bestandteils für jede Indikation von fixen Arzneimittelkombinationen entscheidend sein sollten. Diese Anforderungen gelten auch für Vitamin-Kombinationen. Nach Keller-Stanislawski et al. (1988) sollten Vitaminkombinationen folgende Anforderungen erfüllen:

– Die jeweiligen Vitamine in der Kombination müssen ausreichend resorbierbar sein.
– Die jeweiligen Vitamine müssen hinsichtlich des pharmakokinetischen Profils und des notwendigen Dosierungsintervalls aufeinander abgestimmt sein.
– Die Vitamine müssen in einem Mengenverhältnis vorliegen, in dem jede Einzelkomponente zu der beabsichtigten Wirkung beiträgt. Das Mengenverhältnis muß außerdem so gewählt sein, daß die Unbedenklichkeit für Patienten bei gegebener Indikation gewährleistet ist.

In den nachfolgenden Ausführungen werden, aus der Sicht der Toxikologie, Pharmakologie bzw. Biochemie und Pharmakokinetik Überlegungen angestellt, ob und welche Vitamin-Kombinationen für Prophylaxe und Therapie sinnvoll sind und den gesetzlichen Anforderungen entsprechen.

5.2 Zur Toxikologie und Verträglichkeit von Vitamin-Kombinationen

Bei der Substitutionstherapie und bei vitaminabhängigen Stoffwechselstörungen werden Vitamine in höherer Dosierung eingesetzt, als es dem nutritiven Bedarf entspricht. Die Begründung bei sogenannten Megadosen beruht nicht auf der physiologischen, sondern der pharmakologischen Wirkung der Vitamine. Bei der Megadosierung handelt es sich um eine hundert- bis tausendfache Überschreitung der Empfehlung zur wünschenswerten Höhe der Nährstoffzufuhr der Deutschen Gesellschaft für Ernährung (DGE 1991).

Ausführliche toxikologische Untersuchungen belegen eine große therapeutische Breite für alle Vitamine, mit Ausnahme von Retinol, Calciferol und – mit Einschränkung – Pyridoxin.

Zu Komplikationen nach parenteraler Verabreichung von fixen Kombinationen des B-Komplexes zählen Allergien bis hin zu schweren

Schockzuständen. Nach Pietrzik und Hages (1991) nimmt das Risiko an allergischen Reaktionen mit der Anzahl der kombinierten B-Vitamine zu. Bisher gibt es keine Anhaltspunkte für ein erhöhtes Mißbildungsrisiko für Neugeborene von Frauen, die während der Schwangerschaft fixe Vitamin B-Kombinationen in höheren Dosen eingenommen haben. Nach einer Untersuchung von Wild et al. 1986 wird die Inzidenz von Mißbildungen nach oraler Einnahme von Multivitaminpräparaten in der Schwangerschaft verringert. Aus toxikologischer Sicht ist demnach Vitamin B_6 in höherer Dosierung der limitierende Faktor für die Langzeitanwendung von fixen Vitamin B-Kombinationen. Dies gilt sowohl für orale wie auch parenterale Darreichungsformen. Wegen der niedrigen Dosierung sind Multivitaminpräparate unproblematisch.

5.3 Pharmakologische und biochemische Gesichtspunkte zu Vitaminkombinationen

Wie aus Abb. 5-1 hervorgeht, bestehen wichtige biochemische Wechselbeziehungen der einzelnen Vitamine untereinander. Dies trifft besonders für die B-Vitamine zu. Sie fungieren als Coenzyme oder Coenzymvorstufen für die Apoenzyme, mit denen sie den Protein-, Lipidund Kohlenhydrat-Stoffwechsel regulieren. Aus den Kapiteln zu den Einzelvitaminen sollen einige Beispiele für die Bedeutung von Vitaminen als Coenzyme herausgegriffen werden:

– Die Umwandlung der Pantothensäure zu Coenzym A erfordert Pyridoxal-5-Phosphat.
– Tryptophan ist Präkursor für Nicotinamid, für dessen Biosynthese zusätzlich Tetrahydrofolsäure und Pyridoxal-5-Phosphat erforderlich sind.
– Für die Umwandlung von Pyridoxin in die Coenzym-wirksame Form Pyridoxal-5-Phosphat ist FMN als Coenzym erforderlich.
– Enzym-gebundenes Methylcobalamin ist Methylgruppenüberträger bei der Synthese von Methionin aus Homocystein, wobei Methyltetrahydrofolsäure der eigentliche Methyldonator ist. Adenosincobalamin ist beim Propionsäureabbau für die Umlagerung von Methylmalonyl-CoA zu Succinyl-CoA durch die Methylmalonyl-CoA-Mutase und die reversible Umwandlung von Leucin in 3-Aminoisocapronsäure erforderlich.

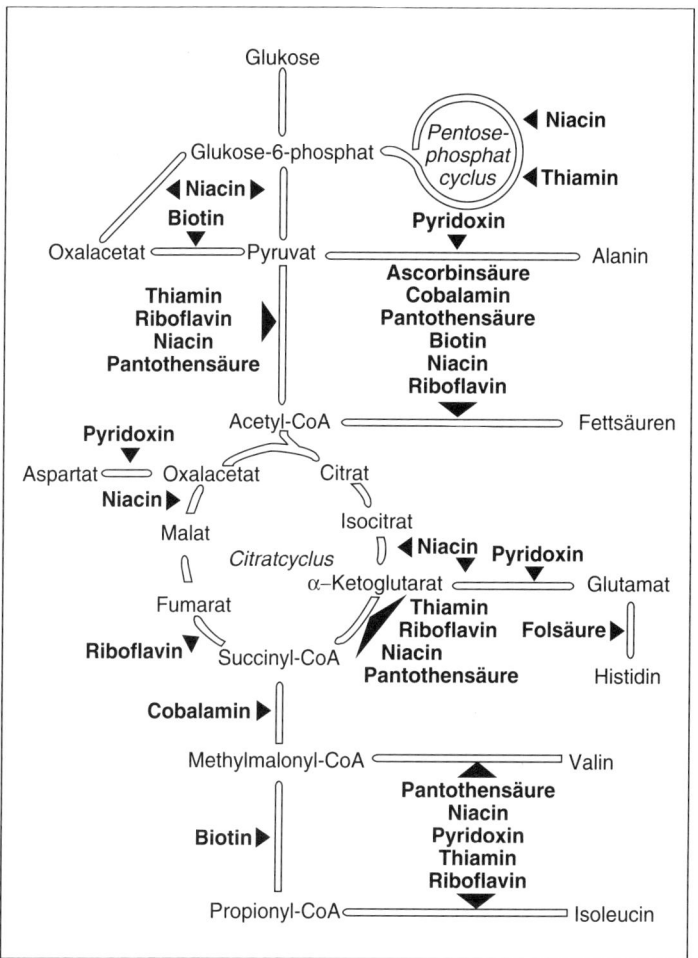

Abb. 5-1: B-Vitamine als Coenzyme

– Bei der oxidativen Decarboxylierung von 2-Oxosäuren (z.B. Pyruvat, 2-Oxoglutarat) sind in ihren Coenzymformen beteiligt die Vitamine: Thiamin, Riboflavin, Pantothensäure, Niacin.
– Vitamin E wirkt als primärer Radikalfänger, wird dabei selbst in

ein Radikal überführt und durch Vitamin C wieder regeneriert. Vitamin E schützt die konjugierten Doppelbindungen des β-Carotins vor Oxidation.

Diese wenigen Beispiele zeigen die komplexe biochemische Verknüpfung der verschiedenen Vitamine untereinander. Für diesen physiologischen Regelkreis müssen die Vitamine in einem ausgewogenen Verhältnis zueinander und in entsprechenden Mengen zugeführt werden. Im allgemeinen reichen diese bei einer ausgewogenen Nährstoffzufuhr aus, nicht jedoch im fließenden Grenzzonenbereich bei einem latenten bzw. manifesten Mangel oder gesteigertem Bedarf.

Es stellt sich nun die Frage: Gibt es sinnvolle fixe Vitaminkombinationen, und welche Vitamine sollten miteinander kombiniert werden? Nach den derzeitigen ernährungsphysiologischen Erkenntnissen, biochemischen Zusammenhängen und pharmakologischen Untersuchungen kann unterschieden werden zwischen sinnvollen Vitaminkombinationen, theoretisch begründbaren und experimentell bewiesenen sowie unrationellen Kombinationen. Bevor jedoch auf die verschiedenen Möglichkeiten eingegangen wird, muß darauf hingewiesen werden, daß insbesondere bei den wasserlöslichen Vitaminen des B-Komplexes zwischen der physiologisch-biochemischen Wirkung und der pharmakologischen Wirkung zu unterscheiden ist. Für die Coenzymform sind im allgemeinen niedrigere Vitamindosen erforderlich, während für die pharmakologische Wirkung, z.B. von Vitamin B_1 als Antinozizeptivum, deutlich höhere Dosen erforderlich sind. Diese Dosisabhängigkeit trifft gerade für die Vitamine des B-Komplexes zu. Sie fungieren im niedrigen Dosisbereich als Coenzyme, im höheren Dosisbereich besitzen sie eine pharmakologische Eigenwirkung und im Megadosisbereich sogar unerwünschte Arzneimittelwirkungen. Typische Beispiele sind: Vitamin B_6 mit der Gefahr der Neuropathie nach hohen Dosen oder Vitamin B_{12} mit der Induktion einer Akne nach längerer Verabreichung hoher Dosen.

Zwischen Folsäure und Vitamin B_{12} besteht im intermediären Stoffwechsel ein Wirkungssynergismus, in dem beide Vitamine an der Methionin-Synthetase-Reaktion beteiligt sind und Vitamin B_{12} für die Regeneration von Tetrahydrofolsäure erforderlich ist. Bei diesem Stoffwechselschritt erfolgt der Transfer der Methylgruppe von Methyltetrahydrofolsäure auf Homocystein unter Bildung von Methionin. Die metabolische Bedeutung dieser Reaktion besteht in der Regeneration von inaktiver 5-Methyltetrahydrofolsäure zu metabolisch aktiver Tetrahydrofolsäure. Bei einem Vitamin B_{12}-Mangel ist diese Reaktion aufgrund eines Cofaktor-Defizits blockiert, woraus eine Verarmung des Organismus an reaktionsfähigen Folatverbindungen resultiert. Diese Verwertungsstörung von 5-Methyltetrahydrofolsäure wird auch mit dem Begriff Methyl-Folat-Falle («Methyl-Folate-Trap») bezeichnet. Als Folge der Akkumulation von N-5-Methyltetrahydrofolsäure resultieren bei einem Vitamin B_{12}-Mangel erhöhte Folsäure-Konzentrationen im Plasma und erniedrigte Konzentrationen an aktiven Folsäurederivaten in den Erythrozyten, da keine Tetrahydrofolsäure aus 5-Methyl-Tetrahydrofolsäure für die Synthese der speicherfähigen Folat-Polyglutamat-Verbindungen zur Verfügung gestellt wird.

Eine weitere Folge der verminderten Bereitstellung biologisch aktiver Folsäure im Vitamin B_{12}-Mangel ist der eingeschränkte Transfer der Formimino-Gruppe von Formimino-Glutaminsäure auf Tetrahydrofolsäure, so daß vermehrt Formimino-Glutaminsäure (FIGLU) im Harn ausgeschieden wird (Cooperman et al. 1970). Während Folsäure die Vitamin B_{12}-Mangel-bedingte perniziöse Anämie kurativ beeinflußt, besitzt Folsäure alleine bei der funikulären Spinalerkrankung keine Wirkung, sondern kann sogar den neurologischen Status verschlechtern. Ursache ist eine Inaktivierung der Desoxyadenosylcobalamin-abhängigen Methylmalonyl-CoA-Isomerase-Reaktion, die in den Mitochondrien lokalisiert ist. Diese Reaktion ist essentiell, um Abbauprodukte von ungeradzahligen Fettsäureketten für den weiteren Abbau im Citronensäurezyklus bereitzustellen. Bleibt diese Reaktion aus, dann kommt es zur Anhäufung und Einlagerung von Fettsäurestoffwechselprodukten in das Nervengewebe. Diese Hypothese wurde durch die Untersuchungen der Arbeitsgruppe um Scott et al. (1981) untermauert. Aufgrund der Tatsache, daß Stickoxyd (N_2O) die Reduktion von Cobalamin im aktiven Zentrum der Methionin-Synthetase von Co^{3+} zu Co^{1+} verhindert, exponierten Scott und Mitarbeiter zwei Gruppen von Affen über 10 Wochen einer N_2O-Atmosphäre. Während bei der unbehandelten Gruppe degenerative Veränderungen am Rückenmark auftraten, wurden diese bei der mit Methionin behandelten Gruppe nicht beobachtet. Diese Befunde sind ein Hinweis für die Tatsache, daß durch den Vitamin B_{12}-Mangel die Übertragung der Methylgruppe von Homocystein zu Methionin ausgeblieben ist.

Eine besondere Rolle in der Präventivmedizin könnten in Zukunft die sogenannten «antioxidativen» Vitamine C und E sowie das Provitamin β-Carotin spielen. Vitamin C und E machen aggressive freie Sauerstoffradikale unschädlich, und β-Carotin ist der wirksamste Faktor für die Entschärfung von Singulett-Sauerstoff. Alle drei Verbindungen ergänzen und verstärken sich in ihrer Wirkung. Freie Radikale können auf unterschiedliche Art entstehen, wie z.B. durch Stoffwechselvorgänge im Organismus, durch Zufuhr von Umweltgiften oder durch Einwirkung von Strahlen. Diese reaktionsfreudigen Radikale führen in aller Regel zur Lipidoxidation an der Zellmembran sowie zu intrazellulären Strukturschädigungen wie Störungen bei der Quervernetzung an Proteinen oder Schäden an Nukleinsäuren. Folgen sind nicht nur Zerstörung betroffener Zellen, sondern gleichzeitig eine kettenartige Kaskade weiterer Radikalreaktionen und über die Lipidperoxidation die Bildung von Entzündungsmediatoren der Arachidonsäure-Kaskade. Reaktive Sauerstoffradikale spielen eine Rolle bei Alterungsprozessen, bei der Entwicklung degenerativer Bindegewebserkrankungen, bei Karzinomen und der Arteriosklerose. Um die destruktive Wirkung dieser freien Radikale aufzuheben oder zu reduzieren, benötigt der Organismus eine ausreichende Versorgung mit antioxidativ wirkenden Substanzen. Hier könnte die Kombination aus Vitamin C und E sowie dem Provitamin β-Carotin eine Bedeutung erlangen. Neben der biochemischen Begründung gibt es bereits deutliche experimentelle Hinweise auf einen präventiven Nutzen dieser antioxidativen Vitamine. Endgültige Aussagen sind jedoch erst nach Abschluß derzeit laufender klinischer Studien möglich.

Neben der Tatsache, daß Vitamin E das Vitamin A vor Oxidation schützt, besteht zwischen diesen beiden Vitaminen eine pharmakokinetische Beeinflussung im Rahmen der enteralen Resorption, der Organverteilung, Speicherung, Metabolismus und renalen Elimination. Die mit der Nahrung üblicherweise als Ester aufgenommenen Vitamine A und E werden im Darmlumen nach Hydrolyse als Alkohol in die Mucosazelle aufgenommen. Nach erneuter Veresterung von Retinol werden Vitamin A und E in Chylomikronen inkorporiert und in das Blut abgegeben. Dieser Einbau erfolgt nach Morre et al. 1988, 1990 unter Kontrolle von Vitamin A. Mit einer zunehmenden Vitamin A-Aufnahme durch die Nahrung nimmt die Resorption von Vitamin E ab und damit auch die Konzentration im Plasma. Umgekehrt beeinflußt Vitamin E die streng homöostatisch geregelten Plasma-Retinol-Spiegel kaum (Gerlach et al. 1988). Vitamin E moduliert die Retinyl-Palmitat-Hydrolase in verschiedenen Organen unterschiedlich und kontrolliert die Freisetzung von Vitamin A aus Speicherzellen der Leber. Die hepatische, renale und intestinale Hydrolase wird gehemmt, während die Hydrolase-Aktivität der peripheren Speicher gesteigert wird. Vitamin E vermindert also die Ausschleusung von Vitamin A aus der Leber und steigert die Utilisation in peripheren Geweben. Eine gleichzeitige Verabreichung von Vitamin A und E hat eine stärkere Anreicherung von Retinylester in der Leber zur Folge als die alleinige Gabe von Vitamin A (Jenkins und Mitchell 1975, Yang und Esai 1977). Umgekehrt kommt es bei einem Vitamin E-Defizit zu einer Depletierung der Leberspeicher (Robinson et al. 1979). Vitamin E greift demzufolge regulierend in die Vitamin A-Versorgung der Zielgewebe ein. Nimmt die Glucuronidierung von Vitamin A und E bei isolierter Zufuhr in vitro und in vivo zu (Sklan 1983), so senkt die gleichzeitige Gabe von A und E die Menge der sezernierten Retinylglucuronide bei gleichzeitiger Zunahme des als Ester gespeicherten Vitamin A. Dies bedeutet eine Verbesserung der biologischen Verfügbarkeit.

5.4 Pharmakokinetische Anforderungen an Vitaminkombinationen

Bei der Beurteilung von fixen Arzneimittelkombinationen müssen wichtige pharmakokinetische Gesichtspunkte berücksichtigt werden. Hierzu zählen u. a. Hinweise zur Resorption, Bioverfügbarkeit, Verteilung, Halbwertszeit, Metabolismus und Eliminationswege. Diese Anforderungen sind auch an die Vitamine zu stellen. Da es sich bei den Vitaminen um essentielle Wirkstoffe handelt, die nach Resorption in biologisch wirksame Formen wie z.B. Coenzyme umgewandelt werden, spricht man bei den Vitaminen eher von der Biokinetik als von Pharmakokinetik. Diese Begriffsdifferenzierung läßt sich allein schon dadurch begründen, daß dosis- und sättigungsabhängige Prozesse bestehen. So besitzen die einzelnen Vitamine eine unterschiedliche Turnover-Rate, werden bei einem Mangel zur Auffüllung entleerter Speicher retiniert und erst nach einer Übersättigung des Organismus eliminiert. Konsequenterweise spricht man deshalb bei den Vitaminen von einer biologischen Halbwertszeit, die sich von der pharmakologischen Halbwertszeit unterscheidet. So beträgt beispielsweise die pharmakologische Halbwertszeit von Hydroxocobalamin ca. 25 Stunden, während die mittlere biologische Halbwertszeit von Vitamin B_{12} bei ca. 485 Tagen liegt.
Nach grundsätzlichem pharmakokinetischem Verständnis müssen deshalb auch die Vitamine bezüglich wichtiger pharmakokinetischer Eigenschaften in fixen Kombinationen kompatibel sein. Zu den weit verbreiteten fixen Vitaminkombinationen zählen Multivitamine

sowie spezielle Kombinationen des B-Komplexes bzw. von fettlöslichen Vitaminen. Diese Vitaminkombinationen werden entweder oral oder parenteral verabreicht. Nachfolgend wird zur Sinnhaftigkeit der genannten Kombinationen aus pharmakokinetischer Sicht Stellung genommen.

Als Multivitaminpräparate werden fixe Arzneimittelkombinationen angesehen, die mehrere Vitamine enthalten. Hierbei können ausschließlich Vitamine des B-Komplexes, mit und ohne Vitamin C, fettlösliche sowie sämtliche 13 Vitamine miteinander kombiniert sein. Die Dosierung der Einzelvitamine kann durchaus variabel sein. Als Untergrenze werden 50% der DGE-Empfehlung und als Obergrenze die 10fache Menge als sachgerecht angesehen. Diese Dosisspanne entspricht auch dem Council Report aus dem Jahr 1987. Da in diesem Dosisbereich die meisten Vitamine nach oraler Verabreichung aktiv, Carrier-vermittelt oder die meisten fettlöslichen Vitamine in Gegenwart von Gallensäuren bedarfsabhängig resorbiert werden, spielen pharmakokinetische Gesichtspunkte bezüglich der Bioverfügbarkeit, von galenischen Gesichtspunkten abgesehen, eine untergeordnete Rolle. Die mit den Multivitaminpräparaten zugeführten Vitamine werden bedarfsabhängig resorbiert und der Überschuß entweder renal oder mit den Fäzes ausgeschieden. Aufgrund der niedrigen Dosierung und bedarfsabhängigen Resorption bestehen zum Teil unterschiedliche Turnover-Raten, keine Inkompatibilität, keine Interaktion und kein Risiko für unerwünschte Arzneimittelwirkung. Zur Anwendung von Multivitaminpräparaten im Rahmen der totalen parenteralen Ernährung gelten besondere Empfehlungen (DAKE = Deutsche Arbeitsgemeinschaft für Künstliche Ernährung 1990).

Seit Jahrzehnten sind vor allem in der Bundesrepublik fixe Kombinationen aus Vitamin B_1, B_6, B_{12} und Folsäure in unterschiedlicher Dosisrelation beliebt. Derartige Kombinationen sind aus pharmakokinetischer Sicht nicht oder nur bedingt sinnvoll, da Vitamin B_{12} aus der oralen Darreichungsform nur zu 1 bis 3% resorbiert wird und pharmakologische Effekte von Vitamin B_{12} in den jeweiligen Kombinationen nicht zu erwarten sind. Wie bereits ausgeführt, ist Vitamin B_{12} höchstens in Kombination mit Folsäure aus biochemischer Sicht als Methylgruppen-Überträger sinnvoll. Hierbei besitzt Vitamin B_{12} keine pharmakologische Wirkung, sondern fungiert ausschließlich als das Coenzym 5-Adenosyl-Cobalamin. Wegen unterschiedlicher Halbwertszeiten sind fixe parenterale Kombinationen aus Vitamin B_1, B_6, B_{12} mit und ohne Folsäure prinzipiell nicht sinnvoll und problematisch. Vitamin B_1, B_6 und Folsäure haben Halbwertszeiten zwischen

1,5–4 Stunden, während die Halbwertszeit von Hydroxycobalamin bei ca. 25 Stunden liegt.
Sinnvoll sind orale Multivitaminpräparate in angemessener Dosierung sowie die Kombination von Vitamin B_{12} und Folsäure aufgrund enger biochemischer Zusammenhänge. Die orale Vitamin-Kombination B_1, B_6, B_{12} ist wegen der ungenügenden Resorption von Vitamin B_{12} nicht sinnvoll, dagegen kann die Kombination Vitamin B_1 und B_6 bei Nachweis der Wirksamkeit sinnvoll sein.

5.5 Anwendungsgebiete für Vitaminkombinationen

In den Kapiteln zu den Einzelvitaminen sind die angeborenen Stoffwechseldefekte beschrieben, die einer gezielten Vitamin-Behandlung bedürfen. Für die anerkannten Indikationen stehen Monopräparate zur Verfügung. Im allgemeinen sind derartige Stoffwechselstörungen jedoch selten, viel häufiger kommen Mangelzustände vor, die mehrere oder sogar alle Vitamine betreffen. Solche Ursachen können u.a. sein:
– Maldigestion, Malabsorption und Malutilisation verschiedener Genese, wie z.B. chronische Magen-Darm-Erkrankungen, chronische Diarrhoe, Sprue, Illeitis terminalis, Morbus Crohn, Colitis ulcerosa, toxische Schädigung der Darmschleimhaut, z.B. nach Röntgenbestrahlung
– Fehl- und Mangelernährung mit Krankheitswert
– erhöhter Bedarf aus physiologischen Gründen, z.B. steigt in der Schwangerschaft der Energiebedarf nur um 13%, der Vitaminbedarf teilweise bis zu 100%. Ein erhöhter Bedarf besteht auch in der Stillzeit, in einer Wachstumsphase oder aus pathologischen Gründen, z.B. bei längeren Krankheiten, operativen Eingriffen, Fieber, katabolen Zuständen
– im Rahmen von Reduktions- bzw. Nulldiäten.
– Vitaminverlust, z.B. im Rahmen der chronischen Hämodialyse oder Peritonealdialyse
– parenterale Ernährung über längere Zeit
Aufgrund der zum Teil hohen Turnover-Rate kann es bei solchen Zuständen relativ bald zu einer Vitaminverarmung kommen. Der marginale Vitaminmangel äußert sich zunächst in funktionellen Störungen, die das allgemeine Befinden betreffen, wie emotionale Labilität, Depression, Müdigkeit, Erregbarkeit, vermindertes Kurzzeitge-

dächtnis, schlechtere Merkfähigkeit, Antriebsschwäche, erhöhte Infektanfälligkeit, verminderte Hell-Dunkel-Anpassungsfähigkeit der Augen. Nach einer längeren Unterversorgung kommt es zu manifesten Symptomen, die sich u. a. in dermatologischen und hämatologischen Störungen äußern. Bei den genannten Ursachen ist deshalb eine Prophylaxe oder eine Therapie mit oralen Multivitaminpräparaten angezeigt, die möglichst alle Vitamine in einem Mengenverhältnis enthalten sollten, das den Empfehlungen der DGE entspricht. Bei der Dosierung solcher Multivitamine geht man davon aus, daß zur Prävention Mengen bis zum 5fachen und zur Therapie eines bereits bestehenden Mangels Mengen bis zum max. 10fachen der DGE-Empfehlung angewandt werden sollten. Einschränkungen bestehen lediglich für die Vitamine A und D, wobei D ohne spezifische Indikation aus Sicherheitsgründen nicht höher als 10 µg/Tag und Vitamin A nicht höher als 1,5−3 mg Retinoläquivalenten dosiert werden sollte.

Zu den am häufigsten in hohen Dosen angewandten fixen Kombinationen zählen Vitamin B_1, B_6, B_{12}. Die Indikationen sind breit gefächert und reichen von den verschiedenen Neuropathie-Formen über hämatologische, rheumatische, dermatologische Erkrankungen bis zu Stoffwechselstörungen, Leistungsverbesserung, allgemeiner und körperlicher Schwäche.

Bisher ist immer noch unklar, welchen Beitrag die einzelnen Komponenten einer solchen Kombination liefern. Es ist mehr als unwahrscheinlich, daß selbst hochdosiertes Vitamin B_{12} bei oraler Verabreichung in einer solchen Kombination überhaupt wirken kann. Nach neueren tierexperimentellen Untersuchungen von Wild und Bartoszyk (1988) besitzen die Einzelvitamine B_1, B_6, B_{12} bzw. die Kombination B_1/B_{12} sowie B_6/B_{12} nach subkutaner Verabreichung im Writhing-Test keine antinozizeptive Wirkung, jedoch die Kombination B_1/B_6 bzw. $B_1/B_6/B_{12}$ in sehr hohen Dosen. Zentralanalgetische Wirkungen von B_1, B_6, B_{12} und Dämpfung der evozierten nozizeptiven Aktivität im Thalamus konnten Jurna et al. (1988, 1990) nach i.p.-Verabreichung der Einzelvitamine sowie der Kombination $B_1/B_6/B_{12}$ zeigen. Diese Befunde stehen in Einklang mit Untersuchungen von Fu et al. (1990) über die Beeinflussung nozizeptiver Neurone im Rückenmark. Weitere Hinweise über zentralnervöse Effekte von Vitamin B_1 auf die Serotoninkonzentration und Rezeptorendichte im ZNS stammen von Dakshinamurti et al. (1990); Einfluß auf Hirnstrompotentiale von Dimpfel et al. (1990). Kienecker et al. (1990) konnten darüber hinaus nach parenteraler Verabreichung am Kaninchen eine regenerationsfördernde Wirkung der Vitaminkombination $B_1/B_6/B_{12}$ nach experimenteller Kälteschädigung nachweisen. Die Anzahl der markhaltigen Nervenfasern war signifikant erhöht. Kritisch muß jedoch zu diesen positiven Hinweisen gesagt werden, daß es sich um experimentelle und zum Teil unphysiologische Modelle handelt, bei denen Wirkungen erst nach parenteraler Verabreichung sehr hoher Dosen erzielt wurden. Noch steht der klinische Wirksamkeitsnachweis insbesondere bei der am häufigsten beanspruchten diabetischen und alkoholischen Polyneuropathie aus.

Eine parenterale Anwendung von fixen Vitaminkombinationen fettlöslicher Vitamine ist nur bei total parenteraler Ernährung bzw. Fettresorptionsstörungen biochemisch begründet. In anderen Bedarfsfällen stehen die Einzelvitamine zur Verfügung. Nach biochemischen und pathophysiologischen Gesichtspunkten kann jedoch die fixe orale Kombination aus Vitamin A bzw. β-Carotin, C und E sinnvoll sein, da die drei genannten Vitamine als Radikalfänger in verschiedene Krankheitsprozesse eingreifen können. Bisher fehlen jedoch noch pharmakokinetische Untersuchungen zu dieser interessanten Kombination.

5.6 Sinnvolle Vitaminkombinationen und offene Fragen

An sinnvolle Vitaminkombinationen sind ähnlich hohe Ansprüche zu stellen wie an die übrigen chemisch definierten Arzneimittel. Für die Vitamine sind hierbei ernährungsphysiologische, pharmakologische bzw. biochemische und biokinetische bzw. pharmakokinetische Gesichtspunkte zu berücksichtigen.

Ausgehend von den Forderungen an eine fixe Kombination lassen sich nach dem heutigen wissenschaftlichen Erkenntnisstand nur wenige fixe Vitaminkombinationen begründen. Hierzu zählt die fixe Kombination von Folsäure und Vitamin B_{12} zur Behandlung megaloblastärer Anämien mit neurologischen bzw. psychiatrischen Störungen. Solche kombinierten Mangelzustände können bei Fehl- und Mangelernährung, bei mangelhafter Resorption infolge chronisch-entzündlicher Darmerkrankungen sowie bei einem erhöhten Umsatz im Knochenmark bei chronischen Hämolysen auftreten (Monographie Folsäure und Cyanocobalamin 1990).

Weiterhin sind Multivitaminpräparate berechtigt, da bei Vitaminmangelzuständen häufig mehrere, oft sogar alle Vitamine betroffen sind. Offen ist noch der prophylaktische und therapeutische Einsatz der sogenannten antioxidativen Vitamine C und E sowie des Provitamins β-Carotin. Pathophysiologisch ist die Bedeutung freier Sauerstoffradikale inzwischen anerkannt und die Kombination der genannten Stoffe aus biochemischer Sicht sinnvoll. In verschiedenen experimentellen Modellen konnte der präventive Nutzen dieser antioxidativen Vitamine gezeigt werden, der Wirksamkeitsnachweis bei den in Frage kommenden Anwendungsgebieten steht jedoch noch aus.

Die fixe Kombination $B_1/B_6/B_{12}$ wird derzeit kontrovers diskutiert. So erscheint die orale Dreierkombination nicht sinnvoll, da selbst hochdosiertes Vitamin B_{12} in Anbetracht der geringen Resorption keine pharmakologische Wirkung besitzt. In verschiedenen experimentellen Untersuchungen konnte zentralnervös eine antinoziceptive Wirkung nachgewiesen werden. Beweisende klinische Studien stehen jedoch ebenfalls noch aus. Gleiches gilt auch für die fixe orale Kombination B_1/B_6. Diese Kombination wurde bisher wegen der oralen Dreierkombination nicht geprüft.

Obwohl die Vitamine seit mehreren Jahrzehnten als Monosubstanzen, am häufigsten jedoch in Kombination, angewandt wurden, fehlen bisher immer noch überzeugende klinische Studien, welche die Wirksamkeit bei den beanspruchten Anwendungsgebieten belegen. Durch die kritische Aufarbeitung der Vitamine im Rahmen der Nachzulassung werden viele sinnlose Kombinationen vom Markt verschwinden und nur die wissenschaftlich belegten zukünftig zur Verfügung stehen. Dies bedeutet eine enorme wissenschaftliche Aufwertung der Vitamine über das allgemeine Nahrungsmittel zum echten Prophylaktikum und Therapeutikum.

Literatur

Bässler, K.H.: Vitamine. Steinkopff Verlag, Darmstadt 1989.

Bundestags-Drucksache 10/5112.

Cooperman, J.M., Pesci-Bourel, A., Lubhy, A.H.: Urinary excretion of folic acid activity in man. Clin. Chem 16, 375 (1970).

Crout, J.R.: Fixed Combination prescription drugs: FDA policy, J. Pharmacol., 249–245 (1974).

DAKE (Deutsche Arbeitsgemeinschaft für Künstliche Ernährung). Empfehlungen für die tägliche Vitaminzufuhr bei parenteraler Ernährung Erwachsener. Infusionstherapie 17 (1990), 60–61.

Dakshinamurti, K., Sharma, S.K., Bonke, D.: Influence of B-Vitamins on binding properties of serotonin receptors in the CNS of rats. Klin. Wochenschrift, 68, 142 (1990).

Deutsche Gesellschaft für Ernährung: Empfehlung für die Nährstoffzufuhr. Umschau Verlag, Frankfurt 1985.

Dimpfel, W., Spüler, M., Bonke, D.: Influence of repeated Vitamin B administration on the frequency pattern analysed from rat brain electrical activity (Tele-Stereo-EEG). Klin. Wochenschrift, 68, 136 (1990).

Empfehlung des Rates vom 26. 10. 1983 zu den Versuchen mit Arzneispezialitäten im Hinblick auf deren Inverkehrsbringen (83/571/EWG). Amtsblatt der Europäischen Gemeinschaft Nr. L 332 vom 18. 11. 1984.

Fu, Q.G., Sandkühler, J., Zimmermann, M.: B-Vitamins enhance afferent inhibitory controls of nociceptive neurons in the rat spinal cord. Klin. Wochenschrift, 68, 125 (1990).

Gerlach, T., Biesalski, H.K., Bässler, K.H.: Serum Vitamin A-Bestimmungen und ihre Aussagekraft zum Vitamin A-Status. Z. Ernährungswiss. 27, 57–70 (1988).

Gesetz zur Neuordnung des Arzneimittelrechts vom 24. 08. 1976. Bundesgesetzblatt I, 2445 ff.

Heinrich, H.C.: Die experimentellen Grundlagen einer hochdosierten oralen Vitamin B_{12} Therapie beim Menschen. Ergeb. Inn. Med. Kinderheilk. N.F. 25, 1–24 (1967).

Jenkins, M.Y., Mitchell, G.V.: Influence of excess vitamin E on vitamin A toxicity in rats. J. Nutr. 105, 1600–1606, 1975.

Jurna, I., Carlsson, K.H., Kömen, W., Bonke, D.: Acute effects of vitamin B_6 and fixed combinations of vitamin B_1, B_6 and B_{12} on nociceptive activity evoked in rat thalamus: Dose-response relationship and combinations with morphine and paracetamol. Klin. Wochenschrift 68, 129 (1990).

Keller-Stanislawski, B., Harder, S., Rietbrock, N.: Pharmakokinetik der Vitamine B_1, B_6 und B_{12} nach einmaliger und wiederholter intramuskulärer und oraler Applikation. In: Rietbrock (Hrsg.): Pharmakologie und klinische Anwendung hochdosierter B-Vitamine. Steinkopff-Verlag, Darmstadt 1991.

Kienecker, E.W., Becker, K.W., Dick, P.: Beeinflussung der degenerativen und regenerativen Vorgänge an peripheren Nerven unter Behandlung mit B-Vitaminen. Klin. Wochenschrift 68, 146 (1990).

Loew, D.: Pharmakokinetik der Cobalamine: Cyano-, Hydroxo-, Methylcobalamin. In: Rietbrock, N. (Hrsg.) Pharmakologie und klinische Anwendung hochdosierter B-Vitamine. Steinkopff Verlag, Darmstadt 1991.

Monographie Folsäure und Cyanocobalamin in fixer Kombination. Bundesanzeiger Nr. 80 vom 27. 04. 1990.

Pietrzik, K.F., Hages, M.: Nutzen-Risiko-Bewertung einer hochdosierten B-Vitamintherapie. In: Rietbrock, N. (Hrsg.) Pharmakologie und klinische Anwendung hochdosierter B-Vitamine. Steinkopff Verlag, Darmstadt 1991.

RDA (Recommended Dietary Allowances). National Academy of Sciences, Washington D.C. 1989.

Robison, W.G., Kuwabara, T., Bieri, J.G.: Vitamin E deficiency and the retina: photoreceptor and pigment epithelial changes. Invest. ophthalmol. Vis. Sci 19, 1030–1037 (1980).

Scott, J.M., Dinn, J.J., Wilson, P., Weir, D.G.: Pathogenesis of subacute combined degeneration. A result of methyl group deficiency. Lancet 2, 334–337 (1981).

Scott, J.M., Weir, D.G.: The methyl folate trap. Lancet 2, 337–340 (1981).

Sklan, D.: Vitamin A absorption and metabolism in the chick. Response to high dietary intake and to tocopherol. Br. J. Nutr. 50, 401–407 (1983).

Wild, J., Read, A.P., Sheppard, S., Seller, M.J., Smithells, R.W., Nevin, N.C., Schorah, C.J., Filding, D.W., Walker, S., Haris, R.: Recurrent neural tube defects, risk factors and vitamins. Arch. Dis. Childhood 61, 440, 1986.

Wild, A., Bartoszyk, G.D.: Tierexperimentelle Untersuchungen zur Wirksamkeit der B-Vitamine. In: Klinische Bedeutung von Vitamin B_1, B_6, B_{12} in der Schmerztherapie. N. Zöllner, H. Fassl, I. Jurna, K.F. Pietrzik, M. Schattenkirchner (Hrsg. Steinkopff-Verlag, Darmstadt 988, pp. 61.

Yang, N.J.Y., Desai, I.D.: J. Nutr. 107, 1418–1426, 1977.

6 Sicherheit von Vitaminen

6.1 Einleitung

Vitamine sind primär nutritive Wirkstoffe, die ständig zur Sicherung der normalen Lebensfunktionen und des individuellen Wohlbefindens in geringer Menge aufgenommen werden müssen. In diesem Dosierungsbereich treten üblicherweise keine Nebenwirkungen auf.

Der Organismus hat aufgrund der Notwendigkeit von Vitaminen schon während der feto-embryonalen Lebensperiode eine immunologische Toleranz gegenüber diesen Verbindungen erworben, und sie sind daher in physiologischer Dosierung nebenwirkungsfrei. In Abhängigkeit von der zugeführten Vitaminmenge ist dagegen eine Induktion z.B. allergischer Reaktionen in seltenen Fällen unter bestimmten Bedingungen möglich.

Über die Mechanismen, die nach einer Vitaminapplikation zu allergischen Erscheinungen führen, ist bisher nur wenig bekannt. Mögliche Erklärungsversuche bleiben daher spekulativ.

Vitamine selbst besitzen aufgrund ihres niedrigen Molekulargewichts (205 bis 1360 Dalton) keine bzw. nur geringe Allergenität. Möglicherweise erst durch die kovalente Bindung der Vitamine bzw. ihrer metabolischen Ab- bzw. Umbauprodukte an spezielle Makromoleküle, zum Beispiel Proteine, werden sie zu kompletten Antigenen und erlangen immunologische Potenz.

Daneben wird ein gehäuftes Auftreten vitaminbedingter Allergien in genetisch belasteten Personengruppen diskutiert. Möglicherweise täuschen auch spezielle pharmakologische Effekte der Vitamine eine allergische Reaktion vor. Denkbar ist hier zum Beispiel eine vitamininduzierte, unspezifische Histaminfreisetzung ohne vorherige Antigen-/Antikörperreaktion.

Grundsätzlich handelt es sich aber bei einer vitaminbedingten Allergie bzw. bei vitamininduzierten, allergieähnlichen Veränderungen aufgrund der essentiellen Notwendigkeit dieser Verbindungen um physiologisch sehr unwahrscheinliche Phänomene. Dementsprechend selten sind solche Erscheinungen. Sie werden in der Literatur nur vereinzelt beschrieben und beschränken sich fast ausschließlich auf

324 · Sicherheit von Vitaminen

allergische Reaktionen nach parenteraler Vitaminapplikation, wobei galenische Hilfsstoffe vermutlich eher für solch unerwünschte Nebenwirkungen verantwortlich sind als die Vitamine selbst.

In hoher Dosierung werden Vitamine bei der Behandlung verschiedener Erkrankungen eingesetzt. Neben der Ersatz- und Substitutionstherapie verwendet man hochdosierte Vitamine z.B. gelegentlich mit Erfolg in der Therapie vitaminabhängiger Aminoazidopathien. Daneben werden «Megadosen» auch bei der Therapie nicht ernährungsbedingter Erkrankungen eingesetzt. Man nutzt dabei nicht die physiologischen, sondern mögliche pharmakologische Effekte hochdosierter Vitamine, die sich grundlegend von den normalen metabolischen Wirkungen physiologisch dosierter Vitaminmengen unterscheiden.

Die gewünschten therapeutischen Effekte erzielt man nur bei deutlich bedarfsüberschreitenden Vitaminmengen. Beim therapeutischen Einsatz von Vitaminen sind neben gewünschten Effekten unerwünschte Nebenwirkungen nicht auszuschließen, jedoch sind auch hier beim bestimmungsgemäßen Gebrauch (Beipackzettel) negative Auswirkungen nicht zu erwarten. Aufgrund der hohen therapeutischen Breite der wasserlöslichen Vitamine – ein Überschuß wird in der Regel sehr schnell über den Urin ausgeschieden – sind diese auch in hochdosierter Form nicht an eine besondere Rezeptpflicht gebunden.

Bei den fettlöslichen Vitaminen gelten das Vitamin E und das Provitamin A (β-Carotin) sowie Vitamin K – unter Ausnahme der besonderen Empfindlichkeit von Frühgeborenen (s. 6.14) – als nicht toxisch, lediglich bei den Vitaminen A und D hat der Gesetzgeber ab einer bestimmten Dosierungshöhe, bei deren Überschreiten unerwünschte Nebenwirkungen auftreten können, die Rezeptpflicht vorgeschrieben, so daß evtl. auftretende unerwünschte Reaktionen unter Abwägung der Nutzen-Risiko-Betrachtung nach ärztlicher Indikation toleriert werden.

Unabhängig von den sehr selten erhobenen Befunden am Menschen bzgl. möglicher Nebenwirkungen hat man aufgrund tierexperimenteller Untersuchungen zusätzliche Hinweise, die ergänzende Aussagen zur Sicherheit bzw. Toxizität der Vitamine erlauben.

6.2 Vitamin B$_1$

Ausgedehnte toxikologische Untersuchungen bestätigen dem Vitamin B$_1$ eine große therapeutische Breite. Bei der Maus wirken 125, bei der Ratte 250, beim Kaninchen 300 und beim Hund 350 mg/kg Körpergewicht intravenös tödlich. Bei Affen treten nach Dosen über 600 mg/kg Körpergewicht toxische Symptome auf. Der Tod beruht auf einer Lähmung des Atemzentrums. Ratten haben eine 100fach über dem täglichen Bedarf liegende Dosis über 3 Generationen ohne Nebenwirkungen vertragen (Gubler 1984). Bisher bestehen keine Anhaltspunkte für eine mutagene, teratogene und cancerogene Wirkung (Hanck 1986).

Beim Menschen können nach längerer oraler Einnahme hoher Dosen in Einzelfällen Magenbeschwerden, Kopfschmerzen, Schweißausbrüche, Tachykardie, Hautreaktionen mit Juckreiz und Urticaria auftreten. Überempfindlichkeitsreaktionen in Form von Exanthemen, Atemnot und Schockzuständen sind nach parenteraler Anwendung beschrieben (Übersicht bei Pietrzik et al. 1988 und 1991). Wegen dieser allergischen Reaktionen sollte Vitamin B$_1$ nur in Ausnahmefällen parenteral angewendet werden. Im allgemeinen reicht die orale Dosis zwischen 50–300 mg täglich aus (Monographie 1987).

6.3 Vitamin B$_2$

Die Dosis letalis nach intraperitonealer Gabe beträgt bei der Ratte 500 mg/kg Körpergewicht. Der Tod tritt innerhalb von 2–5 Tagen auf und beruht auf einer Anurie und Azotämie infolge des Auftretens von Riboflavin-Kristallen in der Niere. Histologisch wurden zusätzlich Veränderungen in Herzmuskel, Pankreas und der Hypophyse nachgewiesen (Cooperman und Lopez 1984). Vitamin B$_2$ ist weder mutagen, teratogen noch cancerogen (Hanck 1986).

Beim Menschen sind bisher keine Nebenwirkungen nach oraler Verabreichung von Vitamin B$_2$ bekannt geworden. Eine mögliche Erklärung hierfür ist die Tatsache, daß die Resorption von Vitamin B$_2$ einer Sättigungskinetik unterliegt, wobei ab einer Dosis von 60 mg innerhalb 2–3 Std. nur die Hälfte resorbiert wird (Monographie 1988).

326 · Sicherheit von Vitaminen

6.4 Vitamin B$_6$

Nach langfristiger Anwendung hoher Dosen von Pyridoxin (2–6 g täglich für 2 bis 40 Monate) haben erstmals Schaumburg et al. (1983) toxische Reaktionen beobachtet. Die typischen Zeichen sind eine periphere sensorische Neuropathie mit ataktischen Gangstörungen, Reflexstörungen, Beeinträchtigung von Tast-, Vibrations- und Temperaturempfindungen und Fehlen von Aktionspotentialen sensibler Nerven. Anatomisch fand sich an peripheren sensiblen Nerven eine unspezifische axonale Degeneration großer und kleiner myelinisierter Fasern. Das Absetzen von Pyridoxin führte im Laufe von 6 Monaten zu weitgehender bis vollständiger Besserung.

Seitdem wurde über eine Reihe ähnlicher Fälle berichtet (Bässler 1988; Bässler 1989). In zwei Berichten (Baer und Stillman 1984; Friedman et al. 1986) wurde neben der sensorischen Neuropathie eine subepidermale vesikuläre Dermatose beobachtet, die dem Erscheinungsbild einer Porphyria cutanea tarda glich, aber ohne Störungen im Porphyrinstoffwechsel.

Wegen der relativen Seltenheit der beobachteten Fälle und der teilweise ungenügenden Dokumentation läßt sich eine exakte Dosisgrenze für den Beginn toxischer Wirkungen nicht angeben, aber es spricht alles dafür, daß die kritische Dosis zwischen 300 und 500 mg/Tag liegt (Pietrzik et al. 1988, 1991). In diesem Dosisbereich dauert es Jahre, bis Symptome auftreten. Dosen über 1 g/Tag können schon in Monaten zu toxischen Erscheinungen führen.

Da Dosen um 300 mg/Tag bei vernünftiger Indikationsstellung meist nur kurzfristig erforderlich sind und höhere Dosen für längere Zeit nur bei seltenen angeborenen Stoffwechseldefekten angewendet werden, gibt es bei kontrollierter Anwendung von Pyridoxin kaum Probleme. Problematisch ist die unkontrollierte langfristige Selbstmedikation bei Anwendungsgebieten ohne sichere Indikation, bei der die Dosierung beim Ausbleiben der erhofften Wirkung ständig gesteigert wird.

6.5 Vitamin B₁₂

Seit Jahrzehnten wird Vitamin B₁₂ vornehmlich parenteral (i. v. und i. m.) zur Therapie der perniziösen Anämie appliziert. Hierbei werden standardmäßig Einzeldosen von einigen hundert Mikrogramm oft lebenslänglich verabreicht. Aufgrund dieser überaus großen therapeutischen Erfahrung kann das Nebenwirkungspotential relativ gut abgeschätzt werden.

Das vorliegende toxikologische Erkenntnismaterial belegt, daß Vitamin B₁₂ (Cyanocobalamin und Hydroxocobalamin) als atoxisch bezeichnet werden kann. Mutagenität, Teratogenität und Cancerogenität sind auszuschließen.

Bei der parenteralen Anwendung in Form von Fertigarzneimitteln wurde in Einzelfällen über Akne, ekzematöse und urtikarielle Arzneimittelreaktionen sowie über anaphylaktische bzw. anaphylaktoide Reaktionen berichtet (Monographie Vitamin B₁₂ 1989; Woodliff 1986). In jenen Fällen konnte jedoch praktisch nie entschieden werden, ob das Vitamin B₁₂ oder die Hilfsstoffe diese unerwünschten Arzneimittelwirkungen induziert haben (Pietrzik et al. 1988).

Die Einnahme einer fixen Kombination aus Vitamin B₁₂ und Intrinsic Faktor ist als obsolet zu bezeichnen. Hierbei besteht das Risiko einer Antikörperbildung gegen den heterologen Intrinsic Faktor (Quelle: Schweinemucosa).

Vollkommen unklar ist nach wie vor die Exazerbation einer präexistierenden Akne unter Einnahme von Vitamin B₁₂ gleichzeitig mit Anabolika. In den wenigen hierzu vorliegenden Kasuistiken nahmen Leistungssportler derartige Cocktails zu sich (Merkle et al. 1990, Mayerhausen und Riebel 1989).

6.6 Folsäure

Die akute Toxizität von Folsäure liegt bei Ratten und Kaninchen über 500 mg/kg Körpergewicht. Nephrotoxische und neurotoxische Wirkungen wurden im Tierversuch nach chronischer Verabreichung hoher Dosen beobachtet. Folsäure ist weder mutagen, teratogen noch cancerogen (Hanck 1986). Laurence et al. (1983) und Smithells et al. (1976) vermuten sogar einen Zusammenhang zwischen Spaltbildung

328 · Sicherheit von Vitaminen

der Wirbelsäule und einem Folsäuremangel, weshalb eine ausreichende orale Folsäuresubstitution in der Schwangerschaft empfohlen wird.

Beim Menschen besitzt Folsäure eine geringe Toxizität auch nach längerer Anwendung. Dosen von 400 mg täglich über 5 Monate und 10 mg täglich über 5 Jahre wurden ohne Nebenwirkungen vertragen (Brody et al. 1991). Dennoch können nach höheren Dosen gastrointestinale Störungen, Schlaflosigkeit, Gemütsstörungen, Reizbarkeit, Erregung, Depressionen und in Einzelfällen Allergien auftreten. Bei lebensbedrohlicher Megaloblasten-Anämie muß wegen der Gefahr irreversibler neurologischer Störungen vor der Anwendung mit Folsäure ein Vitamin B_{12}-Mangel ausgeschlossen werden (Monographie 1987). Bei Epileptikern kann eine erhöhte Folsäuregabe nicht nur epileptogen wirken, sondern auch die Wirkung von Antiepileptika abschwächen.

6.7 Biotin

Im internationalen Schrifttum liegen keine Berichte über eine mögliche Biotintoxizität beim Menschen vor.

Auch anhand von Tierversuchen konnte die geringe Biotintoxizität bestätigt werden. Selbst 5000- bis 10000fache Bedarfsüberschreitungen führten tierexperimentell (Ratte) zu keinerlei Beeinträchtigungen. Allerdings wurden toxische Auswirkungen bei tragenden Ratten beschrieben (Resorption der Föten, Störungen bei der Östrogenbildung etc.), wenn mehr als 1 mg Biotin/kg Körpergewicht parenteral injiziert wurde (Michno et al. 1980).

Aus therapeutischen Gründen (im Falle biotinsensitiver Stoffwechseldefekte etc.) werden gelegentlich beim Menschen hohe Biotindosen täglich über mehrere Monate verabreicht, ohne daß jemals von toxikologischen Auswirkungen berichtet wurde, so daß davon auszugehen ist, daß selbst bei extremer Überdosierung eine große therapeutische Breite besteht.

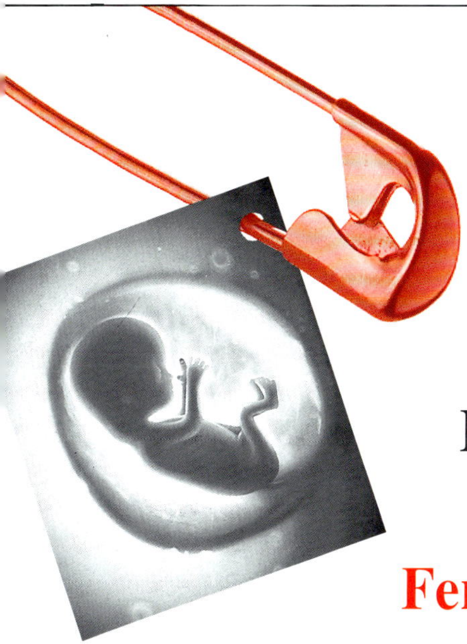

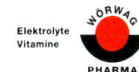

Quattro-Quencher
Oxytex®
Legt aggressive Radikale an die Kette.

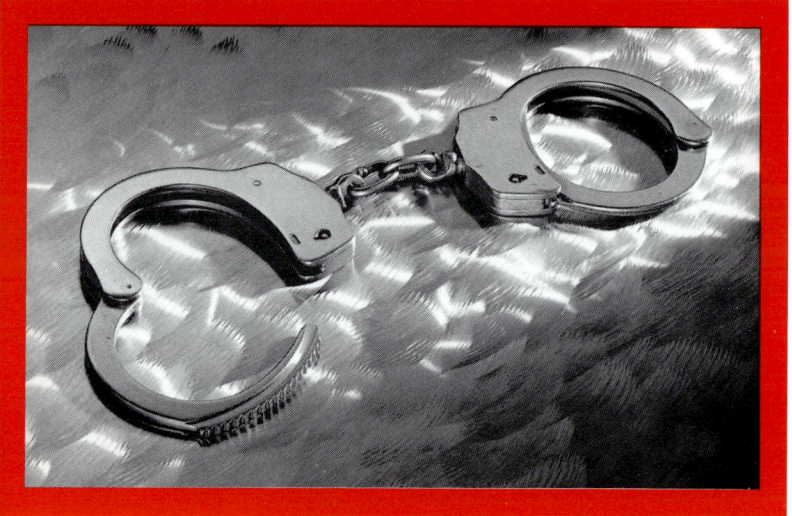

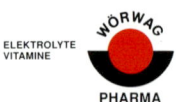

6.8 Niacin

Niacin faßt als Oberbegriff die beiden Vitamine Nicotinamid und Nicotinsäure zusammen. Nicotinamid und Nicotinsäure üben im nutritiven Zufuhrbereich eine identische Vitaminwirksamkeit (Anti-Pellagra-Wirkung) aus. Im höheren pharmakologischen Zufuhrbereich haben sie jedoch ein deutlich unterschiedliches pharmakologisches Profil, so daß Sicherheit und Verträglichkeit getrennt betrachtet werden müssen.

6.8.1 Nicotinamid

Nicotinamid ist im Gegensatz zur Nicotinsäure selbst in hohen pharmakologischen Dosen (über 50fache RDA-Menge) nahezu nebenwirkungsfrei (Monographie Nicotinamid, 1989). Da Nicotinamid intermediär nur zu einem unwesentlichen Anteil zur Nicotinsäure metabolisiert wird, entfällt die gefäßdilatierende Wirkung, so daß Flush, Hitzegefühl, Pruritus zumindest in Tagesdosen unter 200 mg nicht auftreten. Es bestehen keine Anhaltspunkte für ein teratogenes Potential, so daß auch höher dosiertes Nicotinamid ohne Bedenken während der Schwangerschaft und Laktation eingenommen werden könnte. Nachweislich wirkt ein Nicotinamidmangel teratogen. Zudem konnte in verschiedenen Studien nachgewiesen werden, daß Nicotinamid eine antagonistische Wirkung gegenüber mehreren Teratogenen ausübt.

6.8.2 Nicotinsäure

Die Nicotinsäure wirkt in Tagesdosen über 30 mg vasodilatierend und kann die fibrinolytische Aktivität des Blutes steigern (Monographie Nicotinsäure, 1990). Hohe Nicotinsäure-Tagesdosen im Bereich von 1–6 g beeinflussen den Lipoprotein- sowie den Kohlenhydratstoffwechsel. Nahezu obligatorisch sind Hautrötungen, Hitzegefühl und z. T. Pruritus bei Beginn einer Nicotinsäure-Behandlung der Hypercholesterinämie (Luria, 1988). Deshalb muß die Nicotinsäure-Behandlung einschleichend mit geringen Tagesdosen bis ca. 6 g gesteigert werden. Neben diesen unerwünschten dermatologischen Reaktionen werden gastrointestinale Reizerscheinungen, eine verminderte

Glucosetoleranz, eine Aktivierung der Fibrinolyse, eine Reduzierung der Plättchenaggregation und bei entsprechend disponierten Patienten ein Anstieg der Harnsäurespiegel beobachtet.
Die bekannten Nebenwirkungen unter einer hochdosierten Nicotinsäure-Behandlung sind nach Absetzen voll reversibel. Hinweise auf mutagene, teratogene oder embryotoxische Wirkungen von Nicotinsäure bestehen nicht (Monographie Nicotinsäure, 1990).
Selten werden Anstiege der Transaminasen GOT und GPT im Serum beobachtet (Zöllner, 1989). Eine der umfangreichsten Untersuchungen zur Nebenwirkungsinzidenz unter einer Nicotinamid- bzw. Nicotinsäure-Therapie wurde von Hoffer 1969 mitgeteilt. Etwa 95% der insgesamt vorliegenden 982 Patientenfälle nahmen täglich 3–6 g Nicotinsäure oder Nicotinamid ein. Insgesamt wurde nur ein qualitativ wie quantitativ geringes Nebenwirkungspotential beobachtet.
Ein Fall eines fulminanten Leberversagens nach Einnahme einer Nicotinsäure-Retard-Präparation (6 g täglich) wurde von Mullin und Mitarbeitern 1989 berichtet. Über den Wirkungsmechanismus kann zur Zeit nur spekuliert werden. Ob retardierte Nicotinsäure-Präparationen tatsächlich ein erhöhtes Nebenwirkungspotential im Vergleich zu Standardformulierungen aufweisen, kann derzeit ebensowenig verläßlich beantwortet werden.

6.9 Pantothensäure

Pantothensäure und deren Salze (z.B. Na-Pantothenat) bzw. deren alkoholische Analoga Panthenol/Dexpanthenol werden in der Regel als atoxisch beschrieben. Die LD 50 liegt bei 2,5 g/kg KG für die Maus bzw. 3,5 g/kg KG für die Ratte (Fidanza 1977). Selbst hohe tägliche Dosen von 10 g/Tag werden auch langfristig vom Menschen symptomlos vertragen und haben lediglich leichte Darmstörungen aufgrund der laxierenden Wirkung zur Folge (Milles und Hayes 1982).
Über die Toxizität bei lokaler Applikation von Dexpanthenol/Panthenol gibt es in der Literatur keine Angaben. In einem Langzeitversuch wurde die akute Toxizität von Dexpanthenol/Panthenol für Mäuse mit 6250 mg/kg KG und für Kaninchen mit 3000 mg/kg KG ermittelt. Bei der langfristigen Verabreichung von Dexpanthenol/Panthenol an Ratten und Hunde traten keine histologischen Veränderungen auf.

Hinweise auf mutagene, teratogene oder carcinogene Wirkungen von Dexpanthenol/Panthenol werden in der einschlägigen Literatur nicht beschrieben. Insgesamt scheint es sich bei Dexpanthenol/Panthenol wie auch bei der Pantothensäure um eine Substanz mit geringer Toxizität zu handeln.

6.10 Vitamin C

Vitamin C (Ascorbinsäure) ist eine außerordentlich gut verträgliche Substanz. Die Diskussion ihrer evtl. Toxizität ist überhaupt nur vor dem Hintergrund des unsinnigen Modetrends überhöhter Dosierungen verständlich.

Versuche an Ratten und Meerschweinchen haben gezeigt, daß Tagesdosen von 6,5 g/kg KG während 10 Wochen ohne Anzeichen einer Schädigung vertragen werden (Friedrich 1987). Patienten, die im Rahmen einer Schizophrenie-Behandlung täglich 30 oder 40 g Ascorbinsäure erhielten, zeigten außer gelegentlichen Diarrhöen keine unerwünschten Effekte (Council for Responsible Nutrition 1986).

Manche anekdotischen Berichte über Nebenwirkungen hoher Ascorbinsäuredosen betreffen Einzelfälle und sind ebensowenig gesichert wie manche Behauptungen über positive Wirkungen. So beruht z.B. der Bericht über eine Zerstörung von Vitamin B_{12} in Lebensmitteln durch Ascorbinsäure (Herbert und Jacob 1974) auf einem methodischen Fehler, nämlich dem Fehlen von Cyanid beim Extraktionsprozeß (Rivers 1989). Auch der sogenannte «Rebound-Skorbut» bei Neugeborenen nach hoher Ascorbinsäuresupplementierung der Mutter während der Schwangerschaft (Cochran 1965) ist ein anekdotischer Bericht über zwei kanadische Kinder, der nicht reproduziert wurde.

Die Ascorbinsäure-Resorption folgt einer Sättigungskinetik. Nach Kübler und Gehler (1970) werden im physiologischen Bereich der Zufuhr (bis 180 mg) 80–90% resorbiert. Bei steigenden Dosen nimmt die Resorptionsquote ab: auf 49,5% bei einer Dosis von 1,5 g und auf 16% bei Verabreichung von 12 g. Durch Extrapolation auf die Zufuhr «unendlich» ergibt sich ein Resorptionsmaximum von etwa 3 g. Dies macht verständlich, daß extrem hohe orale Ascorbinsäuredosen außer einem laxierenden Effekt keine starken Nebeneffekte haben.

Auch die gefürchtete Mehrproduktion von Oxalsäure hält sich normalerweise in ungefährlichen Grenzen. Ältere Berichte haben z.T. die

Umwandlung von Ascorbinsäure in Oxalsäure im Urin nach der Miktion außer acht gelassen (Rivers 1989). Schmidt et al. (1981) haben festgestellt, daß Versuchspersonen bei einer täglichen Ascorbinsäurebelastung mit 5 g im Durchschnitt 14,8 mg und bei 2 × 5 g Ascorbinsäure 25,6 mg Oxalat zusätzlich ausgeschieden haben. Bei einer durchschnittlichen, normalen Oxalatausscheidung von 30–50 mg/Tag ist das keine wesentliche Steigerung. Bei einzelnen Patienten mit Oxalatsteinen ist jedoch ein höherer Anstieg der Oxalatausscheidung gefunden worden als bei Normalpersonen. Es wird angenommen, daß die bakterielle Umwandlung von nicht-resorbierter Ascorbinsäure im Darm zu Oxalsäure die Ursache für diesen Anstieg ist, da die gleiche Menge an Ascorbinsäure intravenös verabreicht keinen entsprechenden Effekt hatte.

Auch auf die Ausscheidung von Urat konnte bei hohen Ascorbinsäuredosen (10 und 12 g/Tag) kein wesentlicher Effekt beobachtet werden (Rivers 1989).

Die Begünstigung der Eisenresorption durch Ascorbinsäure hat zu Bedenken Anlaß gegeben, daß Megadosen zu einer Eisenüberladung führen könnten. Bei Tagesdosen von 2 g Ascorbinsäure konnten Bestimmungen von Serum-Ferritin keinen Einfluß auf die Eisenvorräte zeigen (Rivers 1989).

Zusammenfassend ist festzustellen, daß Dosen von wenigen Gramm Ascorbinsäure pro Tag keine Gefahr darstellen. Auch höhere Dosen scheinen ungefährlich zu sein, sind aber wegen der begrenzten Resorptionskapazität ohnehin nicht sinnvoll. Diese Überlegungen zeigen aber auch, daß man die großen Sicherheitsspannen nicht für die parenterale Zufuhr in Anspruch nehmen sollte. Um sicher zu sein, sollten Patienten mit chronischem Nierenversagen oder mit wiederholter Steinbildung hohe Ascorbinsäuredosen vermeiden. Patienten mit Hämochromatose oder anderen Formen exzessiver Eisenakkumulation sollten keine Ascorbinsäuresupplemente zu den Mahlzeiten einnehmen.

6.11 Vitamin A

Die Toxikologie von Vitamin A (Retinol und seine Ester) muß streng von jener der Retinoide [Retinsäure und ihre (auch synthetischen) Derivate] getrennt werden. Eine gemeinsame pharmako-toxikologische Wirkung zwischen allen Vitamin A- bzw. Retinoid-Derivaten gibt es nicht, so daß im folgenden ausschließlich auf die Sicherheit/ Toxikologie des Vitamin A (Retinol und seine Ester) eingegangen wird.

Gemessen an der Zahl von etwa 1 Million Menschen, die jährlich einen Vitamin A-Mangel entwickeln (10–25% von diesen erblinden auf Dauer), erscheinen die pro Jahr weltweit beobachteten etwa 200 Fälle einer Vitamin A-Hypervitaminose von untergeordneter Problematik (Bendich und Langseth, 1989).

Bei der Beurteilung unerwünschter Vitamin A-Wirkungen muß grundsätzlich zwischen einer akuten und chronischen Intoxikation differenziert werden.

In der Tabelle 6-1 sind die Symptome einer akuten Vitamin A-Intoxikation aufgelistet, wie sie je nach eingenommener Vitamin A-Menge auftreten können (Biesalski, 1989).

Tab. 6-1: Symptome einer akuten Vitamin A-Intoxikation

1. Gesteigerter Liquordruck (Kopfschmerzen)
2. Appetitlosigkeit, Erbrechen, Schwindel
3. Cheilitis, Haarverlust, Schälreaktionen der Haut
4. Müdigkeit bis hin zur Somnolenz
5. Hämorrhagien, Nasenbluten
6. Anstieg der Serumretinylester (je nach Dosis auch Anstieg des Serumretinols)
7. Leichter Anstieg des Serum-Calciums
8. Leichter (fakultativer) Anstieg der AP

Eine akute Vitamin A-Intoxikation aufgrund einer einmaligen sehr hohen Vitamin A-Zufuhr ist insgesamt gesehen ein äußerst seltenes Ereignis. Anhand des vorliegenden wissenschaftlichen Erkenntnismaterials läßt sich nur schwer eine Dosis-Nebenwirkungs-Beziehung ableiten. Bei Erwachsenen ist danach mit akuten Vitamin A-Intoxikationen erst oberhalb von 0,5–1 Mio. I.E. und bei Kindern bei Einzeldosen von mehr als 100 000 I.E. zu rechnen.

Die beschriebenen Fälle einer akuten Vitamin A-Intoxikation sind hauptsächlich durch den Verzehr von Vitamin A-reicher Leber sowie iatrogen im Gefolge eines vom Arzt verordneten Therapieregimes verursacht worden. Akute Intoxikationen, die durch eine falsche Selbstmedikation verursacht werden, sind weitaus weniger häufig.

Der Genuß von Haifischleber (ca. 15 Mio. I.E. Vitamin A pro 100 g) führte bei einer jungen Frau zu einer akuten Intoxikation mit einer ausgeprägten Hirndrucksymptomatik.

Der häufige Verzehr von Rinderleber über längere Zeiträume kann zu einer chronischen Vitamin A-Intoxikation führen. Entsprechende Fallberichte von subchronischen bzw. chronischen Vergiftungen liegen vor. Hier dauert es mehrere Monate bis Jahre, bis Zeichen einer Vitamin A-Intoxikation auftreten. Allerdings teilte das Bundesgesundheitsamt (6. 11. 1990) mit, daß der häufige Verzehr von Leber für Schwangere sinnvoll zu begrenzen wäre. Immerhin werden mittels 200 g Frischleber Vitamin A-Mengen im Bereich von 80000 bis 260000 I.E. zugeführt (BGA, 1990).

Die Symptome einer chronischen Vitamin A-Intoxikation sind in der Tabelle 6-2 wiedergegeben (Biesalski, 1989).

Tab. 6-2: Symptome einer chronischen Vitamin A-Intoxikation

1. Schälreaktion der Haut mit Rötung und Juckreiz
2. Schälreaktion im Bereich der Schleimhäute, Cheilitis, Stomatitis, Gingivitis
3. Knochenschmerzen
4. Gesteigerter Liquordruck mit Kopfschmerzen
5. Papillenödem
6. Schlafstörungen
7. Appetitlosigkeit und Gewichtsverlust
8. Müdigkeit
9. Hämorrhagien
10. Hepatomegalie
11. Anstieg der AP, SGOT und SGPT

Im Gegensatz zur akuten Intoxikation scheinen chronische Vitamin A-Hypervitaminosen häufiger durch eine falsche Selbstmedikation ausgelöst zu werden.

In Abhängigkeit von der Einnahmedauer (Monate bis Jahre), Körpergewicht und Status sind chronische Vitamin A-Intoxikationen zu erwarten, wenn folgende Tagesdosen überschritten werden (Bendich und Langseth, 1989):

Erwachsene: 50000–100000 I.E. Vitamin A
Kinder: 12000– 60000 I.E. Vitamin A

Patienten mit Begleit- bzw. Grunderkrankungen wie Leberversagen, Alkoholabusus, Protein-Energie-Malnutrition oder Virushepatitis zeigen eine erhöhte Vitamin A-Empfindlichkeit und laufen eher Gefahr, eine Vitamin A-Intoxikation zu erleiden (Hathcock et al., 1990). Es ist unbestritten, daß die Retinoide, aber auch das Vitamin A tera-

Tab. 6-3: Mißbildungen nach hoher Vitamin A-Zufuhr während der Schwangerschaft

Defekt	Tägliche Einnahme in I.E.
1. Stenose des äußeren Gehörganges, Gesichtsdysmorphie, hoher Gaumen	40000 vor und während der Schwangerschaft
2. Fehlendes rechtes Ohr, Gaumen/Lippenspalte	60000 vor und während der Schwangerschaft
3. Bilaterale Lippenspalte	50000 3.–9. Woche
4. Mikrozephalus	27000 vor und während der Schwangerschaft
5. Fehlendes linkes Ohr	25000 vor und während der Schwangerschaft
6. Fehlender linker Gehörgang	25000 vor und während der Schwangerschaft
7. Hypoplastisches linkes Ohr	25000 während der Schwangerschaft
8. Deformierte Ohrmuscheln Mikrognathie; Mikrophthalmie	18000 während der Schwangerschaft
9. Transposition	33000 während der Schwangerschaft
10. Hypertropher linker Ventrikel, ektopische Neuronen	100000 Vit. A/50000 Vit. D vor und während der Schwangerschaft
11. Lippen-, Kiefer-, Gaumen-Spalte, fehlendes linkes Auge	50000
12. Herzfehler, Gaumenspalte	–
13. Bilateraler Hydroureter	25000–50000 vor und während der Schwangerschaft
14. Bilateraler Hydroureter	40000
15. Goldenhar-Syndrom	500000 zwischen 1. und 2. Monat
16. Mikrohydrozephalie, Hypoplastische Nieren und Nebennieren	150000 19.–40. Tag
17. Partielle Sirenomelie	150000 Vit. A/210 mg Vit. E (14.–21. Tag)
18. Mikrognathie, tief sitzende Ohren, Extremitäten, Hypoplasien	25000

togenes Potential besitzen. Rosa und Mitarbeiter von der amerikanischen Food and Drug Administration haben alle 18 bis 1985 verfügbaren Fallberichte zusammengefaßt (Tabelle 6-3).

Aufgrund der vorliegenden Erkenntnisse wird Schwangeren und Frauen, die schwanger werden könnten, empfohlen, ihre Tageszufuhr an Vitamin A auf 10000 I.E. zu begrenzen.

6.12 Vitamin D

Aufgrund seiner pharmakologischen Eigenschaften kann Vitamin D bei einer nicht bestimmungsgemäßen Zufuhr zu Nebenwirkungen – in Einzelfällen bis hin zu Todesfällen – führen.

Der Gesetzgeber hat die relativ enge therapeutische Breite beim Vitamin D frühzeitig erkannt und unterstellt alle Präparate, die mehr als 1000 I.E. Vitamin D pro Tag zuführen, der Rezeptpflicht.

Die Nebenwirkungen des Vitamin D (Chole- und Ergocalciferol) entstehen letztlich als Folge der Hypercalcämie, die sich in renalen, intestinalen, neurologischen und psychischen Funktionsstörungen äußert. Renale Symptome imponieren als Polyurie, gesteigerter Durst, im weiteren Verlauf Nierensteinbildung, Nephrocalcinose. Neurologische und intestinale Zeichen umfassen hauptsächlich Appetitlosigkeit, Völlegefühl, Übelkeit, Erbrechen und Obstipation. Im Akutstadium treten Herzrhythmusstörungen auf. Psychisch zeigen Hypercalcämiepatienten ein endokrines Psychosyndrom.

Bei 15 Kindern im Alter von 1–2 Jahren, die 1–25 Mio. I.E. Vitamin D über unterschiedlich lange Zeiträume, teilweise mit einer gleichzeitigen Calciumsubstitution, erhielten, wurden als häufigste Intoxikationszeichen beobachtet: Gedeihstörungen, Erbrechen, Polyurie und Polidipsie, Obstipation, Muskelhypotonus, Fieber (Najjar und Yazigi 1972).

Serumcalciumspiegel über 4,0 mmol/l können in die hypercalcämische Krise führen.

Bei der hypercalcämischen Krise muß differentialdiagnostisch vornehmlich zwischen einer Vitamin D-Intoxikation, einem primären Hyperparathyreoidismus, osteolytischen Metastasen und Malignomen unterschieden werden.

Tabelle 6-4 gibt einen Überblick über die therapeutischen Möglichkeiten bei der Hypercalcämie.

Tab. 6-4: Symptomatische Therapie bei Hypercalcämie*

Maßnahme	Dosis	Spez. Indikation	Wirkungs- mechanismus	Komplikationen
Rascher Wirkungseintritt				
Reichliches trinken Ca-armer Flüssigkeit	2–3 l/die	universal	Steigerung der Calciurie	keine
0,9% NaCl i.v.	4–6(10) l/die	universal	Steigerung der Calciurie	Hypokaliämie,
			Hemmung der Osteolyse	Volumenbelastung
Calcitonin	200–500 IE/die	universal (Adjuvans)		(Übelkeit)
	20–40–500 mg/die		Steigerung der Diurese	
Furosemid	100 mg/h → 24 h	universal bei Retention	Steigerung der Calciurie	Hypokaliämie, Hypomagnesiämie
Diphosphonate: Clodronat (OstacR)	300 mg i.v./die (über mehrere Std.)	bevorzugt Malignome	Hemmung der Osteolyse	Niereninsuffizienz (bei zu schneller Infusion)
	400–3200 mg oral/die über Tage bis Wochen			
APD (in Erprobung)	600 mg oral/die über Tage bis Wochen	bevorzugt Malignome	Hemmung der Osteolyse	Niereninsuffizienz (bei zu schneller Infusion)
	25 µg/kg i.v./die über 3–4 Tage			
	Ca-freies Dialysat	Malignome Parathyreoideas-Karzinom	Hemmung der Osteolyse	Thrombozytopenie, Leber- und Nierenschäden
Hämodialyse		Krise mit akutem Nierenversagen	Herausdialysieren von Calcium	Dialyse-bedingt

Tab. 6-4: Fortsetzung

Maßnahme	Dosis	Spez. Indikation	Wirkungs- mechanismus	Komplikationen
Langsamer Wirkungseintritt				
Ca und Vit. D arme Diät	< 100 mg Ca/die	universal	Verminderung der Ca-Ab- sorption	
Prednison	40–100 mg/die	Vit.-D-Intoxika- tion Sarkoi- dose	Hemmung der Calcium- aufnahme	iatrogenes Cushing-S.
Phosphat p.o.	500–1500 mg/die	Hypophos- phatämie	Ausfälle von Ca/P-Kom- plexen	Gewebsver- kalkung

* kontraindizierte Medikamente: Digitalis, Hydrochlorothiazide

Der überwiegende Teil der beobachteten Vitamin D-Intoxikation ist unter der – indizierten – Vitamin D-Therapie (iatrogen) aufgetreten. Die Calciumspiegelkontrollen wurden häufig nicht engmaschig genug durchgeführt, bzw. die Vitamin D-Dosen wurden nur ungenügend an die resultierenden Calciumspiegel adaptiert. Quantitativ wenig bedeutsam sind die Fälle von Vitamin D-Hypervitaminosen im Verlauf einer Selbstmedikation (Paterson 1980).

Einige Einzelfälle von Vitamin D-Intoxikationen sind bei dermatologischen Behandlungsregimen bekanntgeworden. Hierbei wurde Vitamin D zur Therapie von Furunkulose, Akne vulgaris, brüchigen Fingernägeln, Lupus vulgaris und Alopecia totalis maligna verordnet (Gottswinter et al. 1983). Auffallend sind die unterschiedlichen Empfindlichkeiten der Patienten gegenüber den applizierten Vitamin D-Dosen. Teilweise werden Tagesdosen von 2 Mio. I.E. vertragen, teilweise rufen bereits Tagesdosen von 100000 I.E. Intoxikationszeichen hervor. Anhand der vorliegenden Literaturdaten kann die Dosis letalis beim Erwachsenen mit 25–40 mg Vitamin D pro kg Körpergewicht (Gesamteinnahmemenge) angegeben werden (Kaserer et al. 1966).

Schwere hypercalcämische Stoffwechselzustände mit ausgeprägten Nephrocalcinosen sind vollkommen unnötigerweise iatrogen im Zuge der Rachitisprophylaxe mit Vitamin D-Einzeldosen von jeweils 15 mg Vitamin D_2 aufgetreten (Misselwitz und Hesse 1986). Diese Vitamin D-**Stoß**prophylaxe ist als obsolet zu bezeichnen, da seit ca. zwei Jahrzehnten die **kontinuierliche** Rachitisprophylaxe im 1. Lebensjahr mit Tagesdosen von 500 I.E. sich als effektive, nebenwirkungsfreie und compliancegerechte Maßnahme bestätigt hat.

Da Vitamin D bzw. seine Metaboliten diaplazentar auf den Fötus übergehen, besteht bei einer Hypervitaminose das prinzipielle Risiko einer teratogenen Schädigung: körperliche und geistige Retardierung, Hypoparathyreoidismus, Aortenstenose (Monographie Chole-/Ergocalciferol 1988).

6.13 Vitamin E

Zur akuten und chronischen Toxizität von Vitamin E liegen ausführliche Untersuchungen an verschiedenen Tierspezies vor. Danach ist Vitamin E bemerkenswert untoxisch. So beträgt die LD 50 nach oraler Verabreichung von all-rac-Tocopherol bzw. des -acetats > 2000 mg/kg Körpergewicht für Maus, Ratte und Kaninchen. Bisher wurden keine mutagenen, teratogenen oder cancerogenen Wirkungen berichtet (Hanck 1986). Selbst in Megadosen von 50–100 mal RDA (0,5–1,0 g/Tag) über mehrere Wochen ist Vitamin E praktisch untoxisch (Machlin 1988).

Hohe Dosen können die Resorption der Vitamine A und K reduzieren. Bei einem experimentell erzeugten Vitamin K-Mangel an Ratten und Hunden verstärkt Vitamin E den antikoagulativen Effekt (Machlin 1991). Auch beim Menschen wurde eine Anti-Vitamin-K-Wirkung beobachtet und als Ursache in Analogie zu Vitamin K eine Hemmung der Carboxylierung vermutet. Dieser Anti-Vitamin-K-Effekt von Vitamin E kann durch Gabe von Vitamin K aufgehoben werden. Bei intaktem Vitamin K-Status sind selbst nach hohen Vitamin E-Dosen keine Störungen der Blutgerinnung zu erwarten.

Nach Auswertung subjektiver Symptome und mehrerer laborchemischer Parameter bei einer hohen Patientenzahl, die über Wochen Vitamin E eingenommen hatte, ist eine Dosis zwischen 200–1000 mg für den Erwachsenen unschädlich. In Einzelfällen wurden gastrointestinale Symptome, Müdigkeit, Dermatitis beobachtet (Salkeld). Eine Hypervitaminose ist bisher nicht bekannt.

6.14 Vitamin K

Vitamin K ist keine einheitliche Substanz, sondern eine Gruppe von Substanzen mit 2-Methyl-1,4-naphtochinon als gemeinsamem Grundgerüst. Von therapeutischer Bedeutung sind die natürlich vorkommenden Vitamine K_1 (Phyllochinon) und K_2 (Menachinon) sowie das synthetische K_3 (Menadion). Bisher gibt es keine Hinweise auf ein mutagenes, teratogenes und cancerogenes Risiko von Vitamin K_1. Selbst Vitamin K_1-Dosen in 500fach höherer Konzentration als therapeutisch üblich, zeigen keine toxischen Effekte (Council on Scientific Affairs 1987).

Vitamin K_3 und seine wasserlöslichen Derivate können sich im Organismus an Sulfhydrylgruppen binden und bei Neugeborenen und Patienten mit Glucose-6-phosphatdehydrogenase-Mangel zu Heinz-Innenkörperbildung, hämolytischen Anämien, Hyperbilirubinämie und Kernikterus führen (Olson 1984, Linemayr und Stacher 1984). Neugeborene sind besonders gefährdet, weil die Leber noch unreif ist und Vitamin K_3 und seine wasserlöslichen Derivate zum Teil als Glucuronide ausgeschieden werden und mit Bilirubin um den Entgiftungsmechanismus konkurrieren. Eine mutagene Wirkung von Menadion konnte nach metabolischer Aktivierung durch die Bildung von Sauerstoffradikalen und Wasserstoffperoxid bei Salmonellen TA 104 gefunden werden (Chesis et al. 1984). In Abschätzung des Nutzen-Risiko-Verhältnisses ist die Anwendung von Menadion und seinen Analoga nicht zu vertreten (Monographie zu K_3 und Analoga 1989).

Phyllochinon und Menadion sind selbst in hohen Dosen praktisch untoxisch (Hanck 1986). In seltenen Fällen können allergische Hautreaktionen auftreten (Monographie Vitamin K_1 1989). Von beiden Vitamin K-Derivaten sind bisher keine hämatotoxischen Effekte bekannt.

Literatur

Baer, R., Stillman, M.A.: Cutaneous changes probably due to pyridoxine abuse (letter to the editor). J. Am. Acad. Dermatol., 10, 527–528, 1984.

Bässler, K.H.: Megavitamin Therapy with Pyridoxine. Internat. J. Vit. Nutr. Res., 58, 105–118, 1988.

Bässler, K.H.: Nutzen und Gefahren einer Megavitamintherapie mit Vitamin B_6. Deutsches Ärzteblatt, 86, 3500–3305, 1989.

Bendich, A., Langseth, L.: Safety of Vitamin A. Am. J. Clin. Nutr., 49, 358–371, 1989.

Biesalski, H.K.: Vitamin A: Indikation und Therapie. III. Toxizität und Teratogenität. Vita Min Spur, 4, 55–65, 1989.

Brody, T., Shane, B., Stockstad, E.L.: Folic Acid. In: Handbook of Vitamins. Ed. L.J. Machlin. M. Dekker New York and Basel 1991.

Bundesgesundheitsamt (BGA): BGA empfiehlt Schwangeren, auf ihre Vitamin A-Aufnahme zu achten. Höhere Gehalte an Vitamin A in Lebern von Schlachttieren in Großbritannien festgestellt. BGA-Pressedienst v. 06. 11. 1990.

Chesis, P.L., Levin, D.E., Smith, M.T., Ernster, L., Ames, B.N.: Mutagenity of quinones. Pathways of metabolic activation and detoxication. Proc. Nat. Acad. Sci., 81, 1696–1700, 1984.

Chochrane, H.A.: Overnutrition in prenatal liefe: A problem? Canada Medical Association Journal, 93, 893–899, 1965.

Cooperman, J.M., Lopez, R.: Riboflavin. In: Handbook of Vitamins. Ed. L.J. Machlin. M. Dekker, New York and Basel 1984.

Council for Responsible Nutrition: Safety of Vitamins and Minerals: A Summary of the Findings of Key Reviews. Washington D.C. 1986.

Council on Scientific Affairs: Vitamin preparation as dietary supplements and as therapeutic agents. JAMA, 257, 1929–1936, 1987.

Fidanza, A.: Acta Vitaminol. Enzymol., 31, 85, 1977.

Friedmann, M.A., Resnick, J.S., Baer, R.L.: Subepidermal vesicular dermatosis and sensory peripheral neuropathy caused by pyridoxine abuse. J. Am. Acad. Dermatol., 14, 915–917, 1986.

Friedrich, W.: Handbuch der Vitamine. Urban und Schwarzenberg. München, Wien, Baltimore 1987.

Gottswinter, J., Ziegler, R., Fehm, H.: Die Intoxikationsgefahr bei hochdosierter Vitamin D-Therapie von dermatologischen Erkrankungen. Med. Welt, 34, 40–42, 1983.

Gubler, C.J.: Thiamin. In: Handbook of Vitamins. Ed. Machlin, L.J., M. Dekker, New York and Basel 1986.

Hanck, A.: Spektrum Vitamine. Aesopus Verlag, Zug Ag. Band 42, 1986.

Hathcock, J.N., Hattan, D.G., Jenkins, M.Y., McDonald, J.T., Sundaresan, P.R., Wilkening, V.L.: Evaluation of vitamin A toxicity. Am. J. Clin. Nutr., 52, 183–202, 1990.

Herbert, V., Jacob, E.: Destruction of vitamin B_{12} by ascorbic acid. J. Am. Med. Assoc., 230, 241–242, 1974.

Hoffer, A.: Safety, side effects and relative lack of toxicity of nicotinic acid and nicotinamide. Schizophrenia 1, 78–87, 1969.

Kaserer, H.P., Gibitz, H.J., Witontky, O.: Über eine tödliche Vitamin D-Intoxikation beim Erwachsenen. Wien. Klin. Wschr., 78, 463–465, 1966.

Kübler, W., Gehler, J.: Zur Kinetik der enteralen Ascorbinsäure-Resorption.

Ein Beitrag zur Berechnung dosisproportionaler Resorptionsvorgänge. Int. J. Vit. Nutr. Res., 40, 442–453, 1970.

Laurence, K.M., Cambell, N.E., James, N.E.: The role of unprovement in the maternal diet and preconceptional folic acid supplementation in the prevention of neural tube defects. In: Dobbing, J. (Hrsg.): Prevention of spina bifida and other neural tube defects. Academic. Press London, 85–125, 1983.

Linemayr, G., Stacher, A.: Hämatopoetisches System, In: Klinik und Therapie der Nebenwirkungen. Hrsg. Kümmel/Gossens, 3. Auflage, 728–739, 1984.

Luria, M.H.: Effect of low-dose niacin on high-density lipoprotein cholesterol and total cholesterol/high-density lipoprotein cholesterol ratio. Arch. Intern. Med., 148, 2493–2495, 1988.

Machlin, A.: Vitamin E. In: Handbook of Vitamins. L.J. Machlin, Ed., M. Dekker, New York and Basel 1991.

Machlin, L.J.: Use and safety of elevated dosages of vitamin E in adults. Int. J. Vitam. Nutr. 1988.

Mayerhausen, W. und Riebel, B.: Acne fulminans nach Anabolikaeinnahme. Z. Hautkr., 64, 875–880, 1989.

Merkle, T., Landthaler, M., Braun-Falco, O.: Acne-Conglobata-artige Exazerbation einer Acne vulgaris nach Einnahme von Anabolika und Vitamin B-Komplex-haltigen Präparaten. Hautarzt, 41, 280–282, 1990.

Michno, S.D., Berezovsky, V.M.: Khim. Prir. Soedin. SSSR, 445, 1980.

Miller, D.R., Hayes, K.C.: In: Hathock, J.N. (Hrsg.): Nutritional toxicology, Vol.: Acad. Press New York 1982, S. 81.

Misselwitz, J., Hesse, V.: Hyperkalzämie nach Vitamin D-Stoßprophylaxe. Kinderärztl. Praxis, 54, 431–438, 1986.

Monographie Cole-/Ergocalciferol. Bundesanzeiger Nr. 147 vom 10. 08. 1988.

Monographie zu Folsäure. Bundesanzeiger Nr. 45 vom 6. 3. 1987.

Monographie Nicotinamid. Bundesanzeiger Nr. 148 vom 10. 8. 1989.

Monographie Nicotinsäure. Bundesanzeiger Nr. 76 vom 21. 4. 1990.

Monographie Thiamin. Bundesanzeiger Nr. 131 vom 21. 7. 1987.

Monographie zu Vitamin B_2 (Riboflavin). Bundesanzeiger Nr. 46 vom 8. 3. 1988.

Monographie Vitamin B_{12}. Bundesanzeiger Nr. 59 vom 29. 3. 1989.

Monographie Vitamin K_1 (Phytomenadion). Bundesanzeiger Nr. 59 vom 29. 3. 1989.

Monographie zu Vitamin K_3 und Vitamin-K-Analoga. Bundesanzeiger Nr. 59 vom 29. 3. 1989.

Mullin, G.E., Greenson, J.K., Mitchell, M.C.: Fulminant hepatic failure after ingestion of sustained-release nicotinic acid. Ann. Internal Med., 111, 253–255, 1989.

Najjar, S.S., Yazigi, A.: Abuse of vitamin D. A report on 15 cases of vitamin D poisoning. Leb Med. J., 25, 113–122, 1972.

Olson, R.E.: Function and metabolism of Vitamin K. Arch. Rev. Nutr., 4, 281–337, 1984.

Paterson, C.R.: Vitamin D poisoning: survey of causes in 21 patients with hypercalcaemia. Lancet 1980, 1164.

Pietrzik, K., Hages, M.: Gutachten: Mögliche Nebenwirkungen von Vitamin B_1, B_6 und B_{12} in einem vorgegebenen Dosierungsbereich. Steinkopff Verlag, Darmstadt, 1988.

Pietrzik, K., Hages, M.: Nutzen-Risiko-Bewertung einer hochdosierten B-Vitamintherapie. Steinkopff Verlag, Darmstadt, 1991.

Rivers, J.M.: Safety of high-level vitamin C ingestion. In: Elevated Dosages of Vitamins (Walter, P., Stähelin, H., Brubacher, G. eds.). Hans Huber, Toronto, Lewiston, N.Y., Bern, Stuttgart 1989.

Rosa, F., Wilk, A.L., Kelsey, F.O.: Teratogen update: vitamin A congeners. Teratology, 33, 355–364, 1986.

Salkeld, R.M.: Safety and tolerance of high-dose Vitamin E administration in man: a review of the literature. Zit. nach Fed. Reg. 44/53. 16169.

Schaumburg, H., Kaplan, J., Windebank, A., Vick, N., Rasmus, S., Pleasure, D., Brown, M.J.: Sensory neuropathy from pyridoxine abuse. A new megavitamin syndrom. New Engl. J. Med., 309, 445–448, 1983.

Schmidt, K.H., Hagmaier, V., Hornig, D.H., Vuilleumier, J.P., Rutishauser, G.: Urinary oxalate excretion after large intakes of ascorbic acid in man. Am. J. Clin. Nutr., 34, 305–311, 1981.

Smithells, R.W., Sheppard, S., Schorah, C.J.: Possible prevention of neural tube defects by periconceptional vitamin supplementation. Lancet 1, 339–340, 1980.

Woodliff, H.J.: Allergic reaction to cyanocobalamin. Med. J. Austr., 144, 223, 1986.

Ziegler, R.: Erkennung und Behandlung des Hyperkalzämiesyndroms. Inn. Med., 16, 29–33, 1989.

Zöllner, N.: Effects of nicotinic acid, nicotinamide, and pyridylcarbinol in pharmacological dosages on lipid metabolism in humans. In: Elevated dosages of vitamins – benefits and hazards (ed. by Walter, P., Brubacher, G., Stähelin, H.). Hans Huber Publishers, Toronto 1989, 114–119.

7 Vitamin-Produkte: Arznei- oder Lebensmittel? – die rechtliche Diskussion über den Produktstatus

von Rechtsanwalt Ulrich Fogel

7.1 Die Bedeutung der Abgrenzungsfrage

In der juristischen Diskussion zur Abgrenzung zwischen Arzneimitteln und Lebensmitteln finden die Vitamine häufig als Standardbeispiele besondere Beachtung. Die Fachliteratur hierzu (1) ist breit und facettenreich. Sie hat sich über Jahrzehnte hinweg in Aufsätzen, Gutachten und auch Gerichtsentscheidungen (2) mit dieser speziellen Thematik beschäftigt, ohne daß in der Grundbeurteilung der wesentlichen Fragen ein Konsens festzustellen ist. Natürlich ist die Marktstellung der Vitamin-Produkte nicht unbedeutend und von daher auch eine gründliche juristische Durchleuchtung und Absicherung geboten, wobei Hintergrund dieser breiten juristischen Bearbeitung dieser Thematik vornehmlich nicht Risikoerwägungen im Hinblick auf den Verbraucherschutz sind, wie dies für andere Produktgruppen typisch ist. Die juristische Affinität zur Abgrenzungsproblematik rührt aber offensichtlich auch daher, daß hier Fragestellungen aufgeworfen werden, die sich im besonderen Maße für dogmatische Vertiefungen eignen. Solche Gedankengänge sind für den Juristen ebenso fachspezifisch, wie sie für den Laien schwer zugänglich sind.

In offensichtlichem Gegensatz zu dem juristischen Interesse am rechtlichen Status der Vitaminprodukte steht die geringe Aufmerksamkeit der Verbraucher wie auch weiter Fachkreise an dieser speziellen Problematik. Die Produkte stehen attraktiv in den Regalen des Einzelhandels, vom Supermarkt bis hin zur Apotheke, in oft ähnlichen Rezepturen, Angebotsformen und Aufmachungen. Anzutreffen und rechtlich zulässig sind sogar unterschiedliche Vitamin-Produkte unter demselben Markendach (wie z.B. Multibionta), auch wenn sie als Einzelprodukte einen unterschiedlichen rechtlichen Status innehaben. Der juristisch definierte Trennungsstrich, der im Vitaminbereich Arzneimittel von Lebensmitteln unterscheidet, ist für den Durchschnittsverbraucher vielfach nicht erkennbar. Es wäre ihm auch schwer verständlich zu machen, daß dieser Unterschied bei der beschriebenen Ähnlichkeit vieler Produkte für ihn von Belang sei. Der Produktstatus zählt nämlich mangels eigenem Aussagewert nicht zu den Produktinformationen, die für den Verbraucher vordringlich interessant sind. Vielmehr richtet sich die Aufmerksamkeit des Verbrauchers auf die spezifischen Aussagen zum Nutzen und zur Anwendung des Erzeugnisses.

Die dargestellte Einschätzung der Verbraucher zum Produktstatus ist auch für eine Beurteilung der Vitamin-Produkte nach § 17 Abs. 1 Nr. 5c des Lebensmittel- und Bedarfsgegenständegesetzes (LMBG) zugrunde zu legen. Nach dieser Regelung – somit befinden wir uns bei der Erläuterung einer ersten gesetzlichen Spezialregelung im Spannungsfeld Arzneimittel/Lebensmittel – werden Bezeichnungen, Angaben oder Aufmachungen für Lebensmittel als irreführend und damit als verboten angesehen, wenn Lebensmitteln der Anschein eines Arzneimittels gegeben wird.

Die genannte gesetzliche Regelung wird als Konkretisierung des allgemeinen, auch im Lebensmittelrecht geltenden Irreführungsverbotes verstanden (3). Das Gesetz nennt zur Erläuterung des zunächst nur sehr allgemein formulierten Verbotes in § 17 LMBG Beispielsfälle für irreführende Produktaussagen. Einer dieser Tatbestände ist der genannte Fall der Nummer 5c, nämlich der Erweckung eines Arzneimittelanscheins bei Lebensmitteln.

Ob dieser Anschein tatsächlich erweckt wird, richtet sich nach dem Gesamteindruck, den das Lebensmittel dem Verbraucher vermittelt. Es kommt also nicht darauf an, ob die Aufmachung des Lebensmittels einzelne arzneimitteltypische Merkmale aufweist (4).

Als Rechtsgrund für den besonderen Verbotstatbestand wird in der Kommentarliteratur genannt, daß mit dem Vortäuschen eines Arzneimittels der Verbraucher über das Wesen und den Verwendungszweck des Erzeugnisses irregeführt werde (5). Umstritten ist, ob eine solche Fehlvorstellung stets auch rechtserheblich ist. Es wird dies zum Teil mit dem Argument bejaht, daß der Verbraucher in tatsächlicher Hinsicht mit einem Arzneimittel andere Vorstellungen verbinde als mit einem Lebensmittel (6). Man kann diese Aussage jedoch nicht generalisieren (7). Gerade das Beispiel der Vitamin-Produkte zeigt, daß der Verbraucher bei der Ähnlichkeit von Produktzwecken und von Rezepturen allein aus dem rechtlichen Status der Produkte keine tatsächlichen Ableitungen trifft, die für seine Vorstellungen und sein Verhalten zum Produkt wesentlich sind. Würden die Vitamin-Lebensmittel im Grenzbereich der Produkte als Arzneimittel mißverstanden, änderten sich Anwendung und Verbrauchernutzen in keiner Weise. Man wird deshalb eine Rechtserheblichkeit eventueller Fehlvorstellungen und eine Anwendbarkeit des Irreführungstatbestands im allgemeinen verneinen können.

Die Anwendbarkeit des speziellen Irreführungstatbestandes LMBG § 17 Abs. 1 Nr. 5c setzt desweiteren voraus, daß die Aufmachung des Produktes beim Verbraucher einen konkreten Arzneimitteleindruck erweckt. Dies wird nur bei einer besonders deutlich auf einen Arzneimittelcharakter hinweisenden Kennzeichnung der Fall sein. Bleibt es im Grenzbereich der Vitamin-Produkte dem Durchschnittsverbraucher unklar, in welchem Rechtsstatus ihm das Produkt vorliegt, ist der Irreführungstatbestand mangels der Konkretheit eines Arzneimitteleindrucks nicht verwirklicht. Eine solche sich dem Verbraucher evtl. darstellende Unklarheit der Produktkennzeichnung ist auch aus anderen Rechtsgründen nicht zu beanstanden. Der Rechtsstatus des Erzeugnisses gehört weder arzneimittel- noch lebensmittelrechtlich zu den kennzeichnungspflichtigen Informationen.

Eine scharfe rechtliche Abgrenzung des Rechtsstatus ist – wie dargestellt – bei den Vitamin-Produkten im Zusammenhang mit dem Irreführungstatbestand zwar nicht von Bedeutung. Es gibt aber andere rechtliche Zusammenhänge, in denen die Differenzierung von großer Tragweite ist. Insbesondere der Produkthersteller und Vertreiber sieht sich bei den Vitamin-Produkten höchst unterschiedlichen Rechtsregelungen gegenüber, abhängig davon, ob das Produkt als Arzneimittel oder als Lebensmittel qualifiziert wird. Die für die Produktherstellung und Vermarktung geltenden Unterschiede sollen hier nicht im einzelnen dargestellt werden. Hinzuweisen ist aber auf die auch im formalen Bereich sehr strengen Regeln der Qualitätssicherung bei der Arzneimittelherstellung sowie auf die sehr engen Beschränkungen des Heilmittelwerbegesetzes (HWG), das für Arzneimittel und nicht für Lebensmittel gilt. Andererseits sind die Werbemöglichkeiten für Lebensmittel – auch für den Unterfall der diätetischen Lebensmittel – äußerst begrenzt, wenn es angebracht erscheint, krankheitsbezogene Angaben zu machen (8).

Ausdruck des insgesamt im Arzneimittelbereich strengeren Regimes der Behördenüberwachung ist insbesondere die für Arzneimittel geltende Zulassungspflicht, für die bei den Vitamin-Produkten wie bei den meisten anderen Arzneimitteln das Bundesgesundheitsamt als Bundesoberbehörde zuständig ist. Zur Beantragung einer Arzneimittelzulassung ist die Einreichung eines umfangreichen Dossiers erforderlich, in dem insbesondere die Wirksamkeit, Qualität und Unbedenklichkeit des Produktes zu belegen sind. An die Antragstellung schließt sich in der Regel eine lange Bearbeitungszeit durch das Bundesgesundheitsamt an. Der Marktzugang im Arzneimittelbereich ist somit durch verschiedene Belastungen erschwert, für die es kein Pendant im Lebensmittelbereich gibt.

7.2 Die Gesetzeslage

Die Gesetzeslage, wie sie für die Bestimmung der Rechtsnatur der Vitamin-Produkte bei der Abgrenzungsfrage Arzneimittel/Lebensmittel besteht, kann relativ einfach dargestellt werden, wobei auf einen historischen Abriß zum Entstehen der jeweiligen Regelungen verzichtet wird.

Einschlägig sind hier zwei Gesetze, die ineinandergreifen: das Arzneimittelgesetz (AMG) und das bereits erwähnte Lebensmittel- und Bedarfsgegenständegesetz (LMBG).

§ 2 AMG beschreibt in seinem ersten Absatz in der Nr. 1 Arzneimittel als

«Stoffe und Zubereitungen aus Stoffen, die dazu bestimmt sind, durch Anwendung am oder im menschlichen oder tierischen Körper Krankheiten oder Leiden, Körperschäden oder krankhafte Beschwerden zu heilen, zu lindern, zu verhüten oder zu erkennen».

Die Nr. 5 von § 2 Abs. 1 AMG weitet die Arzneimitteldefinition aus, indem auch solche Stoffe erfaßt werden, die dazu bestimmt sind,

«die Beschaffenheit, den Zustand oder die Funktionen des Körpers oder seelische Zustände zu beeinflussen».

Von dieser Formulierung wird als Auffangvorschrift nahezu jede körperliche Einwirkung eines Stoffes umfaßt, also auch die Aufnahme von Stoffen zu Ernährungszwecken. Es ergab sich somit die Notwendigkeit, die Lebensmittel, die durch ein anderes bereichsspezifisches Gesetz – das LMBG – geregelt werden sollen, expressis verbis aus dem Arzneimittelbegriff des AMG wieder auszugrenzen. Dies wird durch die Vorschrift des § 2 Abs. 3 Nr. 1 AMG bewirkt, nach der die Lebensmittel im Sinne von § 1 des LMBG keine Arzneimittel sind.

Die eigentlichen Abgrenzungskriterien finden sich somit in § 1 LMBG. Lebensmittel, so heißt es hier, sind

«Stoffe, die dazu bestimmt sind, ... von Menschen verzehrt zu werden; ausgenommen sind Stoffe, die überwiegend dazu bestimmt sind, zu anderen Zwecken als zur Ernährung oder zum Genuß verzehrt zu werden».

Stoffe, die durch den letztgenannten Halbsatz ausgenommen werden, unterliegen demnach nicht der gesetzlichen Lebensmitteldefinition und werden – hier schließt sich der Kreis – in der Regel vom erwähnten Auffangtatbestand des AMG erfaßt, vorausgesetzt natürlich, daß sie im Arzneimittelgesetz keinem anderen Ausschluß unterfallen (wie etwa dem für kosmetische Mittel oder für Tabakerzeugnisse).

Durch dieses nahtlose Ineinandergreifen von AMG und LMBG wird zunächst zweierlei für die Bestimmung der Rechtsnatur von Arzneimitteln und Lebensmitteln erreicht: Es kann keine Produkte mit beiderlei Status zugleich geben. Es kann aber auch keine Produkte geben, die in diesem Bereich weder den einen noch den anderen Rechtsstatus haben, also weder Arzneimittel noch Lebensmittel sind.

Auf die Besonderheit von § 2 Abs. 4 AMG muß in diesem Zusammenhang noch verwiesen werden. Unabhängig von den oben aufgezeigten Kriterien gilt nach dieser Regelung ein Erzeugnis als Arzneimittel, wenn das Produkt als Arzneimittel vom Bundesgesundheitsamt zugelassen worden ist. Der Arzneimittelstatus gilt demgegenüber – wie es in Satz 2 dieser Regelung heißt – als nicht gegeben, wenn das BGA die Zulassung mit der Begründung abgelehnt hat, daß es sich um kein Arzneimittel handele. Das Arzneimittelgesetz begründet somit zur Sicherheit im Verkehr mit Arzneimitteln eine besondere Bindungswirkung der Entscheidung der Bundesoberbehörde über die Arzneimitteleigenschaft (9). Mit einer Entscheidung der Behörde ist dabei die rechtskräftige Entscheidung der Zulassungsbehörde gemeint, die im Falle einer gerichtlichen Überprüfung der Rechtmäßigkeit erst mit dem Zeitpunkt der Rechtskraft dieser gerichtlichen Entscheidung vorliegt. Während die rechtliche Fiktion der Arzneimitteleigenschaft im Falle einer positiven Zulassungsentscheidung einleuchtet, ist die in Satz 2 der Regelung vorgenommene Umkehrung nicht unproblematisch: Lehnt nämlich das Bundesgesundheitsamt eine Arzneimittelzulassung aus den genannten Gründen ab – was natürlich auch rechtsfehlerhaft geschehen könnte –, würde die fehlende Arzneimitteleigenschaft durch die spezielle gesetzliche Statusregelung ad infinitum feststehen. Um diesen Effekt zu vermeiden, wäre der Antragsteller gezwungen, negative Entscheidungen des Bundesgesundheitsamtes etwa durch ein rechtzeitiges Zurückziehen des Zulassungsantrages zu vermeiden oder deren Rechtskraft durch die Einlegung von Rechtsmitteln hinauszuzögern. Um diese wenig sachgerechten Folgerungen wenigstens abzuschwächen, wird man § 2 Abs. 4 Satz 2 AMG dahingehend auslegen müssen, daß die rechtliche Statusregelung zumindest dann nicht mehr gilt, wenn das BGA seine ursprünglich ablehnende Entscheidung zur Rechtsnatur des Produktes revidiert hat.

7.3 Der Theorienstreit

Wenden wir uns nun im einzelnen der genannten Abgrenzung zu, wie sie in § 1 Abs. 1 LMBG genannt wird.

Das für Lebensmittel geltende Merkmal des «Verzehrs» eignet sich nicht für die Abgrenzung Arzneimittel/Lebensmittel. Der Begriff wird nämlich in § 7 Abs. 1 LMBG dahingehend weit definiert, daß neben dem Essen, Kauen und Trinken auch jede sonstige Zufuhr von Stoffen in den Magen umfaßt ist. Diese letztgenannte Voraussetzung ist auch für die oral einzunehmenden Arzneimittel – wie es die Vitamin-Produkte regelmäßig sind – erfüllt.

Allein maßgebliches Abgrenzungskriterium für den Lebensmittelstatus ist demnach, daß das Erzeugnis
– nicht überwiegend dazu bestimmt sein darf, zu anderen Zwecken als zur Ernährung oder zum Genuß
verzehrt zu werden.

Der Begriff der «Ernährung» umfaßt dabei die Zufuhr von Nährstoffen zur Deckung der energetischen und stofflichen Bedürfnisse des menschlichen Organismus (10). Neben den Hauptnährstoffen, den Kalorienträgern, bedarf der menschliche Körper insbesondere der Vitamine als sog. Reglerstoffe, die somit vom Begriff der «Ernährung» mitumfaßt sein können (11). Der Begriff des «Genusses» braucht hier nicht weiter erläutert zu werden, da er für die Fragestellung dieser Arbeit nicht relevant ist.

Die Bestimmung eines Produktes – hier zu Ernährungszwecken – wird allgemein seine Zweckbestimmung genannt.

Ein Erzeugnis kann dabei nicht nur eine einheitliche Zweckbestimmung haben, sondern es kann auch gleichzeitig für verschiedene Zwecke bestimmt sein (12). So kann ein Vitamin-Produkt zur Deckung des allgemeinen Vitaminbedarfes sowie zur Krankheitsprophylaxe eingesetzt werden. Unterschiedliche Zweckbestimmungen können sich für das Produkt in verschiedenen Gewichtungen darstellen. Das gesetzliche Merkmal der «überwiegenden» Zweckbestimmung zielt auf diese Situation. Ein Produkt ist nur dann ein Lebensmittel, wenn neben dem lebensmitteltypischen Ernährungszweck kein anderer – etwa ein arzneilicher Zweck – überwiegt. Mathematisch überspitzt ausgedrückt heißt dies, daß ein Lebensmittelcharakter anzunehmen ist, wenn der Ernährungszweck überwiegt oder mindestens 50% der Zweckbestimmung ausmacht (13); die in diesem Fall – rechtlich zulässige – nicht überwiegende, «untergeordnete» arzneiliche Zweckbestimmung kann also bei einem Lebensmittel gleich oder kleiner als 50% der Zweckbestimmung insgesamt sein. Ist demgegenüber die arzneiliche Zweckbestimmung größer als 50%, liegt ein Arzneimittel vor.

Natürlich lassen sich die verschiedenen Zweckbestimmungen nicht so genau bewerten und objektivieren, daß eine Abgrenzung mit naturwissenschaftlicher Exaktheit möglich ist, geht es doch hier – wie noch zu zeigen ist – um die schwierige Interpretation von Packungstexten, Werbung und Verbrauchereindrücken. Auch sind assoziative und bildliche Elemente im Zusammenhang mit dem Produkt zu berücksichtigen. Es führt auch nicht weiter, das Merkmal der überwiegenden Zweckbestimmung sprachlich mit anderen allgemeinen Begriffen zu umschreiben, etwa nach dem zu fragen, was dem Produkt das Gepräge gibt. Letztlich ist die Feststellung des Überwiegens einer Zweckbestimmung in Zweifelsfällen eine stark von subjektiven Elementen geprägte Entscheidung, bei der es vielfach in Streitfällen der Autorität einer Richterstimme bedarf.

Ist das Merkmal des «Überwiegens» einer Zweckbestimmung – wenigstens abstrakt – noch einigermaßen klar darstellbar, so wird der Gedankengang juristisch sehr verzwickt, wenn man vertieft nach dem Inhalt des Begriffes der «Zweckbestimmung» fragt.

Bei der Interpretation dieses Begriffes hat sich ein Meinungsstreit entwickelt, der sich – bei der Vorliebe der Juristen für das Abstrakte – zum Theorienstreit entwickelt hat. Ist der Begriff objektiv oder subjektiv zu verstehen – oder gemischt objektiv/subjektiv – oder objektiv/subjektiv mit dem Überwiegen objektiver oder subjektiver Elemente? Dem Scharfsinn und der Variantenbildung sind hier kaum Grenzen gesetzt. Es soll mit dieser Arbeit nicht versucht werden, den vielen theoretischen Ansätzen einen weiteren hinzuzufügen. Vielmehr wird nach einer kurzen Darstellung des Streitstandes ein zusammenfassender und pragmatischer Weg aufgezeigt, wie die Interpretation zum Begriff der Zweckbestimmung handhabbar gemacht werden kann.

Nicht mehr im Streit steht die Frage, ob sich die Zweckbestimmung bei der Abgrenzung Lebensmittel/Arzneimittel nach Kriterien des Lebensmittelrechts oder denen des Arzneimittelrechts bemißt. Bei der Neufassung des Arzneimittelgesetzes im Jahre 1976 hat der Gesetzgeber eine Besonderheit des Arzneimittelrechts gestrichen, die darin bestand, daß die Zweckbestimmung nach dem Gesetzestext maßgeblich vom Hersteller (oder sonstigen Inverkehrbringer) festgelegt wurde. Eine gleichlautende Regelung hatte es im Lebensmittelrecht nicht gegeben. Nachdem sich nunmehr die gesetzlichen Regelungen im AMG und LMBG inhaltlich entsprechen – zumindest nicht mehr widersprechen –, war der Weg offen, die Kriterien zur Beschreibung der Zweckbestimmung einheitlich für beide Bereiche zu beschreiben (14).

Für die Interpretation des Begriffs der Zweckbestimmung gibt es verschiedene Ansätze, die von den unterschiedlichen Blickwinkeln herrühren, aus denen das Produkt beurteilt werden kann. So kann man bei der Betrachtung diejenigen Elemente in den Vordergrund rücken, die sich nach dem Willen des Herstellers oder Vertreibers bestimmen, also vor allem die Produktkennzeichnung entscheidend sein lassen. Man spricht hier von subjektiven Maßstäben.

Demgegenüber steht eine Bestimmung nach objektiven Kriterien, das heißt, nach Maßstäben außerhalb der Sphäre von Hersteller und Vertreiber, nämlich ausgehend von naturwissenschaftlichen Erkenntnissen sowie nach den Vorstellungen, die die Käufer und Verwender zum Produkt entwickeln. Letzteres wird die allgemeine Verkehrsauffassung genannt (15). Die Verkehrsauffassung bestimmt sich multifaktoriell aus den Elementen, die der Verbraucher zum Produkt und dessen Umfeld wahrnimmt (16), also z.B. aus der Art und Zusammensetzung des Erzeugnisses, aus seiner Aufmachung und Werbung und aus wissenschaftlichen Erkenntnissen über die Inhaltsstoffe, soweit sie den Verbraucher erreichen. Maßgeblich ist dabei die tatsächliche Verbrauchersicht, wie sie ggf. durch eine repräsentative Umfrage ermittelt werden könnte.

Es ist leicht einsichtig, daß die «objektive Zweckbestimmung» so uneingeschränkt objektiv nicht ist, da sie mittelbar auch von Faktoren bestimmt wird, die vom Produkthersteller herrühren.

Bei der Abwägung, ob die subjektiven oder die objektiven Maßstäbe den Vorzug genießen, geht die sog. «herrschende Meinung» in der juristischen Betrachtung, die insbesondere durch die Rechtsprechung der Obergerichte und die führenden Gesetzeskommentare bestimmt wird, von einer grundsätzlich objektiven Betrachtung aus (17). Subjektive Elemente sollen nur maßgeblich sein, soweit sie in die Verkehrsauffassung der Verbraucher einfließen.

Nicht zwingend ist es, die Geltung der «objektiven Zweckbestimmung» unmittelbar aus dem Gesetz abzuleiten, nämlich aus der erwähnten, 1976 erfolgten Neufassung des Arzneimittelgesetzes. Die seinerzeitige Streichung der maßgeblichen subjektiven Elemente führte nur dazu, daß das Gesetz wieder offen für subjektive und objektive Betrachtungsweisen wurde. Eine Festlegung auf eine objektive Betrachtung ist keineswegs erfolgt (18).

Der Auffassung von einem objektiven Verständnis der Zweckbestimmung ist vom Ansatz her – aber auch nur insoweit – zuzustimmen. Produkte etwa, die in der Verkehrsauffassung wie ebenso in der wissenschaftlichen Einschätzung klar als Arzneimittel festgelegt sind, sollen vom Hersteller nicht zu Lebensmitteln umgebogen werden dürfen. Sie müssen innerhalb des strengeren Überwachungsregimes des Arzneimittelverkehrs verbleiben. Bei Produkten jedoch, die entweder neu oder in ihrer Einschätzung durch die Naturwissenschaft und durch die Verkehrsauffassung ambivalent sind, die also sowohl als Lebensmittel als auch als Arzneimittel bekannt sind, versagt jedoch die objektive Zweckbestimmung. Mangels einer eindeutigen Festlegung und Ausrichtung der Auffassung der Wissenschaft und der Verbraucher allgemein zum Produktstatus kann diese Einschätzung nicht bestimmend sein, so daß man mangels anderer Kriterien doch auf die vom Hersteller vorgegebenen Angaben, insbesondere auf die Produktkennzeichnung, zurückgreifen muß. Auch dieser wesentliche Ausnahmebereich wird von der herrschenden Meinung überwiegend anerkannt (19). Die genannte Einschränkung der objektiven Theorie wiegt jedoch deshalb schwer, weil von den genannten Fallgruppen viele der gerade umstrittenen Produkte umfaßt sind. Eine Theorie, die nur die ohnehin klaren Fälle zum sachgerechten Ergebnis führt, die bei den eigentlich schwierigen Fällen aber scheitert und der geschilderten Korrekturen bedarf, wird man begrifflich nicht unter der Bezeichnung einer «objektiven» Zweckbestimmung fassen können.

Zutreffend ist es demgegenüber, von vornherein von einer Kombination objektiver und subjektiver Elemente (20) zu sprechen, wobei insbesondere bei neuen oder ambivalenten Produkten die subjektiven Elemente überwiegen (21).

Eine stärkere Gewichtung der subjektiven Elemente ist auch dadurch geboten, daß das Recht der Europäischen Gemeinschaften in den dargestellten Meinungsstreit eingreift (22).

Art. 1 der Richtlinie des Rates der Europäischen Gemeinschaften zur Angleichung der Rechts- und Verwaltungsvorschriften für Arzneimittelspezialitäten vom 26. 1. 1965 – EG-Richtlinie 65/65 – definiert in der Nr. 2 den Arzneimittelbegriff. Danach sind Arzneimittel einmal

«alle Stoffe oder Stoffzusammensetzungen, die als Mittel zur Heilung oder zur Verhütung menschlicher oder tierischer Krankheiten bezeichnet werden»

sowie zum anderen

«alle Stoffe oder Stoffzusammensetzungen, die dazu bestimmt sind, in oder am menschlichen oder tierischen Körper zur Erstellung einer ärztlichen Diagnose oder zur Wiederherstellung, Besserung oder Beeinflussung der menschlichen oder tierischen Körperfunktionen angewandt zu werden».

Die zweite Definition entspricht inhaltlich durch ihre Bezugnahme auf die «Bestimmung» des Produktes der deutschen Terminologie, so daß die zur Zweckbestimmung entwickelten Grundsätze ohne weiteres EG-konform sind.

Die erste Definition jedoch stellt daneben allein auf das Merkmal der «Bezeichnung» ab. Dies ist eindeutig so zu verstehen, daß unabhängig von allen anderen Kriterien der vom Hersteller oder Vertreiber bestimmte, aus der Produktkennzeichnung unmittelbar hervorgehende Arzneimittelstatus maßgebend ist (23).

Der Europäische Gerichtshof hat sich in der Rechtssache 227/87 (24) im Zusammenhang mit Vitamin-Präparaten mit der Auslegung der EG-rechtlichen Arzneimitteldefinitionen befaßt. Zur ersten Definition hat er festgestellt, daß der Begriff der «Bezeichnung» weit auszulegen sei: «Es ist davon auszugehen, daß ein Erzeugnis nicht nur dann «als Mittel zur Heilung oder zur Verhütung ... (von) Krankheiten» im Sinne der Richtlinie 65/65 «bezeichnet» wird, wenn es ausdrücklich – gegebenenfalls durch das Etikett, den Beipackzettel oder mündlich – als solches «bezeichnet» oder «empfohlen» wird, sondern auch dann, wenn bei einem durchschnittlich informierten Verbraucher auch nur schlüssig, aber mit Gewißheit der Eindruck entsteht, daß dieses Erzeugnis – in Anbetracht seiner Aufmachung – die in der ersten gemeinschaftsrechtlichen Definition beschriebene Wirkung haben müsse.»

Nach der EG-rechtlichen Definition des Arzneimittelbegriffes kommt es demnach nicht darauf an, ob ein Produkt nach der Beurteilung der Wissenschaft die Eigenschaften tatsächlich besitzt, die ihm vom Hersteller oder Vertreiber zugeschrieben werden. Vielmehr liegt auch dann ein Arzneimittel vor, wenn dies allein aufgrund des nach außen erkennbaren subjektiven Willens des Herstellers so bestimmt ist. Unübersehbar steht damit die EG-rechtlich vorgegebene Auffassung im Widerspruch zur hierzulande vertretenen herrschenden Meinung zur objektiven Zweckbestimmung (25).

Nach Art. 189 III des EWG-Vertrages ist eine Richtlinie für jeden Mitgliedstaat hinsichtlich des zu erreichenden Ziels verbindlich. Inhaltliche Abweichungen sind den Mitgliedstaaten bei der Umsetzung der EG-Richtlinien in nationales Recht nicht erlaubt.

Das 1976 novellierte Arzneimittelgesetz trägt ausweislich seiner Amtlichen Begründung der EG-rechtlichen Entwicklung Rechnung, übernahm aber die erste Definition der EG-Richtlinie 65/65 nicht expressis verbis. Wie bereits dargestellt, ist § 2 AMG jedoch dergestalt offen, daß sowohl subjektive wie objektive Maßstäbe zur Bestimmung des Arzneimittelstatus anlegbar sind. Im Zuge einer EG-Recht-Konformen Auslegung von Rechtsnormen ist somit die Übernahme des subjektiven Bestimmungsrechts des Herstellers ins deutsche Recht geboten (26).

Gesundheitspolitisch unterliegt dieses Ergebnis keinen Bedenken, da hierdurch Produkte in das strengere Regime der Arzneimittelüberwachung überführt werden und insbesondere die Zulassungsbehörde wirkungslose oder bedenklich wirkende Arzneimittel von den Verbrauchern fernhalten wird. Das subjektive Bestimmungsrecht gilt, dieser Situation Rechnung tragend, nur einseitig für die Bestimmung eines Produktes zum Arzneimittel, nicht auch umgekehrt für den Fall, daß ein Hersteller ein arzneiliches Erzeugnis zum Lebensmittel bestimmt.

Zusammenfassend kann der Theorienstreit zur Zweckbestimmung für eine Praxisanwendung demnach so dargestellt werden, daß zunächst zu prüfen ist, ob eine subjektive Bestimmung seitens des Herstellers für einen Arzneimittelstatus im Sinne eines «Bezeichnungsarzneimittels» vorliegt. Ist dies nicht der Fall, entscheidet sich die allgemeine Zweckbestimmung aus einer multifaktoriellen Betrachtung, die aus objektiven und subjektiven Elementen besteht. Überwiegt dabei der Ernährungscharakter des Produktes oder ist dieser zumindest gleichgewichtig, liegt ein Lebensmittel und kein Arzneimittel vor. Überwiegt demgegenüber die arzneiliche Zweckbestimmung, sei es im engeren Sinne nach § 2 Abs. 1 Nr. 1 AMG als Krankheitsheilung etc. oder im weiteren Sinne nach § 2 Abs. 1 Nr. 5 AMG als Körperbeeinflussung, ist der Rechtsstatus als Arzneimittel gegeben. Bei neuen oder ambivalenten Produkten sind vor allem die subjektiv vom Hersteller bestimmten Merkmale, insbesondere die der Produktkennzeichnung, für die Zweckbestimmung maßgebend.

7.4 Die Einzelkriterien zur Abgrenzung

Für die maßgebliche Feststellung der Zweckbestimmung eines Produktes ist – wie im Abschnitt 7.3 dargestellt – eine Betrachtung erforderlich, die multifaktoriell verschiedene Elemente des Produktes im Spannungsfeld Lebensmittel/Arzneimittel analysiert und bewertet. Im folgenden werden diese Einzelkriterien in ihrer Bedeutung und Gewichtung für die Produktgruppe der Vitamine dargestellt.

7.4.1 Heilung, Linderung und Verhütung von Krankheiten

Wie im Abschnitt 7.3 ausgeführt, beschreiben Aussagen zur Heilung, Linderung und Verhütung von Krankheiten nur die engere arzneiliche Zweckbestimmung nach § 2 Abs. 1 Nr. 1 AMG, neben der noch der arzneiliche Auffangtatbestand der allgemeinen Körperbeeinflussung (§ 2 Abs. 1 Nr. 5 AMG) steht. Wenn bei einer Produktaussage demnach keine Krankheitsaussagen gemacht werden, kann daraus noch nicht zwingend auch auf einen Nichtarzneimittelstatus geschlossen werden. Werden demgegenüber Krankheitsaussagen bei einem Produkt gemacht, ist diese Zweckbestimmung ein gewichtiges Abgrenzungskriterium für den Arzneimittelstatus.

Aussagen zur Heilung und Verhütung sind des weiteren – wie ebenfalls im Abschnitt 3.7 dargelegt – statusbegründete Merkmale für die «Bezeichnungsarzneimittel», die aus der Übernahme der EG-Richtlinie 65/65 herrühren. Bei deren Fehlen ist ein Arzneimittelstatus aus der Bezeichnungsdefinition ausgeschlossen.

Der Krankheitsbegriff ist in diesen Zusammenhängen für die Statusunterscheidung Lebensmittel/Arzneimittel relevant und bedarf daher der näheren Erläuterung.

Im Arzneimittelrecht wie im Lebensmittelrecht wird von einem weiten Begriff der Krankheit ausgegangen (27). Nach der herrschenden Meinung ist als Krankheit jede, also auch eine nur unerhebliche oder vorübergehende Störung der normalen Beschaffenheit oder der normalen Tätigkeit des Körpers anzusehen, wenn sie nicht nur eine normale Schwankung der Leistungsfähigkeit, der jeder Körper ausgesetzt ist, darstellt.

Die Abgrenzung zwischen dem normalen, alltäglichen Auf und Ab von Körperfunktionen und einer Krankheit ist in vielen Fällen im einzelnen juristisch umstritten. Im spezifischen Bereich der Vitamine sind etwa Aussagen zur Erkältungsverhütung klare Krankheitsaussagen. Problematisch ist demgegenüber, ob Aussagen zu einem Stoffmangel oder zu Stoffmangelerscheinungen des Körpers Krankheitsaussagen sind. Die Schwierigkeit rührt daher, daß ein Stoffmangel – hier ein Vitamin-Mangel – graduell sehr verschieden sein kann, was natürlich auch zu einem unterschiedlichen Ausmaß an Folgeerscheinungen führen kann. Nicht jede unzureichende Vitaminbedarfsdeckung, die auch im Sinne eines Mangels oder symptomatisch beschrieben werden kann, muß somit bereits einen Krankheitswert haben. Sie kann durchaus in jener «Beschwerdezone» liegen, der ein Krankheitswert nicht zukommt (28). Ab wann man tatsächlich die Krankheitsqualität zu bejahen hat, ist im Einzelfall stoffbezogen zu beurteilen. Werden bei einer Produktkennzeichnung Mangelerscheinungen dahingehend konkretisiert, daß eine Symptomatik beschrieben wird, die über das normale alltägliche Auf und Ab von Körperfunktionen hinausgeht, liegt eindeutig eine Krankheitsansprache vor; eine per se noch undifferenzierte Mangelerscheinung wird in diesen Fällen zur Mangelkrankheit (29).

7.4.2 Art des Produktes

Von der Art des Produktes her sind die Vitamin-Präparate – allein durch die Vitamin-Bezeichnung der Inhaltsstoffe – eine eigene, abgrenzbare Produktgruppe.

Da Vitamine primär als essentielle Nahrungsbestandteile definiert werden, die für die Aufrechterhaltung der Lebensvorgänge im Organismus unentbehrlich sind, ist bei Vitamin-Präparaten von der Art des Produktes her zunächst überwiegend von einem Ernährungs- und damit einem Lebensmittelcharakter auszugehen (30). Nur wenn dieser Charakter von arzneilichen Elementen verdrängt wird, kann somit ein Arzneimittel gegeben sein. Das genannte Grundsatz-Ausnahme-Verhältnis gewinnt vor allen Dingen Bedeutung, wenn die Gewichtung von Arzneimittel- und Lebensmittelmerkmalen unklar oder gleichwertig ist. Verstärkt wird damit im speziellen Fall der Vitamine die allgemeine Auslegungstendenz in Richtung Lebensmittel, die sich für Zweifelsfälle gleichgewichtiger Zweckbestimmungen unmittelbar auch aus dem Wortlaut von § 1 Abs. 1 Nr. 1 LMBG ergibt (s. oben Abschnitt 7.2).

7.4.3 Art und Menge der Inhaltsstoffe

Art und Menge der Inhaltsstoffe eines Produktes sind für dessen rechtliche Charakterisierung ohne Zweifel von besonderer Bedeutung. In der hier diskutierten Statusabgrenzungsfrage ist eine differenzierende Betrachtungsweise erforderlich.

Für die aus dem EG-Recht abgeleiteten reinen «Bezeichnungsarzneimittel» (s. oben Abschnitt 7.3) sind Art und Menge der Inhaltsstoffe eines Produktes für die Festlegung des Rechtsstatus nicht relevant, da es bei ihnen allein auf die Herstellerangaben zum arzneilichen Zweck ankommt. Um so mehr wird sich natürlich die Arzneimittelzulassungsbehörde in diesen Fällen um die Rezeptur der Arzneimittel und die beanspruchten Wirkungsaussagen kümmern.

Für die anderen Produkte, die aufgrund ihrer allgemeinen Zweckbestimmung zu bewerten sind, ist die Betrachtung der Inhaltsstoffe grundsätzlich von Relevanz. Zu unterscheiden ist dabei – wie im Abschnitt 7.3 im einzelnen dargestellt – die naturwissenschaftliche Sicht sowie die Verkehrsauffassung.

Die naturwissenschaftliche Betrachtung der Inhaltsstoffe hat im Rahmen der Feststellung der Zweckbestimmung vor allen Dingen dort ihren Platz, wo Produkte von ihrer Zusammensetzung her weder neu noch ambivalent sind. Dies trifft für eine Vielzahl von Produktgruppen zu. Da Vitamin-Präparate jedoch in der Regel von ihrer Zusammensetzung her zwar nicht neu, aber in einem wesentlichen, für sie typischen Bereich ambivalent sind, kommt den naturwissenschaftlichen Erkenntnissen zu Art und Menge der Inhaltsstoffe bei der Statusabgrenzung keine vorrangige Rolle zu (31). Damit werden die naturwissenschaftlichen Bemühungen um diese Produktgruppe – also insbesondere die medizinische und die ernährungswissenschaftliche Forschung – keineswegs abgewertet. Nur bei der Statusabgrenzungsproblematik, die eine streng juristische Fragestellung ist, sind andere Kriterien zur Beurteilung der Produktzusammensetzung vorrangig, nämlich vor allem die der Verkehrsauffassung.

Diese Sicht gilt im wesentlichen gleichermaßen für die beiden großen Untergruppen der Vitamin-Produkte: für die Mono-Vitamin-Präparate wie für Multi-Vitamin-Präparate. Im Bereich der Einzelvitamin-Produkte muß man von Stoff zu Stoff die Frage prüfen, ob jeweils zugleich Lebensmittel- und Arzneimittelanwendungen bekannt sind, ob also insoweit die Ambivalenz gegeben ist. Bei den Multi-Vitamin-Produkten ist die Ambivalenz die Regel, von der es nur wenige Ausnahmen im Sinne rein «medizinischer» Kombinationen gibt.

Wenn demnach bei den ambivalenten Vitamin-Produkten weniger die naturwissenschaftliche Auffassung als vielmehr die Verkehrsauffassung, also die Einschätzung durch die Verbraucher, gefragt ist, ergibt sich das nächste Dilemma: Auch die Verkehrskreise können ein Produkt in der Regel auch von der Art der Inhaltsstoffe her weder deutlich dem Lebensmittelbereich noch dem Arzneimittelbereich zuordnen, weil diese Vitamin-Einzelstoffe für sie sowohl einen Lebensmittel- als auch einen Arzneimittelcharakter haben können, also im oben beschriebenen Sinne ambivalent sind. Die Art der Inhaltsstoffe ist somit im Bereich der Vitamin-Produkte kein geeignetes Abgrenzungskriterium.

Gleichsam wie nach einem Rettungsring wird in dieser schwierigen Abgrenzungsdiskussion vielfach nach dem streng objektivierbaren Merkmal der Menge der Inhaltsstoffe bzw. der Dosierung gegriffen (32). Gemeint sind dabei natürlich nicht die aus technologischen Gründen enthaltenen Hilfs- oder Zusatzstoffe, sondern die ernährungsphysiologisch relevanten Stoffe bzw. – in der arzneimittelrechtlichen Terminologie – die arzneilich wirksamen Bestandteile. Bei den hier diskutierten Produkten ist dies die Menge bzw. die Dosierung der enthaltenen Vitamine.

Klarzustellen ist, daß bei einer Betrachtung der Vitamin-Dosierung zunächst nur auf die tatsächlich enthaltenen Vitamine abgestellt wird, so wie sie mengenmäßig in der Zutatenliste bzw. bei der Angabe der wirksamen Bestandteile zu nennen sind. Wie der freie Teil der Pakkungskennzeichnung bzw. die Produktwerbung diese Dosierung kommentiert («besonders vitaminreich», «deckt den Tagesbedarf» etc.), soll nachfolgend im Abschnitt zur Produktkennzeichnung behandelt werden.

In der Dosierungsdiskussion werden zur Statusabgrenzung zum Teil feste Grenzwerte genannt, die sich am ernährungsphysiologischen Tagesbedarf der einzelnen Vitamine ausrichten (33). So sollen die Produkte unter einem bestimmten Grenzwert (genannt wird der eines ganzen oder halben Tagesbedarfs) zwingend Lebensmittel sein, über einem bestimmten Grenzwert (des zwei- bis dreifachen Tagesbedarfs) zwingend Arzneimittel. In einem mittleren Bereich soll der Produktanbieter durch die entsprechende Ausrichtung der Packungskennzeichnung die Wahlfreiheit haben, die Verkehrsauffassung zu bestimmen (34).

Ein Raster dieser Art mag eine gewisse Indizwirkung für die Ergründung der Verkehrsauffassung und damit der Statusbestimmung haben. Als feste Vorgaben zur Bestimmung der Rechtsnatur der Produkte eignet es sich jedoch nicht.

Bereits vom Ansatz her wären feste Grenzwerte der dargestellten Art verfehlt. Im Bereich der oben beschriebenen ambivalenten Vitamin-Produkte spielt die naturwissenschaftliche Betrachtung als Teil der objektiven Zweckbestimmung – wie dargestellt – keine entscheidende Rolle. Feste Grenzwerte entstammen aber einer solchen naturwissenschaftlichen Sicht.

Die Heranziehung von ernährungsspezifischen Erkenntnissen, wie zur Höhe des Vitamin-Tagesbedarfs, wird im übrigen für die Beurteilung echter medizinischer Indikationen im Arzneimittelbereich grundsätzlich nur bedingt möglich sein. Da die wissenschaftlichen Erkenntnisse zudem bekanntlich oft – so auch bei den hier einschlägigen Fragestellungen – divergieren sowie einem ständigen Wandel und einer ständigen Fortschreibung unterworfen sind, eignen sie sich auch von daher nicht, feste und verbindliche Grenzwerte für die Statusabgrenzung vorzugeben.

Aber auch in der Betrachtung der allgemeinen Verkehrsauffassung, wie sie für die ambivalenten Produkte vorrangig ist, ist die Vitamin-Dosierung ein weitgehend untaugliches Kriterium. In der Öffentlichkeit sind nämlich Kenntnisse über Vitamin-Dosierungen, wie etwa die der Tagesbedarfsmengen, nicht oder nur unzulänglich vorhanden.

Auch die Vitamin-Dosierungen lassen demnach keine zwingenden Schlußfolgerungen auf den Produktstatus zu (35).

Für Vitamin-Lebensmittel wäre es auch nicht einsichtig, warum sie ab einer bestimmten Vitamin-Menge nicht mehr Lebensmittel sein können. Für zwei Vitamine gibt es im Lebensmittelrecht Höchstmengenregelungen (s. Verordnung über vitaminisierte Lebensmittel). Für die Dosierung aller anderen Vitamine gilt das allgemeine lebensmittelrechtliche Verbot, gesundheitsschädliche Lebensmittel in den Verkehr zu bringen (§ 8 LMBG). Es ist somit bereichsspezifisch im Lebensmittelrecht Vorsorge getroffen, daß in bedenklicher Weise überdosierte Produkte vom Verbraucher ferngehalten werden (36). Es gibt somit keine rechtliche Notwendigkeit, ab einer bestimmten Dosierungshöhe (etwa der des 3fachen Tagesbedarfs) ein Produkt automatisch in den Arzneimittelstatus zu rücken, auch nicht aus dem Gesichtspunkt des Verbraucherschutzes. Eine solche Handhabung könnte allenfalls eine gewisse Erleichterung für die Lebensmittelkontrolle darstellen. Sie wäre aber systemwidrig und rechtlich angreifbar.

Wenn der Gesetzgeber im Lebensmittelbereich Festlegungen nicht nur für bestimmte, für den Gesundheitsschutz notwendige Vitamin-Höchstmengen, sondern auch für die Geeignetheit und Angemessenheit von Vitaminisierungen treffen wollte, müßte dies explizit normiert werden. Ordnungspolitisch wäre dies aber sicher kein unproblematischer Eingriff, denn er wäre mit der Gefahr der gerade im Lebensmittelrecht immer wieder beklagten Überregulierung verbunden. Derzeit liegt es im Ermessen des Herstellers, wie er ein ernährungsphysiologisch sinnvolles Produkt auf den Markt bringen kann; er kann die Vitamine und die anderen Nährstoffe nach seinen Vorstellungen rezeptieren. Auch ein zu eiweißreiches, zu süßes oder übertrieben ballaststoffreiches Produkt ist lebensmittelrechtlich nicht verboten, solange es gesundheitlich nicht bedenklich ist. Es ist jedoch rechtlich verfehlt, Vorstellungen von wissenschaftlich angemessenen Vitamin-Dosierungen bei Lebensmitteln quasi «durch die Hintertür» einzuführen, indem man bei hohen Dosierungen mit dem Arzneimittelstatus droht.

Andererseits gibt es oberhalb bestimmter Vitamin-Dosierungen (etwa der des dreifachen Tagesbedarfs) kein «Schutzreservat» für Arzneimittel, indem der Arzneimittelstatus bereits durch die Überschreitung dieser Dosiswerte feststehen würde. Eine Ausnahme wird man hier evtl. nur bei extrem hohen Dosierungen machen können, bei denen dadurch der medizinische Charakter des Produktes evident wird.

Wenn die medizinisch-naturwissenschaftliche Betrachtung der Vitamine zu dem Ergebnis kommt, daß es für die Erzielung bestimmter therapeutischer Ergebnisse sinnvoll und notwendig ist, bestimmte Dosiswerte einzuhalten, so ist mit der Einhaltung dieser Werte die Statusfrage, ob tatsächlich ein Arzneimittel vorliegt, noch nicht entschieden. Hier ist sorgfältig die juristische von der medizinischen Aufgabenstellung zu unterscheiden. Während die Statusfrage – primär juristisch bestimmt – nach den Vorgaben vom LMBG und AMG die Zweckbestimmung des Produktes zu ergründen versucht, setzt die medizinisch-naturwissenschaftliche Betrachtung erst danach – bei einer Bejahung des Arzneimittelstatus – an. Es fragt sich dann nämlich, ob das als Arzneimittel erkannte Produkt die vom pharmazeutischen Unternehmer angegebene Wirksamkeit tatsächlich hat. Diese Prüfung, die auch im Rahmen der Zulassungsentscheidung von besonderer Bedeutung ist (s. § 25 Abs. 2 Nr. 4 AMG), beinhaltet eine sorgfältige Bewertung der Wirkstoffdosierung. Diese Betrachtung ist bei den Vitamin-Stoffen offensichtlich besonders schwierig und anspruchsvoll, weil die Dosis-Wirkungs-Beziehung nicht so evident darstellbar ist wie bei vielen anderen Arzneimittelwirkstoffen.

Die medizinisch-naturwissenschaftliche Betrachtung der Vitamin-Dosierung hat im übrigen noch einen anderen Schwerpunkt. Bei Vitamin-Kombinationen, insbesondere bei den sog. Multivitamin-Arzneimitteln, muß zur Zulassungsfähigkeit die Frage bejaht werden, daß jeder einzelne arzneilich wirksame Bestandteil des Arzneimittels einen Beitrag zur positiven Beurteilung des Arzneimittels leistet, wobei die Besonderheiten der jeweiligen Arzneimittel – wie es in § 25 Abs. 2 Nr. 5a AMG ausdrücklich heißt – in einer risikogestuften Bewertung zu berücksichtigen sind. Bei Arzneimitteln wie den Vitamin-Präparaten mit sehr geringem oder fehlendem Risikopotential wird man demnach die Schwelle des zu begründenden Beitrags zur positiven Beurteilung entsprechend niedrig ansetzen können. Insbesondere bei den Multivitamin-Arzneimitteln ist dabei den Besonderheiten dieser speziellen Präparategruppe dahingehend Rechnung zu tragen, daß die mit Ihnen mögliche Therapievereinfachung sowie die Verbesserung der Therapiesicherheit zur Begründung der Kombination ausreicht. Es wäre nämlich völlig unangemessen und zum Teil gar nicht möglich, eine konkrete Mangelsituation beim Patienten bei bestimmten Vitaminen erst mit großem Aufwand diagnostizieren zu müssen, um den Einsatz des Arzneimittels zu begründen. Allein das Vorhandensein eines möglichen – also potentiellen – Mangelzustands an bestimmten Vitaminen rechtfertigt bei diesen nahezu nebenwirkungsfreien Wirkstoffen die Gabe aller Vitamine in einer die therapeutische Wirkung sichernden Dosierung zur Therapievereinfachung.

Als Ergebnis dieses Abschnitts zur Bedeutung von Art und Menge der Vitamindosierung zur Bestimmung des Produktstatus ist demnach festzuhalten, daß im Falle der ambivalenten Vitamin-Produkte diese Merkmale den Status nicht maßgeblich bestimmen. In besonders niedrigen wie in besonders hohen Dosierungsbereichen kann der Inhaltsmenge der Vitamine allerdings eine gewisse Indizwirkung zukommen.

7.4.4 Angebotsform, Darreichungsform, Verpackung

Zur Bestimmung des Verbrauchereindrucks und damit der Verkehrsauffassung sind grundsätzlich auch alle äußeren Merkmale eines Produktes relevant. Dazu gehört insbesondere die Form, wie sich das Produkt dem Verbraucher darstellt und wie es einzunehmen bzw. zu verzehren ist (Darreichungsform, Angebotsform). Vitamin-Produkte werden so z.B. als Tabletten, Dragees, Infusionslösungen, Brausetabletten, Kaubonbons, Saft oder Tropfenlösungen angeboten.

Sieht man von den rein medizinischen Darreichungsformen (wie z.B. Infusionslösungen) ab, kann der Aspekt der äußeren Präparateform jedoch nur wenig zur Bestimmung der Verkehrsauffassung zum Produktstatus beitragen (37). Dies rührt daher, daß in verstärktem Maße in den letzten Jahren auch Lebensmittel in Angebotsformen auf den Markt gekommen sind, die früher arzneimitteltypisch waren. Insbesondere in der Charakterisierung als Zubereitungen zur Nahrungsergänzung (s. § 25 Nr. 6 der Apothekenbetriebsordnung – ApBetrO) sind heute auch Tabletten, Dragees und Brausetabletten lebensmittelüblich (38). Die Angebotsform von Säften hat es schon seit jeher sowohl im Arzneimittel- als auch im Lebensmittelbereich gegeben. Vitamin-Bonbons weisen von der Angebotsform her auf einen Lebensmittelcharakter hin.

Auch Verpackungsformen, die früher als arzneimitteltypisch galten, wie Blister und Röhrchen, werden heute auch im Bereich der Nahrungsergänzungsmittel als üblich angesehen.

7.4.5 Produktwirksamkeit

Ob ein Produkt tatsächlich die Wirksamkeit hat, die für das Erzeugnis ausgelobt wird, ist für die Klärung der Statusfrage nicht relevant. Insbesondere wird die tatsächliche Eignung eines Arzneimittels für den angegebenen Zweck nicht als begriffliche Voraussetzung für den Arzneimittelstatus angesehen (39). Allenfalls kann eine fehlende oder mangelhafte Produktwirksamkeit die Einschätzung der naturwissenschaftlichen Fachkreise beeinflussen und somit indirekt – im Rahmen der objektiven Zweckbestimmung – den Produktstatus mitbeeinflussen, allerdings nur in den Fällen, in denen es auf die naturwissenschaftliche Beurteilung maßgeblich ankommt (s. oben Abschnitt 7.3).

7.4.6 Produktkennzeichnung, Werbung

In der bisherigen Betrachtung der einzelnen Abgrenzungsmerkmale haben diejenigen Kriterien überwogen, die nicht oder nicht wesentlich für die Bestimmung des Produktstatus relevant sind. Etwas ganz anderes gilt für die Produktkennzeichnung und die Werbung.

Wenn man der Verkehrsauffassung in der Abgrenzungsfrage eine maßgebliche Bedeutung beimißt, insbesondere im Bereich der ambivalenten Vitamin-Präparate, müssen in der Betrachtung die äußeren Produktmerkmale im Vordergrund stehen, denen der Verbraucher die wichtigsten Informationen entnimmt: Es ist dies die Packungskennzeichnung insgesamt, sowohl die Kennzeichnung von Innen- und Außenbehältnissen als auch die von evtl. beigefügten Informationsblättern (Packungsbeilagen) (40). Auch die Werbung für das Produkt ist mitzuberücksichtigen. Maßgeblich sind Kennzeichnungstexte ebenso wie bildliche Elemente.

Von besonderem Gewicht für die Verkehrsauffassung ist neben einer evtl. Markenangabe die ebenso meist im Blickfang stehende allgemeine Produktbezeichnung. Für Lebensmittel heißt diese «Verkehrsbezeichnung» (s. § 4 Lebensmittel-Kennzeichnungsverordnung – LMKV), die definiert wird als die nach allgemeiner Verkehrsauffassung übliche Bezeichnung oder als die Beschreibung des Lebensmittels und erforderlichenfalls seiner Verwendung, die es dem Verbraucher ermöglicht, die Art des Lebensmittels zu erkennen und es von verwechselbaren Erzeugnissen zu unterscheiden.

Der Verbraucher wird einer solchen Produktbeschreibung bzw. Verkehrsbezeichnung nicht nur die Informationen entnehmen, die das Produkt innerhalb des Lebensmittel- bzw. Arzneimittelbereichs charakterisieren, sondern er wird ihr die wesentliche Zweckbestimmung entnehmen, die letztlich auch den Produktstatus entscheidet.

Nimmt man die Produktbezeichnung zusammen mit den oft ebenfalls auf der Schauseite in den Vordergrund gerückten Angaben zum Produktnutzen, ergeben sich meist klare Aussagen, die für die Bestimmung der Verkehrsauffassung verwertet werden können. Wird etwa bei einem Vitamin-Produkt die tägliche Bedarfsdeckung in den Vordergrund gerückt, liegt eindeutig ein Lebensmittel vor. Wird demgegenüber die arzneiliche Prophylaxe bzw. Heil- und Linderungsindikation genannt, etwa «zur Vorbeugung und Beseitigung von Vitaminmangelzuständen», ist eine klare Arzneimittelzweckbestimmung gegeben.

Der Hinweis auf eine besondere oder besonders hohe Dosierung, ebenso wie eine Produktkennzeichnung als «forte» werden vom Verbraucher als arzneimitteltypisch verstanden.

Hinweise auf einen besonderen Geschmack («köstlich», «wohlschmeckend») deuten demgegenüber auf einen Lebensmittelcharakter hin, ebenso wie arzneimitteluntypische Aussagen wie «belebend», «erfrischend» (41).

Wird das Produkt in der Packungskennzeichnung direkt als «Arzneimittel», «Lebensmittel», «diätetisches Lebensmittel» oder als «Nahrungsergänzungsmittel» bezeichnet, sind diese Angaben – vom Fall der Bezeichnungsarzneimittel abgesehen (s. oben Abschnitt 7.3) – zwar nicht alleinbestimmend für den Produktstatus, aber ein wichtiges Indiz.

Die Packungstexte auf der Rückseite und den Seitenflächen sowie auf einer evtl. Packungsbeilage haben meist einen erläuternden Charakter und erklären so das auf der Schauseite stichwortartig Gesagte. Diese Texte sind bei der Bewertung des Gesamtproduktes mit heranzuziehen; das Produkt ist also gesamtheitlich zu betrachten. Ergeben sich bei der Analyse der Schauseite im Vergleich zu den übrigen Packungstexten unterschiedliche Aussagen zur Zweckbestimmung, kommt den Texten der Schauseite ein besonderes Gewicht zu.

Fehlen bei einem Produkt in der Kennzeichnung erläuternde Hinweise zum Produktzweck, steht also die Vitamin-Aussage alleine (z.B. «Vitamin-Trunk»), ist im Zweifel von einem Lebensmittelcharakter auszugehen (s. oben Abschnitt 7.4.2).

7.4.7 Verkaufsort

Nur der Vollständigkeit halber ist abschließend das Merkmal des Verkaufsortes zu nennen, das in der Diskussion zum Teil aufgegriffen worden ist. Produkten, die der Verbraucher in der Apotheke kauft und die nur dort erhältlich sind, wird man sicherlich einen gewissen Gesundheitswert beimessen. Bei der Verschiedengestaltigkeit des Apothekensortiments (s. die Beschreibung der apothekenüblichen Waren in § 25 ApBetrO) ist jedoch eine Schlußfolgerung im Hinblick auf einen Arzneimittelstatus nicht gerechtfertigt (42).

7.5 Zusammenfassung

Die Ergebnisse der Darstellung lassen sich wie folgt zusammenfassen:
1. Vitamin-Produkte zum Verzehr können entweder Lebensmittel oder Arzneimittel sein.
2. Maßgebliches Abgrenzungskriterium ist die sog. Zweckbestimmung des Produktes. Diese bestimmt sich aus einer multifaktoriellen Betrachtung objektiver und subjektiver Elemente. Die objektiven, von der naturwissenschaftlichen Sicht bestimmten Elemente treten gegenüber den subjektiven, vom Hersteller bestimmten Merkmalen zurück, wenn es sich um Produkte handelt, die den Verbrauchern und den Fachkreisen sowohl in einer Lebensmittel- als auch in einer Arzneimittelverwendung bekannt sind (hier ambi-

valente Produkte genannt). Dies trifft für Vitamin-Produkte typischerweise zu.

3. Bei Lebensmitteln muß der Ernährungszweck überwiegen oder bei unterschiedlicher Zweckbestimmung zumindest gleichgewichtig sein; bei Arzneimitteln überwiegt der arzneiliche Zweck.

4. Art und Dosierung der Vitamine bestimmen bei ambivalenten Vitamin-Präparaten den Produktstatus nicht entscheidend. Abzustellen ist vielmehr vorrangig auf die in der Produktkennzeichnung gemachten Angaben zum Produktzweck.

Literatur

(1.) Bernhard, F.: Arzneimittel – Lebensmittel, PharmZ 1963, 840ff.

Blanc, U. von: Zur Abgrenzung von Arzneimitteln und Lebensmitteln. DAZ 1965, 1074ff.

Bülow, P.: Die Abgrenzung von Lebensmitteln, Tabakerzeugnissen, kosmetischen Mitteln, bestimmten Bedarfsgegenständen, Futtermitteln und Arzneimitteln. ZLR 1988, 597ff.

Bungard, G.: Der Lebensmittelbegriff und die Abgrenzung zu den Arzneimitteln. Der Deutsche Apotheker 1971, 152ff.

Bungard, G.: Die Abgrenzung der Arzneimittel von den Lebensmitteln. Pharma-Recht 1980, 217ff.

Doepner, U.: Multivitaminpräparate – Möglichkeiten und Grenzen der Einordnung und Zulassung als Arzneimittel. Pharma Recht 1988, 187ff., 226ff.; Gesamtgutachten in: Pharma Recht. pmi-Verl., Frankfurt 1988.

Etmer/Lundt/Schiwy: Arzneimittelgesetz. Kommentar von F. Etmer, P.V. Lundt und P. Schiwy. Verlag R.S. Schulz, Percha, Anm. III Abs. 3 zu § 2 AMG.

Fresenius, Ph: Arzneimittel – Lebensmittel. PharmZ 1963, 37ff. und 908.

Herold, G.: Lebensmittel oder Arzneimittel. DAZ 1959, 727ff.

Hess, G./Loew, D.: Abgrenzung von Arzneimitteln zu Lebensmitteln. In: Medicinale XVIII, Hrsg.: E.H. Graul, S. Pütter, D. Loew. Iserlohn 1988.

Holthöfer/Nüse/Franck: Deutsches Lebensmittelrecht. Kommentar von K.-H. Nüse und R. Franck: Carl Heymanns Verlag KG, Köln; Anm. 10ff. zu § 1 LMBG.

Kloesel/Cyran: Arzneimittelrecht. Kommentar von A. Kloesel und W. Cyran. Deutscher Apotheker Verlag, Stuttgart; Anm. 4ff. zu § 2 AMG.

Lewandowski, G.: Diätetische Lebensmittel in Praxis und Wissenschaft.

Schriftenreihe des Bundesverbandes der diätetischen Lebensmittelindustrie e.V., 1982.

Rabe, H.-J.: Arzneimittel und Lebensmittel – Abgrenzungsproblematik und europarechtliche Dimension. NJW 1990, 1390ff.

Reichert: Lebensmittel und Arzneimittel – Ein neuer Lebensmittelbegriff im Arzneimittelrecht. Deutsche Lebensmittel-Rundschau (DLR) 1970, 331ff.

Sander, A.: Arzneimittelrecht. Kommentar, Verlag W. Kohlhammer, Köln; Anm. 1ff. zu § 2 AMG.

Schmidt-Felzmann, H.: Urteilsanmerkung zum nicht rechtskräftigen Urteil des VG Berlin vom 3. 5. 1982 zur Abgrenzung von Lebensmitteln und Arzneimitteln. Pharma Recht 1983, 6ff.

Zipfel, W.: Lebensmittelrecht, Kommentar, C.H. Beck'sche Verlagsbuchhandlung, München; Rdnr. 32ff. zu § 1 LMBG.

Zipfel, W.: Lebensmittel und Arzneimittel – Ein Beitrag zur Abgrenzung der Begriffe. DLR 1963, 279ff.

Zipfel, W.: Arzneimittel und Lebensmittel – Versuch einer Abgrenzung. Med. Klin. 1968, 1604ff.

Zipfel, W.: Lebensmittel und Arzneimittel. DAZ 1970, 157ff.

Zipfel, W.: Abgrenzungskriterien für Lebensmittel, kosmetische Mittel, Arzneimittel. DLR 1988, 171ff.

(2.) BayObLG, LRE 8, 286.
EuGH, Rechtssache 227/82, Urt. vom 30. 11. 1983, LRE 16, 242ff., NJW 1985, 541ff. – Vitamine.
OVG Berlin, LRE 17, 297.
VG Berlin, Urt. v. 3. 5. 1982, Pharma Recht 1982, 189ff.
OLG München, Beschl. v. 4. 1. 1990, Pharma Recht 1990, 231ff. – Vitamin-E-Knoblauch-Produkt.

(3.) s. Zipfel, Komm., Rdnr. 300 zu § 17 LMBG.

(4.) s. Schroeter, K.A.: Untiefen des neuen Lebensmittelrechts. ZLR 1975, 166ff.

(5.) s. Zipfel, Komm., a.a.O.

(6.) s. Zipfel, Komm., a.a.O.

(7.) so auch Schmidt-Felzmann, H.: Die Irreführung im Lebensmittelrecht. Hamburger Diss., 1973, S. 146ff.; einschränkend Schoeter, a.a.O., S. 167.

(8.) s. § 18 LMBG i.V.m. § 3 Diätverordnung; s. Zipfel, Komm., Rdnr. 9ff. zu § 18 LMBG, Rdnr. 6ff. zu § 3 DiätV.

(9.) s. Kloesel/Cyran, Anm. 39 zu § 2 AMG.

(10.) s. Zipfel, Komm., Rdnr. 39 zu § 1 LMBG.

(11.) s. Zipfel, Komm., Rdnr. 39, 40 zu § 1 LMBG.

(12.) s. Doepner, Pharma Recht 1988, 227.

(13.) s. Zipfel, Komm., Rdnr. 46, 47 zu § 1 LMBG.

(14.) s. Zipfel, Komm., Rdnr. 34 zu § 1 LMBG.

(15.) s. Zipfel, a.a.O.

(16.) s. Zipfel, Komm., Rdnr. 34a zu § 1 LMBG; Doepner, Gutachten, S. 74.

(17.) s. BGH, Urt. v. 11. 12. 1975, ZLR 1976, 7f., NJW 1976, 380f. – Vital-Aufbau-Tonikum; BGH, Urt. vom 6. 2. 1976, ZLR 1976, 174ff., GRUR 1976, 430ff., NJW 1976, 1154 – Fencheltee; Zipfel, DLR 1988, 171; Holthofer/Nüse/Franck, Rdnr. 47 zu § 1 LMBG; Sander, Anm. 1 zu § 2 AMG; Kloesel/Cyran, Anm. 4 zu § 2 AMG.

(18.) s. Etmer/Lundt/Schiwy, Anm. I. 1. b) bb) zu § 2 AMG; OVG Berlin, Urt. v. 16. 1. 1986 in Entscheid. Samml. Kloesel/Cyran E 35.

(19.) s. Zipfel, Komm., Rdnr. 34a zu § 1 LMBG; Zipfel, DLR 1988, 172, 173; Kloesel/Cyran, Anm. 4, 32i, j, 39 zu § 2 AMG.

(20.) s. Etmer/Lundt/Schiwy, a.a.O.; Doepner, Gutachten, S. 75.

(21.) s. Sander, a.a.O.

(22.) s. Rabe, a.a.O.

(23.) s. Rabe, a.a.O., S. 1393.

(24.) s. LRE 16, 242, 244.

(25.) s. Rabe, a.a.O.

(26.) s. Rabe, a.a.O., S. 1395.

(27.) s. Kloesel/Cyran, Am. 9 zu § 2 AMG; Doepner, Gutachten, S. 79f.; Zipfel, Komm., Rdnr. 16 zu § 18 LMBG.

(28.) s. BVerwG, Urt. v. 5. 7. 1973 – Dentinox, DAZ 1973, 1363; Etmer/Lundt/Schiwy, Anm. I 6. zu § 2 AMG.

(29.) vergl. Schultheiß/Frede, ZLR 1981, 227, 240; Messer, ZLR 1982, 1, 19ff.; zu eng hier: Zipfel, Komm. Rdnr. 37 zu § 3 DiätV und ihm folgend Doepner, Gutachten, S. 91, die einer «Mangelerscheinung» stets einen Krankheitswert beimessen. Dies entspricht nicht dem allgemeinen Sprachgebrauch.

(30.) s. Zipfel, Komm., Rdnr. 40 zu § 1 LMBG; Zipfel, DLR 1988, 172ff.; Bungard, Pharma-Recht, 1980, 217, 222; Doepner, Gutachten, S. 82.

(31.) s. Doepner, Gutachten, S. 75; Zipfel, a.a.O.

(32.) hier widersprüchlich Doepner, Gutachten, S. 84f., der noch auf S. 75 «nicht primär» auf eine wissenschaftliche Prüfung der Zusammensetzung des Produktes abstellen will, sondern auf die «Verkehrsauffassung, die ihrerseits regelmäßig durch die überwiegende Verwendung des Mittels durch die Verbraucherschaft bestimmt wird».

(33.) s. Doepner, a.a.O.

(34.) s. Doepner, a.a.O.

(35.) s. Schmidt-Felzmann: Pharma Recht 1983, 6, 7.

(36.) s. hierzu auch die Stellungnahme des Arbeitskreises Lebensmittelchemischer Sachverständiger der Länder und des Bundesgesundheitsamtes (ALS): Vitamine in Lebensmitteln. Bundesgesundheitsblatt 10/88, S. 393: Der Vitamingehalt in Lebensmitteln sollte hiernach die dreifache Menge der täglich empfohlenen Vitaminzufuhr keineswegs überschreiten.

(37.) s. Zipfel, DLR 1988, 171, 174; Schmidt-Felzmann: Pharma Recht, 1983, 7; Doepner, Gutachten, S. 88; a.A.: VG Berlin, Pharma Recht 1982, 189ff.

(38.) s. Zipfel, a.a.O.
(39.) s. Zipfel, DLR 1988, 171, 173, a.A.: Dietze, Med. R. 1987, 16; BGH, Vital-Aufbau-Tonikum, NJW 1976, 380, 381.
(40.) s. Schmidt-Felzmann, a.a.O., S. 8.
(41.) s. Zipfel, a.a.O. S. 173.
(42.) s. Doepner, Gutachten, S. 89.

8 Glossar

A

A-β-Lipoproteinämie: Erblich bedingter, sehr seltener Mangel an β-Lipoproteinen. Durch das Fehlen von Apolipoprotein B ist die Resorption und der Transport von fettlöslichen Vitaminen (z.B. Vitamin A und E etc.) erheblich gestört.

Acetiamin: zählt zu den Thiaminanaloga, d.h. Vitamin B_1-Derivaten, bei denen der Thiazolring geöffnet ist. Aufgrund der Lipophilie wird Acetiamin besser und rascher resorbiert als die wasserlöslichen Verbindungen. Nach intrazellulärer Umwandlung wird die volle biologische Wirkung des Thiamins erreicht.

Acetyl-CoA: Siehe Coenzym A.

Adenosylcobalamin: das biologisch aktive Coenzym von Vitamin B_{12}, bei dem über den sechsten Liganden am Cobaltatom eine Adenosylgruppe gebunden ist. Adenosylcobalamin entsteht in den Mitochondrien aus Cobalamin in drei Schritten. Zunächst erfolgen zwei Ein-Elektron-Reduktionen zu Co^{1+}-Cbl und dann adenosyliert die Adenosyltransferase das Co^{1+}-Cbl mit ATP unter Abspaltung von Triphosphat.

S-Adenosylmethionin: entsteht aus ATP und Methionin und wirkt als Methyldonator bei zahlreichen Methylierungsreaktionen wie z.B. Noradrenalin → Adrenalin, Guanidinoessigsäure → Kreatin, Kephalin → Lecithin, Monomethyl- und Dimethylethanolamin → Cholin u.a.

Addison-Anämie: Syn. perniziöse Anämie (Perniziosa, Morbus Biermer, hyperchrome makrozytäre Megaloblastenanämie). Häufigste Form eines manifesten Vitamin B_{12}-Mangels.

Aktivierte Ameisensäure: 10-Formyltetrahydrofolsäure; entsteht aus Ameisensäure und Tetrahydrofolsäure unter Mitwirkung von ATP und liefert durch Übertragung des Formylrestes die C-Atome 2 und 8 des Purinrings bei der Purinsynthese.

Aktivierter Formaldehyd: 5,10-Methylentetrahydrofolsäure; entsteht entweder bei der Umwandlung von Serin zu Glycin (Serin-Hydroxymethyltransferase) oder nicht-enzymatisch aus Formaldehyd und Tetrahydrofolsäure. Sie methyliert bei der Synthese von Desoxyribonucleinsäure d-Uridylat zu Thymidylat unter Oxidation von Tetrahydrofolsäure zu Dihydrofolsäure.

Allithiamine: lipophile Thiaminderivate aus Thiamin und Allicin, die sich beim Erhitzen eines ethanolischen Extraktes aus Knoblauch (Allium sativum) mit einer alkalischen Thiaminlösung bilden. Die Bildung dieser Derivate erfolgt nur bei Pflanzen, die Allicin bzw. seine Homologen enthalten, wie z.B. Zwiebel, Knoblauch und andere Laucharten. Allithiamine können mit der Thiochromreaktion nicht nachgewiesen werden, da sich aus der Thiolform des Thiamins kein Thiochrom bilden kann. Sie werden besser oral resorbiert als das wasserlösliche Thiamin. Im Organismus müssen sie in physiologisches Vitamin B_1 umgewandelt werden.

ALT: Siehe EALT.

6-Aminonicotinamid: Antagonist zu Nicotinamid. Wird in Säugetiergewebe durch Glycohydrolase in das 6-Aminonicotinamid-Analoge von NAD umgewandelt, welches NAD-abhängige Dehydrogenase-Reaktionen hemmt. Durch Verabreichung von 6-Aminonicotinamid läßt sich im Tierversuch Niacinmangel simulieren.

Aminopterin: Folsäureantagonist, der die Reduktion von Dihydrofolsäure zu Tetrahydrofolsäure hemmt und damit die Desoxyribonucleinsäuresynthese unterbricht. Wird als Zytostatikum zur Hemmung des Tumorwachstums eingesetzt.

Amygdalin: Cyanogenes Glykosid (β-Gentiobiosid des L-Mandelsäurenitrils), das besonders reich in Bittermandeln und Kernen von Steinobst vorkommt. Unter bestimmten Voraussetzungen kann Blausäure (HCN), z.T. in letaler Dosis, freigesetzt werden. Wird als Bestandteil des Laetrils unkorrekt auch als Vitamin B_{17} bezeichnet.

Anaphylaktische Reaktion: Überempfindlichkeitsreaktion, bedingt durch Antikörper-Antigen-vermittelte Freisetzung von vasoaktiven Substanzen (z.B. Histamin, Serotonin) aus Zellen, vor allem Mastzellen und basophilen Leukozyten, die innerhalb Sekunden bis wenige Minuten nach Allergengabe einsetzt. Symptome der **Anaphylaxie** sind z.B. Erythem, urtikarielle Hauterscheinungen, Dyspnoe, Erbrechen, Schwindel, Blutdruckabfall, Schock.

Anaphylaktoide Reaktion: Überempfindlichkeitserscheinungen mit der klinischen Symptomatik einer Anaphylaxie nicht immunologischen oder nicht bekannten Ursprungs. Hierzu gehören u.a. die direkte Freisetzung von vasoaktiven Substanzen aus Zellen durch eine verabreichte Substanz ohne Beteiligung von Antikörpern.

Aneurin: Nicht mehr gebräuchliche Bezeichnung für Vitamin B_1 bzw. Thiamin. Diese frühe Bezeichnung verweist auf die Rolle des Thiamins im Nervengewebe.

Antidermatitisfaktor: Bezeichnung für Nicotinsäure und Nicotinamid (Niacin) als Schutzfaktor zur Verhütung der Pellagra, der typischen Niacinmangelkrankheit.

Antikoagulantien: Substanzen, die entweder direkt (Heparin) oder indirekt (Cumarine) über unterschiedliche Mechanismen die Blutgerinnung hemmen. Zwischen Cumarinen und Vitamin K besteht eine Wechselwirkung. Siehe Kapitel Vitamin K.

Antioxidantien: Synthetische oder natürlich vorkommende Verbindungen, die oxidationsempfindliche Stoffe vor Oxidation schützen. Wichtige natürliche Antioxidantien sind Tocopherole (Vitamin E) und Ascorbinsäure (Vitamin C).

Antivitamine: Substanzen, die strukturell den Vitaminen ähneln, diese kompetitiv vom Wirkort verdrängen und dadurch antagonistisch wirken, z.B. Araboflavin, das bei Mensch und Tier einen Riboflavinmangel auslösen kann.

Aplastische Anämie: Anämie infolge unzureichender Erythropoese, mit oft ungeklärter Ätiopathogenese. Teilweise liegt ein Transportdefekt für Riboflavin vor.

Aquacobalamin: (auch synonym als Aquocobalamin bezeichnet) ein

Cobalamin-Derivat. Grundgerüst von Vitamin B_{12} ist das Corrin-Ringsystem, bestehend aus vier Pyrrol-Ringen, die über die vier Stickstoffatome mit dem zentralen Kobaltatom ligandiert sind. Der Cobalt-Ligand ist beim Aquacobalamin durch H_2O besetzt. Im neutralen Milieu befinden sich OH^- (Hydroxocobalamin) und H_2O (Aquacobalamin) im Gleichgewicht.

Araboascorbinsäure: Analogon der Ascorbinsäure (= Vitamin C), auch Isoascorbinsäure oder Erythroascorbinsäure, unterscheidet sich von der Ascorbinsäure nur durch die Konfiguration an C-5. Araboascorbinsäure findet Verwendung in der Lebensmittelindustrie als Antioxidans sowie als Mittel zur Verhinderung der Bildung von Nitrosaminen im Pökelfleisch.

Ascorbigen: β-substituiertes Indolderivat der L-Ascorbinsäure; kommt in Kohlgemüse vor.

Ascorbinsäure: Vitamin C; 2,3-Endiol-L-gulonsäure-γ-lacton. Ascorbinsäure gehört zu den biochemischen Redoxsystemen und ist an zahlreichen Elektronentransportsystemen beteiligt; ist im menschlichen Organismus nicht synthetisierbar, so daß ernährungsbedingte Mangelerscheinungen bis hin zum Skorbut auftreten können.

AST: Siehe EAST.

AUC: Area under the curve. Fläche unter der Plasmakonzentrations-Zeit-Kurve, d.h. Fläche, welche von der Blutspiegelkurve und der Zeitachse umschlossen wird.

Avidin: biotinbindendes Protein in rohem Hühnereiweiß. Bildet mit Biotin einen Komplex, der durch die Verdauungsenzyme nicht gespalten werden kann.

Avitaminose: Sammelbegriff für Krankheitsbilder infolge Vitaminmangels.

Axerophthol: veraltete Bezeichnung für Vitamin A.

B

Bedarfsdeckung: Zustand, in dem der Körperbestand eines Menschen an essentiellen Nährstoffen durch entsprechende Zufuhr aufrechterhalten werden kann und somit Mangelerscheinungen verhindert werden.

B-Komplex: Folgende 8 wasserlöslichen der insgesamt 13 bekannten Vitamine werden – eher historisch – zum Vitamin B-Komplex zusammengefaßt: Thiamin, Riboflavin, Pyridoxin, Cobalamin, Biotin, Folsäure, Pantothensäure, Niacin.

Benfotiamin: Chemisch S-Benzoylthiamin-O-Monophosphat. Farb- und geruchloses, lipophiles Thiaminanalogon. Schwer löslich in Ethanol, Chloroform, Methanol und Dioxan, leicht löslich in Eisessig. Summenformel $C_{19}H_{23}O_6N_4SP$, Molekülmasse 466,47. Stabil im sauren Milieu und in wäßriger Lösung. CAS-Nr. 22457-89-2.

Bentiamin: Lipophiles Thiaminanalogon. Summenformel $C_{26}H_{26}N_4O_4S$, Molekülmasse 490,58. CAS-Nr. 299-88-7.

Beriberi: Klassischer klinischer Thiaminmangel (Vitamin B_1-Avitaminose), der vor allem in asiatischen Populationen auftritt, die geschälten/polierten Reis als Hauptnahrungsmittel verzehren.

Betacarotin: Siehe Carotinoide.

Betain: Trimethylglykokoll (syn. Trimethylglycin); fungiert aufgrund seiner labilen CH_3-Gruppe als Donator für Methylgruppen bei Transmethylierungsreaktionen.

Biocytin: ε-N-Biotinyl-L-Lysin, gebundene Form des Biotins.

Bioflavonoide: Sehr heterogene Gruppe von über 2000 verschiedenen Pflanzeninhaltsstoffen. Dem Rutin («Vitamin P»; P = Permeabilitätsvitamin) wird teilweise noch eine vitaminähnliche Wirkung zugeschrieben.

Biogene Amine: Decarboxylierungs- und Hydroxylierungsprodukte von Aminosäuren mit z. T. wichtigen physiologischen und pharmakologischen Wirkungen. Von besonderer Bedeutung sind z. B. Adrenalin,

Carnitin, Dopamin, Histamin, Noradrenalin, Serin, Serotonin, Tryptamin, Tyramin.

Biopterin: 2-Amino-4-hydroxy-6-(1′,2′-dihydroxypropyl)-pteridin. Analogon der Folsäure, das für Hydroxylierungsreaktionen im Stoffwechsel verantwortlich ist.

Biotin: Vitamin H (veraltete Bezeichnung), Coenzym bei Carboxylierungsreaktionen, u.a. bei der Gluconeogenese, Fettsäuresynthese sowie im Propionatmetabolismus und beim Abbau von Leucin.

Biotinidase: Biotinamid-Amidohydrolase. Enzym, welches die Freisetzung des Biotin aus Biocytin katalysiert und damit bei der Wiedergewinnung des Biotin von Bedeutung ist. Vermutlich essentiell für die intestinale Resorption des Biotins.

Bitotsche Flecken: Benannt nach Pierre Bitot, 1822−1888, französischer Arzt. Weißliche Flecken im Lidspaltenbereich der Bindehaut des Auges bei konjunktivaler Xerose. Charakteristisches Symptom des klinischen Vitamin A-Mangels (Schweregrad X 1B der WHO-Richtlinien).

Blind loop-Syndrom: Syn. Syndrom der blinden Schlinge. Stauung des Chymus (Darminhaltes) im Gefolge von gastrointestinalen Resektionen. Hierbei kann es zu Vitamin B_{12}-Mangelzuständen infolge einer Resorptionsstörung sowie Verbrauchs des Nahrungs-B_{12} durch die pathologische Bakterienmasse kommen.

Blutgerinnung: In Phasen ablaufender und von verschiedenen Faktoren (u.a. Vitamin K, Faktor I bis XIII, Plättchenfaktoren, Calciumionen) abhängiger Vorgang der Erstarrung von flüssigem Blut, wobei aus löslichem Fibrinogen unlösliches Fibrin entsteht. Die plasmatische Gerinnung wird über das Extrinsic- oder Intrinsic-System in Gang gesetzt und ist ein katalytischer Vorgang, wobei Proenzyme in Enzyme umgesetzt werden.

Burning-feet-syndrome: Parästhesien mit Schmerzsymptomatik, vornehmlich Brennen, im Bereich der Zehen und Fußsohlen. Als Ursache wird überwiegend ein alimentär bedingter Pantothensäuremangel angenommen.

C

Calcidiol: Überwiegend in der Leber aus Calciol (Cholecalciferol) am C-Atom 25 hydroxylierter biologisch aktiver Metabolit (= 25-Hydroxicholecalciferol) des Vitamin D_3.

Calciferole: Wird als Synonym für Vitamin D verwendet und umfaßt alle biologisch aktiven Vitamin D-Wirkformen (Vitamin D-Vitamere). Die wichtigsten sind Calciol, Calcidiol, Calcitriol und Ercalciol.

Calcinose: Pathologische Ablagerung von Calciumsalzen. Ursache primärer oder sekundärer Hyperparathyreoidismus, Vitamin D-Hypervitaminose. Siehe Kapitel Vitamin D.

Calciol: Synonym für Vitamin D_3 (Cholecalciferol).

Calcitriol: Biologisch aktivster Metabolit des Vitamin D. Wird in den Zellen des proximalen Tubulus convolutus der Niere durch eine mitochondriale 1α-Hydroxylase aus Calcidiol hydroxyliert (1,25-Dihydroxycholecalciferol). Ist als Hormon der Niere für den Calcium-Phosphat-Stoffwechsel anzusehen.

Canthaxanthin: 4,4'-Diketo-β-Carotin, ein rot gefärbtes Carotinoid, das in der Natur in einigen Pilzarten (z.B. Pfifferling), einigen Crustaceen, verschiedenen Fischen (z.B. Lachs) und im Gefieder exotischer Vögel (Flamingo) vorkommt. Als Lebensmittelfarbstoff (E 161 g) findet es Verwendung zum Anfärben von Süßwaren, Tomatenerzeugnissen und als Zusatz zu Futtermitteln zum Anfärben von Eidottern, Broilerhäuten und Lachsforellen. Aus der medizinischen Anwendung bei lichtempfindlichen Dermatosen ist die Substanz zurückgezogen worden, seit kristalline Ablagerung in der Retina nach langfristiger, hochdosierter Anwendung beschrieben worden sind.

γ-Carboxyglutaminsäure 3-Amino-1,1,3-Propantricarbonsäure. Peptide bzw. Proteine, die mehrere γ-Carboxyglutaminsäurereste enthalten, besitzen aufgrund der Häufung von Carboxylgruppen starke calciumbindende Eigenschaften. Solche Verbindungen sind u.a. Osteocalcin und die Gerinnungsfaktoren Prothrombin sowie Faktor VII, IX und X. Da γ-Carboxyglutaminsäure nicht genetisch kodiert wird, entstehen diese Proteine aus inaktiven Vorstufen durch Carboxylierung von Glutaminsäureresten. Für diese Carboxylierung ist Vitamin K erforderlich.

Carboxylasen: Enzyme, welche die Einführung von Carboxylgruppen in Substrate katalysieren. Einige Carboxylasen, aber nicht alle, benötigen dazu das Coenzym 1'N-Carboxybiotin, das aus Biotin und CO_2 unter Mitwirkung von ATP entsteht. Zur Herstellung des kompletten Enzymkomplexes aus der Apocarboxylase und 1'N-Carboxybiotin wird ein Enzym Holocarboxylase-Synthetase benötigt. Bei einem angeborenen Defekt an Holocarboxylase-Synthetase sind Biotin-abhängige Carboxylierungsreaktionen beeinträchtigt.

Carnitin: 2-Hydroxy-4-trimethylaminobuttersäure, früher als Vitamin T bezeichnet, ist erforderlich für den Transport von Fettsäuren in die Mitochondrien zur β-Oxidation. Es wird im menschlichen Organismus aus Lysin synthetisiert, wobei Ascorbinsäure erforderlich ist. Früh- und Neugeborene können Carnitin noch nicht ausreichend synthetisieren und sind deshalb auf exogene Zufuhr mit der Muttermilch angewiesen. Carnitinmangelzustände sind auch bei Dialyse und bei langfristiger parenteraler Ernährung beschrieben worden.

Carotin: Siehe Carotinoide.

Carotinoide: Pflanzliche Farbstoffe, die aus 8 Isoprenresten aufgebaut sind, wobei jeweils die beiden kettenendständigen Isoprenreste zu Iononringen kondensiert sein können. Die 9 konjugierten Doppelbindungen der offenen Kohlenstoffkette liegen in der all-trans-Konfiguration vor. Enthält das Carotinoid mindestens einen β-Iononring, so ist es als Provitamin A wirksam. Unter den zahlreichen Carotinoiden sind die bekanntesten α-, β- und γ-Carotin, Kryptoxanthin, Torulin und Echinenon. Die wirksamste Vitamin A-Vorstufe ist β-Carotin, welches zwei β-Iononringe enthält und durch zentrale oxidative Spaltung in 2 Moleküle Vitamin A umgewandelt werden kann.

CAS-Nummer: vom Chemical Abstracts Service, einer Abteilung der American Chemical Society, seit 1965 jeder in den Chemical Abstracts genannten Verbindung zugeteilte Nummer. Dient der eindeutigen Kennzeichnung einer chemischen Verbindung z.B. in Zeitschriftenpublikationen, Handbüchern und Katalogen. Auch als CARN (**C**hemical **A**bstracts **R**egistry **N**umber) bekannt.

Cheilosis: Akute oder chronische, erosiv-krustöse Entzündungen der Lippen aus verschiedenen Ursachen. Auch als Mundwinkelcheilitis bzw. Mundwinkelrhagaden bekannt. Oft liegt ein Vitaminmangel, vornehmlich an Riboflavin und Nicotinamid, zugrunde.

Chinarestaurant-Syndrom: Nach dem Genuß von vor allem chinesischen Speisen auftretender Symptomenkomplex, der hauptsächlich starke Kopf- und Armschmerzen, gastrointestinale Störungen, Schweißausbruch, Nackensteifigkeit umfaßt. Als mußmaßlich auslösender Faktor wird das z.T. in hohen Dosen als Würzmittel verwendete Mononatrium-L-Glutamat angesehen. Vitamin B_6 soll möglicherweise einen therapeutischen Effekt ausüben.

Cholecalciferol: Vitamin D_3 (Calciol). Wird in der Haut aus 7-Dehydrocholesterin unter UV-Einwirkung synthetisiert. Nur wenige Lebensmittel enthalten Vitamin D_3 in nennenswerter Menge (wie z.B. Lebertrane, Fettfische, Eigelb).

Cholin: Biologisch wichtiges biogenes Amin (Trimethylhydroxiäthylammoniumhydroxid). Durch das Enzym Cholinacetyltransferase wird aus Cholin und aktivierter Essigsäure der Überträgerstoff Acetylcholin biosynthetisiert. Als Bestandteil des Lecithin ist Cholin Baustein aller tierischen und pflanzlichen Zellen, vor allem biologischer Membranen. Als lipotrope Schutzsubstanz wurde Cholin früher den vitaminoiden Wirksubstanzen zugerechnet.

Citrovorum-Faktor: frühere Bezeichnung für 5-Formyl-Tetrahydrofolsäure (siehe Folinsäure).

Cobalamin: Sammelbegriff für eine Reihe unterschiedlich substituierter Corrinoide mit einer biologischen Vitamin B_{12} Wirkung. Zu den therapeutisch wichtigsten Vitameren zählen Aquo-, Hydroxo- und Cyanocobalamin, die im Organismus zu den aktiven Coenzymen Methylcobalamin und Desoxyadenosylcobalamin umgewandelt werden.

Cobalophilin: Siehe Haptocorrine.

Cobamid: Cobamid ist das Hexaamid der Cobaminsäure (siehe dort) bzw. Cobinamid, an dessen Propanolrest Propionsäure und Ribose gebunden sind (= Vitamin B_{12} ohne die Base 5,6-Dimethylbenzimidazol).

Cobamsäure: Cobinsäure (siehe dort), an deren Propanolrest Phosphorsäure und Ribose gebunden sind.

Cobinamid: ist das Hexaamid der Cobinsäure. Es unterscheidet sich von Vitamin B_{12} durch das Fehlen von Phosphorsäure, Ribose und der Base 5,6-Dimethylbenzimidazol.

Cobinsäure: ist eine Cobyrinsäure (siehe dort), bei der an die Propionsäure am C-Atom 17 in Säureamidbindung Propanolamin gebunden ist.

Cobyrinsäure: ist das primitivste natürlich vorkommende Corrinoid, in dem der Corrinring mit 8 Methylgruppen (an den C-Atomen 1, 2, 5, 7, 12, 12, 15 und 17), 3 Essigsäureresten (an den C-Atomen 2, 7 und 18) und 4 Propionsäureresten (an den C-Atomen 3, 8, 13 und 17) substituiert ist.

Cobyrsäure: Hexaamid der Cobyrinsäure (nur der Propionsäurerest am C-Atom 17 ist nicht amidiert).

Cocarboxylase: syn. Thiamindiphosphat (TDP). Phosphorsäureester des Thiamins; fungiert als prosthetische Gruppe bzw. Coenzym.

Coenzym A: Besteht z.T. aus dem B-Vitamin Pantothensäure. Es ist an der Übertragung von Acylresten beteiligt.

Coenzym Q: Synonym für Ubichinone. Es handelt sich um Benzochinonderivate mit einer isoprenoiden Seitenkette (in Säugetiermitochondrien 10 Isopreneinheiten), die in der Elektronentransportkette die Verbindung zwischen Flavinenzymen und Cytochrom b herstellen.

Colecalciferol: abgewandelte Schreibweise von Cholecalciferol (Vitamin D_3).

Compliance: Bereitschaft, Zuverlässigkeit, Motivation des Patienten, die ärztlichen Anweisungen im Rahmen der Diagnose und Therapie strikt zu befolgen. Zum Beispiel sinkt die Compliance mit steigender täglich einzunehmender Tablettenzahl.

Corrin: Der Corrinring ist das Grundgerüst der Corrinoide, zu denen das Vitamin B_{12} gehört. Er besteht aus vier teilweise hydrierten Pyrrol-ringen, von denen zwei direkt miteinander über C-C-Bindung, die übrigen über Methingruppen wie bei den Porphyrinen verknüpft sind. Das Ringsystem enthält Cobalt koordinativ an die vier N-Atome der Pyrrolringe gebunden.

Corrinoide: Sammelbezeichnung für alle Verbindungen, die den Corrinring enthalten.

Cyanocobalamin: Derivat des Cobalamin mit einer am Cobaltatom gebundenen CN-Gruppe. Ist die mit Abstand häufigste Vitamin B_{12}-Form, die in industriell gefertigten Produkten (Lebensmittel, Diätetika, Arzneimittel) eingesetzt wird. Hat Stabilitätsvorteile gegenüber anderen Cobalamin-Vitameren.

Cystathionin: entsteht als Zwischenprodukt bei der Umwandlung von L-Methionin zu L-Cystein durch Kondensation von L-Homocystein mit L-Serin durch Cystathionin-β-Synthase und wird durch Cystathionin-γ-Lyase zu L-Homoserin und L-Cystein aufgespalten. Ein genetischer Defekt der Cystathionin-β-Synthase führt zur Homocystinurie (Ausscheidung von Homoserin im Harn), ein Defekt der Cystathionin-γ-Lyase zur Cystathioninurie (Ausscheidung von Cystathionin im Harn).

Cystathioninurie: Ausscheidung von Cystathionin im Urin. Cystathionin ist ein Zwischenprodukt bei der Umwandlung von Methionin in Cystein. Es wird durch das Enzym Cystationin-γ-Lyase zu Homoserin und Cystein aufgespalten. Bei einem genetischen Defekt dieses Enzyms kommt es zur Cystathioninurie. Dieser Defekt besteht in einer Veränderung des Apoenzyms, der eine stark verringerte Affinität zum Coenzym Pyridoxalphosphat bewirkt. Durch pharmakologische Dosen von Pyridoxin (Vitamin B_6) kann die Wirkung des defekten Enzyms gesteigert werden.

Cystinurie: Angeborene, genetisch-heterogene Störung des transepithelialen Transports von Cystin und der dibasischen Aminosäuren Lysin, Arginin und Ornithin in Niere und Darm mit stark vermehrter Ausscheidung der betroffenen Aminosäuren im Urin. Aufgrund der begrenzten Löslichkeit von Cystin kommt es zu kristallinen Ausfällungen und Steinbildung, die letztlich eine chronische Niereninsuffizienz zur Folge haben können.
Mit hohen Vitamin C-Tagesdosen konnten Therapieerfolge erzielt

werden, durch eine Verschiebung des Cystein-Cystin-Verhältnisses zum besser löslichen Cystein.

Cysteamin: Säureamid der Aminosäure Cystein. Es ist als Baustein im Coenzym A enthalten und liefert die SH-Gruppe, an die Acylreste gebunden werden können.

Cytochrome: Hämoproteine, die als Elektronenüberträger in der Elektronentransportkette in Mitochondrien eingeschaltet sind. Die Valenz ihres Häm-Eisens kann zwischen 2- und 3-wertigem Zustand wechseln. Auch an anderen Elektronenübertragungsreaktionen, z.B. in den Mikrosomen, sind Cytochrome beteiligt.

Cytochrom P$_{450}$: Diese Bezeichnung stammt von der typischen Lichtabsorptionsbande. Dieses Cytochrom spielt eine wichtige Rolle im mikrosomalen Monooxygenasesystem. Von besonderer Bedeutung ist es bei der Hydroxylierung zahlreicher Arzneimittel und einiger Hormone (Steroidhormone).

D

Darmbakterien: Im menschlichen Dickdarm physiologisch vorkommende Mikroorganismen, z.B. E. coli, Enterokokken, Bacillus acidophilus und bifidus. Pathogene Keime führen zur Darminfektion.

Dehydroascorbinsäure: Oxidationsprodukt der Ascorbinsäure.

7-Dehydrocholesterin: Aus exogenem und endogenem Cholesterin gebildeter, aber auch in der Nahrung enthaltener Präkursor des Vitamin D$_3$. Wird in der Haut unter UV-Exposition durch Spaltung der Bindung zwischen C-9 und C-10 in Prävitamin D$_3$ umgewandelt, das temperaturabhängig spontan in Vitamin D$_3$ übergeht.

5-Desoxyadenosylcobalamin: Coenzym-Form von Vitamin B$_{12}$, siehe Adenosylcobalamin.

Desoxyuridin-Suppressions-Test: Der Desoxyuridin-Suppressions-Test beruht auf dem Nachweis einer gestörten DNA-Synthese infolge eines Folatmangels. Man mißt dabei unter Zugabe nicht-markierten Desoxyuridins die Aufnahme radioaktiven (^{3}H)-Thymidins in die

DNA von PHA-(Phytohaemagglutinin)-stimulierten Lymphozyten einer Vollblutkultur. Im Folatmangel ist die Einbaurate von markiertem Thymidin erhöht.

Dexpanthenol: Alkoholisches Analogon der Pantothensäure, das in der Natur nicht vorkommt, aber aufgrund der intermediären Umwandlung in Pantothensäure die gleiche biologische Wirksamkeit besitzt wie die Säure.

Diabetes mellitus: Zuckerkrankheit. Störung des Kohlenhydratstoffwechsels mit erhöhtem Blutzuckerspiegel und Ausbildung von Folgeerkrankungen an Gefäßen sowie dem autonomen und peripheren Nervensystem. Beim Typ I besteht ein Insulinmangel und beim Typ II eine gestörte Insulinsekretion und verminderte Wirkung des sezernierten Insulins an Leber, Muskel und Fettgewebe. Ursache sekundärer Diabetesformen sind relativer Insulinmangel bei gesteigerter Produktion von Insulin-antagonistischen Hormonen, z.B. Morbus Cushing, exogene Cortisongabe, Phäochromozytom, oder medikamentös induziert z.B. nach langfristiger Einnahme von Diuretika. Die Diagnose beruht auf dem mehrmaligen Nachweis eines erhöhten Nüchternblutzuckers (> 120 mg/dl) im Vollblut bzw. postprandial > 180 mg/dl aus venösem Blut.

Dihydrobiopterin: bildet mit Tetrahydrobiopterin ein Redoxsystem. Tetrahydrobiopterin liefert den Wasserstoff bei der Hydroxylierung aromatischer Aminosäuren und geht dabei in Dihydrobiopterin über. Die Regeneration des Tetrahydrobiopterins erfolgt über Dihydropteridin-Reduktase. Biopterine sind keine Vitamine; sie können aus GTP synthetisiert werden.

Dihydroflavine: Reduzierte flavinhaltige Verbindungen. An die Stickstoffatome 1 und 5 des Isoalloxazinrings ist je ein Wasserstoffatom angelagert. Im Gegensatz zu den gelbgefärbten Flavinen sind Dihydroflavine farblos.

Dihydrofolsäure: Vorstufe der Tetrahydrofolsäure, welche die biologisch aktive Form der Folsäure darstellt.

Dihydrotachysterin (-sterol): Ein 5,6-trans-Analoges des Vitamin D, das durch UV-Bestrahlung des Ergocalciferols gewonnen werden kann. Aufgrund seiner «anti-tetanischen» Wirkung wird es seit Jahrzehnten therapeutisch bei der hypocalcämischen Tetanie sowie beim Hypoparathyreoidismus eingesetzt (A.T. 10®).

Dihydroxycholecalciferol: Siehe Calcitriol.

Dioxogulonsäure: (ältere Bezeichnung Diketogulonsäure) ist ein Oxidationsprodukt der Ascorbinsäure (Vitamin C). Entsteht durch hydrolytische Aufspaltung des Lactonrings der Dehydroascorbinsäure. Diese Reaktion ist irreversibel, daher hat Dioxogulonsäure keine Vitaminwirksamkeit.

E

EALT: Erythrozytäre Alanin-Amino-Transferase. Die Aktivität der EALT ist ein Maß für den Vitamin B_6-Status (siehe auch EGPT-Aktivität).

EAST: Erythrozytäre Aspartat-Amino-Transferase. Die Aktivität der EAST ist ein Maß für den Vitamin B_6-Status (siehe auch EGOT-Aktivität).

EGOT-Aktivität: Siehe Glutamat-Oxalacetat-Transaminase-Aktivität der Erythrozyten.

EGPT-Aktivität: Siehe Glutamat-Pyruvat-Transaminase-Aktivität der Erythrozyten.

EGR-Aktivität: Siehe Glutathion-Reduktase-Aktivität der Erythrozyten.

Ercalciol: Synonym für Ergocalciferol.

Ergocalciferol: Vitamin D_2 (Ercalciol). Entsteht durch UV-Einwirkung aus dem mit der Nahrung aufgenommenen Ergosterin. Vitamin D_2 und Vitamin D_3 besitzen die gleichen humanphysiologischen Wirkungen.

Ergosterin (-ol): Das im Pflanzenreich am weitesten verbreitete Sterin (Mykosterin). Als Provitamin D_2 wird es durch UV-Einwirkung in

Vitamin D₂ (Ergocalciferol) umgewandelt. Als Nebenprodukte treten Lumisterin und Tachysterin auf.

Erythorbsäure: Synonym mit Erythroascorbinsäure, Isoascorbinsäure und Araboascorbinsäure, Analogon der Ascorbinsäure mit geringer Vitaminaktivität, findet Verwendung als Antioxidans in der Lebensmittelindustrie.

Essentielle Fettsäuren: Polyensäuren, bei denen die erste Doppelbindung drei oder sechs C-Atome vom Methylende entfernt liegt. Die übrigen Doppelbindungen folgen in alternierendem Rhythmus. Man bezeichnet sie nach der Lage der ersten Doppelbindung als ω-3- oder ω-6-Fettsäuren. ω-3-Fettsäuren sind Linolensäure und die aus ihr in tierischen Geweben entstehenden höheren Polyensäuren wie Eikosapentaensäure und Docosahexaensäure; ω-6-Fettsäuren sind Linolsäure und die von ihr abgeleiteten höheren Polyensäuren wie Arachidonsäure. Essentielle Fettsäuren sind Bausteine von Membranlipiden und als Polyensäuren mit 20 C-Atomen Vorstufen der Eikosanoide (Prostaglandine, Prostacycline, Thromboxane, Leukotriene u.a.).

Essentialität: Biologische Notwendigkeit einer Substanz. Kann nicht durch andere Substanzen ersetzt werden. Beispiele sind die Vitamine, essentielle Aminosäuren, essentielle Fettsäuren.

Etretinat: Ein Trimethylmethoxyphenyl-Analoges der Retinsäure. Wird therapeutisch in der Dermatologie zur Behandlung von Verhornungsstörungen angewandt.

F

FAD: Siehe Flavin-Adenin-Dinucleotid (FAD).

Fanconi Syndrom: Benannt nach Guido Fanconi, 1892–1979, Schweizer Kinderarzt. Rezessiv erbliche Stoffwechselstörung, die mit komplexen tubulären Transportdefekten einhergeht. Kombination von u.a. renaler Glukosurie, renaler Phosphaturie und generalisierter Hyperaminoazidurie. Zur Therapie der resultierenden Rachitis bzw. Osteomalazie sind aufgrund der relativen Vitamin D-Resistenz hohe pharmakologische Vitamin D-Dosen notwendig.

Farbensehen: In der Retina (Netzhaut) des Auges gibt es 2 Arten von Lichtrezeptoren: Die Stäbchen und die Zapfen. Die Stäbchen dienen dem Dämmerungssehen, die Zapfen dem Farbensehen. Bei den Zapfen gibt es drei Typen mit unterschiedlichen Lichtabsorptionsspektren: Rot-, Grün- und Blau-Rezeptoren. Diese Rezeptoren enthalten lichtempfindliche Pigmente, die aus einem Proteinanteil (Opsin) und einer prosthetischen Gruppe, dem Retinal (Vitamin A-Aldehyd), bestehen. Die unterschiedlichen Spektraleigenschaften gehen auf Unterschiede des Proteinanteils zurück. Die Empfindung jeder beliebigen Spektralfarbe kann durch Mischung entsprechender Anteile von rotem, grünem und blauem Licht (Primärfarben) hervorgerufen werden. Die in den Zapfen registrierten Spektralanteile werden in elektrische Signale umgewandelt, wobei Retinal eine besondere Rolle spielt, und im Sehzentrum des Gehirns zu einem Farbeindruck verarbeitet.

FIGLU: siehe Formiminoglutaminsäure.

Flavin-Adenin-Dinucleotid (FAD): Coenzym, das an Wasserstoffübertragungsreaktionen beteiligt ist. Es enthält Riboflavin (Vitamin B_2), welches über Phosphorsäure in Pyrophosphatbindung mit Adenylsäure verbunden ist.

Flavin-Antagonisten: Strukturanaloga des Riboflavins, welche die Funktion von Riboflavin nicht ausüben können und Riboflavin-abhängige Enzymreaktionen blockieren. Man kann sie benutzen, um im Tierversuch experimentelle Riboflavinmangelzustände zu erzeugen. Manche von ihnen haben antibakterielle Eigenschaften. Beispiele sind D-Galaktoflavin und D-Araboflavin, bei denen der Ribitanteil durch D-Galaktit oder D-Arabit ersetzt ist, oder Roseoflavin, bei dem die Methylgruppe am C-Atom 8 durch die Gruppe $-N(CH_3)_2$ ersetzt ist.

Flavincoenzyme: Flavin-adenin-dinucleotid (FAD) und Flavinmononucleotid (FMN = Riboflavinphosphat). Beide dienen der Wasserstoffübertragung. Enzyme, die FAD oder FMN als Coenzym enthalten, werden wegen der im oxidierten Zustand des Coenzyms gelben Farbe auch als «gelbe Enzyme» bezeichnet.

Flavine: Flavincoenzyme.

Flavin-Mono-Nucleotid (FMN): Riboflavinphosphat, Coenzym mancher Wasserstoff übertragender Enzyme.

Flush: Hautrötung (Erythem), z.T. mit Hitzegefühl einhergehend. Tritt u.a. im Gefolge unerwünschter Arzneimittelwirkungen auf. Bei der hochdosierten Nicotinsäure-Anwendung im Rahmen der Therapie der Hypercholesterinämie ist Flush nahezu obligatorisch.

FMN: Siehe Flavin-Mono-Nucleotid (FMN).

Folacin: Sammelbezeichnung für alle Folsäureverbindungen, die natürlicherweise vorkommen.

Folat: Folsäureverbindungen natürlichen oder synthetischen Ursprungs, die als Mono- und Polyglutamate vorliegen sowie deren Derivate, die im Intermediärstoffwechsel gebildet werden.

Folatäquivalent: Die in der Nahrung enthaltene Folsäure liegt zu 40 % in freier Form (Monoglutamate) und zu 60 % in Form konjugierter Verbindungen (Polyglutamate) vor. Monoglutamate werden nahezu quantitativ resorbiert, Polyglutamate dagegen nur zu 20 %. Daraus ergibt sich eine durchschnittliche Bioverfügbarkeit von 50 %.
Zur praktischen Handhabung wurde das Folatäquivalent eingeführt, wobei unter einem Folatäquivalent die Menge einer Folsäureverbindung verstanden wird, die wirkungsgleich mit 1 µg freiem Folat ist.
Die Umrechnung von Nahrungsfolat in Folatäquivalente erfolgt nach folgender Formel:
Folatäquivalente = Monoglutamat + 0,2 × Polyglutamat

Folinsäure: 5-Formyl-Tetrahydrofolsäure, syn. Citrovorumfaktor. Eine synthetisch hergestellte biologisch aktive Form der Folsäure.

Folsäure: Der Begriff umfaßt Verbindungen, die aus einem Pteridinring, p-Aminobenzoesäure sowie mindestens einem Glutaminsäurerest bestehen. Folsäure fungiert als Überträger von C1-Einheiten und ist somit an der Nukleinsäuresynthese, am Aminosäure- und Nervenstoffwechsel beteiligt.

Folsäureantagonisten: Verbindungen mit Strukturähnlichkeiten zur Folsäure, z.B. Aminopterin, die durch Hemmung des Folsäurestoffwechsels die Biosynthese von Nukleinsäuren hemmen (zytostatischer Effekt).

Formiminoglutaminsäure (FIGLU): Zwischenprodukt des Histidin-Abbaus. Kann bei Folsäuremangel nicht mehr vollständig in Glutaminsäure und Formiminotetrahydrofolsäure umgesetzt werden und wird deshalb im Harn ausgeschieden.

Formylkynurenin: Zwischenprodukt im Tryptophanstoffwechsel. Liefert den Formylrest für C_1-Transferreaktionen über Tetrahydrofolsäure.

Funikuläre Myelose: Syn. funikuläre Spinalerkrankung. Schwund der Markscheiden besonders der langen Strangsysteme des Rückenmarks. Anfangs Mattigkeit, allgemeine Schwäche, Parästhesien in Armen und Beinen. Bei schweren Fällen spastisch-spinal-ataktischer Gang. Häufigste Ursache ist die Vitamin B_{12}-Avitaminose (perniziöse Anämie).

Fursultiamin: Lipophiles Thiaminanalogon. Löslich in organischen Lösungsmitteln, Aceton, Ethanol und verdünnten Mineralsäuren. Summenformel $C_{17}H_{26}N_4O_3S_2$, Molekülmasse 398,56. CAS-Nr. 804-30-8.

G

Gelbes Enzym: Die Bezeichnung geht auf Otto Warburg zurück, der dieses Enzym als erstes Flavinenzym 1933 aus Bierhefe isoliert hat. Das Enzym enthält Flavinmononucleotid (FMN) als Coenzym, daher die gelbe Farbe. Es katalysiert die Oxidation von NADH durch Sauerstoff und andere Elektronenakzeptoren wie Methylenblau oder Ferricyanid.

Gingivitis: Zahnfleischentzündung. Kann als unspezifisches Symptom durch einen manifesten Vitaminmangel – hauptsächlich Vitamin C- und B-Mangel – verursacht werden.

Glossitis: Entzündung der Zunge. Unter den vielgestaltigen entzündlichen Veränderungen der Zungenschleimhaut stellt die Möller-Hunter-Glossitis oft ein Früh- und Begleitsymptom bei megaloblastischen Anämien (perniziöse Anämie) dar. Die Trias Zungenbrennen, Belagfreiheit und Anämie spricht für das Vorliegen eines Vitamin B_{12}- und/ oder Folsäure-Mangels.

Glutamat-Oxalacetat-Transaminase-Aktivität der Erythrozyten: Glutamat-Oxalacetat-Transaminase (GOT) (syn. Aspartat-Aminotransferase, AST) ist ein in den Erythrozyten enthaltenes Enzym, welches die Reaktion L-Aspartat + α-Ketoglutarat ⇄ Oxalacetat + L-Glutamat katalysiert und als Indikator für den Vitamin B_6-Status geeignet ist.

Glutamat-Pyruvat-Transaminase-Aktivität der Erythrozyten: Glutamat-Pyruvat-Transaminase (GPT) (syn. Alanin-Aminotransferase, ALT) ist ein in den Erythrozyten enthaltenes Enzym, welches die Reaktion L-Alanin + α-Ketoglutarat ⇄ Pyruvat + L-Glutamat katalysiert und als Indikator für den Vitamin B_6-Status geeignet ist.

γ-Glutamylcarboxypeptidase: Ein am Bürstensaum der Dünndarmschleimhaut lokalisiertes Enzym, welches aus Folsäurekonjugaten (Pteroylpolyglutamaten) die Glutaminsäurereste bis zum Monoglutamat abspaltet. Nur dieses kann resorbiert werden.

Glutathion-Reduktase-Aktivität der Erythrozyten: Die Erythrozyten enthalten das Flavinenzym Glutathion-Reduktase, welches Glutathion regeneriert. Glutathion ist ein Peptid, welches die Membran der Erythrozyten vor oxidierenden Substanzen schützt. Mangel oder eine verringerte Aktivität des Enzyms kann zur hämolytischen Anämie führen. Als Indikator für den Vitamin B_2-Status geeignet.

GOT: Siehe Glutamat-Oxalacetat-Transaminase-Aktivität der Erythrozyten.

GPT: Siehe Glutamat-Pyruvat-Transaminase-Aktivität der Erythrozyten.

Granuloma anulare: Gutartige, granulomatöse Hauterkrankung mit derben meist ringförmig aneinandergereihten Knötchen. Ätiologie ist unbekannt. Trat teilweise während der Lupus-Behandlung mit Vitamin D_3 auf. Behandlungserfolge mit hochdosiertem Nicotinamid sind beschrieben.

H

Halbwertszeit, biologische: Primär definiert als die Zeit, in der eine verabfolgte Aktivität auf natürlichem Wege auf die Hälfte eliminiert ist. Analog wird die «biologische» Halbwertszeit auch verwendet für die Dauer der pharmakologischen Wirkung einer Substanz. Pharmakokinetisch charakterisiert sie die Elimination und gibt die Zeit an, in der eine bestimmte Konzentration oder Menge eines Arzneimittels auf die Hälfte abgefallen ist. Sie ist damit ein Maß für die Gesamtelimination einer Substanz.

Haptocorrine: Cobalamin-bindende Proteine im Magensaft (auch R-Proteine oder Cobalophilin) und im Serum (früher als Transcobalamin I und III bezeichnet). Sie spielen keine entscheidende Rolle im Cobalaminstoffwechsel, können aber unter pathologischen Bedingungen von Bedeutung sein. Bei Pankreasinsuffizienz kann es zu einem Mangel an Vitamin B_{12} kommen, weil die Cobalamin-bindenden Haptocorrine im Intestinaltrakt nicht abgebaut werden und Cobalamin deshalb dem Intrinsic factor und der Resorption nicht zur Verfügung steht. Die Haptocorrine im Serum stammen aus Leukozyten und Granulozyten. Deshalb kann bei chronisch myeloischer Leukämie der Spiegel an Haptocorrinen im Serum so hoch sein, daß Vitamin B_{12} nicht biologisch verfügbar ist und trotz hoher Vitamin B_{12}-Konzentrationen im Serum Mangelerscheinungen auftreten.

Hartnup-Krankheit: Wurde von C. Deut 1951 bei Kindern der Familie Hartnup beschrieben. Erbliche Störungen der intestinalen Tryptophanresorption sowie der renalen Rückresorption von Monoaminocarbonsäuren. Hauptsymptome sind Hauterscheinungen im Sinne einer erhöhten Lichtempfindlichkeit und zerebellare Ataxie. Eine hochdosierte Nicotinamidtherapie führt zu einer baldigen Rückbildung der Hauterscheinungen und einer langsamen Besserung der neurologischen Symptomatik.

Hämolyse: Auflösung der roten Blutkörperchen in vivo (im Organismus) oder in vitro (im Reagenzglas). Bei der physiologischen Hämolyse werden die roten Blutkörperchen nach einer Lebensdauer von etwa 120 Tagen im RES (retikuloendotheliales System) ohne Folgezustände phagozytiert. Bei einer gesteigerten Hämolyse ist die Erythrozytenlebensdauer verkürzt, aus dem erhöhten Erythrozyten-Umsatz droht die Gefahr einer hämolytischen Anämie.

Heinz-Innenkörper: Benannt nach Robert Heinz, 1865–1924, deutscher Pharmakologe. Durch Spezialfärbung mit Nilblau in der Peripherie der Erythrozyten nachweisbare dunkelblaue Kügelchen. Es handelt sich um eine Degenerationsform des Hämoglobins z.B. nach Milzexstirpation, bei toxischen hämolytischen Anämien bzw. Erythrozytenenzymopathien wie z.B. Glucose-6-Phosphatdehydrogenasemangel.

Hemeralopie: (wörtlich «Tagsichtigkeit»). Stark herabgesetzte Fähigkeit des Auges zur Dunkelanpassung. Wird synonym mit «Nachtblindheit» gebraucht. Die Ursache kann u.a. ein Vitamin A-Mangel sein.

Himbeerzunge: Siehe Glossitis.

Holocarboxylase-Synthetase: Dient zur Synthese des aktiven Komplexes Biotin-abhängiger Carboxylasen mit ihrem Coenzym 1'N-Carboxybiotin. Bei einem angeborenen Defekt dieser Synthetase sind Biotin-abhängige Carboxylierungsreaktionen beeinträchtigt.

Homocystinurie: Autosomal-rezessiv erbliche Störung des Aminosäurestoffwechsels durch Defekt der Cystathioninsynthetase. Vermehrte Ausscheidung von Homocystin und Methionin im Harn.

Huntersche Glossitis: Siehe Glossitis.

Hydroxycholecalciferole: Biologisch aktive, endogen synthetisierte Metaboliten des Vitamin D_3. Die wichtigsten sind Calciol und Calcitriol (siehe dort).

Hydroxocobalamin: Derivat des Corrinoids, bei dem am zentralen Kobaltatom eine -OH-Gruppe substituiert ist. Aufgrund der höheren Eiweißbindung längere Halbwertszeit und Retention im Organismus als bei Cyanocobalamin.

Hyperaminazidurie: Erhöhte Ausscheidung freier Aminosäuren im Harn. Kommt vor bei zu rascher Infusion von Aminosäurenlösungen, bei Defekten im Abbau von Aminosäuren oder bei Störungen der tubulären Rückresorption von Aminosäuren in der Niere, z.B. bei der Hartnup-Krankheit oder bei der Cystinurie.

Hypercalcämie: Erhöhter Calciumgehalt im Blut. Von einer Hypercalcämie kann man bei Gesamtcalciumgehalten im Serum ab 2,6 mmol/l bzw. 10,4 mg/100 ml sprechen. Prinzipiell kann eine Hypercalcämie über einen vermehrten Calciumeinstrom durch eine gesteigerte intestinale Calciumresorption oder durch einen gesteigerten Knochenabbau bedingt sein. Häufigste Ursachen einer Hypercalcämie sind maligne Neoplasien, der primäre Hyperparathyreoidismus sowie eine Vitamin D-Intoxikation.

Hyperkeratose: Verdickte Hornschicht durch vermehrte Hornbildung oder Keratinisierung (Proliferationshyperkeratose) oder verminderte Abstoßung (Retentionshyperkeratose).

Hyperoxalurie: Vermehrte Oxalsäureausscheidung z.B. bei genetischem Defekt der peroxisomalen Alanin-Glyoxylat-Amino-Transferase. Siehe Kapitel Vitamin B_6.

Hypervitaminose: Krankhafter Zustand infolge übermäßiger Zufuhr an Vitaminen. Tritt hauptsächlich bei den fettlöslichen Vitaminen A und D auf.

Hypocalcämie: Erniedrigter Calciumgehalt im Blut. Von einer Hypocalcämie kann man bei Gesamtcalciumgehalten im Serum unter 2,2 mmol/l bzw. 8,8 mg/100 ml sprechen. Häufigste Ursachen sind ein iatrogener Hypoparathyreoidismus (postoperativ nach Strumektomie) und ein Vitamin D-Mangel. Weitere Ursachen sind chronische Niereninsuffizienz mit Hyperphosphatämie, Störungen der Calcitriol-Synthese und Pankreatitiden, die zu Hypocalcämie und konsekutiven tetanischen Anfällen führen können.

Hypoparathyreoidismus: Unterfunktion der Nebenschilddrüsen (Epithelkörperchen) mit verminderter Parathormon-Sekretion. Beim primären bzw. idiopathischen Hypoparathyreoidismus sind die Nebenschilddrüsen hypo- oder aplastisch angelegt (Autoimmunpathogenese). Weitere Ursachen sind die (versehentliche) Entfernung oder Läsion der Nebenschilddrüsen im Gefolge einer Strumektomie, die Infiltration durch Tumoren und radioaktive Strahleneinwirkung. Die Therapie der resultierenden Hypocalcämie wird mit Vitamin D_3 bzw. mit seinen aktiven Metaboliten (Calcidiol, Calcitriol) durchgeführt.

Hypovitaminose: Krankhafter Zustand durch unzureichende Zufuhr eines oder mehrerer Vitamine mit daraus resultierenden Stoffwechselstörungen.

I

Iatrogen (bedingte Krankheiten): Durch ärztliches Handeln verursachte Krankheiten. Beispiel ist der im Gefolge einer Strumaresektion durch die ungewollte Entfernung der Epithelkörperchen verursachte Hypoparathyreoidismus.

Imerslund-Gräsbeck-Syndrom: Benannt nach Olga Imerslund, norwegische Kinderärztin und Ralph Gräsbeck, finnischer Arzt. Autosomal rezessiv übertragene erbliche Resorptionsstörung mit der selektiven Unfähigkeit, das Vitamin B_{12} zu resorbieren. Die Morphologie der Magen- und Ileumschleimhaut ist nicht pathologisch verändert, auch werden ausreichende Intrinsic-Faktor-Mengen sezerniert. Die genaue Ebene des Defekts ist unbekannt.

INH: Siehe Isonicotinsäurehydrazid.

Inosit: Zyklischer, sechswertiger Alkohol (Hexahydroxycyclohexan), der weit verbreitet in der Natur vorkommt. Im menschlichen Stoffwechsel kann Inosit aus Glucose durch Zyklisierung von Glucose-6-phosphat synthetisiert werden. Wird noch vereinzelt als vitaminoide Substanz zu therapeutischen Zwecken in den Verkehr gebracht.

Intrinsic-Faktor: Ein aus 349 Aminsoäuren bestehendes, in den Parietalzellen der Magenmucosa gebildetes Cobalamin-Transportprotein. Besitzt 2 Bindungszentren, eines für die hochspezifische Cobalaminbindung und ein zweites für den Ileumrezeptor. Das Nahrungscobalamin wird nach Bindung an den IF zum Ileum transportiert und als IF-Cobalamin-Komplex an den Rezeptor gebunden. Häufigste Ursachen eines IF-Mangels sind Atrophie der Parietalzellen, Antikörper gegen IF, jede Art von Gastrektomie mit Entfernung der Parietalzellen. Der resultierende Cobalaminmangel führt unsubstituiert zur megaloblastischen Anämie.

Isoascorbinsäure: Analogon der Ascorbinsäure, welches sich von dieser nur durch die Konfiguration am C-5 unterscheidet. Isoascorbinsäure besitzt nur eine geringe biologische Wirkung. Wird industriell als Antioxidans und Mittel zur Verhinderung der Bildung von Nitrosaminen im Pökelfleisch verwendet.

Isoniazid: Siehe Isonicotinsäurehydrazid.

Isonicotinsäurehydrazid: Pyridin-4-carbonsäurehydrazid, syn. Isoniazid. Es reagiert mit Pyridoxalphosphat und inhibiert dadurch Vitamin B_6-abhängige Enzyme. Wird als synthetisches Tuberkulostatikum verwendet.

Isotretinoin: 13-cis-Retinsäure. Wird zur Aknebehandlung eingesetzt.

K

Karpaltunnel-Syndrom: Durch Kompression des Nervus medianus Hypo- und Parästhesien der Hohlhand und Finger 1–3, später Muskelatrophie des Daumenballens. Häufig mit einem Vitamin B_6-Mangel verbunden.

Keratomalazie: Erweichung der Hornhaut des Auges z.B. bei Vitamin A-Mangel. Vorstufe sind häufig Bitot-Flecken.

Kernikterus (Icterus neonatorum): Einlagerung von Bilirubin in Ganglienzellen der Kerne des Hirnstammes, des Endhirns und des verlängerten Rückenmarks bei Neugeborenen infolge Blutunverträglichkeit zwischen Mutter und Kind. Die Neugeborenengelbsucht entwickelt sich rasch in den ersten Lebenstagen und hat schwere irreversible zentrale Schädigung zur Folge. Zu den Spätzeichen gehören u.a. extrapyramidale Störung, atonische doppelseitige Lähmung, Schwachsinn.

Kollagenbiosynthese: Aufbau des hydroxiprolinreichen Gerüsteiweißkörpers, dessen Ausgangssubstanzen Prolin und Lysin darstellen. Für die Synthese des Kollagens werden O_2, Fe^{2+} und α-Ketoglutarsäure sowie Ascorbinsäure als Cofaktoren benötigt.

Kontrazeptiva: Empfängnisverhütende Mittel, z.B. Antibaby-Pille, Intrauterinpessar.

Korsakoff-Psychose: Siehe Wernicke-Korsakoff-Syndrom.

Kraniotabes: Rundliche Erweichungsherde beiderseits der Lambdanaht des Schädels. Wichtiges klinisches Krankheitszeichen der floriden Rachitis.

Krebsprophylaxe: Maßnahmen zur Vorbeugung gegen Aufkommen bösartiger Geschwulste. Siehe Kapitel Vitamin A.

Kynurensäure: Physiologisch unbedeutendes Stoffwechselprodukt von L-Tryptophan, das bei Vitamin B_6-Mangel neben Xanthurensäure vermehrt gebildet und im Harn ausgeschieden wird.

L

Lachgas: Das zur Inhalationsnarkose benutzte Distickstoffoxid (N_2O). N_2O vermag Co^{1+}-Cobalamin zu oxidieren und bei entsprechend disponierten Patienten Vitamin B_{12}-Mangelzustände mit klinischer Symptomatik hervorzurufen.

Lactatazidose: Starker Milchsäureanstieg im Blutserum mit Absinken des pH-Wertes. Ursachen können sein: Ungenügende Sauerstoffversorgung, exzessive Milchsäurebildung bei extremer Muskelarbeit, Hemmung der Gluconeogenese aus Lactat in der Leber (z.B. durch Biguanide) oder verringerte Aktivität der Pyruvatoxidase bei Vitamin B_1-Mangel.

Lactoflavin: Veraltete Bezeichnung für Riboflavin = Vitamin B_2. Der Name kommt daher, daß Vitamin B_2 reichlich in Milch (lax, lactis) vorkommt.

Laetril: Mandelsäurenitril-Glykosid mit Amygdalin (siehe dort) als wesentlichem Bestandteil. Wird teilweise auch (noch) als Vitamin B_{17} bezeichnet und als Krebstherapeutikum in den Verkehr gebracht. Setzt unter bestimmten Voraussetzungen Blausäure frei. Zahlreiche Vergiftungsfälle, z.T. mit letalem Ausgang, sind beschrieben.

LD_{50}: Abkürzung für Letaldosis, bei der im Akutversuch nach Gabe einer Substanz 50% der Tiere innerhalb eines bestimmten Zeitraumes sterben bzw. überleben. Wichtige Angaben zur toxikologischen Beurteilung einer Substanz sowie Hinweis zu Symptomen der Intoxikation.

Leigh-Syndrom: Benannt nach Denis Leigh, englischer Pathologe. Eine rasch zum Tode führende, seltene, autosomal-rezessiv vererbte Enzephalopathie im Säuglingsalter. Nekrotisierende Prozesse im

Hirnstamm, Kleinhirn und Rückenmark führen zu neurologischen Symptomen. Eine Störung der Thiamintriphosphat-Synthese wird als wesentlicher ursächlicher Defekt angenommen.

α-Liponsäure: Schwefelhaltige Fettsäure (6,8-Dithiooctansäure), die im Humanorganismus in ausreichender Menge endogen synthetisiert wird. Als Bestandteil des Pyruvatdehydrogenasekomplexes und anderer 2-Oxosäure-Dehydrogenasen bestehen enge Beziehungen zum Thiamin. Für die Liponsäure bestehen Hinweise, daß Reizsymptome und Mißempfindungen der diabetischen Polyneuropathie gebessert werden.

M

Makrozytäre Anämie: Erythrozyten mit einem Durchmesser über 9 μm werden als Makrozyten bezeichnet. Makrozytäre Anämien treten bei einigen Erkrankungen des erythropoetischen Systems auf. Insbesondere nach akuten Blutverlusten treten Retikulozyten (junge, größere Erythrozyten) aus dem Knochenmark ins Blut über. Ein Mangel an Folsäure und Vitamin B_{12} kann zu makrozytärer Anämie führen.

Malabsorption: Ungenügende Aufnahme von Nahrungsbestandteilen infolge krankhafter Veränderungen im Magen-Darm-Trakt, wodurch die Resorption gestört ist, insbesondere von Vitamin B_1, B_2, B_6, B_{12}, Folsäure, Nicotinamid aber auch Biotin, Pantothensäure und von fettlöslichen Vitaminen. Folgen sind u.a. Gewichtsabnahme, Haut-Schleimhautveränderungen, Anämie, Muskelschwäche und Anomalien des Stuhls (Durchfälle, Steatorrhoe).

Mammadysplasie: Auch als fibrozystische Mastopathie bezeichnete nichtentzündliche Veränderung der weiblichen Brustdrüse, die mit knotigen Bindegewebsvermehrungen einhergeht.

Marcumar: Gerinnungshemmende Substanz. Siehe Antikoagulantien, Kapitel Vitamin K.

Megaloblastische Anämie: Anämieform, die überwiegend durch Mangel an Folsäure und/oder Vitamin B_{12} verursacht wird. Das charakteristische morphologische Kennzeichen ist der Megaloblast, eine kernhaltige erythropoetische Zelle, die sich von den normalen Vorstufen der Erythrozyten durch ihre Größe und typische Kernstruktur unterscheidet. Der größte Teil der megaloblastären Zellen geht im Knochenmark zugrunde. Jene Zellen, die aus dem Knochenmark das periphere Blut erreichen, sind hyperchrome und makrozytäre Zellen.

Menachinon: Synonym für Vitamin K_2. Natürlich vorkommende, von Bakterien – auch obligaten Darmbakterien – synthetisierte Verbindung.

Menadiol: Synthetisches, nicht in der Natur vorkommendes, fettlösliches Vitamin K_4, Methylnaphtohydrochinon (z.B. als Ester Menadioldibutyrat oder -diphosphattetranatrium im Verkehr).

Menadion: Synthetisches, nicht in der Natur vorkommendes, fettlösliches Vitamin K_3, 2-Methyl-1,4-naphtochinon.

Methotrexat: Amethopterin, Folsäureantagonist. Hemmt die Folsäurereduktase und dadurch die Bildung von Tetrahydrofolsäure. Anwendung als Zytostatikum. Siehe Kapitel Folsäure.

Methylcobalamin: Cobalamin-Derivat, Methyl-substituiert am Cobalt-Atom. Wirksames Coenzym bei der Übertragung labiler Methylgruppen.

Methylmalonsäureausscheidung: Beim Abbau von Propionsäure entsteht aus dem Propionyl-CoA das Methylmalonyl-CoA, welches durch Methylmalonyl-CoA-Racemase und -Isomerase (Vitamin B_{12}-abhängiges Enzymsystem) zu Succinyl-CoA umgesetzt wird. Im Vitamin B_{12}-Mangel ist die Umwandlung zu Succinyl-CoA limitiert, und es erfolgt eine Anhäufung von Methylmalonsäure. Das Ausmaß der Methylmalonsäureausscheidung mit dem Urin kann als Hinweis für einen Vitamin B_{12}-Mangel dienen.

Methylmethioninsulfoniumchlorid: Aus Kohlarten und grünen Gemüsen zu gewinnende Substanz, die auch unter der Bezeichnung «Vitamin U» als «Anti-Ulkus-Vitamin» vermarktet wird. Zusätzlich wird sie auch bei Hyperlipidämie, Lebererkrankungen und nephrotischem Syndrom empfohlen. Sie ist für den Humanorganismus nicht essentiell und besitzt keine Vitaminwirksamkeit.

Methyltetrahydrofolsäure: C1-Derivat der Tetrahydrofolsäure (Coenzym-Form von Folsäure). Wird benötigt zur Methylierung von Homocystein zu Methionin unter Mitwirkung von Vitamin B_{12}. Entsteht durch Reduktion von 5,10-Methylentetrahydrofolsäure (siehe auch Kapitel Folsäure).

Methyl-trap-Hypothese: (Engl. trap = Falle). Im Transferzyklus von C1-Resten durch Tetrahydrofolsäure-C1-Derivate muß freie Tetrahydrofolsäure immer wieder regeneriert werden. Die Umwandlung anderer Tetrahydrofolsäure-C1-Derivate in 5-Methyl-tetrahydrofolsäure ist praktisch irreversibel. Aus dem 5-Methylderivat kann aber freie Tetrahydrofolsäure nur durch Methylierung von Homocystein zu Methionin regeneriert werden. Für diese Reaktion ist Vitamin B_{12} erforderlich. Im Vitamin B_{12}-Mangel häuft sich deshalb 5-Methyltetrahydrofolsäure wie in einer Falle an, und es kommt zu einem Mangel an freier Tetrahydrofolsäure. Dieser sekundäre Folsäuremangel ist verantwortlich für die hämatologischen Veränderungen bei Mangel an Vitamin B_{12}, die denen im primären Folsäuremangel gleichen.

Moeller-Barlow-Krankheit: Benannt nach Julius Moeller, 1819–1887, deutscher Arzt, und Thomas Barlow, 1845–1935, englischer Arzt. Die klassische Vitamin C-Avitaminose beim Kleinkind (infantiler Skorbut). Die Kinder sind appetitlos und weisen ausgedehnte subperiostale Hämatome, vor allem im Kniebereich, auf. An den Knorpelknochengrenzen der Rippen bilden sich Verdickungen, der skorbutische Rosenkranz (ähnlich wie bei der floriden Rachitis). Abgesehen von diesen altersabhängigen Störungen im Knochenwachstum sind die weiteren Symptome mit denen beim Skorbut des Erwachsenen vergleichbar.

Moeller-Hunter-Glossitis: Siehe Glossitis.

Morbus Biermer: Benannt nach Anton Biermer, 1827–1892, deutscher Anatom. Syn. perniziöse Anämie (Perniziosa; hyperchrome makrozytäre Megaloblastenanämie). Häufigste Form eines manifesten Vitamin B_{12}-Mangels.

Morbus Boeck: Benannt nach Caesar Boeck, 1845–1917, norwegischer Hautarzt (gesprochen [buhk]). Lupoid, Sarkoidose. Systemischer Befall des mesenchymalen Gewebes, bevorzugt sind Lymphknoten, Lunge und Haut. Histologisch epitheloidzellige Granulome mit Fibrose und Hyalinisierung. Ätiologie ungeklärt.

Morbus haemorrhagicus neonatorum: Mit Blutungen einhergehende Hämostasestörung beim Neugeborenen. Bei der Frühform manifestiert sich die Blutung bereits am ersten Lebenstag. Häufigste Ursachen der Vitamin K-Mangelblutung liegen in den von der Mutter vor der Entbindung eingenommenen Medikamenten. Die klassische Form tritt zwischen dem 2. und 7. Lebenstag auf. Als Ursachen sind Vitamin K-Mangelzustände der Mutter bekannt. Der Spättyp tritt nach der dritten Lebenswoche an ausnahmslos voll gestillten, reif geborenen Kindern auf. Bei allen Formen sind die intrakraniellen Blutungen oft lebensbedrohlich.

Myelose, funikuläre: Siehe Funikuläre Myelose.

Myo-Inosit: Siehe Inosit.

N

Nachtblindheit: (Hemeralopie) äußert sich in schlechtem Sehen bei Dämmerung und verlangsamter Dunkeladaptation. Frühes Symptom des Vitamin A-Mangels.

NAD: Siehe Nicotinamid-Adenin-Dinucleotid.

NADP: Siehe Nicotinamid-Adenin-Dinucleotid-Phosphat.

Nährstoffdichte: Der Begriff Nährstoffdichte («nutrient density») ist von R.G. Hansen (An index of food quality, Nutr. Rev. 31: 1–7, 1973) eingeführt worden als Nährstoffgehalt (z.B. Gehalt an einem Vitamin) in einem Lebensmittel pro 1000 kcal. Die Deutsche Gesellschaft für Ernährung verwendet in ihren Empfehlungen für die Nährstoffzufuhr Nährstoffdichte als wünschenswerten Nährstoffgehalt pro MJ. Multipliziert mit dem Energiebedarf ergibt sich wieder die Zufuhrempfehlung für den betreffenden Nährstoff. Sinnvoller ist die ursprünglich von Hansen angewandte Charakterisierung von Lebensmitteln durch die Nährstoffdichte als Quotient von Nährstoffgehalt pro 1000 kcal (239 MJ) eines Lebensmittels zu der Zufuhrempfehlung pro 1000 kcal (239 MJ). Ist dieser Quotient 1,0, so deckt eine den Energiebedarf deckende Menge an Lebensmittel auch den Bedarf an dem betreffenden Nährstoff; beträgt er z.B. 0,5, so müßte zur Deckung des Nährstoffbedarfs doppelt so viel von dem Lebensmittel zugeführt werden als dem Energiebedarf entspricht; beträgt er 2,0, so reicht bereits die Hälfte der energiedeckenden Menge an Lebensmittel aus, um den Nährstoffbedarf zu decken.

Necrobiosis lipoidica: Chronische Hauterkrankung infolge einer granulomatösen Entzündung mit Anreicherung von Lipoiden im Corium. Die Ätiopathogenese ist unbekannt. Hochdosiertes Nicotinamid hat in einigen Fällen zu Therapieerfolgen geführt.

Nephrolithiasis: Nierensteinleiden. Bildung von Steinen unterschiedlicher Zusammensetzung in Nieren, Nierenbecken und ableitenden Harnwegen. Verschiedene Ursachen wie chron. Entzündung, falsche Ernährung, endokrine Störungen z. B. Hyperparathyreoidismus, Störungen des Harnsäurestoffwechsels oder genetischer Defekt der peroxisomalen Alanin-Glyoxylat-Amino-Transferase, wodurch der Hauptabbauweg für Glyoxylsäure blockiert ist. Behandlung des Defektes mit hohen Dosen Vitamin B_6.

Netzhautdegeneration: Untergang der Lichtrezeptoren (Stäbchen und Zapfen) in der Netzhaut als Folge von schwerem Vitamin A-Mangel. Führt zu Erblindung.

Neuropathie: Nervenleiden verschiedener Ätiologie: idiopathischer, metabolischer (z. B. Diabetes mellitus), entzündlicher, toxischer (z. B. Alkohol, Chemikalien, Arzneimittel wie INH), traumatischer Genese.

Neuropathie (sensorische): Nach monate- bis jahrelanger Einnahme von Pyridoxin in Dosen von täglich 1 g und mehr, in Einzelfällen auch schon über 500 mg, wurde eine periphere sensorische Neuropathie beobachtet mit ataktischen Gangstörungen, Beeinträchtigung des Tast-, Vibrations- und Temperaturempfindens sowie Fehlen von Aktionspotentialen peripherer sensibler Nerven. Anatomisch findet man in diesen Nerven eine unspezifische axonale Degeneration von myelinisierten Fasern. Rückbildung meist innerhalb von 6 Monaten nach Absetzen von Pyridoxin.

Niacin: (veraltet auch Vitamin PP), Sammelname für die vitaminwirksamen Verbindungen Nicotinsäureamid und Nicotinsäure, welche im Körper ineinander umgewandelt werden können. Wirkformen sind das NAD bzw. NADP als Coenzyme wasserstoffübertragender Enzyme. Charakteristische Mangelkrankheit ist die Pellagra.

Niacinäquivalente: Tryptophan aus der Nahrung kann im tierischen Organismus auf enzymatischem Wege in NAD bzw. NADP umgewandelt werden. 60 mg Tryptophan werden im Durchschnitt für die Neubildung von 1 mg Nicotinsäure benötigt. 1 mg Niacinäquivalent entspricht damit 60 mg Tryptophan.

Niacytin: Gebundene, nicht resorbierbare Form des Niacins, z.B. im Getreide.

Nicotinamid: Amid der Nicotinsäure mit gleicher Vitaminwirksamkeit wie die Säure. Dient in seiner Wirkform NAD bzw. NADP als Coenzym H-übertragender Enzyme. Siehe auch Niacin.

Nicotinamid-Adenin-Dinucleotid (NAD): Siehe NADP.

Nicotinamid-Adenin-Dinucleotid-Phosphat (NADP): Dient wie NAD als Coenzym wasserstoffübertragender Enzyme, wobei der Reaktion ein Wechsel zwischen oxidierter und reduzierter Form zugrunde liegt. NADP enthält das Vitamin Niacin.

Nicotinsäure: Ebenso wie ihr Amid eine vitaminwirksame Verbindung.

O

Octotiamin: Lipoidlösliches Thiamin-Derivat. 6-(Acetylthio)-8-((2-((4-amino-2-methyl-5-pyrimidinyl)methyl) formylamino)-1-(2-hydroxyethyl)-1-propenyl)dithio)octansäure-methyl-ester.

Orotsäure: Die Orotsäure (Uracil-4-Carbonsäure) ist ein Zwischenprodukt der Pyrimidinbiosynthese. Sie wird im Körper in ausreichender Menge synthetisiert, spezifische Mangelzustände sind nicht bekannt geworden. Sie besitzt keinen Vitamincharakter, so daß die noch teilweise vorgenommene Bezeichnung als «Vitamin B_{13}» zu Unrecht erfolgt.

Osteocalcin: Zur Calciumbindung befähigtes extrahepatisches γ-Carboxyglutaminsäure-haltiges (Gla)Protein, welches in den Osteoblasten synthetisiert wird. Vitamin K ist ein essentieller Cofaktor für die Bildung dieser Gla-Reste. Im Vitamin K-Mangel gelangt untercarbo-

xyliertes Osteocalcin ins Plasma und kann als Indikator für Störungen im Knochenstoffwechsel (renale Osteodystrophie, primärer Hyperparathyreoidismus, Morbus Paget, Osteoporose) fungieren.
Unter Mitwirken von Calcitriol ist Osteocalcin an der Regulation der Knochenmineralisation beteiligt.

Osteomalazie: Knochenerweichung infolge einer mangelhaften Mineralisation des von den Osteoblasten gebildeten Osteoids (Eiweißgrundgerüst). Der weiche Knochen bricht nicht, sondern führt unter Schmerzen und z.T. Lähmungen zu teilweise grotesken Knochendeformationen.
Osteomalazien ohne zugrundeliegenden Tubulusdefekt entstehen auf dem Boden einer unzureichenden Vitamin D-Verfügbarkeit (alimentärer Mangel, zu geringe UV-Exposition, Malabsorption, 25- bzw. 1,25-Hydroxylasedefekt). Daneben sind renale tubuläre Funktionsstörungen (z.B. Phosphatdiabetes) bekannt.

Osteopenie: Reduzierte Knochenmasse ohne eingetretenes Frakturereignis (z.B. im Vorstadium der Osteoporose, bei der Altersatrophie). Bei der Osteopenia praematurorum sehr kleiner Frühgeborener liegt kein Vitamin D-Mangel, sondern eine unzureichende Bedarfsdeckung an Calcium und Phosphat zugrunde.

Osteoporose: Gegenüber der Norm verminderte Knochenmasse, wobei die verbliebene Knochensubstanz morphologisch wie biochemisch kaum verändert ist, der Knochen jedoch eine reduzierte physikalische Kompetenz aufweist. Bei der (manifesten) Osteoporose treten bevorzugt Wirbelkörperkompressions- und Schenkelhalsfrakturen (Osteofraktose) auf. Die sogenannten idiopathischen Formen lassen sich in zwei Gruppen unterscheiden: Typ I entspricht der postmenopausalen Osteoporose, beim Typ II («senile» Osteoporose) ist häufig der Vitamin D-Spiegel erniedrigt und das Parathormon erhöht.

Ovoflavin: Überholte, aus den Anfängen der Vitamin B_2-Forschung stammende Bezeichnung für das Riboflavin.

Oxalsäure: Kleesäure, eine Dicarbonsäure. Vorkommen in verschiedenen Nahrungsbestandteilen und wichtiges Stoffwechselprodukt. Bei einem genetischen Enzymdefekt vermehrte Bildung von Oxalatsteinen. Siehe Nephrolithiasis, Kapitel Vitamin B_6.

P

Pangamsäure: Variierende Mischung aus Gluconsäure, Diisopropyl-amindichloracetat, Glycin und Dimethylglycin, die auch unter der Bezeichnung «Vitamin B_{15}» in den Verkehr gebracht wird. Besitzt weder Vitamincharakter, noch sind pharmakologische Wirkungen belegt.

Pantethein: Bestandteil des Coenzyms A, der sich aus Cysteamin, Beta-Alanin und Pantoinsäure zusammensetzt.

Pantethin: Disulfidform des Pantetheins. Die Umwandlung von Pantethin zu Coenzym A erfordert zunächst die Reduktion des Pantethins zu Pantethein.

Panthenol: Alkohol, der im Körper zu Pantothensäure oxidiert werden kann und dann vitaminwirksam ist.

Pantoinsäure: Bestandteil des Coenzyms A, welcher mit β-Alanin die Pantothensäure bildet.

Pantothensäure: Vitamin, das im Intermediär-Stoffwechsel als Bestandteil des Coenzyms A von zentraler Bedeutung ist.

Parathormon: Einkettiges, 84 Aminosäuren umfassendes Proteinhormon der Nebenschilddrüsen (Glandulae parathyroideae). Der Abfall ionisierten Calciums im Blut stimuliert die Freisetzung des Hormons. Parathormon steigert die Rückresorption des Calciums aus dem Primärharn und stimuliert zusätzlich die renale Calcitriolsynthese. Am Knochen bewirkt Parathormon die Stimulation der knochenauflösenden Osteoklasten. Diese Effekte führen zu einer Erhöhung des Calcium- und Verminderung des Phosphatspiegels im Blut.

Pellagra: Charakteristische Niacin-Mangelkrankheit, tritt zumeist in Verbindung mit anderen Mangelzuständen bei Maisernährung und Alkoholismus auf. Auch Medikamente können einen Niacinmangel verursachen. Es kommt zu Veränderungen der Haut und Schleimhäute sowie nervösen Störungen.

Pentan-Exspirationstest: Die Kohlenwasserstoffe Pentan und Ethan sind Produkte des peroxidativen Abbaus von mehrfach ungesättigten

Fettsäuren. Da Vitamin E (Tocopherole) die mehrfach ungesättigten Fettsäuren vor Peroxidation schützt, ist die Ausatmung von Pentan und Ethan ein Indikator für Vitamin E-Mangel.

Percentile: Hundertstel-Wert; statistisches Streuungsmaß, das die Häufigkeit einer statistischen Verteilung in 100 gleiche Teile teilt. In praxi bedeutet z.b. der Ausschluß der oberen und unteren 2,5 Percentile, daß 95% der gemessenen Werte bei der Auswertung berücksichtigt werden.

Perniziöse Anämie: Hyperchrome makrozytäre Megaloblastenanämie, die durch Mangel an Vitamin B_{12} bzw. Folsäure verursacht wurde (syn. Morbus Biermer, Addison Anämie). Der alimentäre B_{12}-Mangel tritt als Ursache in den Hintergrund. Weitaus häufiger sind Resorptionsstörungen, bedingt durch einen Mangel an Intrinsic-Faktor oder eine drastische Reduzierung der resorbierenden Oberflächen. Die megaloblastische Anämie ist häufig mit neurologischen und psychiatrischen Störungen vergesellschaftet.

Phyllochinon: Synonym für Vitamin K_1 (2-Methyl-3-phytyl-1,4-naphtochinon; Phytomenadion). Kommt vornehmlich in grünblättrigen Pflanzen vor.

Polymorphe Lichtdermatose: Im Frühjahr und Sommer überwiegend bei jüngeren Personen, meist Frauen, nach Sonnenexposition auftretende Hautveränderungen. Wenige Stunden bis Tage nach Sonnenbestrahlung treten an den lichtexponierten Körperstellen Effloreszenzen (u.a. rote Flecken, Quaddeln, Papulovesikeln) und Juckreiz auf. Die Morphe ist vielgestaltig, die Ätiopathogenese unklar. Mit hochdosiertem Nicotinamid wurden Therapieerfolge beschrieben.

PP-Faktor: Pellagra preventive factor, Vitamin PP, veralteter Name für Niacin. Niacin wird zu den Vitaminen gerechnet, obwohl der menschliche Organismus in der Lage ist, Niacin aus Tryptophan zu synthetisieren (vgl. Niacinäquivalent). Niacin ist Bestandteil von NAD und NADP. Charakteristische Mangelkrankheit ist die Pellagra.

Prämenstruelles Syndrom (PMS): Komplex von verschiedenen Symptomen z.B. Mastodynie, Kopfschmerzen, Völlegefühl, psychische Verstimmung, periphere Ödeme in den Tagen vor der Menstruation. Ursache ungeklärt, vermutlich hormonale Dysfunktion.

Präskorbut: Vorstadium der manifesten Vitamin C-Mangelkrankheit Skorbut.

Prothrombin: Faktor II in der Gerinnungskaskade, wird in der Leber Vitamin K-abhängig gebildet und durch Prothrombinase in Thrombin umgewandelt.

Provitamin A: Carotinoide, die im Organismus durch zentrale oxidative Spaltung in Vitamin A übergeführt werden können. Voraussetzung ist das Vorhandensein von mindestens einem β-Iononring. Sind zwei β-Iononringe vorhanden, wie beim β-Carotin, so können je Mol zwei Mole Vitamin A gebildet werden. Carotinoide kommen in Pflanzen vor. Da die Umwandlung in Vitamin A mit unterschiedlicher Effizienz erfolgt, rechnet man für die Beurteilung der Vitaminversorgung mit Retinoläquivalenten (siehe Kapitel Vitamin A).

Pruritus: Bedeutet im engeren Sinne Juckreiz ohne Hautveränderung. Kann als unspezifisches Symptom im Rahmen der parenteralen Applikation von vitaminhaltigen Arzneimitteln im Einzelfall auftreten.

Pseudohypoparathyreoidismus: Endorganresistenz des peripheren Gewebes gegenüber Parathormon. Neben der Hypocalcämie und Hyperphosphatämie (wie beim Hypoparathyreoidismus) treten bei etwa der Hälfte der Patienten zusätzlich Kleinwuchs, rundes Gesicht, kurzer Hals, Übergewicht, geistige Retardierung, Brachydaktylie, subkutane Verkalkungen (Albrightsche hereditäre Osteodystrophie) auf. Die Therapie zur Stimulierung der intestinalen Calciumresorption erfolgt mittels Vitamin D_3 bzw. mit seinen aktiven Metaboliten (Calcidiol, Calcitriol).

Pteroinsäure: Bestandteil der Folsäure (Pteroylmonoglutaminsäure). Umfaßt das Pteridinringsystem und den p-Aminobenzoatrest.

Pteroylmonoglutaminsäure: Siehe Folsäure.

Pyridinnucleotide: Siehe NAD und NADP.

Pyridoxal: Gehört als Aldehyd zur Gruppe der B_6-Vitamere. Siehe Kapitel Pyridoxin.

Pyridoxalkinase: ATP-abhängiges Enzym, das die Pyridoxal zu Pyridoxalphosphat phosphoryliert.

Pyridoxamin: Gehört als Amin in die Gruppe der B_6-Vitamere. Siehe Kapitel Pyridoxin.

Pyridoxin: Sammelbegriff für B_6-Vitamere mit biologisch aktiver Wirkung. Hierzu zählen Pyridoxal, Pyridoxol, und Pyridoxamin, die im Organismus ineinander umgewandelt werden können.

4-Pyridoxinsäure: Hauptausscheidungsprodukt von Vitamin B_6 im Urin.

Pyridoxol: Gehört als Alkohol zur Gruppe der B_6-Vitamere. Siehe Kapitel Pyridoxin.

3-Pyridylmethanol: Auch unter der Bezeichnung β-Pyridylcarbinol bekannte Verbindung, die in der Leber zu Nicotinsäure oxidiert und zur Behandlung der Hypercholesterinämie seit langem eingesetzt wird.

Pyrithiamin: Thiamin-Antagonist. Im Thiaminmolekül CH = CH statt S. Wirkt nicht nur als Antagonist zu Thiamin, sondern direkt auf die neuronale Leitfähigkeit und führt zur Polyneuritis.

R

Rachitis: Die klinische Manifestation einer schwerwiegenden Störung im Calcium- und Phosphatstoffwechsel, die mit spezifischen Skelettveränderungen beim Säugling und Kleinkind einhergeht. Die typischen Symptome treten nur am wachsenden Skelett auf und umfassen u.a. Knochenweichheit (z.B. Kraniotabes, Thorax-, Bein-, Beckendeformitäten), gestörter Knorpelabbau (z.B. Rosenkranz), Osteoidablagerung und verzögerte Knochenbildung (später Fontanellenschluß).
Die klassische Form beruht auf einem Vitamin D-Mangel (zu geringe UV-Exposition, Malnutrition, Malabsorption, Maldigestion, verminderte hepatische bzw. renale Hydroxylase-Aktivität, gesteigerter Umsatz).
Daneben treten Vitamin D-resistente Formen auf, z.B. bei renal-tubulären Störungen.

Radikale: Verbindungen mit einzelnen ungepaarten Außenelektronen. Sie reagieren sehr heftig und können anderen stabilen Verbindungen Elektronen entreißen, um sich selbst zu stabilisieren. Verschiedene aggressive Formen von Sauerstoffradikalen können im Organismus zur Inaktivierung von Enzymen, Schädigung von Membranen oder zu Strangbrüchen der Desoxyribonucleinsäure mit Mutationen und u. U. maligner Entartung führen. Verschiedene Tumorerkrankungen und degenerative Gefäßerkrankungen können wahrscheinlich teilweise auf die Einwirkung aggressiver Sauerstoffradikale zurückgeführt werden. Schutz vor freien Sauerstoffradikalen bieten die antioxidativen Vitamine E, C und das Provitamin β-Carotin. Außerdem gibt es eine Reihe von Enzymsystemen, die freie Sauerstoffradikale unschädlich machen können, wie Glutathionperoxidase, Superoxiddismutase und Katalase.

RDA: Recommended Dietary Allowance (USA); Recommended Daily Amounts (UK). Nationale Richtlinien für die empfohlene Zufuhr essentieller Nährstoffe. Entspricht in Deutschland der DGE-Empfehlung (DGE = Deutsche Gesellschaft für Ernährung).

Rebound Skorbut: Auftreten von skorbutischen Symptomen nach plötzlichem Absetzen längerer hochdosierter Ascorbinsäure-Supplementierung als Folge einer Gewöhnung an die hohen Dosen. Das Vorkommen dieser Erscheinung ist umstritten.

Retikulozytenkrise: Auffallend rasche Vermehrung der Retikulozyten im strömenden Blut als positives Zeichen einer erfolgreichen Anämiebehandlung (z. B. der Perniziosa mittels Vitamin B_{12}). Der Höhepunkt des Retikulozytenanstiegs, die Retikulozytenkrise, erscheint 6–9 Tage nach Therapiebeginn, wobei der Anstieg um so höher ist, je niedriger der Erythrozytenausgangswert vorher war.

Retinal: Vitamin A-Aldehyd; Bestandteil der Sehpigmente.

Retinoide: Nach der Nomenklatur der International Union of Pure and Applied Chemistry (IUPAC) sind Retinoide eine Klasse von Verbindungen, die aus vier Isopreneinheiten bestehen, die durch Kopf-zu-End-Verbindung verknüpft sind. Zwei endständige Isoprenreste sind zu einem β-Iononring kondensiert. Je nach der funktionellen Gruppe am azyklischen Ende handelt es sich um Retinol (-CH_2OH), Retinal (-CHO) oder Retinsäure (-COOH). Während diese IUPAC-Regeln an der Chemie orientiert sind und die Grundlage für eine korrekte Benennung individueller Verbindungen bilden, die sich vom Retinol ableiten, werden sie biologischen und funktionellen Aspekten nicht gerecht. Nach biologischen und ernährungswissenschaftlichen Aspekten unterscheidet man zwischen Vitamin A (Retinol und seine Ester) und Retinoiden. Retinol und seine Ester umfassen das volle Spektrum der Vitamin A-Wirkungen, weil sie im Stoffwechsel in Retinal und Retinsäure umgewandelt werden können, während Retinsäure nicht reduziert werden kann. Deshalb versteht man unter biologischen Gesichtspunkten unter Retinoiden die Retinsäure und ihre natürlichen und synthetischen Derivate, die nur einen Teil der Vitamin A-Wirkungen abdecken und sich auch toxikologisch von Retinol unterscheiden.

Retinol: Vitamin A-Alkohol (all-trans-Retinol). Wird oft vereinfachend als Synonym für Vitamin A verwendet.

Retinoläquivalente: Wegen der unterschiedlichen Effizienz der Umwandlung von Carotinoid-Provitaminen in Retinol (Vitamin A) rechnet man mit Retinoläquivalenten. Dabei setzt man in gemischter Kost 1 mg Retinoläquivalent gleich mit 1 mg Retinol, 6 mg β-Carotin und 12 mg anderen Carotinoid-Provitaminen. 1 μg Retinoläquivalent entspricht 3,33 internationalen Einheiten Vitamin A.

Retinolbindendes Protein (RBP): RBP wird in der Leber synthetisiert und dient dem Transport von Retinol aus der Leber zu den Zielorganen. Dazu wird ein 1 : 1 : 1 Komplex von Retinol, RBP und Transthyretin (Präalbumin) gebildet. Die Aufnahme von Retinol in die Zielgewebe wird durch RBP-Rezeptoren vermittelt. Dabei wird RBP abgelöst und unter Abspaltung des terminalen Arginins inaktiviert.

Retinopathie: Nicht entzündliche Netzhauterkrankung verschiedener Ursachen z.B. bei Diabetes mellitus, Hypertonie, Arteriosklerose, rezessiv erblicher Pigmenteinlagerung oder bei der retrolentalen Fibroplasie Neugeborener als Folge eines Vitamin E-Mangels.

Retinsäure: Vitamin A-Säure. Nur für einen Teil der Vitamin A-Wirkungen zuständig: Wachstum, Entwicklung und Differenzierung, Testosteronproduktion.

Retrolentale Fibroplasie: Auch als Retinopathia praematurorum bezeichnete Sehstörung, die fast ausschließlich bei Frühgeborenen auftritt und bis zur Erblindung führen kann. Es handelt sich um eine vasoproliferative Erkrankung der unreifen Netzhaut. Die neu aussprossenden Kapillaren dringen in den Glaskörper ein und können zu Hämorrhagien führen. Im Endstadium führt das Narbengewebe zu Sehbehinderungen bis zur Erblindung. In klinischen randomisierten Studien konnte ein therapeutisch relevanter Effekt von Vitamin E nachgewiesen werden.

Rhagaden: Kleine Risse (Fissuren, Schrunden) in der Haut. Gehäuft am Lidwinkel, After, Mundwinkel vorkommend. Teilweise wird ein Vitaminmangel (vornehmlich Riboflavin, Nicotinamid) verantwortlich gemacht (siehe auch Cheilosis).

Rhodopsin: Sehpurpur, Sehpigment der Stäbchen (Dämmerungssehen). Besteht aus einer Proteinkomponente (Opsin) und einem Chromophor, 11-cis-Retinal, bzw. bei Fischen 11-cis-3-Dehydroretinal. 11-cis-Retinal ist über einen Lysinrest als Schiff-Base an die Proteinkomponente gebunden.

Riboflavin: Vitamin B_2. Baustein der Codehydrogenasen Flavinmononucleotid (FMN) und Flavinadenindinucleotid (FAD).

Risikogruppen: Gruppen in der Bevölkerung, die aufgrund ihrer Ernährungs- und/oder Lebensweise durch unzureichende Bedarfsdeckung mit bestimmten Vitaminen gefährdet sind.

Rosacea: (syn.: Kupferfinnen). Gesichtshautveränderung mit fleckiger Rötung, kleinlamellärer Schuppung, Teleangiektasien (Gefäßerweiterung) mit knolligen Auswüchsen wie Rhinophym = Knollennase.

Rosenkranz: Bei der floriden Rachitis als charakteristisches klinisches Zeichen auftretende kugelförmige, aneinandergereihte Auftreibungen der Knorpel-Knochen-Grenzen der Rippen. Bei der Vitamin C-Avitaminose kann der skorbutische Rosenkranz mit vergleichbarer Morphe auftreten.

R-Proteine: Siehe Haptocorrine.

Rutin: Zur großen Gruppe der Bioflavonoide zählendes pflanzliches Rhamnoglykosid. Übt pharmakologische (z.B. antioxidative) Wirkungen aus, besitzt jedoch keinen Vitamincharakter (siehe auch Vitamin P = Permeabilitätsvitamin).

S

Schilling-Test: Benannt nach Viktor Schilling, 1883–1960, deutscher Hämatologe. Diagnoseverfahren zur Bestimmung der Vitamin B_{12}-Resorption. Hierzu wird ^{57}Co-Cyanocobalamin oral eingenommen (etwa 0,5 µCi = 19 kBq) und 1–2 Stunden später nicht radioaktiv markiertes Cyanocobalamin als Ausschwemmdosis parenteral verabreicht (ca. 1000 µg). Im anschließend gesammelten 24-Stunden-Urin wird die Radioaktivitätsrate gemessen. Werte unter 6 % der oral zugeführten Menge sind Zeichen einer gestörten Resorption.
Nach 48 Stunden kann der Test unter gleichzeitiger Gabe von «Intrinsic-Faktor» wiederholt werden. Normalisieren sich dabei die Ausscheidungswerte, liegt der Defekt auf der Intrinsic-Faktor-Ebene (perniziöse Anämie). Eine Weiterentwicklung ist das Doppelisotopenverfahren (gleichzeitige Berechnung des Verhältnisses $^{57}Co/^{58}Co$).

Segmentationsrate: Unter der Segmentationsrate versteht man die durchschnittliche Anzahl der Kernsegmente von neutrophilen Granulozyten. Dabei werden üblicherweise die Segmente von 100 Granulozytenkernen mikroskopisch ausgezählt und der Mittelwert gebildet. Der Normalwert liegt unterhalb 3,2 Segmenten. Anhaltspunkt für die Beurteilung ist die Brücke zwischen den jeweiligen Kernsegmenten. Definitionsgemäß geht man davon aus, daß diese Brücke schmaler als die Hälfte der breitesten Stelle des jeweiligen Kernsegments sein muß, um als Einzelsegment zu zählen, unter einer Übersegmentierung versteht man das gehäufte Auftreten ($> 5 \%$) von segmentkernigen neutrophilen Granulozyten mit 5 oder mehr Segmenten (normal: 20–40 % 2 Segmente, 40–50 % 3 Segmente, 15–25 % 4 Segmente, 0–5 % 5 Segmente, 0–0,1 % 6 Segmente). Der prozentuale Anteil der neutrophilen Granulozyten mit fünf oder mehr Segmenten wird auch als Segmentationsindex bezeichnet.

Sehpigmente: Siehe auch Rhodopsin, bestehen aus einem Protein und dem als Schiff-Base an einen Lysinrest gebundenen Chromophor 11-cis-Retinal (bei Fischen 11-cis-3-Dehydroretinal). Es gibt beim Menschen vier Sehpigmente, die sich nur durch die Proteinkomponente unterscheiden: das Rhodopsin der Stäbchen der Retina für das Dämmerungssehen und drei Sehpigmente der Zapfen für das Farbensehen mit unterschiedlichen Lichtabsorptionsspektren: Rot-, Grün- und Blau-Rezeptoren. Jede Spektralfarbe kann durch Mischung dieser drei Komponenten hervorgerufen werden. Das auf die Sehzellen (Stäbchen oder Zapfen) fallende Licht wird in elektrische Signale umgewandelt, die im Sehzentrum des Gehirns zu Farbeindrücken und Bildern der Außenwelt verarbeitet werden.

Sehzellen: Lichtsinneszellen in der Retina (Netzhaut) des Auges, die nach ihrer Gestalt Stäbchen (Dämmerungsschcn) und Zapfen (Farbensehen) genannt werden. Sie enthalten die Sehpigmente (siehe dort).

Selen: Chemisches Element, Halbmetall, ist für den Menschen als Spurenelement essentiell, da es lebenswichtige Funktionen als Bestandteil von Enzymen z.B. der Glutathion-Peroxidase erfüllt (antioxidative Wirkung).

Semidehydroascorbinsäure: Semichinoides Ascorbinsäureradikal mit stark sauren Eigenschaften.

Shoshin-Beriberi: Fulminante Form der Beriberi (Vitamin B_1-Avitaminose), die mit Hypotension, metabolischer Azidose, Oligurie, kardiovaskulärer Insuffizienz einhergeht und eine relativ hohe Letalität aufweist.

Sichelzellhämoglobin: Die Sichelzellanämie ist die häufigste Hämoglobinopathie und tritt überwiegend in Afrika sowie im Mittelmeerraum auf. Eine Punktmutation auf Chromosom 11 führt zur Produktion eines abnormen Hämoglobins. Deoxigeniertes Hämoglobin kristallisiert zu einem starren Gebilde, das den Erythrozyten zu einer gesichelten Form zwingt. Homozygotie führt zu einer chronischen hämolytischen Anämie und rezidivierenden Vasookklusionen. Vitamin E kann die Zahl irreversibel beschädigter Erythrozyten reduzieren.

Skorbut: Vitamin C-Avitaminose, d.h. eine charakteristische Erkrankung infolge mangelnder Zufuhr von Vitamin C. Symptome: Müdigkeit, Muskelschmerzen, spontane Blutungen u.a. an Zahnfleisch, Gelenken und Periost und verzögerte Wundheilung als Folge der gestörten Synthese der Interzellularsubstanz und des Kollagens. Bei Kleinkindern treten Störungen im Knochenwachstum hinzu (Möller-Barlow-Krankheit).

Stomatitis: Entzündung der Mundschleimhaut verschiedener Ätiologie, z.B. bakteriell, mykotisch, viral, toxisch durch Schwermetalle wie

Quecksilber, Bismut, Blei oder Mangel an B- bzw. C-Vitaminen. Sehr schmerzhaft in verschiedener Ausprägung wie St. aphtosa, catarrhalis, gangraenosa, ulcero-membranosa.

T

Tabakamblyopie: Bei manchen Rauchern auftretende, primär degenerative N.-opticus-Schädigung und gleichzeitige Erniedrigung des Blutspiegels an Vitamin B_{12}.

Tachysterin: Ein 5,6-trans-Analogon und Nebenprodukt der Photosynthese des Vitamin D_3 mit schwächerer biologischer Wirkung als Vitamin D_3.

Tannin: Acidum tannicum, Gerbsäure; ein aus Galläpfeln gewonnenes Gallsäure-Gemisch. Therapeutische Anwendung z.B. als Adstringens oder Antiseptikum.

Tetrahydrobiopterin: Cofaktor einer Reihe von Enzymen, fungiert als Wasserstoffdonator bei Hydroxylierungsreaktionen.

Tetrahydrofolsäure: 5,6,7,8-Tetrahydropteroylglutaminsäure, biologisch wirksame Form der Folsäure. Dient im Stoffwechsel als Coenzym bei der Übertragung von C1-Körpern. Tetrahydrofolsäure entsteht mit Hilfe der NADPH-abhängigen Folsäurereduktase, mit deren Hilfe 4 Wasserstoffatome zum Folat hinzugefügt werden.

Thiamin: Synonym Vitamin B_1. Biologisch wirksam als Thiamindiphosphat (TDP), Coenzym der oxidativen Decarboxylierung von 2-Oxosäuren und der Transketolase.

Thiamin-Analoga: Verbindungen mit biologischer Wirkung des Vitamin B_1, wie z.B. Thiamindisulfid oder lipophile Vitamin B_1-Derivate (z.B. Benfotiamin).

Thiamin-Antagonisten: Verbindungen mit ähnlicher Konstitution wie Vitamin B_1, aber Antivitamincharakter. Sie inhibieren z.B. die Thiaminphosphorylase, die Thiaminase oder die Bindung der Cocarboxylase an ihr Apoenzym bzw. kompetitiv die Decarboxylierung von 2-Oxosäuren.

Thiaminasen: Thiaminabbauende Enzyme. Bekannt sind Thiaminase I in Schalentieren, Frischwasserfischen bzw. Pflanzen und Thiaminase II in Bakterien.

Thiaminchlorid-hydrochlorid: Synthetisch gewonnenes Vitamin B_1, das in Lebensmitteln, Diätetika und Arzneimitteln verwendet wird.

Thiaminnitrat: Synthetisch gewonnenes Vitamin B_1-Derivat, das aus Stabilitätsgründen in speziellen Zubereitungen dem Thiaminchloridhydrochlorid vorgezogen wird.

Thiaminphosphatverbindungen: Thiamin ist nur in Form seiner phosphorylierten Form wirksam und zwar als -diphosphat(-pyrophosphat) TDP oder -triphosphat TTP.

Tocol: 2-Methyl-2-(4′8′12′-trimethyl-chroman-6-ol), Grundgerüst der Tocopherole und Tocotrienole (Vitamin E).

Tocopherole: Methylierte Derivate von Tocol mit unterschiedlicher Vitamin E-Aktivität.

Tocopherol (all rac): Vollsynthetisch hergestelltes Vitamin E, bestehend aus einer Mischung der acht möglichen Diastereoisomeren (all rac = Gesamt-Razemat). Da Tocopherol drei Asymmetriezentren an den C-Atomen 2, 4, 8 besitzt, die in der R- oder S-Form vorliegen, ergeben sich 8 Diastereomere.

Tocotrienole: Bei den Tocotrienolen enthält die isoprenoide Seitenkette des Tocols drei Doppelbindungen. Die methylsubstituierten Derivate haben teilweise geringe Vitamin E-Aktivität.

Transaminasen: Aminotransferasen, Enzyme, die mit Hilfe des Coenzyms Pyridoxalphosphat (vgl. Vitamin B_6) Aminogruppen reversibel von Aminosäuren auf Ketosäuren übertragen und damit im Protein-Stoffwechsel beteiligt sind.

Transcobalamin: Transportproteine für Vitamin B_{12}.

Transketolase: Enzym des Pentose-Phosphat-Zyklus, welches eine 2-Kohlenstoffeinheit mit Hilfe des Coenzyms Thiaminpyrophosphat von einer Ketose abspaltet und auf eine Aldose überträgt. Die Messung der Aktivität der Transketolase in den Erythrozyten (ETK) ist die meistbenutzte Methode zur Ermittlung des Thiaminstatus.

Tretinoin: Internationaler Freiname für Retinsäure (Vitamin A-Säure). Wird in Salben zur Akne-Behandlung eingesetzt.

Trigonellin: 1-Methylnicotinsäure. Kann zu Nicotinsäure demethyliert werden, z.B. beim Rösten der Kaffeebohne.

Tryptophanstoffwechsel: Aus L-Tryptophan kann eine Reihe wirksamer Verbindungen entstehen: Tryptamin, Serotonin, Nicotinamidadenindinucleotid (NAD). Ausreichende Tryptophanzufuhr vorausgesetzt, kann aus 60 mg L-Tryptophan etwa soviel NAD gebildet werden, wie aus 1 mg Niacin, daher 60 mg L-Tryptophan = 1 mg Niacinäquivalent. Der totale Abbau von Tryptophan führt über Glutaryl-Coenzym A und Acetyl-Coenzym A zu CO_2 und H_2O. Normalerweise unbedeutende Nebenprodukte sind Xanthurensäure und Kynurensäure, die bei Vitamin B_6-Mangel, vor allem nach Tryptophanbelastung, vermehrt im Harn ausgeschieden werden.

Tuberkulose: In Schüben verlaufende Infektionskrankheit, hervorgerufen durch Mycobacterium tuberculosis, bevorzugt in den Atemorganen, aber auch Befall sämtlicher Organe.

U

Ubichinone: (auch Coenzym Q) sind Benzochinonderivate mit einer isoprenoiden Seitenkette, die in Säugetiermitochondrien 10 Isopreneinheiten enthält. Sie sind als Wasserstoffüberträger in der Elektronentransportkette zwischen Flavinenzyme und Cytochrom b eingeschaltet. Im Organismus können sie aus Tyrosin gebildet werden und sind deshalb keine Vitamine.

Übersegmentierung: Siehe Segmentationsrate.

Urinexkretionstest nach Schilling: Siehe Schilling-Test.

Uroflavin: Überholte, aus den Anfängen der Vitamin B_2-Forschung stammende Bezeichnung für das Riboflavin.

Urtikaria: Nessel-, Quaddelsucht, meist allergisch bedingt. Freigesetzes Histamin ruft Quaddeln hervor. Histaminliberatoren können Nahrungsmittel (z.B. Erdbeeren), Zusatzstoffe, Farbstoffe, Konservierungsmittel sein. Die Ursache bei dem Großteil der Urtikaria-Fälle bleibt unklar.

V

Vegans (Veganer): Vertreter des Vegetarismus, die sich ausschließlich mit vegetabiler (pflanzlicher Nahrung) ernähren, d.h. auch Aufnahme von Milch und Milchprodukten, Fisch, Eier und Honig ablehnen.

Vitamere: Manche Vitamine kommen in der Natur als eine Gruppe von Verbindungen vor, die gleichartig wirken, weil sie im Organismus ineinander umgewandelt werden können (z.B. Vitamin B_6: Pyridoxin, Pyridoxal und Pyridoxamin; oder Niacin: Nicotinamid, Nicotinsäure). Die Verbindungen einer solchen Gruppe werden als Vitamere bezeichnet.

Vitamin A: Retinol und seine Ester, denen die volle Vitamin A-Wirksamkeit zukommt, weil sie im Intermediärstoffwechsel in Retinal und Retinsäure umgewandelt werden können.

Vitamin-Analoga: Gruppe von Substanzen, welche strukturelle Ähnlichkeiten mit den Vitaminen aufweisen.

Vitamin-Antagonisten: Antivitamine natürlichen oder synthetischen Ursprungs, die durch ihre strukturelle Ähnlichkeit mit den Vitaminen diese aus ihrer Funktion im Stoffwechsel verdrängen können. Die Applikation von Vitamin-Antagonisten führt ohne entsprechende Substitution zu ähnlichen Mangelsymptomen wie das Fehlen des entsprechenden Vitamins. Anwendung in der Therapie beispielsweise als Zytostatika (Folsäure-Antagonisten).

Vitamin B_1: Thiamin.

Vitamin B_2: Riboflavin.

Vitamin B_3: Niacin.

Vitamin B$_5$: Pantothensäure.

Vitamin B$_6$: Pyridoxin.

Vitamin B$_7$: Biotin.

Vitamin B$_{12}$: Cobalamin.

Vitamin B$_{13}$: Orotsäure (kein Vitamin).

Vitamin B$_{15}$: Pangamsäure (kein Vitamin).

Vitamin B$_{17}$: Laetril (kein Vitamin).

Vitamin C: Ascorbinsäure.

Vitamin D: Calciferole.

Vitamin P: Bioflavonoide (keine Vitamine).

Vitamin PP: (PP = pellagra preventing), siehe Niacin.

Vitamin T: Carnitin (siehe dort; kein Vitamin).

Vitamin U: Ubichinone (keine Vitamine).

Vitaminbedarf: Menge eines Vitamins, die dem Körper zugeführt werden muß, um Mangelerscheinungen zu verhindern. Der Bedarf liegt mengenmäßig unter den Empfehlungen für die tägliche Vitaminzufuhr der DGE, da hier zum Bedarf Sicherheitszuschläge addiert werden, die die Unsicherheiten hinsichtlich Schwankungen des individuellen Bedarfs abfangen.

Vitamin-Wechselwirkungen: Die Wirkung verschiedener Vitamine kann z.B. durch Medikamente abgeschwächt oder aufgehoben werden. Interaktionen bestehen z.B. zwischen Vitamin B$_6$ und Nicotinsäurehydrazid, Folsäure und Methotrexat, Vitamin K und Antikoagulantien.

W

Warfarin: Antikoagulans vom Cumarintyp. Aus der Strukturähnlichkeit mit Vitamin K resultiert eine Hemmung der Dithiol-abhängigen Reduktasen im Vitamin K-Zyklus, der für die Carboxylierungsreaktionen bei der Biosynthese der Gerinnungsfaktoren II, VII, IX und X erforderlich ist (siehe bei Vitamin K).

Wernicke-Korsakow Syndrom: Benannt nach Karl Wernicke, 1848–1905, deutscher Psychiater, und Sergei Korsakow, 1854–1900, russischer Psychiater. Die Wernicke-Enzephalopathie (Augenmuskellähmung mit Doppeltsehen, Augenzittern, Areflexie, Kleinhirn-Ataxie) und die Korsakow-Psychose (Delirium tremens, amnestische Störungen, Konfabulationen) kommen häufig gemeinsam vor. Hauptursache ist ein chronischer Alkoholismus und Vitamin B_1-Mangel infolge Thiamin-Malnutrition, -Malabsorption und -Malutilisation.

X

Xanthurensäureausscheidung: Biochemischer Parameter zur Diagnose eines Vitamin B_6-Mangels. Xanthurensäure stellt ein Abbauprodukt vom Tryptophan-Stoffwechsel dar, das bei Vitamin B_6-Mangel infolge Coenzyminsuffizienz vermehrt im Harn auftritt.

Xerophthalmie: Austrocknung des Auges durch Verhornung der Zellen der Bindehaut und des Epithels der Tränendrüsen als Folge von Vitamin A-Mangel. Kann zu Erblindung führen.

Register

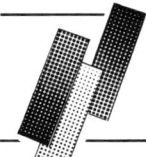

FÜR IHRE FACHBIBLIOTHEK

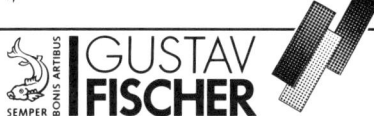

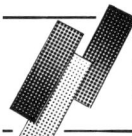 # Für Ihre Fachbibliothek

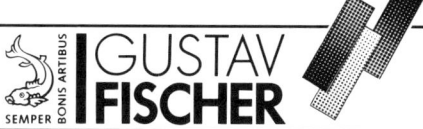